中医健康传播学

胡天佑　胡士能　著

东南大学出版社
·南京·

内容简介

　　本书以向公众传播中医文化和健康理论与知识为目的,是中国第一本以中医文化为基础的健康传播学教材。

　　本书共7章,深入阐述中医文化的健康传播学概念与内涵,论述中医文化基础上的健康传播理论,揭示了中医健康传播的精髓——整体观念理论,介绍阴阳五行学说、治未病学说、经络学说,以及中医望闻问切的诊断理论,辩证论治理论以及中医治疗法则等;论述经络是人内传播的主要讯道;从公众理解的角度介绍常用中药的用法与药性、常见疾病的中医治疗常用方剂;介绍中医养生的基本原则、精神养生、运动养生、针灸按摩养生、药物养生等知识。具有实际应用价值。

图书在版编目(CIP)数据

　　中医健康传播学/胡天佑,胡士能著.—南京:
东南大学出版社,2017.8(2017.12重印)
　　ISBN　978－7－5641－7193－3

　　Ⅰ.①中…　Ⅱ.①胡…　②胡…　Ⅲ.①中医学
—保健　Ⅳ.①R212

　　中国版本图书馆 CIP 数据核字(2017)第 124909 号

中医健康传播学

出版发行:东南大学出版社
社　　　址:南京四牌楼 2 号　邮编:210096
出 版 人:江建中
网　　　址:http://www.seupress.com
经　　　销:全国各地新华书店
印　　　刷:江苏凤凰数码印务有限公司
开　　　本:787 mm×1 092 mm　1/16
印　　　张:22.5
字　　　数:547 千字
版　　　次:2017 年 8 月第 1 版
印　　　次:2017 年 12 月第 2 次印刷
书　　　号:ISBN 978－7－5641－7193－3
定　　　价:56.00 元

前　言

一

健康与人类密切相关,人们对健康的追求由来已久。

对健康价值的认识,不同的人产生了不同的表述:法律学家说健康是人的基本权利;经济学家说健康是人生的第一财富;革命家说身体是革命的本钱;哲学家说健康是成就人类幸福最重要的成分。

从汉字的古义上讲,"健"的本义是"强有力";"康"的涵义为"吃得饱饭,力能举牛"。如《尔雅·释诂》释康为安也;《释名》五达曰康;康,昌也,昌盛也;康也有平安、安乐之意和富裕、丰富之意。显然,在汉语文化里,"健康"二字各有其解,"健"更强调人体的本性(强健而有力),"康"则强调人体的价值追求(安康、昌盛、平安、富足等);在二者关系中,唯先有"健",然后才能达到"康"。

在什么是健康的认知上,存在着不同的观念。传统的健康观是"无病即健康"。现代的健康观是整体健康。现代整体健康观,其内涵主要体现在两个方面:其一主张健康是一种完美状态。如世界卫生组织(WHO)宪章(1946年)提出,"健康乃是一种在身体上、心理上和社会上的完满状态,而不仅仅是没有疾病和虚弱的状态。"这一定义,把人的健康从生物学的意义,扩展到了精神和社会关系(社会相互影响的质量)两个方面,把人的身心、家庭和社会生活的健康状态均包括在内,而非单纯从有无疾病来定义。这一观念受到世界医学界的推崇。其二认为健康是一种能力。如《简明大不列颠百科全书》(1987年中文版)定义:"健康,使个体能长时期地适应环境的身体、情绪、精神及社交方面的能力。"

二

健康与传播也是密不可分的。与人类社会相伴生的传播行为,其中包括了对健康信息的传播活动。健康传播学作为传播学的一个分支,在国内外的产生与发展,是与当代人类社会对健康与环境的关注而出现的。20 世纪 60 年代,西方国家开始步入后工业时代,反思 200 多年来的工业化造成的环境污染、健康受损等后果,环境生态思想开始产生,新的发展理论开始出现。在传播学界,1975 年国际传播学年会健康传播分会成立,标志着健康传播这一概念在学术界的正式使用。

在健康传播研究中,中国学者追踪西方国家尤其是美国的健康传播脚印,走过了20 多年的历程。在开始阶段,健康传播多为医学界、医学教育与健康教育界在开拓。直到 2004 年,学者还观察到"传播学者的缺席是大陆健康传播研究的重要特征"(韩纲:《传播学者的缺席:中国大陆健康传播研究十二年———一种历史视角》,《新闻与传播研究》2004 年 01 期)。中国大陆健康传播研究的进步是可观的,十年之后,有人指出"传播学者缺席的局面得到改善"(陈虹、梁俊民:《风险社会背景下中国大陆健康传播研究的历史、现状与发展趋势》,《第八届中国健康传播大会优秀论文集》2013 年)。健康传播的研究为越来越多的学者和公众所关注。但问题依然存在,仍处在学科建制的探索阶段,学科交叉研究依然滞后。这导致了人们对健康传播学科研究的意义与价值的认识存在偏差或不足,以为健康传播只是医学院的老师对学生的事,而与公共的或大众的传播无关,在传媒院校,开设健康传播课程则甚为稀少。

究其原因,也许与健康传播的科学属性不无关联。因为健康传播的核心知识之一,涉及疾病与医疗知识,疾病与医疗无疑属于医学学科,如当代美国参与健康传播研究的研究人员主要来自医学领域,其中,美国各高校的医学院或是附属医疗机构成为了开展研究活动的最主要阵地(吴丽娜:《当代美国健康传播的研究与发现》,《兰州大学》2014年硕士)。在当前中国传媒院校和专业的大多数学者出身人文社会科学的背景下,涉足医学知识,无疑是有风险的。

但是,加强健康传播学科的必要性毋庸置疑。不仅是传播学自身领域拓展与学术研究深化的必要,也是惠及人人的健康学发展所需要。早在 2009 年 4 月,中共中央、国务院在《关于深化医药卫生体制改革的意见》中就指出:"加快健康促进与教育,医疗卫生机构及机关、学校、社会、企业等要大力开展健康教育,充分利用各种媒体,加强健康医药卫生知识的传播,倡导健康文明的生活方式,促进公众合理营养,提高群众的健康意识和自我保健能力。"

2016 年 8 月 26 日中共中央政治局召开会议,习近平总书记主持会议,审议通过《健康中国 2030 规划纲要》。2016 年 10 月,中共中央、国务院全文印发《"健康中国 2030"规划纲要》。《规划纲要》明确指出推进健康中国建设,"是全面建成小康社会、基本实现社会主义现代化的重要基础,是全面提升中华民族健康素质、实现人民健康与经济社会协调发展的国家战略,是积极参与全球健康治理、履行 2030 年可持续发展议程国际承诺的重大举措"。

"健康中国"战略规划,将推进健康传播学科的发展。《规划纲要》自建国以来第一次提出国家层面健康领域的中长期战略规划,即"2020 年,主要健康指标居于中高收入国家前列";"2030 年,主要健康指标进入高收入国家行列"的战略目标,人均预期寿命达到 79.0 岁(高于 2015 年我国人均 76.34 岁的预期寿命),人均健康预期寿命显著提高;2050 年,"建成与社会主义现代化国家相适应的健康国家"。

有国民的健康才有社会的小康,对健康传播研究来讲,《规划纲要》体现了以下新特点:(1)确立了"以促进健康为中心"的"大健康观",把健康摆在优先发展的战略地位,要求从广泛的健康影响因素入手,以普及健康生活、优化健康服务、完善健康保障、建设健康环境、发展健康产业为重点,加快形成有利于健康的生活方式、生态环境和经济社会发展模式,实现健康与经济社会良性协调发展。(2)把健康融入所有政策(即媒体所说的"健康入万策"),从全局高度统筹卫生计生、体育健身、环境保护、食品药品、公共安全、健康教育等领域,加快转变健康领域发展方式,形成具有中国特色、促进全民健康的制度体系,走具有中国特色的健康发展道路。(3)以"全民健康"为根本目的,强调"立足全人群和全生命周期两个着力点",强化对生命不同阶段主要健康问题及主要影响因素的有效干预,惠及全人群、覆盖全生命周期健康服务和健康保障。(4)提出"健康生活"的新概念,强调全社会参与和个人健康责任,提倡广泛开展全民健身运动,塑造自主自律的健康行为,引导群众形成合理膳食、适量运动、戒烟限酒、心理平衡的健康生活方式等,从而在"共建共享"中实现"全民健康"。(5)《规划纲要》明确要求"将健康教育纳入国民教育体系,把健康教育作为所有教育阶段素质教育的重要内容""建立健全健康促进与教育体系,提高健康教育服务能力,从小抓起,普及健康科学知识"。这是对健康传播学科建设提出的新的使命与要求。健康传播学科应该积极作为,争取快速发展,以形成有利于"健康中国"战略、服务于"全民健康"目标的学科理论、知识与方法,提供学科支持的思想和能力。

开展健康传播学的研究,不能错失这一历史性机遇。

三

架构什么样的健康传播理论与知识体系,涉及健康传播研究取向的不同理解。概括起来,大致有两种取向,一是面向医学界,介绍传播学知识;一是面向公众,介绍医药与健康知识。

前者如钮文异教授 2009 年 9 月开始在北京大学医学部开设健康传播的理论与方法网络选修课,并面对全国医学院校及机构的学生开放。该课程简介明确阐明其目的:"医学界已经掌握许多干预危险因素、解决疾病负担的生命科学技术和方法。但知道如何做和采取具体的行动之间有着巨大的障碍,掌握技术和接受技术之间存在差距,有效的健康传播会有助于解决上述挑战。"把健康传播理论与方法,用于解决医学界还存在的问题与障碍,这无疑是传播学对医学界的贡献。显然,让医学院大学生掌握健康传播的理论与方法,学会如何科学、有效地传播健康信息,可以服务医学医疗,最终提高服务社会的能力。

后者,作为独立的健康传播学科的理论框架与知识体系,尚在探索过程之中。美国学者 Jackson 指出,健康传播最直接的价值,就是"将医疗成果转化成大众健康知识加以传播、正确构建社会图景以帮助受众建立预防观念"。美国圣地亚哥州大学传播学院教授帕特丽夏·盖斯特—马丁在《健康传播》一书中,提出了"做健康公民"的观念,他从生命周期视角分析了个体生命的四个重要阶段(开始阶段、成人阶段、生命维系阶段、生命终结阶段),指出应当把健康传播活动贯穿于人的一生,做健康公民,把处理健康问题的能力和知识传播应用到私人和职业环境中。

其中,以传播学为基本框架,建构健康传播学的理论和知识体系,是必要的途径。1996 年,美国学者 Rogers,Everett M 就提出,健康传播是以传播为主轴,藉由四个不同的传递层次将与健康相关的内容发散出去的行为。这四个层次是:自我个体传播、人际传播、组织传播和大众传播。在自我个体的层次,如个人的生理、心理健康状况;在人际层次,如医患关系、医生与患者家属的关系;在组织层次,如医院与患者的关系、医护人员的在职训练;在大众层次,如媒介议题设置、媒介与受众的关系等。国内学者张自力 2009 年出版的《健康传播学:身与心的交融》,即以传播学基本框架,分别从人际传播、公共传播、大众传播等不同层面探讨健康传播的重要议题,较全面地勾勒出健康传播的基本理论框架和实践图景。

四

《健康中国 2030 规划纲要》将中医药的重要功能提到了前所未有的高度,这对于建立基于中医药文化的健康传播学,指出了一条宽广的道路。《纲要》提出"大力弘扬中医药文化""充分遵循中医药自身发展规律""以提高中医药发展水平为中心""到 2030 年,中医药治理体系和治理能力现代化水平显著提升,中医药服务领域实现全覆盖,中医药健康服务能力显著增强,在治未病中的主导作用、公民中医健康文化素养大幅度提升"。《纲要》指出:要适应未来医学从疾病医学向健康医学转变、医学模式从生物医学向生物—心理—社会模式转变的发展趋势,迫切需要继承和发展中医药的绿色健康理念、天人合一的整体观念、辩证施治和综合施治的诊疗模式、运用自然的防治手段和全生命周期的健康服务。

《纲要》还涉及中医健康传播学的具体建设内容。它要求"营造良好社会氛围。综合运用广播电视、报刊等传统媒体和数字智能终端、移动终端等新型载体,大力弘扬中医药文化知识,宣传中医药在经济社会发展中的重要地位和作用。推动中医药进校园、进社区、进乡村、进家庭,将中医药基础知识纳入中小学传统文化、生理卫生课程,同时充分发挥社会组织作用,形成全社会'信中医、爱中医、用中医'的浓厚氛围和共同发展中医药的良好格局"。这对推动中医文化进入健康传播学乃至传播学的研究与实践将产生重要的促进作用,应是下一步健康传播研究的丰富领域,助力"把中医药打造成中外人文交流、民心相通的亮丽名片"。

五

建立中医健康传播学,是健康传播研究的范式转型。

其一,促进医疗健康信息传播的专业化进程与公众化进程相结合,实现健康传播惠及人人的目标。从健康传播研究发展来讲,源于西方医疗科学与传播,经历了健康教育、健康促进、公众卫生等历程。西医借助精密科学设备检测实现了对人的疾病状态的精准掌握。但这种掌握对于公众而言难以把握,其专业水准很难被平常人所拥有。既往医患关系中,介于机器之间的医患二元对立思维具有局限性,医生过于依赖仪器检测与数据,缺乏对人体疾病的综合整体的考察。当代传播环境的变化,移动互联网与社交媒体的广泛普及,人人拥有传播渠道,包括医学知识在内的任何科学知识的公众化传播变得极为简便与易得。人们深感幸福的是,原来深藏于皇宫内苑的御医药方或秘传于中医世家的祖制方剂,甚至被禅宗道家等视为珍宝密藏的经络图绘、益寿拳经等等中医文化古籍知识,也纷纷走进公众视野。在泛媒体环境和市场驱动的双重作用下,任何人想长期独断专有某种医疗知识信息,几乎是不可能的。信息社会的公众传播,把个体和小众精英拥有的知识转化为大众化、普及性知识,甚至转换为社交媒体、微博、微信群、朋友圈中的养身讯息,在智能手机拥有者的指尖与掌心间分享。

其二,弘扬中医药文化精髓,体现现代整体健康观。现代整体健康观的两个内涵,其实早已蕴藏在中医药文化精髓之中。中医学的基本框架,建立于"天人合一"、人与自然界协调统一的整体观念。中医学所讲的整体观念,包括两层概念。第一层概念,主张人体本身是一个有机整体。中医认为,人体是由各个脏腑、组织和器官组成的;每个脏腑、组织和器官都有着各自独特的生理功能;所有的生理功能组合到一起构成了人体正常的生命活动。中医认为,人体正常的生理活动,正是各脏腑器官独自发挥其不同的功能活动,又在人体整体内分工合作、有机配合;人体每个脏腑、组织、器官在结构上不可分割,在生理功能上相互支持而又相互制约,在病理上也会相互影响。第二层概念,主张人体和自然界是一个统一整体。人类依赖自然界而生存,同时,自然界的一切变化又可以直接或间接地影响着人体而作出相应的反应。这种反应在生理范围内就是生理反应,超越了生理范围,就会成为病理反应。这两层概念,统一于中医学对人的疾病诊断与治疗过程中,主张"因人、因时、因地而异、辩证施之",在诊断与治疗时,都十分注重外在环境与人体情况的有机联系以及人体局部病变与全身情况的有机联系。

第三,实践中医治未病观念,体现中医健康优先思想。清代《世补斋医书》曰:"《内经》圣人不治已病治未病,谓人于已疾之后,未病之先,即当早为之药。"中医"不治已病治未病"的观念,说的是掌握疾病治疗的主动权。"治未病"思维直接影响到我国卫生界普遍遵守的"预防为主"战略思想，是现代健康传播学的根基。中医文化的精髓，注重健康优先。首先体现在养生。中医养生，一是为了延长生命时限，二是为了提高生活质量，根本的还是提高生命质量。"重人贵生"的道家思想成为中医养生观的核心；"天行健，君子以自强不息"的儒家思想成为中医养身观的另一价值目标。其次体现在协调平衡的健康原则。《黄帝内经》说"阴平阳秘，精神乃治，阴阳离决，精气乃绝"。认为人体阴阳平衡是健康的基础，一旦平衡被破坏，健康也就被破坏了。其三，重视心理健康。有一句流传于中医界的说法是"中医是治病的人，西医是治人的病"。中医文化注重心理健康早于现代医学，认为精神愉快、情绪稳定是身体健康的关键。其四，注重健康实践。中医提供了很多简单易行的养身与健康方法。健康养生的法则在于实践，是践行之学问。要健康而有质量地生活，关键是把健康知识贯彻到日常生活实践中，持之以恒。

中医健康传播学将以人为中心，借助中医理论与知识，从人体外表疾病的认识，到人体内外整体认识；从医疗认识到养生认识；从大众传播健康到个体关注健康转向。将人的健康与身体疾病以外的社会、环境和历史因素紧密联系，体现中医整体观点和整体性方法，从而转化为可以让公众理解的健康传播学。

总之，借用"范式转型"的视角来看中医健康传播学的研究，其意义表现在五个方面：在逻辑起点上，从抽象健康转向了实践的健康；在理论基础上，从治病与健康的割裂转向了防病与健康的统一；在健康价值上，从对身体的健康转向了身心和谐的健康；在健康方法上，从被动求医治病，转向了无病康健的主动健康。

这将是健康传播领域的一场范式革命。

六

构建基于中医文化的健康传播学，首要任务在于向公众传播中医文化中包含的丰富健康理论与知识，并且促进传播学的发展。

中医对人体的认识，是系统的、开放的，是人体内部与外界的交互感应。中医健康传播学视野里的人体，是一个高度灵敏的感应器。人对自身生命系统的感知往往是没有自我意识的"无明"状态。现代健康检测告诉我们，我们身体的疾病并不是先被我们的意识所感知。意识，并不一定能感知到身体的变异，这是人的身体这部感应器自身运行的特点。但是，意识感知不到的东西，并不说明人体传导功能与事实不存在。在本书中，胡天佑教授结合传播学的启发，指出人体经络系统是人体自我传播的主要讯息通道。这一观点揭示了人体内传的现象与规律。循附于经络上的深浅不同的穴位，是人体内传网络节点，是经络复杂巨系统网络上的重要结构。正是这一系列实存于各经脉、奇经八脉、经别、别络、经筋、皮部上的人体穴位，各自存储着大量的控制、传导、诊治和预防疾病、激发免疫系统功能、强身健体的宝贵信息。从传播学看，人体内传功能与人的意识是存在关联的。人体出现异常——即体内传通出现滞碍,总会以各种信息或方式向意识传达,但由于人的意识被遮蔽或钝化,不能准确捕捉到。而经络、气血循行变化的结果,反映为一种变态如阻滞等时,可能在梦里提示出一种不适,这是就潜意识;而明确感知为痛、不舒服,这就是显意识。意识感知不到身体这部感应器自身运行的变异,这时,借助仪器检测即体检,就是必要的。中医认为,经络的主要功效是沟通表里、联系上下脏腑器官,通行气血,濡养脏腑组织;感应传导以及调节人体各部分功能等方面。在经络理论指导下,施行针灸、穴位推拉与按摩,是促进人体内部健康信息传播、抗病保健系统激活的基本方法与条件。

本书对此做了大量研究,无疑为中医健康传播学的建构迈出了第一步。绪论,主要阐述基于中医文化的健康传播学概念与内涵,介绍健康传播学研究的内容与方法以及研究的意义。第二章,健康传播学基本理论,从传播学角度论述传播的基本类型和特点,传播的要素、结构与运行原理,健康传播学的理论模式,健康传播的具体理论与应用。第三章,主要论述中医文化基础上的健康传播理论,揭示了中医健康传播的精髓——整体观念理论,介绍阴阳五行学说、治未病学说、经络学说,以及中医望闻问切的诊断理论,辩证论治理论以及中医治疗法则等。第四章,阐述经络是人内传播的主要讯道,这是本教材的创新论述。第五、六两章,从公众理解的角度,介绍常用中药的用法与药性、常见疾病的中医治疗常用方剂。这些都具有实际传播的价值。第七章,从中医养生学角度,介绍中医文化中有关养生理论和传播,主要有中医养生的基本原则、精神养生、运动养生、针灸按摩养生、药物养生等领域。

构建基于中医文化的健康传播学,还将面临现代中医自身的创新和"互联网+"下的新型传播形态挑战。中医健康传播学是一门尚待成长的新兴学科。中医远程医疗、移动医疗、智慧医疗等新型医疗服务模式,是中医健康传播学未来发展的重点。利用移动互联网等信息技术提供在线预约诊疗、候诊提醒、划价缴费、诊疗报告查询、药品配送等便捷服务;发展以中医药文化传播和体验为主题,融中医疗养、康复、养生、文化传播、商务会展、中药材科考与旅游于一体的中医药健康旅游等活动,将催生巨大的中医健康传播新业态,会促进中医药与广播影视、新闻出版、数字出版、动漫游戏、旅游餐饮、体育演艺等有效融合,形成中医药与文化产业融合发展的新型文化产品和服务。这些产业与服务,涉及营销学、管理学、文化经济、健康管理等各个学科与领域,是中医健康传播学发展的巨大空间。

健康取向与传播学取向成为健康传播研究的两大主要分支。未来健康传播学将向两个方向发展,一是纵向系统,即由大数据和人工智能结合的个体体内传播—个体之间传播—社会文化政治传播——自然环境传播等不同层面的研究;二是横向综合,即综合医学、公共卫生学、卫生保健学、传播学、社会学、法律、心理学、社会心理学、符号学、人类学、医学工程学、教育学、管理学、市场营销学等不同学科,形成学科交叉后的健康传播融合趋势。健康传播研究会更关注健康信息的有效传递、增进医患之间的互动交流、强化个体健康与社会系统健康的信息对接;人工智能、大数据、新媒体也将带来新的健康传播方式及新议题。

要始终强调的是,贯彻中医文化中的以人为本的精神。这是中医健康传播学的核心价值所在。正在建构中的中医健康传播学,崇尚的是生命健康的完美状态。在"健康中国"战略指引下,将以培养具有处理健康问题的能力和知识健康公民、促进国民健康、活泼、精神的美好状态为最高目的,最终实现梁启超所期望的"美哉我少年中国,与天不老;壮哉我中国少年,与国无疆"!

目　录

第一章 绪 论

公共健康学与传播学相互交融渗透,有机、系统地结合为基于中医文化的健康传播学,具有重大的公众健康传播价值。健康传播学向公众传播中医药基本健康信息,首要任务是要构建面向公众基于中医的健康传播学的基本理论、基本知识、基本技术体系。为此要从事的工作很多,教学科研力量有限,必须脚踏实地地从基础开始。

一、基于中医文化的健康传播学概念与内涵

(一)健康的基本概念与意义

人的健康是一个多元的概念,有身体健康和心理健康;有思维健康和体魄健康;有环境生态、人文社会、政治经济造就的环境健康;有对人类疾病预防、诊断、治疗技术水平形成的医疗健康;有养生、保健、抗衰老研究形成的保健健康;有从人生观、价值观、生死观、疾病观等形成的观念健康;还有从生活方式、日常起居、饮食习惯、兴趣爱好等形成的行为健康。世界卫生组织提出健康的概念应当是身体上、精神上、社会适应性上完全处于良好状态,而不是单纯从有无疾病来定义。

1. 健康的定义

《辞海》关于健康的定义是:"人体器官系统发育良好,功能正常,体质健壮,精力充沛,并有良好的劳动效能"。笔者认为这一定义是不全面的。上文指出健康是一多元的概念,对健康就不应当只从人的生理机体功能来定义,至少应从人的意识心理与生理机体两方面来定义。因此,健康的定义表述为:"身体器官发育良好,系统功能正常,具有较强的免疫与抗病能力;心理意识正常,思维敏捷,具备良好的工作效率与生活质量,具有与体质和环境相适应的生理寿命,身体上、精神上、社会适应性完全处于良好状态"。

2. 健康的意义

健康是人生最宝贵的财富;"健康是人生第一财富"(19世纪哲学家拉尔夫·沃多·爱默生语);"健康是成就人类幸福最重要的成分"(生命哲学创始人亚瑟·叔本华语)。笔者在此创见性提出:健康是生产力。人的基本需求满足后,更注重生活品质与生活质量,而人的健康是人的生活品质的根基。流传在人们心目中的一个形象的、家喻户晓的比方是:以1代表健康,用1后面的0表示人们的事业、金钱、名利、权力、房子、爱情等,多几个或少几个0影响不大,但如果没有前面的1,再多的0也是零。

应当珍重和维护健康。健康不仅是属于自己的,更重要的是属于家人、民族、社会

和国家的。"保持健康,这是对自己的义务,甚至也是对社会的义务"(富兰克林语)。一方面,没有谁能替代自己承受不健康的痛苦;另一方面,个体的健康对家人,对国家、经济和社会产生显著的影响。

3. 影响健康的主要因素

(1) 心理因素对健康的影响

人的心理因素对健康的影响即指人的心情、情绪、心态、心志等因素对健康的影响。这方面的影响是显著的。伍子胥过关一夜愁白了头的故事,深刻说明了情绪对健康的重大影响。中医文献与著作对人的心态、心情、情绪与心志影响健康的原因论述较多,择其要者陈述如下:《黄帝内经》:"百病生于气也。怒则气上,喜则气缓,悲则气结,惊则气乱,劳则气耗……",所以医病先医"心"。现将本人不久前整理的《黄帝内经》中有关"情志"对健康影响及中医学者的理解综述如下:

病之生于气也(气之在人,和则为正,不和则为邪,故百病皆生于气也),怒则气上,喜则气缓,悲则气消,恐则气下,寒则气收,炅则气泄,惊则气乱,劳则气耗,思则气结。九气不同,怒则气逆,甚则呕血及飧泄,故气上矣(怒,肝志也。怒动于肝则气逆而上,气逼血升,故甚则呕血,肝木乘脾,故为飧泄。肝为阴中之阳,气发于下,故气上矣。下乘则飧泄,上犯则食而气逆也)。喜则气和志达,营卫通利,故气缓矣(气脉和调,故志畅达。营卫通利,故气徐缓。然喜盛则气于缓而渐至涣散过,故喜则气下。又喜乐者,神惮散而不藏也)。悲则心系急,肺布叶举而上焦不通,营卫不散,热气在中,故气消矣(悲生于心则心系急,并于肺则肺叶举,故精气并于肺则悲也。心肺俱居膈上,故为上焦不通,肺主气而行表里,故为营卫不散。悲哀伤气,故气消矣)。恐则精却,却则上焦闭,闭则气还,还则下焦胀,故气不行矣(恐惧伤肾则伤精,故致精却。却者,退也,精却则升降不交,故上焦闭,上焦闭则气归于下,病为胀满而气不行,故曰"恐则气下"也。又曰,忧愁者,气闭塞而不行。恐惧者,神荡惮而不收)。寒则腠理闭,气不行,故气收矣(腠,肤腠也。理,肉理也。寒束于外则玄府闭密,阳气不能宣达,故收敛于中而不得散也)。热则腠理开,营卫通,汗大泄,故气泄矣(热则流通,故腠理开。阳从汗散,故气亦泄)。惊则心无所倚,神无所归,虑无所定,故气乱矣(大惊卒恐,则神志散失,血气分离,阴阳破散,故气乱矣)。劳则喘息汗出,外内皆越,故气耗矣(疲劳过度则阳动于阴分,故上奔于肺而为喘,外达于表而为汗。阳动则散,故内外皆越而气耗矣)。思则必有所存,神有所归,正气留而不行,故气结矣;思之无已则系恋不释,神留不散,故气结也。所谓七情者,即五志也。五志之外,尚余者三,总之曰喜、怒、思、忧、恐、惊、悲、畏,其目有八,不止七也。然情虽有八,无非出于五脏,如心在志为喜、肝在志为怒、脾在志为思、肺在志为忧、肾在志为恐,此五脏五志之分属也。至若五志有互通为病者,如喜本属心,而有曰"肺喜乐无极则伤魄",是心肺皆主于喜也。盖喜生于阳,而心肺皆为阳脏,故喜出于心而移于肺,所谓"多阳者多喜"也。又若怒本属肝,而有曰"胆为怒"者,以肝胆相为表里,肝气虽强而取决于胆也。有曰"血并于上,气并于下,心烦惋善怒"者,以阳为阴胜,故病及于心也。有曰"肾脏怒而不止则伤志"，有曰"邪客于足少阴之络，令人无故善怒"者，以怒发于阴而侵乎肾也。是肝、胆、心、肾四脏皆能病怒，所谓"多阴者多怒"，亦曰"阴出之阳则怒"也。又若思本属脾，而此曰"思则心有所存，神有所归，正气留而不行，故气结矣"，盖心为脾之母，母气不行则病及其子，所以心、脾皆病于思也。又若忧本属肺，而有曰"心之变动为忧"者有曰"心小则易伤以忧"者，盖忧则神伤，故伤心也。有曰"精气并于肝则忧"者，肝胜而侮脾也。有曰"脾忧愁而不解则伤意"者，脾主中气，中气受抑则生意不伸，故郁而为忧，是心、肺、脾、肝四脏皆能病于忧也。又若恐本属肾，而有曰"恐惧则伤心"者，神伤则恐也。有曰"血不足则恐"，有曰"肝虚则恐"者，以肝为将军之官，肝气不足则怯而恐也。有曰"恐则脾气乘矣"，以肾虚而脾胜之也。有曰"胃为气逆，为哕为恐"者，以阳明土胜，亦伤肾也。是心、肾、肝、脾、胃五脏皆主于恐，而恐则气下也。五志互病之辨既详如此，尚有病悲者曰"肝悲哀动中则伤魂"，悲伤于肝也。又曰"精气并于肺则悲"。又曰"悲则肺气乘矣"，亦金气伤肝也。有曰"心虚则悲"，有曰"神不足则悲"，有曰"悲哀太甚则胞络绝，胞络绝则阳气内动，发则心下崩，数溲血"者，皆悲伤于心也。此肝、肺、心三脏皆病于悲而气为之消也。有病为惊者，曰"东方色青，入通于肝，其病发惊骇"，以肝应东方风木，风主震动而连乎胆也。有曰阳明所谓"甚则厥"，"闻木音则惕然而惊"者，肝邪乘胃也，有曰"惊则心无所倚，神无所归"者，心神失散也。此肝、胆、胃、心四脏皆病于惊，而气为之乱也。又有病为畏者，曰"精气并于脾则畏"，盖并于脾则伤于肾，畏由恐而生也。由此言之，是惰志之伤，虽五脏各有所属，然求其所由，则无不从心而发，故曰"心怵惕思虑则伤神，神伤则恐惧自失"，"忧愁恐惧则伤心"，"悲哀忧愁则心动，心动则五脏六腑皆摇"，可见心为五脏六腑之大主而总统魂魄，兼该主意。故忧动于心则肺应，思动于心则脾应，怒动于心则肝应，恐动于心则肾应，此所以五志惟心所使也。设能善养此心而居处安静，无为惧惧，无为欣欣，宛然从物而不争，与时变化而无我，则志意和，精神定，悔怒不起，魂魄不散，五脏俱安，邪亦安从而奈我哉！

现代医学发现：癌症、动脉硬化、高血压、消化性溃疡、月经不调等占人类疾病 $65\% \sim 90\%$ 与心理的压抑及心态不良有关。因为，这类被称为心身性疾病，系下丘脑—垂体—肾上腺这三点一线形成了人体的应激反应中心，分泌去甲肾上腺素、肾上腺素等压力激素，在激素的作用下，身体中的各种神经介质、体液 pH 值被重新调配，减少了消化、免疫方面的功能，将重心放到心脏的供血和肌肉的运动中去，以让我们迅速应对危机。如果人整天焦躁不安、发怒、紧张、贪婪、做坏事等，令压力激素水平长时间居高不下，人体的免疫系统将受到抑制和摧毁，心血管系统也会由于长期过劳而变得格外脆弱。心理学发现：一个人在大发雷霆时，身体产生的压力激素足以让小鼠致死。因此"压力激素"，又称"毒性激素"。如果人是快乐的，大脑就会分泌多巴胺等"益性激素"。益性激素让人心绪放松，产生快感，这种身心都很舒服的良好状态，可使人体各机能互相协调、平衡，促进健康。

中医文化中调节人的不良心态与心志，研究不良心态与心志对健康影响的模式与方法论述较多。《韩非子》："夫喜怒音,道之衰也;忧悲者,德之失也;好憎者,心之过也;嗜欲者,生之累也。人大怒破阴,大喜坠阳;暴气发暗,惊怖为狂;忧悲焦心,疾病乃成。人能除此五者,即合神明。神明者得其内,得其内者五脏宁,思虑平,耳目聪明,筋骨劲强"。明代著名祁门新安医学家徐春莆在《古今医统大全》中指出养生健康如:"名利不灭,此一难也;喜怒不除,此二难也;声色不去,此三难也;滋味不绝,此四难也;神虑精散,此五难也。五者必存,虽心希难老,口诵至言,咀嚼英华,呼吸太阳,不能不夭其年也。五者无于胸中,则信顺日深,玄德日全,不祈喜而自福,不求寿而自延。此养生大理所归也。"《老子》曰:"心为脏腑之主,总统魂魄,兼该志意。故忧动于心,则肺应;思动于心,则脾应;怒动于心,则肝应;恐动于心,则肾应。此所以五志惟心所使也。设能善养此心,而居处安静,无为惧惧,无为欣欣,婉然从物而不争,与时变化而无我,则志意和,精神定,恚怒不起,魂魄不散,五脏俱安。邪亦安从奈我哉!"《类经》曰:"善摄生者,常少思、少念、少欲、少事、少语、少笑、少愁、少乐、少喜、少怒、少好、少恶,行此十二少者,养性之都契也。多思则神殆,多念则志散,多欲则志昏,多事则形劳,多语则气乏,多笑则脏伤,多愁则心慑,多乐则意溢,多喜则妄错昏乱,多怒则百脉不定,多好则专迷不醒,多恶则憔悴无欢。凡此十二多不除,则营卫失度,血气妄行,丧生之本也。"(葛洪)《经》曰:"静则神藏,躁则消亡。欲延生者,心神宜恬静而无躁扰,毋劳怒以耗气"。元代新安医学家程杏轩在《医述》中指出"人身之精气如油,神如火。火太旺,则油易干,神太用,则精气易竭。未来之事莫预虑;既去之事莫留念;见在之事,据理应之,而不以利害惕心,得失撄念。如此,则神常觉清净,事常觉简少。盖终日扰人方寸,憧憧役役不得休息者,不过此三种念头扫涤不开耳。天下本无事,我心本清净,庸人自扰之。一叶蔽目,不见邱山;一豆塞耳,不闻雷霆;一念执迷,不知万境。博弈迷,酒色迷,财利迷,胜心迷,以至功名迷,生死迷。迷之大小不同,其为迷则一也。人生忧患之根,每起于爱恋。爱生故忧死,爱达故忧穷,爱得故忧失。若能断爱根,忧根自断矣。怒之根,每起于不恕。薄望人,浓责己,怒根永绝矣。无怒自无怨,故圣人以为远怨。人生种种执着,皆缘有我,所以牵系不舍。我未生时,我在何处?造化一点偶钟而生此我也,奈何妄认为我,坚牢不破,迷却一生! 盖人之所以迷恋不舍者,吾知之矣:为世境之纷华,父母之爱,妻子之情,朋友之契,而不忍弃也。假如天地不生得我,或生而幼殇,则世界交情,父母妻子,原非我有也。吾生如寄耳,安得妄生执着?但当随分尽所当为,即境逍遥,看得世上种种,皆非吾有,如贷人之物,寓人之室,便减多少挂累。心为一身之宰,脾为万物之母。养心养脾,摄生最要。心主血,养血莫先于养心。心之不养,而多郁多思,多疑多虑,即日饵良药,亦何益之有?"

（2）行为因素对健康的影响

个体的健康相当大的程度取决于其行为健康。有害于健康的行为产生健康问题是众所周知的。例如,工业化时代以来,人们的饮食质量、营养状况与卫生习惯有较大的改善,影响人类健康的首要问题即不再是传染病而是慢性病;而不抽烟,不过度饮酒,营养均衡的饮食,适当的运动锻炼使人们的健康水平大为提高。具体到五个高致死性疾病都与健康行为密切相关:心脏病——吸烟、高脂饮食、缺乏锻炼,恶性肿瘤——吸烟、酗酒、饮食不当,中风——吸烟、高脂饮食、缺乏锻炼,慢性阻塞性肺病(COPD)——吸烟,意外事故(如车祸等)——饮酒、吸毒、超速与不系安全带等。据国外健康传播学者预测,随着科学技术与新媒体的突飞猛进,不良健康行为对健康的危害将占疾病与伤亡总数的60%～75%(刘瑛.互联网健康传播:理论构建与实证研究.武汉:华中科技大学出版社,2013年版)。如手持智能手机一族,有边走路边看手机而失足掉入窨井。又如2015年6月24日,安徽卫视报导浙江衢州27岁妈妈通宵玩手机猝死,死时仍保持看手机姿势。

(3)病原体、疾病谱变化对健康的影响

病原体、疾病谱变化是流行病学和社会医学研究的范畴。密切跟踪人口疾病谱的变化,关注病原体产生疾病的死亡率、发病率及其构成,随着经济和社会的整体发展变化,根据对居民主要疾病死亡率及其构成的统计数据,在中国大陆由恶性肿瘤导致的死亡占比重越来越多,从2008年的27%增长到了2013年的29.5%;其次是心脏病,致死人数占死亡人数的比重也由2008年的20%上升到了2014年的近22%。脑血管病致死占比虽然由1990年的第二位降低到2012年的第三位,但致死人数占比仍高达21.22%。呼吸、消化、损伤和中毒等致死占比较大的疾病导致死亡的比重呈下降趋势。而内分泌、营养和代谢疾病致死人数占比则由2014年的3.34%上升到2016年的3.86%,呈快速上升的趋势。就恶性肿瘤来看,总计每十万人死亡率由1973—1975年间的83.65上升到了2011—2014年间的154.8。由于工业化和城市化进程导致严重的空气污染,肺癌成为死亡率攀升最快的恶性肿瘤病种,每十万人中就有30多人死于该种疾病。肝癌、胃癌、结直肠癌、乳腺癌等死亡率均呈快速上升趋势,唯有食管癌死亡率呈下降状态。再来关注各种慢性疾病的患病率情况。循环系统疾病成为患病率最高的病种,每万人就有855个患循环系统疾病的病人,其中高血压病人549个、心脏病患者176人、脑血管病患者97人。肌肉、骨骼和结缔组织患者患病率位居第二,达到每万人31个患者,其中类风湿关节炎患者就占到每万人102个。消化系统疾病患者发病率位居第三,为每万人245人,其患病率呈逐年下降趋势。呼吸系统患者发病率排第四,为每万人147个,患病率也呈逐年下降趋势,然而肺癌发病率越来越高,已成为第一致死恶性肿瘤病种。内分泌、营养和代谢疾病的患者增长很快,每万人患病率由2008年的129上升到了2013年的149,其中患糖尿病的病人由每万人19人飞速上升至118人。

总结中国疾病谱的发展状况,我们可以发现从大的病种来看,肿瘤、心血管疾病和内分泌疾病是发病率和死亡率均迅速上升的病种,这些领域也必将成为畅销药品的产生领域。其中肺癌、肝癌、胃癌和结直肠癌是恶性肿瘤领域最需要关注的病种。在各种慢性疾病中,心血管疾病以极高的患病率形成了相关治疗药品广大的市场空间,高血压是这一领域最常见的疾病。内分泌和代谢疾病患病率加速上升的趋势非常明显,主要是随着生活水平和诊疗水平的提高,糖尿病患者人数越来越多,因此这一领域未来的增长空间也是非常巨大的。从慢性病患病率来看,肌肉、骨骼和结缔组织病也是发病率非常高的一类疾病,该领域的潜在投资机会也非常大。而随着国内整体医疗水平的提高,各种传染病、寄生虫病、妊娠产褥期疾病和围产期疾病等的患病率明显降低,因此该类疾病领域治疗性药物的市场空间可能不会扩大,但是预防类的疫苗等仍有广阔的市场空间,也为健康传播营销提供科学基础。

疾病谱、病原体的变化影响国家健康决策。中国疾病预防与控制中心、中国协和医科大学、美国华盛顿大学健康指标和评估研究所(IHME)等机构的学者,联合对中国的疾病负担进行了全面评估,其研究表明,城市化、收入增加和老龄化导致非传染性疾病突增,为中国医疗体系带来了巨大挑战。例如,卒中、缺血性心脏病、慢性阻塞性肺疾病(COPD)已成为(2010年)导致中国人死亡的重要原因。研究者称,该疾病负担分析将为政策制定者应对中国疾病谱变化提供思路。研究者发现,在1990年,中国的健康状况与包括越南和伊拉克等在内的许多发展中国家非常类似。当时,导致中国健康损失的主要疾病是COPD、下呼吸道感染、卒中、先天性畸形和新生儿脑病。20年后,这些情况发生了显著的变化。在2010年,中国人健康损失的主要原因是卒中、缺血性心脏病、COPD、腰背疼痛和道路伤害。中国和其他18个国家的全球疾病、损伤及危险因素负担研究2013(GBD2010)结果进行评估,结果显示:2013年中国人的主要死因为:卒中(180万人死亡)、缺血性心脏病(948700人死亡)和COPD(934000人死亡)。2012年中国寿命损失年龄标准化率低于G20,所有新兴经济体仅略高于美国。2014年,中国健康寿命损失年龄标准化率为G20中最低。健康预期寿命和预期寿命排名,中国分别居于第10位和第12位。评估结果还显示,在中国,新生儿相关原因、传染病和儿童伤害所致寿命损失大幅下降。几乎一半的健康寿命损失年龄由精神和行为异常、药物滥用和肌肉骨骼疾病所致。

(4)环境因素对健康的影响

环境因素分为自然环境与社会环境。随着人类文明的不断进步,社会的不断发展,人类对全球环境的影响越来越大,人类的活动几乎在所有的领域影响着大自然系统,从显微镜所看到的微观世界到宏观的宇宙天体。经济的快速发展和大规模的工业、农业现代化和大量合成化学产品的生产和使用,化石燃料(如石油、天然气等)的燃烧,农业现代化过程中大量农药和杀虫剂、除草剂的应用,极大地满足和改善了人们的生活,现代化的交通技术和运输工具也使得地球变得越来越小。但是这些给我们的自然环境带来了很大的改变同时也给人类的生存和健康造成了威胁。关于环境污染,时下最关注的是关于PM2.5对人类健康的影响。现将PM2.5的定义、组成、危害性择其要者综述如下:

PM2.5的定义:所谓的PM2.5是指大气中直径小于或等于2.5微米的颗粒物,也称为可入肺颗粒物,而对于环境科学来说,悬浮粒子特指空气中那些微细污染物,它们是空气污染的一个主要来源。当中小于 10 微米直径的悬浮粒子,被定义为可吸入悬浮粒子,它们能够聚积在肺部,危害人类健康。直径小于 2.5 微米的颗粒,对人体危害最大,因为它可以直接进入肺泡。科学家用 PM 2.5 表示每立方米空气中这种颗粒的含量,这个值越高,就代表空气污染越严重。PM 2.5 的命名:2012 年 2 月,国务院同意发布新修订的《环境空气质量标准》增加了细颗粒物监测指标。2013 年 2 月 28 日,全国科学技术名词审定委员会称 PM 2.5 拟正式命名为"细颗粒物"。

PM 2.5 的成分与来源:其成分主要是有机碳(OC)、元素碳(EC)、硝酸盐(NO_3)、硫酸盐(SO_4)、铵盐(NH_4^+)、钠盐(Na^+)等。究其来源主要分为自然源与人为源:自然源包括土壤扬尘(含有氧化物、矿物和其他成分)、海盐(颗粒物的第二大来源,其组成与海水的成分类似)、植物花粉、孢子、细菌等。自然界中的灾害事件,如火山爆发向大气中排放了大量的火山灰,森林大火或裸露的煤原大火及尘暴事件都会将大量细颗粒物输送到大气层中。人为源包括固定源和流动源。固定源包括各种燃料燃烧源,如发电、冶金、石油、化学、纺织印染等各种工业过程、供热、烹调过程中燃煤与燃气或燃油排放的烟尘。流动源主要是各类交通工具在运行过程中使用燃料时向大气中排放的尾气。除自然源和人为源之外,大气中的气态前体污染物会通过大气化学反应生成二次颗粒物,实现由气体到粒子的相态转换。如:$SO_2 + H_2O \rightarrow H_2SO_3 HNO_3 + NH_3 \rightarrow NH_4NO_3$。盐的水合物:如 $xCl.yH_2O$、xNO_3 等,随着湿度的变化,水合物对 PM 2.5 的影响较大,水不仅与盐化合物生成水合物,由于湿度的改变还形成了盐的微小溶液液滴。

PM 2.5 对健康的影响关注 PM 2.5 检测,正是健全环境质量评价体系的体现,因为人体的生理结构,PM 2.5 是天气阴霾的主要原因。PM 2.5 可以携带细菌生物、致癌物、病毒等载体直接侵入人体肺部,由于人体缺乏对 PM 2.5 阻截能力,因此对人体健康极其伤害,造成呼吸系统和心血管病症发病率增多。PM 2.5 指标上升,与该城市死亡率成正比,这已是不争的事实。世界卫生组织指出:当 PM 2.5 年均浓度达到每立方米 35 微克时,人的死亡风险比每立方米 10 微克的情形增加 15%。首先 PM 2.5 对呼吸系统的影响,目前比较认同的是 PM 2.5 对呼吸系统两种致病机制主要为:吸入空气中的粉尘(细颗粒物),经过鼻毛格栅的阻滤,继而受到鼻咽腔解剖结构的影响,气流方向和速度改变,在鼻腔及咽部形成涡流,尘粒(细颗粒物)受惯性作用,大于 $10\mu m$ 的易撞击而附着于上呼吸道壁上,这样一般可阻滤吸入空气中 $30\% \sim 50\%$ 的粉尘(细颗粒物)。气流进入下部呼吸道后,随气管、支气管的逐级分支,气流速度变得缓慢,气流方向改变,气流中的尘粒(细颗粒物)沉降附着于管壁的黏液膜上,黏液膜下纤毛细胞的摆动将黏液推向喉部,随痰排出体外,此部分阻留的粉尘多在 $2 \sim 10\mu m$ 大小。能进入肺泡的细颗粒物,多数小于 $2\mu m$,大部分被肺内吞噬细胞吞噬,通过覆盖在肺泡表面的一层表面活性物质和肺泡的张弛活动,移送到具有纤毛细胞的支气管黏膜表面再被移送出去。进入肺泡的细颗粒物只有很小一部分被尘细胞(吞噬有细颗粒物的吞噬细胞)带入肺泡间隔,经淋巴或血液循环而到达肺及人体的其他组织,引起生理病理作用。只有吸入的细颗粒物数量过大,人体呼吸器官的防御功能不能将其过滤、附着、阻留,或细颗粒物沉积于肺泡又不能完全清除时,才会在肺内沉积,从而从物理和化学两个维度造成对人体的危害。物理上的异常导致尘肺病,化学上(有毒)的异常导致肺癌。其次,PM 2.5对心血管系统的影响,越来越多数据表明心肺疾病的发病率和死亡率与空气中的颗粒物 PM 2.5 污染有关,是心血管疾病的一个可控制的独立危险因素。关于 PM 2.5 的心血管效应机制目前认为有两种:一是由于肺部炎症时肺内的迷走神经受体受到刺激后引起自主神经系统功能紊乱如心率变异性(Heart Rate Variability,HRV)而波及心脏;二是炎症介质和颗粒物随血液循环到达心脏而发生直接毒作用,主要是由易穿透肺泡上皮进入循环的成分(UFPs、过渡金属等)引起的,与 PM 2.5 急性心血管效应(暴露后几天内)如心肌梗死有关。有关实验表明,随着 PM 2.5 染毒浓度的增加,培养液中的 LDH 活力增加,特别是染毒浓度为 1mg/mL 时会显著增高,这提示在此浓度下,PM 2.5 对于血管内皮细胞膜存在损伤作用,导致细胞浆内的乳酸脱氢酶有外渗的趋势。0.01~0.2mg/mL 浓度以下,PM 2.5 染毒浓度的增高,iNOS 活力逐渐增高,表明颗粒物能够诱导内皮细胞的 iNOS 活性增加,导致 NO 的产生,产生急性应激反应,从而引起血管内皮细胞的氧化损伤作用。盐的水合物,如 xCl、yH_2O 等,随着湿度的变化,水合物对 PM 2.5 的影响较大。水不仅与盐化合物生成水合物,由于湿度的改变还形成了盐的微小溶液液滴。这些机制最终都导致血液循环系统病理和生理的改变,包括炎症反应和一系列凝血指标如血液凝固、血栓形成,诱发心率不齐、急性动脉血管收缩、系统性炎症反应、动脉粥样硬化。再者,PM 2.5 对中枢神经系统的影响研究显示长期暴露 PM 2.5 与中枢神经系统炎症和神经细胞退行性变有关,可引起 β 淀粉样多肽 1—42(Aβ42)和 α-突触核蛋白的沉积,并可在儿童时期开始积累。阿尔茨海默病(Alzheiner's disease)的特点是神经细胞外淀粉样物(Aβ)沉淀,形成老年斑(Senile Plaques,SP)。Aβ42 是形成 SP 的重要因素,其增高与阿尔茨海默病发病密切相关,可在脑组织内形成不溶性 Aβ 沉淀,逐渐产生帕金森症(Parkinson Disease,PD)。因此,暴露 PM 2.5 被认为是阿尔茨海默病及 PD 的危险因素,而携带 APOE4 等位基因者患PD 的危险性更高。PM 2.5 引起的中枢神经系统炎症和神经退行性变,主要是炎症介质在中枢神经系统的低水平持续表达和活性氧成分的形成所引起的。主要通过炎症介质,嗅觉、神经传导途径以及某些成分的直接作用。第四,PM 2.5 对免疫系统的影响长期暴露于大气细颗粒物高污染的环境中,可使某些免疫学指标发生改变,影响免疫系统功能的正常发挥,导致机体应对损伤因素的防御能力降低,使各种症状和疾病易于发生。免疫系统作用有两面性,既对颗粒物具有一定的清除能力,也是机体受损的重要原因;同时,免疫毒性与颗粒物产生的其他生物效应(如呼吸毒性、心血管毒性、生殖发育毒性等)有密切关系。细颗粒物不仅影响巨噬细胞的非特异性免疫功能,同时也对特异性的细胞免疫造成损害。PM 2.5 可能通过与不同的免疫细胞作用,产生不同的信号分子,从氧化损伤、钙信号和细胞凋亡等不同水平,对机体的免疫系统结构或功能造成损伤。

社会环境所指的是一定社会的文化背景、社会意识形态和社会政治局面、工作环境与工作条件、工作压力、经济状况、生活负担等。在社会环境中,政治制度的变革、社会经济的发展、文化教育的进步与人类的健康紧密相连。例如:经济发展的同时带来了废水、废气、噪音、废渣,对人类健康危害极大。不良的风俗习惯、有害的意识形态,也有碍人类的健康。因此,人类要健康,就必须坚持不懈地做好改善环境、美化环境、净化环境和优化环境的工作。一定的社会文化背景,如风俗习惯、道德观等,从出生之日起就以一种无形的力量影响着人们的健康成长,使人们逐渐形成理想、信念、世界观、需要、动机、兴趣和态度等心理品质。不同的文化对人的心理健康有不同影响,其中有些是健康的,有些则是不健康的。社会意识形态对人的心理健康的影响,是通过社会信息作为媒介的,对社会信息的获得,可来自于自己的直接观察,也可来自于别人的见解传授,如网络、报刊杂志、电视、书籍、电影、广播等。健康的社会信息,有助于中学生心理健康发展,而不健康的腐朽没落的社会信息,则会造成种种危害。如,暴力电视或电影会引起中学生的攻击和犯罪行为。社会风气可以通过家庭、同伴、传媒、流行等途径影响其心理健康。不良风气,会使人的心理受到了扭曲,难以形成正确的人生观、世界观。要确保中学生心理健康发展,学校、家庭和社会要共同抵制不良社会风气的影响,净化环境,树立健康向上的社会风气。处于不同学习生活环境的学生,其心理健康状况也不尽相同。因此,城乡差异、人口密度、环境污染、噪音等周围环境与人的生存密切相关的因素,对人的心理健康状况都存在明显影响。打个比方住房单元化,同邻居伙伴的交往明显减少,这种状况不利于他们的社会化,使其缺乏与人交往的技巧,容易形成孤僻的性格。还有研究发现,人口密度过大与青少年犯罪率有密切关系,精神疾病以及其他心理变态也与人口密度有关。大城市物理环境和社会环境的变化日新月异,导致大量过量信息的产生,使人们的心理严重"超负荷",拥挤使人们更容易产生矛盾、争吵,生活在其中的中学生也容易产生心理紧张,出现心理健康方面的问题。社区环境中,社区是指若干群体或社会组织(机关、团体)聚集在某一地域内形成的一个在生活上相互关联的大集体。如街道、住宅小区、村庄、小镇等。社区对生活在其中居民的心理健康的作用,主要是通过社会传媒和社区环境产生的。充分挖掘社区环境中的积极因素,组织他们参加社区的各种公益活动,如绿地与树林认养、照顾孤寡老人、环保宣传等有意义的活动,有益于人们的身心健康。

（二）健康信息的基本内涵

长期以来,在人类与疾病抗争与保健的实践中,世界各民族的民族医学,积累了的大量的健康经验、方法与健康信息。这些健康知识与信息是一个庞大的知识群体,一时还难以整合并形成严密的健康科学信息体系。因此,健康信息必须有系统的科学的概念与界定。

　　在传播科学、传播技术与新媒体技术突飞猛进的今天,新媒介与传统媒介快速融合,健康信息的科学传播正面临新的挑战。健康信息传播的真实性、科学性、严密性、针对性与准确性是传播媒体各环节必须共同遵守的基本原则。但目前的传播实践,如某些医药广告、媒体的健康栏目与保健论坛、某些新媒体中不时传播的健康信息中,存在未经科学论证与评估的、虚假不实的健康信息与保健方法。大量不科学、不真实的健康信息的传播对原本平均医药科学、健康信息的识别与保健水平与发达国家相对偏低的我国公众,可能存在健康危险与隐患。鉴于此,面向大众的基于中医的健康传播学对普及科学的健康知识、技术与健康信息,提高大众保健水平具有的重大意义和价值。

　　1. 健康信息的定义

　　客观而言,一切有效维系生理、心理健康,树立健康行为的消息、资料;一切利于健康文化传播与建设的生活方式、行为方法的真实科学的信息,都称之为健康信息。一般说来,省级以上大众媒体、学术核心期刊、经过严格评审的正规出版专业著作中健康信息大多真实可靠。在传统媒体和新媒体飞速发展的今天,目前各种媒体中的健康信息良莠不齐,能否设置学术机构、新闻、卫生管理部门对媒体中出现的面向公众的健康信息实施评审和论证?

　　2. 健康信息的基本原则

　　(1) 科学性原则:健康信息的科学性原则是指所发布健康的真实性与科学性。真实性是健康信息的生命,科学性健康信息的立身之本。健康信息是指以健康领域的科学技术知识、科学观念、科学方法、科学技能为主要内容,以公众易于理解、接受、参与的方式呈现和传播的信息。通过普及这些信息帮助公众形成健康观念,采取健康行为,掌握健康技能,提高健康素养,从而维护和促进自身健康。健康信息必须内容正确,没有事实、表述和评判上的错误,有可靠的科学证据(遵循循证原则),符合现代医学进展与共识;健康信息应尽量引用政府、权威的卫生机构或专业机构发布的行业标准、指南和报告,有确切研究方法且有证据;属于个人或新颖的观点应有同行专家或机构评议意见,或向公众说明是专家个人观点或新发现;健康信息不应包含任何商业信息,不宣传与健康教育产出和目标相抵触的信息。

　　(2) 适用性原则:针对公众关注的健康热点问题;健康科普信息的语言与文字适合目标人群的文化水平与阅读能力;避免出现在民族、性别、宗教、文化、年龄或种族等方面产生偏见的信息。

　　(3) 准确性原则:健康信息针对使用目标,必须准确无误。

　　(4) 实用性原则:健康信息必须能切实有效指导健康实践。

　　(5) 严密性原则:健康信息内容严谨,杜绝莫名其妙与含糊不清的语言。

　　(6) 针对性原则:健康信息必须具备准确应用目标。

　　3. 健康信息的评审与认证

　　目前,某些媒体上流传的个别健康信息不靠谱,其危害性较大,所以必须对健康信息进行评审与认证。①信息编写:围绕希望或推荐受众采纳的行为,编制或筛选出受众最需要知道、能激发行为改变的信息,以及为什么这样做、具体怎么做等相关信息。②信息审核:在健康科普信息编制过程中,应邀请相关领域的专家对信息进行审核。③信息通俗化:要把复杂信息制作成简单、明确、通俗的信息,使目标人群容易理解与接受。④对信息进行预试验:在健康科普信息定稿之前,要在一定数量的目标人群中进行试验性使用,确定信息是否易于被目标人群理解、接受,是否有激励行为改变的作用。可以选择小部分的目标人群,通过个人访谈、小组访谈、问卷调查等形式开展预试验。⑤修改完善信息:根据预试验反馈结果,对信息进行及时的修正和调整。⑥信息的风险评估:在信息正式发布之前,应对信息进行风险评估,以确保信息发布后,不会与法律法规、社会规范、伦理道德、权威信息冲突,导致负面社会舆论;不会因信息表达不够科学准确或有歧义,引起社会混乱和公众恐慌或对公众造成健康伤害。根据工作实际,在专家审核以及预试验阶段可结合风险评估的内容,同时,在信息发布之前可再组织相关专家进行论证确认。[参考:国家卫生计生委〔2015〕665号文件:健康科谱信息生成与传播指南(试行)]

(三)健康传播的基本概念

1. 健康传播的内涵

健康传播(Health Communication)是多元的交叉概念,学者各自研究的领域不同,目前暂无普遍认可的确切的定义。参考张自力综述的健康传播概念分类有关内容,论述如下:①主题取向:凡传播活动的主题与健康有关,包含任何健康内容的传播形态即为健康传播。②功能取向:健康传播是一种人们寻找、处理和共享健康信息的过程,是一种健康信息的收集、整理、传递的有关行为。从功能而言,健康传播是将医学、药学研究成果转化为大众健康信息,大众通过健康传播获取健康信息并内化为态度与行为,从而降低病患率与死亡率,提高人们的生活质量与健康水平。例如,健康传播在性病与艾滋病的防治、合理用药、医患关系、计划生育等方面防治与研究的功效。③传播层次取向:健康传播作为一种特殊的人类传播,同样具有传播的层次性。健康传播是以传播为主轴,以自我传播、人际传播、组织传播和大众传播四个传递层次,将与健康相关的内容发散出去的健康传播活动。其中自我传播为自身健康的自我管理,如个体是否受到健康信息的作用与影响,例如风池与曲池穴的刺激对降低脑内压的神奇功效;人际传播层次即强调"关系"是健康传播的核心,例如医患沟通的权力关系、面谈技巧、满意与服从程度的研究等;组织传播主要关注组织内部与组织间的健康信息与医疗信息流通;大众传播层面强调如何有效的通过大众传媒,向大众传递健康信息,促进公众健康观念与行为。后两个传播层面是健康传播活动的主要传播层面。④情境取向:健康传播的情境主要有传播情境和社会情境。传播情境是指传播活动所在的假定空间,亦称"传播场"。社会情境即传播活动的外部环境,主要是指社会环境和历史环境。传播情境与社会和历史环境相契合则传播效果更有效,仅围绕小圈子的传播是不可能产生情境对传播的影响。健康传播是在广阔的社会环境和历史环境中周密考察健康传播活动与社会和历史环境的相互作用,与多种社会关系的作用组合,尤其是健康传播受权力关系的应变,表现在健康传播活动自身偏向和变形,应变后健康传播活动仍然于一定程度保留原先的内涵,但同时附有时代的印记。因此,健康传播定义为:在特定的社会和历史环境下,以传递健康信息、普及健康知识为目的的社会实践活动。(张自力.健康传播与社会.北京:北京大学医学出版社,2008 年,第 221 页.)

2. 健康传播的途径与方法

现代传播学中关于媒体传播行为与效果的理论与方法,大众媒体传播效果的研究,以及传播学关于传播行为的种类与各种类传播方式的特征、性质、途径与传播效果的理论与方法,都是健康信息与健康行为的传播途径与有效方法。科学真实的健康信息与健康行为的传播就是健康传播。

媒介是健康传播的主要通道与载体,大众传媒是健康信息传播的主要平台。正确运用具有强大议程设置功能的现代大众传媒,能有效地使公众更好地了解真实、科学的健康信息,使公众学习和掌握科学的健康信息与健康行为、健康认知态度,还可能改变和杜绝公众的不良健康行为。国外健康传播学专家已经着手研究大众传媒对公众不良健康行为的影响,认为大众传媒能改变人们的健康行为与习惯,能有效地劝说公众呵护自己的健康。笔者在医药业界学习、工作几十年,认为大众传媒与人际传播对公众健康行为的影响与改善是显著的,两者作用功能互补。大众传媒对公众的健康意识及普遍性的健康问题改善作用巨大,人际传播是健康促进行为的枢纽。设想一个媒介能兼备大众传播与人际传播双重功能,即其对健康传播的作用功效是至关重大的。有人说当今的互联网就是有如此作用的媒体,其对健康传播的有效性与普及性甚至超过了专业医药媒体报刊杂志。简述之,全球与健康有关的互联网使用飞速增长,我国互联网也成为国民了解健康信息的主要通道。网络具有便利、全面、丰富与互动的特点,能使人们有效获取自己需要的健康信息。如目前在互联网健康传播平台上,常见形态包括门户网站的健康频道、专业健康网站、健康论坛(虚拟社区)、健康博客等。随着互联网的发展,人们可以更加方便、快捷、有效地获取有针对性的疾病治疗、健康与保健、改变不良健康行为的科学建议与信息。

(四)健康信息传播原则与要求

1. 健康信息传播原则

(1)适用性原则:根据目标受众特点,选择合适的传播形式;传播形式应服从健康科普信息的内容,并能达到预期的健康传播目标。

(2)可及性原则:健康科普信息能够发布或传递到目标受众可接触到的地方(如公告栏、电视、广播、社交与人际网络等);健康科普信息可通过不同渠道形成反复多次的传播和使用,并在一定时间内保持一致性。

(3)经济性原则:健康科普信息传播要考虑节约原则,在满足信息传播内容和传播效果的前提下,选择经济的传播方式和传播渠道。

2.健康信息传播的要求

(1)注明来源。注明信息出处,标明证据来源。

(2)注明作者。注明作者(个人或机构)及/或审核者的身份,有无专业资质与经验。

(3)注明时间。注明信息发布、修订的日期。

(4)注明受众。须说明信息的适宜人群或目标人群。

(5)明确目的。须说明出版或发布的信息的目的。如,养生保健类信息须说明其旨在促进健康改善,而不是取代医生的治疗或医嘱。

(6)注明依据。对疗法的有效性或无效性的介绍,须附以科学依据。

(五)健康信息传播效果评价

1.评价的种类和内容

(1)形成评价。在健康科普信息开发之前进行,主要是明确受众的主要健康问题,发现信息生成和传播的有利条件和障碍(参见"信息生成流程"的"受众需求评估"部分)。

(2)过程评价。主要从以下几个方面进行:健康科普信息的内容和形式是否适当;所有信息是否及时提供;媒体传播的信息是否与真实信息出现偏差;向公众和媒体、内部工作人员提供信息的方法是否有效;信息是否得到公众的正确理解,有哪些偏差,是否有必要做出更正;受众是否对信息的内容、形式、传播的方式满意;信息的覆盖面是否达到预期。

2.健康信息传播效果评价

主要从以下几个方面进行:现有信息及传播效果是否能够满足公众与媒介对信息的需求,常用指标有传播内容满意度、传播方式满意度等。信息的内容和传播是否能够提高受众人群的健康知识水平,常用指标有健康知识合格率、健康知识知晓率等。信息是否对受众人群的态度和行为产生影响,常用指标有信念持有率、行为流行率、行为改变率等。健康信息传播对事件的处置或政策、舆论、生活质量是否起到促进作用,常用指标有环境、服务、条件的改变,舆论的改变,发病率、患病率、死亡率等。

3.评价的方法

(1)专家咨询。对健康科普信息的专业性、适用人群、传播方式和渠道、传播目标等可进行专业领域的专家咨询。多用于健康科普信息生成阶段。

(2)定量调查。问卷调查快速灵活,封闭式的问题有利于结果分析,可用于健康科普信息生成和传播阶段以及效果的评价。

(3)定性调查。可以采用专题小组访谈和个人访谈等方式,深入了解目标人群对健康科普信息的理解程度、接受程度、语言表达方式是否合理等内容。可用于健康科普信息生成和传播阶段的评价。

（4）舆情监测。主要是通过网络监测和公众反馈等方式，了解公众对传播的健康科普信息或现实生活中某些热点、焦点问题的各种态度、情绪、意见和建议。可用于健康科普信息生成与传播阶段以及效果的评价。

4. 修复与完善

（1）进一步了解公众对健康教育相关内容的认知和进一步的需求信息。

（2）根据总结出的经验和教训，调整健康信息的内容和传播形式。

（3）尽可能让健康信息覆盖到未受到健康教育的高危人群。

5. 有效健康传播

美国疾病防治和健康促进办公室提出的有效健康传播的 11 个属性较有参考价值：准确、可获得、平衡（信息内容同时展现某些行为的益处与风险或某一事实的不同角度）、一致、文化适应能力、有依据、到达、可靠、重复、及时、易理解。

（六）健康传播学的定义与内涵

健康传播学是传播学与健康学交叉的一门新兴学科，是在健康传播的实践中诞生的。其零星研究自上世纪 60 年代始，现一般认为以传播为主线，在自我传播、人际传播、组织传播和大众传播四个层面上构建健康传播的优质高效传播系统。首创健康传播学研究生课程的美国爱默森学院对健康传播学的定义是（Ratzan et al.，1994）："健康传播学是为个体、组织和公众提供健康信息，在重要的健康问题上影响和推动他们的一门艺术和技术，包括疾病预防、健康促进、健康政策、商业以及提升社区中个体健康和生活质量。"但至今，健康传播学还没有一个各方面专家与公众普遍接受和认可的学科定义。自我传播层面的研究仅限于个人生理、心理健康状况的定性研究，没实质性具体理论与内容；人际传播层面还只是在医患关系、医生与患者家属关系进行某些研究与调查，没建立指导性的科学方法与原则；组织传播的研究也只是在医院形象、服务水平与患者关系，医护人员的培训等；最重要的是健康传播的关键领域大众传播层面也仅限于在媒介议程设置、媒介与公众的关系方面出现了一些论文和文献综述，笔者所期盼的健康传播理论体系与指导健康传播的原理与原则尚未系统建立。因此，健康传播学尽管在国外发展很快，但还是一门成长中的新兴学科。为了学习与研究方便，我们试将健康传播学定义为："健康传播学是为个体、组织、公众和社会提供健康信息，在重要的健康问题上影响、作用和指导健康传播实践的一门科学与技术。其学科内容包括健康信息评审鉴定与传播，健康促进，健康观念与行为教育、形成与优化，疾病预防与提高大众的健康水平和生活质量。"建议尽快建立适应中国国情的健康传播学研究体系，研究体系应优先涵盖医患关系、健康传播活动、大众媒介的健康传播、危机传播、新技术对健康传播的影响、健康传播的科学方法研究等。国内健康传播学专著较少。张自力著《健康传播学》系统而全面，是本课程学习的重要参考书目。本教材定位为面向大众基于中医的健康传播学，全书共有绪论、健康传播学基本理论、中医基本理论的传播、经络是人内传播的主要讯道、基本中药知识应用传播、中医疾病治疗常用方剂应用传统、中医文化健康传播等七章。

二、健康传播学研究的内容与方法

1. 健康传播研究的历史

作为传播学一个分支领域,健康传播学属于专业传播研究的范畴。健康传播在学科构成上非常多元及杂糅。医学、公共卫生学、卫生保健学、传播学、社会学、心理学、社会心理学、符号学、法律、人类学、教育学、管理学和市场营销学等多个学科从不同角度为健康传播学的学科框架和理论范式的形成提供了支持。其中,健康教育学、医学社会学和社会心理学对健康传播学的诞生产生了直接的影响。

大多数学者认为,美国是健康传播学的学科发源地,时间大约在 20 世纪 70 年代前后。1971 年,美国心脏病学专家 J.法夸尔(Dr.Jack Farquhar)和传播学家 N.麦科比(Nathan Maccoby)在美国斯坦福大学实施著名的"斯坦福心脏病预防计划"(Stanford Heart Disease Prevention Program,SHDPP),该计划在实施过程中成功地运用了社会学习理论、创新扩散理论和社会营销策略等理论框架(Everett M.Rogers,1994)。这些理论和方法日后均成为健康传播重要的理论组成。研究者认为,在健康传播中大众传播加上人际传播效果最佳,但大部分情况仅有大众传播,效果同样很理想。这一试验被视为健康传播研究的开端。1991 年,美国疾病防控中心(The Center of Disease Control and Prevention)设立了专项基金和健康传播办公室,开始组建全国范围内的健康传播机构。1972 年,"治疗传播兴趣小组"(Therapeutic Communication Interest Group)成立,后易名为"健康传播分会"(Health Communication Division)。该小组隶属于著名的"国际传播学会"(International Communication Association,ICA),成为其下属的众多分支机构之一。该小组奠定了健康传播学在学术领域的地位,也使健康传播学向学科的规范化发展 迈出了重要的第一步。1973 年,治疗传播兴趣小组编辑了第一份简易专业性刊物《国际传播学会简讯》,专门刊登健康传播的宗旨、研究领域和特点并刊登专业文章和资料,有效扩大健康传播在专业领域的影响。在 1975 年举行的国际传播学年会(ICA)上"治疗传播兴趣小组"正式更名为 ICA"健康传播分会"(Health Communication Division)。这是学术界首次正式使用"健康传播" 这一提法。20 世纪 80 年代,"预防艾滋病运动"标志着健康传播研究在以美国为代表的西方传播学界从隐性走向显性。众多的著名学者和研究基金投入,使健康传播研究在很短时间内迅速发展,也成为健康传播学研究的重点领域。在 20 世纪 80 年代健康传播得到了迅速的发展,成为独立的专业。同一时期,美国健康传播专业研究机构的出现为学科的发展提供了动力,从研究的人员构成看主要来自四个领域,即:具备医学、公共卫生学教育背景人员是现代美国健康传播研究的主力,所占比例为一半;其次是传播学研究者,约占 25% 左右;最后是社会学与教育学领域的研究者和来自综合性大学的研究者,两者总数占 25% 左右。一般认为(孙晶,2005),某个学科的成型必须有专业书籍的出版、专业协会的成立、专业课程的开展以及专业刊物的发行作为标准。健康传播从 20 世纪 70 年代诞生至今,经历了一系列的飞速发展的过程。首先是专业书籍的大量出版。第一本有关健康传播的理论著作是 1984 年由著名的传播学者 Kreps 和 Thornton 撰写的《健康传播理论与实践》(Health Communication:Theory and Practice)。同年出版的第二部专著是由夏夫(Sharf)所著的《内科医生优化传播指南》。诺索斯(Northouse)于次年出版了该领域的第三部专著《健康传播专业人员手册》,此后各类专业书籍和论文层出不穷,巩固和丰富健康传播的发展。其次是有关健康传播的协会的建立。为了适应学科的发展,美国传播学会领域最大的专业团体——"口语传播学会"(Speech Communication Association,SCA)于 1985 年在美国设立了"健康传播委员会"(Commission for Health Communication),作为对国际传播学会(ICA)"健康传播分会"的补充。原先 ICA 很多健康传播分会成员同时加入 SCA"健康传播委员会"。再次是与该学科有关的专业会议的召开,这是该学科发展专业化规范化的必备条件。同年召开的"医学传播会议"(Medical Communication Conference)是健康传播的第一次学术会议。1986 年又召开了由国际传播学会 ICA 和牛津大学合办的"基础医疗保健中的健康教育"会议,以及在加拿大西昂塔里奥举办的"医患传播"会议。除此之外,国际传播学会 ICA 和口语传播学会(SCA)每年定期召开的学术年会也成为健康传播学者定期交流和学习的平台。美国大学中健康传播学专业逐步设立,目前明尼苏达大学、宾夕法尼亚大学、南加州大学、斯坦福大学、肯塔基大学马里兰大学都开设了健康传播学课程,而肯塔基大学、斯坦福大学、马里兰大学已成为全美健康传播研究中心。根据全美传播学协会的不完全统计,全美高校约有 20 个主要的健康传播学博士项目和 40 个硕士项目。

2003 年 11 月,"中国健康教育与大众传媒论坛"在北京举行,首次开创性地以健康传播作为论坛研讨的主题。2004 年 11 月,"清华—拜尔公共健康与媒体研究室"挂牌成立。2006 年 10 月,由清华大学国际传播研究中心、卫生部新闻办和美国疾控中心共同主办的"首届中国健康传播论坛"在清华大学成功举行,该论坛是我国首次举办的关于"健康传播"的学术论坛,它不仅唤起了社会各界对健康传播的进一步关注和健康传播意识的提高,而且引起了我国传播学学界对健康传播研究的进一步关注。以后每年定期召开,已以"婚育新风进万家"、"健康传播与疾病预防"、"公共卫生风险沟通"和"疫苗安全"为主题,成为国内外健康传播学者定期交流和学习的平台。2007 年 6 月,由中国社会科学院新闻与传播研究所主办的"华语健康传播论坛"召开,成为另一个定期召开的高水平健康传播学术论坛。2010 年 6 月,中国人民大学新闻学院与美国宾西法尼亚大学安妮伯格传媒学院共同主办 2010 年健康传播暑期学校,邀请了国内外知名专家介绍健康传播与新闻传播学国际国内前沿动态。

目前,在中国普通高校的医学院尚未单独列出"健康传播专业",而中国高校的新闻传播专业,清华大学等最近新增公共卫生硕士学位。但健康传播的研究缺乏基础平台的支持,制约了教学、科研和专业人才的培养。目前仅有的健康传播研究主要依靠分散在各个高校的个别学者。现在有少数高校策划或已经成立健康传播中心,例如中国科技大学、清华大学和台湾济慈大学都相继成立此类中心。2003年清华大学继续教育学院与日本东北福祉大学对等成立"健康传播与社会福利研究中心",致力于为社区研究和中国健康产业把脉,从而成为率先介入健康传播学科领域的中国高校。中国科技大学建立了"中国科技大学健康传播中心",依托本校的学科力量和平台资源,结合外部力量,探索当代大学生的健康培养模式,探索社会公众、社区、企业、城市的健康传播发展模式。2010年11月,在清华大学和卫生部共同举办第五届中国健康传播大会,我国首个公共健康研究中心宣告成立,该中心已经获得了国务院学位委员会新增公共卫生硕士专业学位授权点的批准。

2. 国外健康传播学研究的趋势

健康传播学本质上是健康学与传播学交叉融合的学科,在其发展中不可避免地要借鉴其他学科的理论思想和研究方法来为自己服务。从纵向和横向两方面来分析,未来健康传播学将会有两个发展趋势,其中纵向是指社会、文化、政治等不同的研究层面;而横向则是指医学、公共卫生学、卫生保健学、传播学、社会学、法律、心理学、社会心理学、符号学、人类学、教育学、管理学、市场营销学等不同学科的融合(盖斯特、马丁,2006)。国外的健康传播与中国的健康传播的发展历程有很多相似之处,但中国健康传播起步较国外晚,加之地理环境、经济、文化、医疗水平和国民素质等差异,国内外健康传播研究的趋势有所差异。美国健康传播研究的发展迅速而稳健,并已进入黄金期。与传播学中大多数分支领域一样,健康传播的早期研究较多地集中在证实"传播学在健康活动中的重要作用和影响"方面,但这远远不是健康传播研究的全部。将来的国外的健康传播研究会更关注健康信息的有效传递、如何增进医患之间的互动交流,新媒体也将带来新的健康传播方式及新议题。此外,对边缘性文化群体,如穷人、少数民族、妇女和老人等的关注,也将成为现代健康传播研究的另一个重要方向。

(1) 媒介的效果研究是未来健康传播研究的重点

对于健康信息的传播,大众传媒具有举足轻重的作用。人们对信息,特别是对日常生活内容相距较远的所谓"非强制性接触议题"的信息获取,绝大多数来源于大众媒体。在国外,这部分的研究议题涉及大众传播健康传播的形式、内容技巧研究、受众媒介接触行为研究和模式研究,以及效果研究等。相关研究理论包括议题设置、社会学习理论使用和满足理论、涵化理论、沉默和螺旋理论等(孙晶,2005)。

(2) 医患之间的互动交流是健康研究的重点

医护人员本应担任着为大众提供权威性健康信息的重任,但随着患者的个人健康信息意识的强化和传播链中受者地位的凸显,从患者角度探讨传播内容、效果的研究日益成为主流,涉及个性化传播(差异传播)研究、医患关系与患者知情权等研究内容日益热门。近年来的研究显示,医患间的互动交流因为各种原因呈减少趋势,人们几乎处于一个构建媒介的拟态信息社会,但大众媒介提供的信息毕竟是去人性化的,医患之间人际的交流是抚慰患者心灵和治疗病患最有效的沟通方式,所以如何通过有效的传播方式,构建新的医患交流模式定将成为将来的研究重点。

（3）新媒体为健康传播提供新方式与新议题

以互联网为代表的新媒介的出现不仅给健康传播带来了技术上的更新,也带来了传播方式和传播理念的更新。作为一种新型的媒介技术,它不仅兼具了大众传播和人际交往的特点,又有两者不具备的独特优势,在有利于健康传播更好地发挥作用的同时,更为健康传播研究带来了新的很多研究议题。从目前看来,互联网在健康传播中的影响力与日俱增。

（4）边缘文化群体成为现代健康传播研究的重要方向

目前在国外,特别是美国,越来越多的研究开始关注特殊人群,如妇女儿童、老人、少数裔人口以及某些亚文化群体。针对非洲裔群体在美国认可人口中所占据的比重日益增多,因此,对边缘性文化群体的关注也将成为现代健康传播研究的另一个重要方向。

3. 国内健康传播学研究的趋势

健康取向与传播学取向形成健康传播研究的两大主要分支,由这两个分支领域展开的主要研究内容占据健康传播研究的主体部分,但这并不是全部。作为一个社会科学的交叉研究领域,健康传播研究是建立在传播学、社会学、心理学、语言学、人类学,法律以及公共卫生学、教育学、管理学等众多学科基础上融合而成,这就注定了健康传播研究的多维性。其中最主要的维度有传播学维度、社会学维度、公共卫生维度。健康传播学是多维度学科的对接、产生了多元的研究领域,并丰富了健康传播的研究视角。通过对国内健康传播学者学术成果分析,在众多的子领域中,以下领域是当前和未来健康传播研究的主要方向。而面向大众基于中医的健康传播学首先考虑:医学科学发展至今,一代又一代的医学工作者在与疾病的抗争中为人们的健康与保健积累和形成了丰富的理论和经验,尤其是我国上世纪70年代以来关于中西医结合的理论。第二,中医经典《黄帝内经》中关于治未病的完整理论体系,是健康传播学的理论基础。笔者从学术上创新地提出了关于中医的经络系统是人体为抵抗疾病与保健而自我传播的基础物质;针灸、穴位推拉与按摩是人体自我传播抗病与保健系统激活的基本条件。第三,基于中医文化的健康传播学,其宗旨是以中医药文化传播为核心,目标上"传播经典健康信息,惠泽万民"。要挖掘和整理中华医药文化中关于养生、健康的价值观、方法论及切实有效的健身方式与养生方法。此三者相互联系,与传播学的基本理论相互渗透构建为健康传播学的理论体系。

（1）大众健康传播媒介与效果研究。这一部分的研究议题主要涉及大众传媒健康传播的传播形式、内容和技巧研究,受众媒介接触行为研究和模式建构,以及效果研究等。

（2）组织健康传播研究。这一部分的研究议题主要涉及组织健康传播载体(墙报、讲座、宣传小册子、海报)的内容分析研究和传播效果研究、组织健康传播形式与策略研究、组织传播与大众传播效果的比较研究等。

（3）以"医患关系"为中心的人际健康传播研究。医患关系研究是人际健康传播研究的核心议题，主要聚焦点为医生与患者之间的信息传播方式、内容、策略、效果及信息不平衡等。这一部分的研究议题主要涉及人际传播、话语权力、知情权等很多内容。

（4）健康教育与健康促进。这一部分的研究议题主要涉及健康教育设计和效果评估、健康促进计划策略研究、健康传播材料的制作等。

（5）健康传播的外部环境的研究。外部环境研究的议题主要涉及健康政策制定与公众健康的影响研究、卫生保健政策的研究、健康传播法规研究、医患关系中的法律权益的研究等。

（6）健康传播与文化研究。涉及的研究议题主要包括健康、疾病和死亡在不同文化背景下对其解读及对健康传播的影响、健康传播的人文特性和文化分析、不同文化背景下的健康传播的比较研究、现代医学与传统医学在健康传播过程之中的文化差异等。

（7）突发公共卫生事件研究（健康危机的传播研究）。对健康危机的传播研究涉及危机事件发生的原因、机制与体制，应急预案的制定和危机发生后的有效控制传播等，不仅具有很强的学术价值，而且具有重要的实践指导意义。

（8）健康传播史的研究。这里的健康传播史包括两层含义：一是健康传播研究史研究，另一个是健康传播实践史研究。

（9）艾滋病、安乐死、同性恋、器官移植等特殊健康议题的研究。

以上国内研究方向不仅是当前健康传播研究的主要内容，也将是今后一段时间内健康传播领域面临的重要的课题。需要指出的是，每个研究方向对应的不只是一个单纯的研究子领域，而是多个子领域的结合。对这些课题的研究和推动将会为未来的健康传播打开一片更为广阔的天地（张自力，2005）。

作为面向大众基于中医的健康传播学课程，研究的内容定位为中医基本理论的分析、学习、传承、应用与传播；医患传播、健康传播运动、大众媒介中的中医基本理论与技术的传播、健康危机传播、新技术对健康传播的影响与中医药在健康传播中功能作用研究等。

三、健康传播学的作用与意义

传播是人类社会古老的行为。传播学创始人施拉姆说：传播是最繁忙的交叉口，但许多人只路过而不逗留。20世纪40年代，传播学特别是大众传播学开始迅速发展。健康传播学就是医学与社会学在路过传播学这个交叉口时"逗留"下的产物。21世纪是健康的世纪，越来越富足的人类，开始关注人类本身，健康已经成为大众、政府和学者一致关心的议题。健康传播就是要满足大众对健康信息的渴求，而传媒在传播健康的过程中发挥着越来越重要的作用。

　　健康传播是病患和医疗提供者之间的互动关系以及治疗室里无数的人际传播活动,美国著名的传播学者罗杰斯(M.Roger S)则认为凡是人类传播类型涉及健康的内容就是健康传播。在美国健康传播领域有两大分支:一是"健康促进",二是"健康服务递送"。前者的议题主要是以媒介和大众传播为主,后者主要是以医患关系和人际传播为主。美国国家癌症学会和疾病控制中心给出了以下定义:健康传播是指通过各种渠道,运用各种传播媒介和方法,为维护和促进人类健康而收集、制作、传递、分享健康信息的过程。上述各种定义从不同方面强调了健康传播的各种特性,都有不同程度的可取性。

　　面向大众基于中医的健康传播学,研究健康传播的基本理论,分析健康传播的多重视阈,分别从人际传播、公共传播、大众传播等几个不同层面探讨健康传播在研究与实践领域的一些重要议题,并在此基础上,对中医药基本信息传播、人体健康自我传播系统中医经络理论、突发公共卫生事件的健康传播以及健康传播的伦理规范等议题展开专章论述。着力于健康传播实践,面向大众,从健康社会营销、新媒体传播等角度对健康传播领域进行分析,对农村与社区的健康传播、农民工健康传播、艾滋病等公共疾病的防疫与保健,对当下中国社会若干突出健康传播问题进行了重点分析。

参考文献:

[1] Rogers Everett M.1994.The Field of Health Communication Today.The American Behavioral Scientist,Vol 38(2),208-214.

[2] Lee Chul-Joo,Hornik Robert C.2009.Physician Trust Moderates the Internet Use and Physician Visit Relationship.Journal of Health Communication,Vol 14(1),70-76.

[3] Tustin N.2010.The Role of Patient Satisfaction in Online Health Information Seeking.Journal of Health Communication,Vol 15(1),3-17.

[4] Wang H.2010.Selective Exposure and Selective Perception of Anti-tobacco Campaign Messages:the Impacts of Campaign Exposure on Selective Perception.Health Communication,Vol 25(2),182-190.

[5] Ebina R,et al.2010.The Effectiveness of Health Communication Strategies in Health Education in Kushima,Japan.GlobalHealth Promotion,Vol 17(1),5-15.

[6] Gazmararian Julie.A.2010.The Development of a Health Literacy Assessment Tool for Health Plans.Journal of Health Communication,Vol 15(2),93-101.

[7] Burton D,et al.2010.Perceptions of Smoking Prevalence by Youth in Countries with and without a Tobacco Advertising Ban.Journal of Health Communication,Vol 15(6),656-664.

[8] McCormack L,et al.2010.Measuring Health Literacy:A Pilot Study of a New Skills-Based Instrument.Journal of Health Communication,Vol 15(2),51-71.

[9] Fairlie A M,et al.2010.Sociodemographic,Behavioral,and Cognitive Predictors of Alcohol-Impaired Driving in a Sample of US College Students.Journal of Health Communication,Vol 15(2),218-232.

[10] Larkey L K, Hecht Michael. 2010. A Model of Effects of Narrative as Culture-Centric Health Promotion. Journal of Health Communication. Vol 15(2),114-135.

[11] Nan X, Zhao X. 2010. The Influence of Liking for Antismoking PSAs on adolescents' Smoking-Related Behavioral Intentions. Health Communication, Vol 25(5),459-469.

第二章　健康传播学基本理论

在人类传播的类型中,凡涉及健康内容的就是健康传播。健康传播是以传播为主轴,通过自我传播、人际传播、组织传播与大众传播四个层面,把与健康相关的信息传递到目标受众。因此,要研究健康传播,就必须具备传播学的基本概念与知识。掌握传播学的基本概念与健康传播学理论,才能运用自如地通过各种传播渠道,运用各种传播媒介和传播方法,为人类健康传播事业和促进人类健康信息的制作、设置、传递而有效地应用健康信息,促进健康行为。

第一节　传播的基本类型与特点

一、人内传播

人内传播,也称内向传播、内在传播或自我传播,指的是个人接受外部信息并在人体内部进行信息处理的活动。人内传播是个体系统内的传播。人内传播是一切社会传播活动的基础。

人内传播的主要环节和要素:①感觉——人内传播的出发点;②知觉、感觉、传导的集合,或在感觉基础上对事物的分散的个别信息属性进行的综合;③表象——记忆中保存的感觉和知觉信息在头脑中的再现;④概念——对同类事物的共同的一般属性的认识;⑤判断——对事物之间的联系或关系进行定性的思维活动;⑥推理——从已知的事物属性和关系中推导出未知的属性和关系的思维活动。

人内传播的主要特点:①人内传播虽然是人体内部信息处理的过程,但这个过程并不是孤立的,他的两端都与外部过程保持着衔接关系(输入源泉是外部环境,输出对象也是外部环境);②人内传播虽然与人的生理机制密切相关,但它在本质上是对社会实践活动的反映,具有鲜明的社会性和实践性;③人内传播不是对外部世间的消极的被动的反映,而是积极主动的反映;④人内传播是其他一切传播活动的基础(其他类型的传播,都必然伴随着人内传播的环节;人内传播的性质和结果,也必然对其他传播产生重要影响)。人内传播还伴随着人的感情和复杂的心理活动。

美国社会心理学家米德的"主我与客我"理论:①人的自我是在"主我"和"客我"的

互动中形成的,又是这种互动关系的体现。②自我可以分解成相互联系、相互作用的两方面,一方是作为意愿和行为的主体的"主我",它通过个人围绕对象事物从事的行为和反应具体体现出来。另一方是作为他人的社会评价和社会期待之代表的"客我",它是自我意识的社会关系性的体现。③"主我"是形式(由行为反应体现出来),"客我"是内容(体现社会关系方方面面的影响),"客我"促使"主我"发生新变化,"主我"反过来改变"客我",二者通过有意义的象征符在不断的互动中形成自我。④自我的形成是个人的社会化过程,即个人适应社会的过程,但形成后的自我反过来也会积极地作用于社会。因此,个人必须适应社会,同时自我又是社会创造的主体,体现了个人与社会的相互制约关系。作为自我传播的人内传播具有社会性、双向性和互动性。

布鲁默(美国象征互动理论集大成者,著有《象征互动论》)的"自我互动"理论:①人能够与自身进行互动,把自身作为认识的对象,与自己进行沟通或传播,并对自己采取行动。②人是拥有自我的社会存在,人在将外界事物和他人作为认识对象的同时,也把自身作为认识的对象。在这个过程中,人能够认识自己,拥有自己的观念,与自己进行沟通或传播,并对自己采取行动。③"自我互动"本质上是与他人社会互动的内在化,也就是与他人的社会联系或社会关系在个人头脑中的反映。自我互动过程中,人脑中会出现关于他人的期待,个人会沿着自己的立场或行为方向对他人期待的意义进行能动的理解、解释、选择、修改和加工,重新加以组合。这样,他人期待和自我都已不再是原来意义上的,而是新的。④"自我互动"理论有助于理解社会传播与个人的自我的关系。它说明,人不但与社会上的他人进行传播,也同自己本身进行传播。自我传播也具有社会性,它是与他人的社会传播关系在个人头脑中的反映;自我传播对个人具有重要意义,通过自我传播,人能够在与社会、他人的联系上认识和改造自己,不断实现自我发展和完善。

内省式思考的特点:①内省式思考——短期的、以解决现实问题为目的的自我反思活动。②内省式思考的过程并不是封闭的,而是与周围的社会环境,与周围的他人有着密切的联系。在此过程中,人的头脑中会出现他人的形象,分析和推测他人如何考虑、采取何种态度,只有在与他人的联系上才能形成个人的态度轮廓,形成决策。这个过程,也是一个重新构筑自我与他人关系的过程,因此,是个社会过程。③内省式思考是横向的社会过程,也是一个把过去和未来联系起来、纵向发展和创造的过程,即个人在处理问题过程中,会把有关的社会经验和知识积累全部调动起来,对它们的意义进行重新理解、解释、选择、修改和加工,在此基础上创造出与新状况相适应的新意义和行为。因此,也是超越既有意义开创新意义、超越既有行为方式开创新的行为方式、与人的未来发展密切相关的一种活动。④内省式思考只有在一个人遇到困难、障碍等新的问题状况,对既有的行为方式是否适用难以作出判断时,才会活跃起来。

基模的概念及其特点:基模的英文原词是 schema(我国亦有学者以为"图式"),是瑞士心理学家皮亚杰在研究儿童成长和认知发展过程之际提出的一个概念,后来被广泛应用到教育学、信息处理和传播学研究当中。所谓基模,指的是人的认知行为的基本模式,或者叫心智结构、认知结构或者认知导引结构。

基模的特点:①基模是人与生俱来的行为模式之一,但是随着人的成长可以发展和改变。②基模是一种知识分类体系,呈层化结构,类似于树形图,具有某种程度的一般化和抽象化的性质,并有从较抽象向较具体分层的结构特点。③基模是知识的集束或有机的联合。④基模的功能是在我们遇到新的信息时,通过动员和组织原有的知识和经验、补足新的要素来进行处理,对新信息的性质作出判定,预测其结果,以确定我们对新信息的反应。

罗伯特·阿克塞尔罗德的信息处理过程模式:①当接触到一个新的事件或信息时,我们头脑中相关的基模就会被激活,参与到信息处理的每个环节当中。②当新信息的各项特征与我们的认知基模相吻合时,我们倾向于按照原有的解释和态度来对它。③当新信息与我们的认知基模有不吻合之处时,我们会对新旧信息的各特征进行比较,补足新的信息,确定新的解释和态度。④新信息的处理结果对认知基模有两种影响:相吻合时,强化原有基模;相矛盾时,则修改原有基模,形成新的认知基模。⑤作为每次信息处理的结果,被强化的原有基模和被改变形成的新基模,都会作为分析推理或判断的依据参与到下一个信息处理过程中。

理查德·佩蒂的"详尽分析可能性"理论:①每个人都会以两种不同的方式处理信息,一种是以详尽方式,用严谨的思考来处理信息,另一种是以较为简单粗略的方式来处理信息;前者是沿"核心路径"处理,后者则是沿"边缘路径"处理信息。②详尽分析发生的概率与当事人的动机和能力相关,也就是说,当个人与信息涉及的问题关系密切,有较强烈的认知需求,或较强的责任感,并具备相应认知能力之际,人们会沿核心路径对该信息进行详尽处理,反之则沿边缘路径进行一般处理。

自我传播在健康传播中的应用主要有自我个体健康传播层面,主要内容有个人的生理、心理健康状况、自我保健或利用自身健康资源进行保健、心理调节、个人保健计划制定与研究、社会阶层分化与个人保健意识变迁的关系、艾滋病等患者权益研究。

二、人际传播

人际传播是个人与个人之间的信息传播活动,是由两个个体系统相互连接组成的新的信息传播系统。

人际传播的动机:①首要动机和目的是获得信息;②建立与他人的社会协作关系;③自我认知和相互认知;④满足基于人的社会性的精神和心理需求。

库利"镜中我"概念:人的行为很大程度上取决于对自我的认识,这种认识主要是通过与他人的社会互动形成的,他人对自己的评价、态度等,是反映自我的一面"镜子",个人透过这面"镜子"认识和把握自己。人的自我是在与他人联系中形成的,包括三方面:①关于他人如何"认识"自己的想象;②关于他人如何"评价"自己的想象;③自己对他人的这些"认识"或"评价"的情感。"镜中我"也就是"社会我"。以"镜中我"为核心的自我认知状况取决于与他人传播的程度。人际传播大致分为两种：面对面的传播和借助某种有形的物质媒介的传播。

人际传播的特点：①人际传播传递和接受信息的渠道多，方法灵活；②人际传播的信息的意义更为丰富和复杂，多种渠道和手段的配合，会形成特殊的传播情境，产生新的意义；③人际传播双向性强、反馈及时，互动频率高，是一种高质量的传播活动，尤其在说服和沟通感情方面效果好；④和大众传播相比，人际传播属于一种非制度化的传播，传播关系的成立上具有自发性、自主性和非强制性。人际传播主要是建立在自愿和合意基础上的活动，是一种相对自由和平等的传播活动。

传播学对人际传播社会功能的研究，主要集中在两个领域：一是人际传播在个人社会化过程中的作用；二是对大众传播效果的影响。社会化，即：一个人出生后由一个"自然人"成长为"社会人"的过程。从个人角度说，指个人学习语言、知识、技能、行为准则等适应社会环境的过程；从社会角度而言，指社会成员形成大体一致的观念、价值和社会规范体系，从而使社会秩序维持、社会发展的连续性得到保证的过程。个人观念社会化包括自我观念的形成和社会观念的形成。人际传播是真正意义上的"多媒体"传播。人际传播的核心媒体是语言，声音语言、书写语言。体态、表情、眼神、身体接触以及服装、发型等都是自我表达的重要媒体。

人际传播层面在健康传播应用中主要包括医患关系、医生与患者家属的关系、病友之间的健康信息分享、患者就医行为人际网络影响、诊室环境对医患交流的影响、医疗技术发展与医患关系的变迁、患者知情权与医生权威的伦理研究、医患关系中的法律权益研究等。

三、群体传播

群体是具有特定的共同目标和共同归属感、存在着互动关系的复数个人的集合体。群体的本质特征：①目标取向具有共同性；②具有以"我们"意识为代表的主体共同性。这两个特征意味着任何一个群体都具有互动机制和使共同性得到保障的机制，这种机制成为群体的组织性。

群体可分为组织群体和非组织群体。群体具有重要的社会功能，群体是将个人和社会相连接的桥梁和中间纽带，是"局部社会"。群体帮助个人完成社会化过程。群体有助于社会秩序的维持，使社会秩序的连续性得到保证。群体可以团结个人的力量，是推动社会发展的重要力量。群体对个人的重要的意义：①群体是满足个人需求的重要手段，包括物质的和精神的。群体的能力大于参与群体的单纯个人能力的简单相加，群体也能够使成员个人的能力得到增强，实现个人实现不了的目标，这是个人参加群体的基本动机之一。②群体是个人的信息来源和社会安全感的提供者。加入群体获得关于外界变化的信息以减少因对环境的不确定性而产生的恐惧和忧虑，协作，以集体的力量克服困难和危机。提供安全的行为方式范例,按照群体的行为准则约束自己的行动,防止个人发生社会偏离和陷于社会孤立的有效方法。③群体是个人表现和实现自我的场所与手段。最大限度地丰富自己,促进自己的目标的实现。群体是表现和实现个人价值的重要场所。负面意义:某些群体为实现一己之目的而拒绝承担正当的分工。群体同时具有束缚和压抑个性的负面作用。群体生存的基础条件:①共同的目标和关心事项,这是群体凝聚力的核心;②成员之间的协作意愿,也就是个人参加群体并愿意为之作出贡献的动机;③群体与成员、成员与成员间的传播互动机制,即群体传播。

群体传播是将共同目标和协作意愿加以连接和实现的过程。群体传播是群体生存和发展的一条基本的生命线。群体传播对群体意识的形成起着重要作用。群体意识:是指参加群体的成员所共有的意识。包括:①关于群体目标和规范的合意。②群体感情。成员间的个人感情、群体成员主观境界的融合所产生的"我们"感情。③群体归属意识,即群体成员因从群体活动得到某种程度的需求满足而对群体所产生的认同感。

群体的传播结构可以从信息的流量与流向两方面来理解。信息流量大、互动交流频度高,群体意识中的合意基础好。流向是单向还是双向的,传播者是特定的少数人还是一般成员都拥有传播机会。双向性则群体目标和群体规范的合意更统一、群体感情和归属意识更稳固,凝聚力更强。群体意识的影响主要体现在对成员个人的态度和行为的制约作用上。

群体意识的核心是群体规范。群体规范:成员个人在群体活动中必须遵守的规则,广义上也包括群体价值,即群体成员关于是非好坏的判断标准。群体规范功能:①协调成员的活动、规定成员角色和职责以促进群体目标的达成;②通过规范的共有来保证群体的整体合作;③通过指示共同的行为方式以维持群体的自我同一性;④为成员个人提供安全的决策依据。在群体传播中,群体规范的主要作用在于排除偏离性意见,将群体内的意见分歧和争论限制在一定范围之内,保证群体决策和群体活动的效率。

群体规范的维持通过群体内的奖惩机制来保证。群体规范还对来自群体外的信息或宣传活动的效果具有重要的影响。群体归属意识越强,对群体的忠诚度就会越高,对与群体规范不相容的宣传就越表现出较强的抵制态度。群体对来自外部的说服活动效果的影响表现在:①在说服的观点与群体规范一致的场合,群体规范可以推动成员对观点的接受,起到加强和扩大说服效果的作用;②在说服观点与群体规范不相容的场合,后者则阻碍成员接受对立观点,使说服效果发生衰减,唤起"自卫"行为,出现逆反效果。

群体压力与趋同心理:群体压力指群体中的多数意见对成员中的个人意见或少数意见所产生的压力。个人服从集体、少数服从多数是群体活动的一个基本原则。人为了进行有效的社会合作,需要对多数人的意见做出一定程度的妥协和让步。群体压力也会带来错误的判断,形成对多数意见的盲目服从。形成多数意见的盲目服从的原因:①信息压力,一般人在通常情况下会认为多数人提供的信息,其正确性概率要大于少数人,个人对多数意见会持较信任的态度。②趋同心理。遵从性。个人希望与群体中的多数意见保持一致,避免因孤立而遭受群体制裁的心理。少数意见的中坚人物的作用不可忽视,中间人物的意志坚定性、主张的一贯性和态度表明的强烈性可以对多数派产生有利的影响。群体传播的理论如从众心理等,在促进健康行为的改变中有指导意义。

四、组织传播

1. 组织与组织传播

组织:广义上,是指任何由若干不同功能的要素按照一定的原理或秩序相结合而形成的同一整体。狭义上,是指人们为实现共同目标而各自承担不同的角色分工,在统一的意志之下从事协作行为的持续性体系。组织的目标更明确、更系统,需要严格的制度化措施的保证。

组织的结构特点:①专业化的部门分工;②职务分工和岗位责任制;③组织系统的阶层制或等级制。组织按照结构功能的合理性原则和效率性原则建立起来。组织传播指以组织为主体的信息传播活动,包括组织内传播和组织外传播。

组织传播的功能:内部协调、指挥管理、决策应变、形成共识。

2. 组织内传播的过程与机制

组织结构包括正式结构和非正式结构。组织传播包括正式渠道和非正式渠道。正式渠道分为横向传播和纵向传播。纵向传播分为下行传播(自上而下)和上行传播(自下而上)。横向传播:同级部门或成员之间互通情况、交流信息的活动,为了相互之间的协调和配合。非正式渠道:制度性组织关系以外的信息传播渠道。组织内的人际传播、非正式的小群体传播,其特点:①交流的信息广泛;②交流的双向平等性;③本意交流和感情交流的成分多。

正式渠道体现组织成员作为"组织人"的特点,非正式渠道体现作为"社会人"的特点。组织内传播的媒体形式:书面媒体、会议、电话、组织内公共媒体、计算机通信系统。特点:①信息处理量大、速度快、效率高;②集多媒体功能于一身,能够处理文字、图形、声音、静止画面、动画、影像等多种形式的信息;③信息处理的准确性高,能够避免人的记忆错误或主观倾向造成的信息变形或失真;④实时传播性强,一般处于24小时运行状态,随时监控组织内外发生的新情况;⑤双向互动渠道传播,传受双方都可以根据自己的需要能动地进行各种信息收集,整理和传输活动。

3. 组织外传播及其形态

组织外传播,包括信息输入与信息输出。

信息输入:组织为进行目标管理和环境应变决策而从外部广泛收集和处理信息的活动。是否拥有一个迅捷可靠的信息系统,是制约企业生存和发展的关键。

组织的信息输出活动:①公关宣传(PR):组织为了与其所处的社会环境建立和保持和谐关系而进行的各种宣传活动。举办大型公共活动以引起大众传媒的注意和报道、主办新闻发布会等为传媒提供报道材料,是现代公关活动的重要手段之一。组织开展公关宣传的最终目的是广泛取得社会的支持和理解,为组织的生存和发展创造一个有利的外部环境。②广告宣传:广告是一种以付费形式利用各种媒体进行的大面积宣传活动,可以提高企业和商品的知名度,扩大企业影响。③企业标识系统(CIS)宣传:企业表征系统。企业组织使用统一的象征符号系统来塑造、保持或更新企业形象的活动。它由三个要素构成:企业理念与价值标识;行为规范标识;视觉或听觉形象标识。CIS 宣传主要是利用普遍接触和重复记忆机制来系统塑造企业形象的宣传活动。

组织传播层面在健康传播的应用中主要有:医院与患者的关系、医护人员在职培训、社区健康传播、医院健康宣教传播模式、企业健康培训与健康管理、艾滋病高危人群健康干预等。

五、大众传播

(一)大众传播的定义、特点与社会功能

1. 定义

大众传播是专业化的媒介组织运用先进的传播技术和产业化手段,以社会上一般大众为对象而进行的大规模的信息生产和传播活动。

2. 大众传播的特点

① 传播者是从事信息生产和传播的专业化媒介组织。大众传播是有组织的传播活动,是在特定的组织目标和方针指导下的传播活动。②大众传播是运用先进的传播技术和产业化手段大量生产、复制和传播信息的活动。③大众传播的对象是社会上的一般大众。"受众",任何人只要接触大众传播的信息便是受众。受众的广泛性,意味着大众传播是以满足社会上多数人的信息需求为目的的大面积传播活动。④大众传播的信息既具有商品属性,又具有文化属性。⑤从传播过程的性质来看,大众传播属于单向性很强的传播活动。传媒组织单方面提供信息,受众只能在提供的范围内进行选择和接触;没有灵活有效的反馈渠道,受众对媒介组织的活动缺乏直接的反作用力。大众传播的单向作用的性质为它赋予了强大的社会影响力。⑥大众传播是一种制度化的社会传播。

3. 大众传播的社会功能

拉斯韦尔《传播在社会中的结构与功能》的"三功能说",传播的基本社会功能:①环境监视功能;②社会协调功能;③社会遗产传承功能。

赖特《大众传播:功能的探讨》提出"四功能说":①环境监视——收集和传达信息的活动,警戒外来威胁;满足社会的常规性活动的信息需要。②解释与规定——传达信息时伴随着对事件的解释,提示人们应该采取什么样的行为反应。目的是为了向特定方向引导和协调社会成员的行为。③社会化功能——在传播知识、价值以及行为规范方面具有重要作用。现代人的社会化过程也是在大众传播环境中进行的。大众传播的教育功能。④提供娱乐。

施拉姆《传播学概论》将大众传播的社会功能概括为政治功能、经济功能和一般社会功能。该分类的重要贡献在于明确提出了传播的经济功能。①政治功能——监视、协调、社会、法律、习俗的传递；②经济功能——搜集信息、解释信息、制定经济政策和管理市场、开创经济行为；③一般社会功能——关于社会规范、作用的信息，接受或协调公众的了解意愿，行使社会控制，向社会新成员传递社会规范。

施拉姆明确提出了传播的经济功能。传播的经济功能不仅限于为其他产业提供信息服务，它本身就是知识产业的重要组成部分，在整个社会经济中占有重要地位。

拉扎斯菲尔德和默顿《大众传播、通俗口味和有组织的社会行动》一书提出的功能观：①社会地位赋予功能。这种地位赋予功能给大众传媒支持的事物带来一种正统化的效果。②社会规范强制功能。主要来自于它的公开性。传媒将偏离社会规范和公共道德的行为公开，造成强大的社会压力，从而强制遵守社会规范。③作为负面功能的"麻醉作用"。人们过度沉溺于媒介提供的表层信息和通俗娱乐中，就会不知不觉地失去社会行动力，而满足于"被动的知识积累"。

（二）大众传播的产生与发展过程

1. 近代大众传播的起点，以 19 世纪 30 年代大众报刊的出现为标志。代表性事件是"人人都看的报纸——廉价"便士报"的出现（以 19 世纪 30 年代《纽约太阳报》和《先驱报》的创刊为标志）。

2. 大众报纸特点

①内容以新闻、信息和社会事件报道和娱乐为主，贴近普通大众生活。②发行量大，一般为几万到几十万份。③读者不限于特定的阶层或群体，而是面向"分散的、异质的、不定量多数的一般大众"。④广告收入成了报纸经营的主要财源。

3. 大众报纸的意义

①在此过程中大众报纸完成了两个转变："观点纸"→"新闻纸"；政党经费运营市场→市场化和企业化运营。②到这个时期，报纸成为以"报道新闻、传播知识、提供娱乐"为宗旨的信息产业，成了真正意义上的大众传播媒介。

4. 电报、电影、广播

电报本身并不是大众传媒，但它为大众传播提供了快速有效的通信手段，而作为现代重要传播媒介的通讯社，也是在电报技术发明之后才出现和发展起来的。

电影一开始就是作为传播大众文化的媒介登上历史舞台的。早期的电影内容良莠不齐，但到第二次世界大战结束后，电影很快发展成为包括生产、发行和放映在内的大规模产业，成了艺术、娱乐、大商业和现代技术的融合。电影虽然创造了新的大众文化，但它并没有进入一般的家庭。

广播是在无线电通信的基础上发展起来的，由于军事通信和电波管理的需要，广播事业一开始就处于各国政府的严格控制之下。二次大战以后，随着半导体技术的发展，收音机越来越趋于小型化、便携化，价格越来越低廉，成为现代人获得信息和娱乐的便利媒体。

5. 电视的媒介特性及其发展

①特性：集视听觉手段于一体，给受众强烈的现场感、目击感和冲击力；提供新闻和信息，也提供文化和娱乐。②发展：a.数字压缩→多频道化；b.多媒体技术→表现手段多样、传输质量高；c.电脑和网络技术→提高双向性和互动性；d.卫星传输技术→跨国传播和全球传播。

6. 互联网传播的特点

①传播速度的实时性；②信息内容的海量性；③信息形态的多媒体性；④信息检索的便利性；⑤传播过程的交互性；⑥传播范围的全球性。

互联网传播的革命意义，并不仅仅在于它创造了几乎"全能"的自身，还在于它正在推动传统大众传播的转型。

（三）大众传播的社会影响

1. 受众接触媒介的动机

①大众传播提供新闻、信息和知识，帮助了解外部世界的动向和变化。②提供关于生活的有用信息，帮助安排日常生活。③提供文化享受，丰富精神世界。④提供娱乐，活动轻松和休息。

2. 关于大众传播社会影响的两种观点

第一种是"基于乐观主义期待"的肯定态度。布莱士《美利坚民主国》探讨了大众传播与政治民主进程的关系。舆论是民主政治的基础，舆论的发展和形成分为历史和现实两个过程。现实的舆论是一个由分散的、具有情绪性和偏颇性的个人印象或观点经传播结晶为合理的公众意见的过程，以报刊为核心的传播媒介在此过程中起重要作用。报刊的三种功能：作为事件的报道者和讲解员的功能；作为政治主张的代言人的功能；反映社会上读者的"测风标"功能。唯有作为公众意见的舆论才具有政治上的正当性和合理性，报刊则是将分散的公众连成一个有机整体的纽带；公众的规模将随着报刊的普及而无限扩大，社会将由受"习惯和传统"支配的时代前进到以"流行和革新"为主流的时代。库利的《社会组织》一书认为，印刷意味着民主，民主只有在舆论获得某种组织性之际才能成为现实。舆论实质上是组织化的群体意识和公共意识。近代传播媒介的发达不仅扩大了人类的交流与沟通，而且促进了各国、各民族和阶层间的共通的人性和道德的发展。

第二种是"怀疑主义"的忧虑态度。（1）背景：①西方对传媒的集中和垄断，使得大众传播不仅未成为一般公众参与政治的手段，反而成为少数人操纵的工具。②二战后媒介内容的煽情化、浅薄化、低俗化倾向加剧。（2）主要学者观点：拉扎斯菲尔德和默顿认为大众传播使现代人沉溺于媒介提供的表层信息和通俗娱乐，具有麻醉受众的神经负功能。清水几太郎认为现代社会由"信息的大量复制"所支配，大众媒介一方面作为"营利企业"，一方面作为"宣传机构"，使大众淹没于表层信息的"洪水"中，丧失了对重要公共事件的理性思考和判断能力,类似于"心理暴力"。格林认为电视的煽情性和刺激性,使美国人的理性思考和判断能力急剧下降,退化到只会"边看电视边吮吸手指"的地步(出自美国精神医学家《电视与美国人的性格》)。

大众传播是伴随着传播科技的发展而出现的一种强有力的大型社会信息系统,这种信息系统发挥什么性质的影响,关键在于使用和管理它的人,以及它所处的社会制度和这些制度赋予它的使命。

3. 对大众传媒的唯物主义态度

(1)对任何一种传播媒介社会影响的性质都不能简单地作出结论。

(2)我们不能幼稚认为大众传播必然会给人类带来民主和自由,同样也不能简单断定它必然会导致法西斯专制或独裁。既不能断言它肯定会促进人性和道德的发展,也不能断言它只能导致人性的退化或堕落。

(3)归根到底,大众传播伴随着传播科技的发展,出现了一种强有力的大型社会信息系统。这种信息系统发挥什么性质的影响,关键在于使用和管理它的人,以及它所处的社会制度和这些制度赋予它的使命。因此,脱离具体的历史和社会条件,单纯地谈论大众传播的"善"与"恶"是没有意义的。

人与环境的互动关系:人的行为也就是调节自身与环境的关系的活动。人与环境的关系包含四个基本要素:①客观环境本身;②人对环境的认知;③人的行为;④人的行为对客观环境的反馈或影响。

人的行为决策是建立在环境认知的基础上的。传统社会里,人们对环境的认识建立在"第一手信息"的基础上。构成系统是客观环境——环境认知——人的行为——客观环境。现代社会里,复杂的环境已经远远超出了人们的感性经验的范围,必须通过大型媒介系统去把握。大众传播以传达信息、提示外部环境变化为基本职能,向人们提示的环境不是简单地等同于客观环境本身,而是环境的再现,或叫信息环境。其构成系统是客观环境——信息环境——环境认知——人的新闻——客观环境。

信息环境:指一个社会中由个人或群体接触可能的信息及其传播活动的总体构成的环境。①构成信息环境的基本要素是具有特定含义的信息符号。②一系列的信息符号按照一定的结构相互组合便构成具有完整意义的讯息,大部分讯息传达的并不仅仅是信息或知识,而是包含着特定的观念和价值。它们不仅仅是告知性的,而且是指示性的,因而对人的行为具有制约作用。③当某类信息的传播达到一定规模时,便形成该时期和该社会信息环境的特色和潮流。

信息环境具有社会控制的功能,是制约人的行为的重要因素。

传统社会,信息环境与客观环境处于重合状态。大众传播系统发达的现代社会,信息环境则与客观环境产生了分离,成了不同于环境本身的"二次环境",具有了相对独立性。

大众传播是信息环境的主要营造者。大众传播在形成信息环境方面的优势:①通过信息的大量生产、复制和大面积传播,在短期内将同类信息传遍社会,造成普遍的信息声势;②大众传播的信息具有公开性、权威性、显著性和直达性。

美国新闻工作者李普曼在《自由与新闻》《舆论》中提出现代人"与客观信息的隔绝"的问题:(1)人们因为活动范围等局限,对周围事物的了解往往通过"新闻供给机构"进行。因此人们的行为不再是对客观环境及其变化的反应,而是对新闻机构提示的某种拟态环境的反应。(2)拟态环境,即信息环境,它并不是现实环境的"镜子"式的再现,而是传播媒介通过对象征性事件或信息进行选择和加工、重新加以结构化以后向人们提示的环境。(3)而人们意识不到注意这一点,往往把"拟态环境"当作客观环境本身看待。(4)大众传播形成的信息环境(拟态环境),不仅制约人的认知和行为,而且通过制约人的认识和行为来对客观的现实环境产生影响。这一机制使现代环境越来越信息化,即大众传播提示的信息环境越来越有了演化为现实环境的趋势。

日本传播学者藤竹晓明确提出了"拟态环境的环境化"问题。许多"拟态事件"一旦进入大众传播渠道,很快演化成为社会流行现象,变成随处可见的社会现实。由于人们是根据媒介提供的信息来认识环境和采取环境适应行动的,这些行动作用于现实环境,使得现实环境越来越带有了"拟态环境"的特点,以至于人们很难在两者之间作出明确的区分。大众传播具有形成信息环境力量,通过人们的环境认知活动来制约人的行为,这是大众传播发挥其社会影响力的主要机制。

大众传播在健康传播中应用广泛,包括:大众健康传播的社会环境研究、健康政策研究、药品广告的法制环境研究、大众传媒的健康报导分析、健康栏目受众特点分析与栏目效果研究、大众健康教育、健康促进研究、健康社会营销、医药广告研究、大众健康传播从业者研究等。

总之,人内传播和人际传播属于微观系统;群体传播和组织传播属于中观系统范畴;大众传播属于宏观层面的,其媒介议程设置、媒介与受众的关系与应用更是广泛的与健康传播相关。

第二节 传播的要素、结构与运行原理

人类传播活动具有过程性和系统性。

一、传播的基本过程

1. 一个基本的传播过程,包括以下要素:①传播者。即信源,是传播行为的引发者,即以发出讯息的方式主动作用于他人的人。②受传者。即信宿,是讯息的接收者和反应者,传播者的作用对象,可以通过反馈来影响传播者。③讯息。由一组相互关联的有意义符号组成,能够表达某种完整意义的信息。④媒介。又称传播渠道、信道、手段或工具。讯息的搬运者,也是将传播过程中的各种因素相互连接起来的纽带。⑤反馈。受传者对接收到的讯息的反应或回应,也是受传者对传播者的反作用。获得反馈讯息是传播者的意图和目的,发出反馈讯息是受传者能动性的体现。反馈是体现社会传播的双向性和互动性的重要机制。

2. 传播模式

模式是科学研究中以图形或程式的方式阐释对象事物的一种方法。这种方法的双重性质:其一是模式与现实具有对应关系,但不是对现实事物的单纯描述,而具有某种程度的抽象化和定理化性质。其二是模式与一定的理论相对应,又不等于理论本身,而是对理论的一种解释或素描。一种理论可以有多种模式与之相对应。

传播过程的直线模式:美国著名社会学家与政治学家拉斯韦尔(H.Laswell)1948年在其《传播在社会中的结构和功能》提出"五W"系统模式。首次提出构成传播过程的五种基本要素——who,says what,in which channel,to whom,with what effect(谁,说了什么,通过什么渠道,向谁说,有什么效果)。此模式意义:第一次将传播活动明确表述为由五个环节和要素构成的过程,为人们理解传播过程的结构和特性提供了具体的出发点。后来大众传播的五大领域——控制研究,内容分析,媒介分析,受众分析和效果分析,就是沿着拉斯韦尔模式的思路形成的。此模式缺陷:属于单向直线模式,没有提供反馈渠道,没有揭示人类社会传播的双向和互动性质。

香农—韦弗模式/传播过程的数学模式:《传播的数学理论》讨论了信源、讯息、发射器、信号、造源、接收到的信号、接收器、讯息、信宿。主要描述电子通信过程。信源发出讯息,再由发射器将讯息转为可以传送的信号,经过传输,由接收器把接收到的信号还原为讯息,将之传递给信宿。这个过程中,讯息可能受到噪音的干扰,产生某些衰减或失真。意义:导入了噪音的概念,表明了传播不是在封闭的真空中进行的,过程内外的各种障碍因素会形成对讯息的干扰。对一些技术和设备环节的分析,提高了传播学者对信息科技在传播过程中的作用的认识,为以文理结合的方法考察传播过程打下了基础。缺陷:描述的是电子通信过程,直线单向过程,缺少反馈环节。

直线模式的缺陷:①容易把传播者和受传者的角色、关系和作用固定化。②缺乏反馈的要素或环节,不能体现人类传播的互动性质。

传播过程的循环和互动模式:施拉姆在《传播是怎样运行的》中提出循环模式:①没有传播者和受传者的概念,传播双方都作为传播行为的主体。②模式重点不在于分析传播渠道中的各种环节,在于解析传播双方的角色功能。参加传播过程的每一方在不同阶段都依次扮演着译码者(执行接收和符号解读功能)、解释者(执行解释意义功能)和编码者(执行符号化和传达功能)的角色,并相互交替着这些角色。

优点:强调了社会传播的互动性,把传播双方都看作是传播行为的主体。

其缺陷:①把传播双方放在完全对等或平等的关系中,与现实情况不符。②能够体现人际传播特别是面对面传播的特点,却不能适用于大众传播的过程。

施拉姆的大众传播模式:构成传播过程的双方分别是大众传媒与受众,两者之间存在着传达与反馈的关系。作为传播者的大众传媒与一定的信源相连接,又通过大量复制的讯息与作为传播对象的受众相联系。受众是个人的集合体,这些个人又分属于各自的社会群体;个人与个人、个人与群体之间都保持着特定的传播关系。在一定程度上揭示了社会传播过程相互连结性和交织性,初步具有了系统模式的特点。

德弗勒的互动过程模式:在香农—韦弗模式的基础上发展而来,克服了前者单向直线的缺点,明确补充了反馈的要素、环节和渠道,使传播过程更符合人类传播互动的特点。拓展了噪音的概念,认为噪音不仅对讯息而且对传达和反馈过程中的任何一个环节或要素都会发生影响。这个模式的适用范围也比较普遍,包括大众传播在内的各种类型的社会传播过程,都可以通过这个模式得到一定程度的说明。这个模式也没有超出从过程本身或从过程内部来说明过程的范畴。

二、传播过程的特点

1. 传播过程具有动态性

形式上体现为有意义的符号组合在特定渠道中的流动,实质上则是传播者与受传者的意义或精神内容的双向互动。

2. 传播过程具有序列性

传播过程中各环节和因素的作用各有先后次序,按照讯息的流向依次执行功能。

3. 传播过程具有结构性

传播过程的结构即过程中各要素、各环节之间相互关系的总体。各环节或要素本身有各自的深层结构。

三、社会传播的系统结构

1. 系统联系理论:每个系统既具有相对独立性,又与其他系统处于普遍联系和相互作用之中。马莱兹克的系统传播模式(《大众传播心理学》第 67 页)把大众传播看作是包括社会心理因素在内的各种社会影响力交互作用的"场",这个系统的每个主要环节都是这些因素或影响力的集结点。包括:①影响和制约传播者的因素(传播者的自我印象、人格结构、同僚群体、社会环境、受众的自发反馈所产生的约束力、来自讯息本身及媒介性质的约束力等)。②影响和制约受传者的因素(受众的自我印象、人格结构、群体影响、社会环境、媒介内容的效果、来自媒介的约束力等)。③影响和制约媒介和讯息的因素:传播者对讯息内容的选择和加工;受传者对媒介内容的接触选择;制约媒介的一个重要因素是受传者对媒介的印象,这种印象是基于平时的媒体接触经验形成的。

因此,社会传播是一个极其复杂的过程,评价、解释任何一种传播活动都要全面系统分析,不能轻下结论。

2. 社会传播的总过程理论:把传播看做是一个与社会交往形态密切相关的重要范

畴,在对人类社会传播的总的历史发展过程进行分析的同时,也把现代社会中的传播特别是大众传播过程与宏观的社会结构结合起来进行考察。

3.人际传统理论:特定传播的双方作为有独立人格的思想主体从事社会认识和实践活动,传播是从事精神交往的纽带;大众传播:传播是有组织的媒介企业,受众是具有一定自我能动性的个人。——传播双方及其活动都受一定的日常社会条件或环境的背景的制约。第一个基于唯物史观的系统模式。将资本主义的大众传播总过程看作是信息的生产、流通和消费过程。现代大众传播与资本制度是密切结合在一起的。

四、唯物史观的社会传播总过程

1.信息传播属于与人类的精神生产相对应的精神交往活动的范畴。社会成员之间的精神交往关系就是我们所说的传播关系。

2.考察信息传播要考察社会的精神生产。

3.精神生产存在着生产力和生产关系的辩证运动。一个社会中精神生产的性质,取决于这个社会的精神生产力的水平和精神生产关系的状态。

4.作为精神生产关系的传播关系中同样存在着生产、分配、交换和消费四个环节,这些环节相互联系和相互作用构成了社会传播这个"总体"过程的运动。社会传播结构是人类社会总过程的一部分,传播的结构体现了人类社会的结构。

第三节　健康传播学的理论模式

一、健康传播的理论模式分析

通过健康信息的有效传递,促成受众优良健康行为的建立,称健康行为的改变模式。其常用基本模式概括如下:

1.知-信-行模式(Knowledge-Attitude-Belief-Practice Model,KABP Model,一般亦称 K-A-P 模式)

最早由英国健康教育学家柯斯特创建,用以说明知识、信念、行为在促成个人健康行为改变中的关联作用。其理论要点:健康信息是人们形成良好、正确健康信念和态度的基础,而正确健康信念和态度是健康行为改变的动力。但知-信-行三者递进关系并非必然存在,而是受多种影响因素的制约,包括对知、信、行各自的影响因素。

知,是 K-A-P 模式的首要环节,即有关健康的知识与信息。影响健康知识与信息传递的主要因素有:①信息的有效性和针对性。健康信息的内容与受众需求越接近、针对性越强,越容易为受众接受,信息传递的效果越好。②媒介传播能力与方法,如媒介到达率越高、接受性越好、信息获取的可能性越大,信息传递的强度越大、重复率越高、信息获取的效果越好,此外,信息传递的途径、方法、时间是否符合受众的特点与需求也影响传播效果。③个人媒介接触习惯与信息素养,如个人媒介接触频率越高、时间越久,即信息获取率越大,个人信息处理能力越强,对信息的理解和把握越好,信息获取越有效。

信,就是受众的信念态度,是受众行为转变的前奏。在获取健康信息后能否促成态度的变化,其影响因素有:①信源的权威性,信息来源越可靠、越权威,则信息说服力越强,促成行为转变的可能性越大;②媒介的传播效能,媒介传播的感染力和亲和力越强,传播效能越大则越有利于行为改变;③健康诉求的紧迫性,健康诉求越紧迫越强烈则发生态度转变的速度越快、改变程度越高;④行为效果的显著性,效果越明显、越强烈,实现行为改变的可能性越大,建立信心的动力更大。

行,即行为改变,受众获取健康信息后,去除危害健康的习惯,形成促进健康的行为。但受众行为态度有了转变最终能否实现健康行为的改变还受以下因素的影响:①行为改变的基本条件及相关因素,包括经济条件、物质条件、风俗习惯等,例如对某一山区的调查发现,大部分患者对"低钠盐有益于高血压和冠心病的防治"宣传接纳,并主动购买低钠盐,但部分老年及经济条件较差患者仍食用价格相对较低的普通食盐,某些仅减少盐的摄入量,某些仍然习惯以往的品种和摄入量。②环境的一致性,大多数人有从众和模仿的心态,当周围环境特征与行为改变的指向一致时,有利于受众行为转变,反之则行为转变爱影响(如吸烟有损健康,宣传禁烟的环境对禁烟效果的影响)。③行为成本,如果实现行为改变需要付出代价不大而获取健康回报较高,则行为成本较低,实现行为改变可能性大,反之则较难实现行为改变。

知-信-行模式理论在健康传播中指导意义较大,为了便于理解和使用,笔者概括为下表 2-1 知信行模式概括表:

表 2-1　知信行(KAP)模式概括表

	知:信息传递→	信:信息获取→	行:态度转变→	
影响因素	健康信息的有效性 健康信息的针对性 媒介传播能力 媒介传播方法	信源权威性 媒介传播效能 健康诉求的紧迫性 健康效果的显著性	行为改变的基本条件 行为改变的相关因素 环境一致性 行为成本	行为改变

2. 健康信念模式(Health Belief Model,HBM)

1970 年霍克巴姆(Hochbaum)提出了健康信念模式,是当今世界最常用的健康教育与健康促进理论模式之一。该理论模式主要强调人的心理和信念对个体行为的影响;强烈的信念可以导致个体行为的改变,认为健康信念的形成主要受以下三个因素的影响:

首先,个体对疾病和健康的主观认知。包括:①对疾病严重性的认知,个体主观认识到疾病可能产生的医学或社会学的严重后果,如导致疼痛、伤残、死亡,社会学的后果即疾病会影响工作、家族生活、人际关系等,对后果认识越严重越可能采纳健康行为;②对疾病易感性的认知,即个体主观上对已经患有某种疾病的可能性的判断,病患可能性越大,对此病易感性认知越高,越有可能采纳健康行为。

　　其次,个体对行为成本与行为收益的权衡。包括采纳健康行为后,对获益的认知,对采纳健康行为障碍和困难的认知:①本人对采纳健康行为获益的信心越大,即表明认知程度高、健康信念强,采纳行为的可能性越大;②如本人认为采纳行为的困难大,即认知度低,健康信念较弱。

　　第三是外界影响因素,包括健康促进因素、人口学因素、社会心理学因素等。①健康促进因素指大众传媒对疾病防控的科学普及、医生建议、家人及朋友的劝说、亲历者现身说法等健康促进因素越多,采纳行为可能性越大;②人口学因素指年龄、性别、民族、学历等;③社会心理因素指人格特点、社会经济地位、风俗习惯、环境与工作压力等。

　　健康信念模式以心理学为基础,由认知理论与刺激理论综合组成。如何提高个体对疾病严重性与易感的主观认知、对行为成本的认知、为个体克服行为困难、尽可能调动多种健康促进因素是健康信念模式的核心。相比于知信行模式则更强调从信到行的转变。这两个模式都是把行为改变作为单一目标研究,而没有注重行为改变本身的阶段性和复杂性,将在以下行为转变的阶段模式中得到互补。

　　3. 行为转变阶段模式(Stages of Behavior-Change Model)

　　健康行为的转变阶段模式由美国学者詹姆斯·普洛查斯卡提出,该理论模式认为个体行为转变是一个连续过程不是单一事件,真正作出健康行为转变之前,经历了一系列动态循环变化,形成不同的行为阶段。处于不同阶段的个体采取不同的行为转变策略,能促使其向更高级的行为阶段转化(尹博:《健康行为改变的跨理论模式》,《中国心理卫生杂志》2007年第21卷第3期,第194—199页)。行为转变阶段模式把个体行为转变过程分为五个阶段:①前意向阶段(pre-contemplation)。个体对行为转变的思想转变不充分,不知深浅,没意识到不健康行为的存在及其危害,对行为转变无兴趣,预计6个月内不会有行为意向。②意向阶段(contemplation)。个体已经意识健康问题的存在及其危害性,考虑要转变行为但犹豫不决,预计在6个月内将会采取行动。③准备阶段(preparation)。个体做出行为转变的承诺,并采取一些行为准备步骤,预计行为转变将会在30天内发生。④行动阶段(action)。个体已经采取行动,但行为无稳定性,行为转变的时间不超过6个月,容易导致行动中途失败。⑤维持阶段(maintenance)。个体已经取得了行为转变的成果,并加以巩固,行为转变时间超过6个月。但此时也可能中断行为转变而故态复发。

　　以上阶段反映了健康行为的发展方向,对整个行为转变分阶段认知,形成了较为敏感的结果测量方式,使之对行为转变认识比传统理论更进了一步。但不同个体可能会以不同的变化率通过各个阶段向前变化,亦可能退回,并可以在行为转变的任一阶段重新进入。实证调研并不能完全支持五个阶段的固定性,阶段的划分界限不清晰,概念上有含糊不清之处,过分重视个体心理认知作用,弱化了环境因素对行为转变的影响。但健康传播的系统模式考虑了传播系统与环境的因素,较为全面而科学。

二、健康传播学的系统模式

(一) 系统论基本概念

20世纪40年代末,产生了以贝塔朗菲为代表的把研究的对象作为一个系统来考察的一门科学——一般系统论,该学科研究系统的定义、性质、结构与功效,系统的形成、运动和发展以及如何发挥系统的整体功效的规律性方法。此学科发展很快,形成了系列的横断学科群如社会系统论、物质系统论、意识系统论等其中反映物质世界普遍联系的具体规律,具有马克思主义哲学的辩证系统观,对现代科学方法和思维方法产生了巨大的影响。系统论是辩证唯物主义关于事物是普遍联系原理的具体化,系统论是系统行为学的基础理论,是现代的科学方法论,其最大的特征是把研究的对象作为一个系统来考察。系统论论证、丰富了辩证唯物主义关于普遍联系的原理。系统是由一定数量相互联系的要素组成的统一体,系统和联系是一致的,事物总是处在某种联系之中,也就是处在某个系统之中,因此联系是系统的前提,系统是联系的具体。

1. 中医文化中的系统观

祖国传统的中医药学注重系统论,并从系统整体出发来诊断、治疗疾病。长期以来形成了阴阳五行学说、脏腑理论、经络学说、气血理论、方剂学的君臣佐使理论、全息观念等。下面仅就全息观念、整体观念、人与自然界的和谐统一观念加以论述。

(1) 全息观念

中医理论认为人体某一部分可以体现和表达并携带全身其他部位内载的生长情况与健康状态的信息。

① 舌诊:认为舌头乃心之苗,与脏腑气血、津液、经络相通,人体一旦发生病变,可从舌苔色泽和舌头形状加以诊断。如舌苔薄白、舌色淡红活动自如即健康无病;舌色苍白、无苔为血虚证;舌头苍白、光滑、无苔为体质虚寒、血虚或 VB_{12}、叶酸缺乏;苔色绛红则为热盛或局部炎症;舌头色泽青紫、口唇发紫为脏器缺氧;舌尖两边散布圆状红色小点为肠内可能有蛔虫;苔色白、厚、多为风寒过盛;苔色黄为热病;苔色黑为湿热过盛。以上为理论和经验的总结,在诊治中较有价值。

② 观鼻诊断疾病:如鼻子柔软,与脸周围颜色浑然一体,为健康无病;鼻子很硬,则可能有动脉硬化、胆固醇高、心脏脂肪累赘多;鼻子发生肿块象征胰或肾脏可能有病,若肿块发生于鼻尖表露心脏和血液循环系统可能有疾病;鼻子色泽为棕色或黑色表示脾脏或胰脏可能有病,如鼻子上生黑头疮则表示因脂肪、奶类进食过多。

此外针灸、耳针、足部穴位治疗等,都体现了全息观念,不一一说明。

（2）整体观念

中医认为人体各部分是一个不可分割的整体，病理是相关的，不能头痛医头、脚病治脚，应从整体把握和对症综合诊治疾病。如中医药经典理论《黄帝内经》的五行学说，是典型的整体观念也是世界上最早使用的类比方法。这里简要介绍一下什么是类比方法。

类比方法的定义：既要借助于原有知识，又不受原有知识的过分约束，使科学从旧的知识领域中脱颖而出，过渡到新的知识领域，在广阔的范围中把两个不同的事物联系起来，异中求同、同中见异，以诞生全新的更高级的事物和知识理论体系。

类比方法的意义：类比方法是形式逻辑中最接近于辩证法的一种推理方法。类比方法表明了事物间普遍联系的原理，如能得到辩证法的指导，定会在实践中发挥理论联系实际的具体运用。

中医五行理论中用类比取象法把功能不同的脏腑按其各自功能性质和作用分别类比为金、木、水、火、土五行；脾为运化之源，土能生化万物，故脾属土；肝喜条达，木性生发，故肝属木；心阳温煦，火有阳热，故心属火；肺主肃降，金有清肃，故肺属金；肾主藏精，水有润下，故肾属水。并将人体五脏相互作用、相互联系为一个整体的现象，比类为五行之间相生相克：其中相生者为：肾（水）生肝（木）生心（火）生脾（土）生肺（金）生肾（水）；其中相克者为：心（火）克肺（金）克肝（木）克脾（土）克肾（水）克心（火）。由此人体内要素构成了一个生我、我生，克我、我克的相互联系，相互制约的整体。

（3）动态观念

中医学认为，防病治病是一个控制的过程。用现代科学分析中医藏象学，其实就是一个人体内稳定器的简化模型，将人体结构分为心、脾、肺、肾、肝五个重要子系统，这五者之间相互制约、相互依赖，把自然现象、生理现象、精神现象三者结合起来考察人体生理和病理变化，以揭示病理变化方式、机体抗病功能及治病时对人体系统的调整方式。这实际上就是力求找到各主要器官即各子系统变量之间由各种正反馈、负反馈交织而成的复杂调节关系。中医治疗的本质在于采取一定的措施，使人体生命运动各功能维持在稳定状态。一般情况下人体对此稳定状态的维持是强有力的，但若机体连续受外界超出承受能力的作用，一些子系统的变化将可能越出某个阈值即导致生病。通常人体具有较强的恢复功能（免疫能力），只是当致病作用相当强烈，人体邪不敌正时，才会导致得病的不稳定态，只有通过治疗以恢复人体稳定态。在现代系统论产生的数千载前中医就有了如此之系统观点，应当说是中国的骄傲。

（4）人与环境相关观念

中医药学注重人与外界即自然、社会的相关性，把人看作是天地这个大系统中的小系统，提出"人与天地相应也"《黄帝内经》的治疗原则。例如中医具有丰富的预防医学内容，根据天气变化规律性，在流行病未到即提前将药材准备好，"春阳气发泄、气血易于趋表、表现皮肤疏泄、多汗少溺"，采用从整体出发看待人与环境之间的关系，因地因时因人的相关性治疗原则。

2. 中国古代文学艺术中的系统观

上下五千年来,中国传统的文学艺术中具有丰富的系统观念和辩证思想,这里仅以一首诗为例:

琴诗·苏东坡

若言琴上有琴声,放在匣中何不鸣?

若言声在指头上,何不于君指上听?

清·《四库全书》主编纪昀注:"人都以为此随手写来四句,本不是诗,即偶尔有人注意也说不能为诗,故各本不记。其实这是一首绝妙好诗。"但究竟好在何处,纪没有说明,留请同学们思考。

3. 系统论关于系统的定义

系统是由相互联系、相互依赖、相互制约和相互作用的若干事物和过程组成的一个具有整体功能和综合行为的统一体。

系统定义要点:①强调了马克思主义哲学关于物质世界是普遍联系的基本规律;②强调了辩证唯物主义对立统一的基本原则;③表明了世界上不存在绝对孤立的事物。

关于系统的举例:太阳系;生命系统:由核酸、蛋白质为基本要素构成的细胞、组织、器官、机体、群体、生物圈等;社会系统:由经济基础、上层建筑两大子系统构成,生产力和生产关系的矛盾为社会系统的基本矛盾(见马克思的社会系统论);各行业系统及各企业、事业系统;人和人的思维系统:人的系统由 C、H、O、N、P、K 等 20 多种元素构成脑、肌肉、骨骼、肉脏等生理子系统和心理子系统构成;思维科学指出人的大脑与感觉器(眼、耳、鼻、舌)组成的高级异常复杂的反映机构,由判断、推理、论证相互联系形成概念,以组成思想系统;科学系统;择业系统:市场经济中建人才市场,选择职业由择业者素质与条件、择业观、用人单位信息等构成;经济效益系统:由生产经营管理水平、经营内外部条件、经营机制等要素相互联系、相互依赖、相互制约而构成,一般由劳动生产率、资金利用率、市场占有率三个指标表示。

4. 系统的要素和子系统

要素定义:组成系统的不能或不准备再作分解的基本部分叫要素。

要素的特征:①具有自身特定的功效;②要素本身的性质、行为和功效将影响系统的性质行为和功效,主要要素对系统的影响更为显著;③某要素对系统的作用与影响还取决于其他要素的作用及此要素与其他要素间的相互关系;④完全独立的要素是不存在的。

要素的分类:物理要素:资源、人、设备……抽象要素:理念、制度、体制、观念、机制、模式……

子系统的定义:把系统中相互联系、相互依附更为紧密的、功能更为相近的若干要素组成具有整体功能的有机统一体叫子系统。

子系统与系统的区别:①子系统是系统的组成部分,其规模小于系统;② 子系统的内部要素联系紧密,子系统一般与外界联系较小或无联系,而系统尤其是开放系统与环境联系紧密;③系统的两重性:系统和子系统是相对的,系统下有子系统,子系统下可能还有子系统,而系统又可能是更大系统的子系统。这就是系统的两重性和多阶性。

5. 系统分割原理(Principle of truncation)

(1)系统分割原理的定义和关系式:组成系统的要素及此系统环境的主要要素的种类和数量是由系统的性质和系统的目标而决定和取舍的。与系统和环境有关的一切客观、主观要素的集合称总要素以 S 总表示。总要素根据系统的性质、目标、系统和环境条件的变化,人为地分割为两部分:一部分是系统要素的集合称 S 系,另一部分是环境要素的集合称 S 环境。用公式表示:S 系＝S 总－S 环境。因此,给系统下定义也就是给环境下定义,系统的要素不是一成不变的,而是随着系统的性质、目标及环境的变化和系统要素质与量的变化而及时进行取舍、增减、移动等分割调整,以产生系统整体功效,达成系统目标。

(2)系统分割原理的重要性:①是组建系统的基本方法;②组成系统的要素不是一成不变的,而是应随着系统的目的、性质及环境的变化而及时的增减、取舍系统要素,即分割原理的具体应用以发挥系统的整体功效;③系统分割原理的应用有利于系统与环境的适应、协调和发展;④系统分割原理的应用是提高经济效益、社会效益,组建高效管理系统。企业管理者能否根据系统分割原理,审时度势的及时的调整系统的要素是企业成败的关键。

(3)运用系统分割原理的基本步骤:①根据要组建系统的目的、任务、性质,确定要组建的系统及其名称;②用马克思主义的哲学系统观、立体思维原则尽可能全面正确地确定此系统及环境的主要要素;③根据系统分割原理,按系统的目的与环境的变化及时主动地分割调整、增减取舍系统与环境的要素,以确保发挥系统的整体功效。

(4)系统分割原理运用举例

例一:三种鱼的系统

其一,标本鱼系统,系统要素是生理组织的鱼,环境是干燥剂、真空、防腐剂;其二,活鱼系统,系统要素是生理活性的鱼、氧气、食物,环境是水;其三,健康活鱼系统,系统要素是健康的活鱼、氧气、无污染的食物,环境要素是无污染的水、大气及自然环境。

例二:琴诗系统表

系统目标	系统内要素	环境要素
任意响声	任意物体碰撞	非真空、有听觉者
音乐声	一般乐器、一般演奏者	粗通音阶者
高雅名曲	名曲谱、名贵乐器、高超演奏家	一般了解音乐者
理解共鸣	同上要素	有相当水平的知音

(二)健康传播学的系统—反馈模式

系统论观点认为,传播是包括传者、受者、媒介、信息、受众等一系列要素在内的循环往复、相互作用的系统整体过程。系统健康传播模式不仅关注传播的效果,还要研究和分析传播过程中的其他要素及各要素间的相互影响、相互制约、相互促进的作用。例如本章第二节讲述的 H.拉斯韦尔的 5W 模式、香农-韦弗的传播过程数学模式等都是传播的系统模式。

近年来,在强调反馈作用的同时,也强调"前馈"在传播系统模式中的作用。传播链条加上循环往复的前馈、反馈系统构成了健康传播学的系统—反馈模式主要结构。前馈是不同于反馈的一种控制,系统通过一种或多种可能的干预输出结果的信息进行事先控制,以达成减少不符合目标的输出结果。有前馈的健康传播系统不必等到反馈才修正,而是事先解决问题,只把事先不能解决的问题留给反馈处理。认知心理学家甘涅(Gagne)解说受众理论学习时认为,有一种提示可以使学习者认为将要学习的信息特别重要。例如在教学中,教师事先指出学习内容的相关信息的重要性,并重点以声音或象征形式把相关信息传递给学生,这样学生通过他们心智活动预期的结果,会比较注意即将学习的重点内容。甘涅的这种事前处理,实质上就是触发系统前馈的过程。因此,在健康传播的实践中,对受众需求加以调查,并按调查结果针对性设计和调整健康传播信息,就是系统前馈原理的运用。

(三)健康传播的生态模式

健康传播的生态模式,实质上也是传播的系统模式。学习和掌握健康传播学的生态模式,事先要树立健康传播的生态系统观。健康传播系统具有社会建构、社会组织、社会发展等社会实践要素功能,其作用力指向健康传播的周围环境(情境)。周围环境(情境)也反馈影响、建构健康传播。所谓健康传播的生态系统模式,就是在承认健康传播的社会实践性基础上,考察健康传播与周围环境(情境)的相互作用、相互制约的关系的理论模式。健康传播的周边生态环境,并非固定的物理环境,而是一种变化不定的要

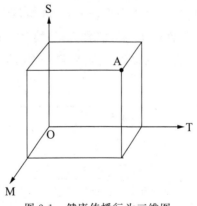

图 2-1　健康传播行为三维图

素流动结构。

健康传播情境要素至少包括两个层次：①传播情境，亦称传播场域，指一个具体的传播行为发生的场域，如医患传播行为中的医疗场所（医院或诊所）是基本传播场域；②社会情境，也称社会场域，是指更为广泛的外部社会环境，其属于次级场域。情境的研究，有利于理解健康传播的社会实践功效，提供了多维角度考察和解读健康传播的途径。

任何具体的健康传播行为都是健康、传播与社会的三维综合，是此三者的立体建构。此三者间的相互关系如图 2-1，以健康诉求、传播能力和社会参与三维空间表达：①健康诉求：影响要素主要是传授双方对健康危害的恐惧程度，而恐惧程度主要由产生不健康的危害性和健康信息的有效性决定。恐惧程度越强烈，健康诉求越强，反之则健康诉求较弱。②传播能力：主要涉及传播情境，不仅包括物理层面的传播场域，还涉及技术层面的传播手段、传播内容和传播形式的择优效果。③社会参与程度的深浅：决定了一个传播行为与社会情境间的相互作用强弱程度。健康行为的有效性由以上三维共同构成，三维度共存、共同参与，只有构成比例的区别，这就是健康传播的生态结构的特征。

第四节　健康传播的具体理论与应用

健康传播是传播学的专业分支，传播学中的一些理论与方法在健康传播中应当是适用的。

一、议程设置理论

（一）"议程设置功能"理论简介

1."议程设置功能"理论的概要和特点

M.E.麦库姆斯、D.L.肖（美国传播学家）在《大众传播的议程设置功能》中讲述到：议程设置功能，传媒的新闻报道和信息传达活动赋予各种议题以不同程度的选择与取舍的方式，影响着人们的对周围事件重要性的判断。

2.特点

①传播效果分为认知、态度和行动三个层面，议程设置功能假说是这个过程的最初阶段，即认知层面的阶段；②议程设置功能考察的整体的大众传播具有较长时间跨度的一系列报道活动所产生的中长期的、综合的、宏观的社会效果；③议程设置功能暗示了传播媒介是从事"环境再构成作业"的机构。

3."议程设置功能"理论的研究

概念发展：D.H.韦弗（美国学者）、竹下俊郎（日本学者）：①确认媒介议程设置与受众之间的因果关系。②"议程设置功能"作用机制趋于明确化;"0/1"效果指的是大众传媒报道或不报道某个"议题",会影响到公众对少数议题的感知;"0/1/2"效果指的是媒介对少数议题的突出强调,会引起公众对这些议题的突出重视;"0/1/2/n"效果指的是传媒对一系列议题按照一定的优先次序所给予的不同程度的报道,会影响公众对这些议题的重要性顺序所做的判断。③对"议题"不同类型进行较深入的研究。

韦弗的观点是:①个人议题:私下认为重要的问题。②谈话议题:与别人交谈、议论时受重视的问题。③公共议题:自我感觉多数人都重视的问题。这三种议题的含义和作用各不相同,在传播过程中有融合为一的可能性。相比较而言,传媒对后两种议题的影响更大。④不同媒介的议程设置具有不同的特点:报纸的议程设置对较长时期议题的"重要性顺序排列"影响较大,电视的"热点化效果"比较突出;报纸的新闻报道形成议题的基本构架,而电视新闻报道则挑选议程中若干最重要的议题加以突出强调;电视的主要影响是提供谈话议题,而报纸则可以进一步对个人议题产生较深刻的影响。⑤"属性议程设置"的概念的关注:麦库姆斯提出,大众传媒报道的对象事物具有各种各样的属性,有正面的,有负面的,也有中性的,大众传媒对某些特定属性进行凸显和淡化处理,使对象事物的"主导属性传达给受众,也会影响到受众对事物性质的认识、判断和态度"。⑥一些研究从受众角度考察媒介议程设置效果产生的原因和条件。

4. 受众的属性对媒介议程设置效果的影响

①受众对各种议题的经验程度(经验越间接,受媒介影响越大);②受众的媒介信息接触量(接触越多,受影响越大);③人际传播的频度(对媒介议程设置效果有"抑制"和"强化"两种作用);④人口统计学上的属性(议程设置对知识水准高、政治关心度高以及从事高层次社会职业的人影响较小)。

(二)"议程设置功能"理论的意义、问题和网络传播环境的挑战

1. 意义

①从考察大众传播在人们环境认知过程中的作用入手,重新揭示了大众传媒的有力影响,为有效摆脱"有限论"的束缚起了重要作用。②传媒是"从事环境再构成作业的机构"的观点,把大众传播过程背后的控制问题重新摆在人们面前,有利于人们认识议程设置的本质,为研究这些资产阶级力图掩盖的问题提供重要契机(真正意义);分析媒介议程效果设置过程背后的力学关系:在资本主义社会,居支配地位的信息源是政府机构和垄断大企业,他们进行信息操作的手段通常有两种,一是定期举办新闻发布会公开发表见解,二是以"私下放风"的方式进行舆论引导。资本主义的媒介议程设置过程,从本质上讲是占统治地位的政治、经济和社会势力对舆论进行操作和控制的过程。③与我国的舆论导向研究有一定理论接点,对详细考察传媒的舆论导向过程有启发。

2. 议程设置理论的不足

①只强调传媒"设置"和形成社会议题的一面,没有涉及反映社会议题的一面;②媒介的议程设置功能虽然效果强大,但不能绝对化。

麦库姆斯认为该理论衰退还为时尚早,其理由是:从信息社会的知沟或数字鸿沟的现状来看,还有许多人不能利用网络媒体;就哪个上网的网民而言,还没有形成定期阅读的习惯;网络媒体的议题虽然是多元化的,但单个渠道的访问用户并不多;传统媒体在网络传播中也是主流。

二、说服理论

说服是一种非暴力人类传播,其目的是受传双方通过信息传递,促使受者自愿改变观点与行为。一般有理性诉求和情感诉求。诉诸理性:通过冷静地摆事实、讲道理,运用理性或逻辑力量来达到说服的目的;诉诸感情:通过营造某种气氛或使用感情色彩强烈的言辞来感染对方,以谋求特定效果。人受理性和感情支配的程度有明显差异。正确把握问题的性质并充分了解说服的对象,是取得良好效果的基本前提。说服理论是健康传播常用理论。以下介绍本理论两个具体方法。

1. 警钟效果与恐惧驱动模式(恐惧诉求)

运用"敲警钟"的方法唤起人们的危机意识和紧张心理,促成他们的态度和行为向一定方向发生变化。恐惧诉求具有双重功效:①它对事物利害关系的强调可最大限度地唤起人们的注意,促成他们对特定传播内容的接触;②它所造成的紧迫感可促使人们迅速采取对应行动。

不同程度的"恐惧诉求"效果不一样。"敲警钟"必须掌握分寸、切合实际。适度的恐惧能产生最大程度行为改变,恐惧程度过低不足以形成行为改变动力,过度恐惧则会使受者采取逃避或拒绝行为。恐惧驱动模式(Fear-as-Acquired Drive Model)利用人们面对恐惧时的心理特征,唤醒人的恐惧感,劝服人们在克服恐惧的过程中接受传播者提供的解决方案和行为方式,实现改变行为的健康传播模式。

2. 文化诉求模式

文化元素包括民族文化、种族文化、科学与专业文化、风俗文化、宗教与信仰文化等,从来文化与传播关系紧密,健康传播的文化诉求模式是说理性强、较有说服力的一种模式。基于中医文化的健康传播学是具有文化敏感性健康传播模式,更有益于从理性劝服受众接受健康传播意义层面的多重性与多样性。①中医是科学也是一种技术,中医文化更是一种哲学,基于中医文化的健康传播,其信息诉求嵌在哲学意义的真理,富含中华文化的底蕴,更具中华民族的群体价值观;②基于中医文化的健康传播诉求具备传承和弘扬中华文化、振兴中华民族的政治意义;③基于中医文化的健康传播学的教学、科研与人才培养,有利于约30万中医从业人员振兴中医的专业建设,有利于中医药院校和科研单位与传播媒介单位的有机联系;④基于中医文化的健康传播学教学科研传播,有利于将中医药的基本理论、基本技术、基本方法转化为面向全民与千万普通家庭的中医药简谱信息,力图于日常生活、传统文化、方式风俗、价值观、表现和社会互动,对千家万户来灌输和学习中医文化,实现人人健康;⑤通过中医文化的健康传播,和谐个人行事风格、亲密人际关系,建立普及科学中医文化的互动和动态传播与学习关系。

三、知沟理论

大众传播与信息社会中的阶层分化,出现了从"知沟"到"数字鸿沟"现象。下面简介 P.J.蒂奇诺(美国学者)提出的"知沟"理论,是指导传播实践的需要。

1. 知沟

由于社会经济地位高者通常能比低者更快获得信息,大众媒介传送的信息越多,二者间的知识鸿沟就越有扩大的趋势。

2. 知沟模式图(A.M.松伯格)

大众传播的信息传递活动无论对社会经济地位高者还是低者都会带来知识量的增加,但由于地位高者获得信息和知识的速度大大快于低者,随着时间的推移,最终结果是二者间的"知沟"不断变宽,差距不断扩大。

3. 知沟出现原因

① 接触媒介和学习知识的经济条件;②传播技能差异——获得关于公共事务和科学的知识需要一定程度的阅读和理解能力;③已有知识存储量差异——知识储存越多,对新事物、新知识的理解和掌握越快;④社交范围差异——社交范围广,人际交流越活跃,获得知识的过程越能加速;⑤信息的选择性接触、理解和记忆因素——生活的水准、层次与媒介的内容越接近,对媒介的接触和利用程度越高;⑥大众传媒的性质——传播有一定深度的关于公共事务和科学知识的媒介主要是印刷媒介,其受众主要集中于高学历阶层。根本原因:在上述各方面,社会经济地位高者都处于有利状况。

4."上限效果"(ceiling effect)假说("知沟"的反命题)

J.S.艾蒂玛与 F.G.克莱因的观点:个人对特定知识的追求不是无止境,达到某一"上限"后,知识量的增加就会减速乃至停止。社会经济地位高者获得知识的速度快,其"上限"来得也早;地位低者获得知识的速度慢,但随时间的推移也能在"上限"上赶上前者。这意味着,大众传播的信息活动的结果不是带来社会"知沟"的扩大而是缩小。依据:①信息源的性质决定上限;②受众本身具有上限;③现有知识已达上限。

对"上限"假说的评价:①"上限"在个人对特定知识的追求过程中是存在的,但在人一生追求知识的总过程中是否存在则未必;② 社会经济地位低的人即使在某个上限赶上社会地位高者,但这种知识的实际价值早已大打折扣;③所以,通过大众传媒的"知识平均化"效果不可能消除知沟、实现普遍社会平等。

5."信息沟(information gap)"理论

由 N.卡茨曼提出,其观点:①新传播技术的采用将带来整个社会信息流通量和信息接触量的增大,这对每个社会成员都是如此。②新技术的采用所带来的利益并非对所有社会成员都均等。现有信息水准较高或信息能力较强的人能获得更多的信息(理由:早期效果带给传播活跃、既有信息储量大的群体,需要相关知识,经济条件等资源,现有信息水准程度和采用新技术的积极性）。③既有的信息富裕阶层通过早期采用和使用电脑等先进机器，能获得信息优势。④新技术层出不穷，换代周期越来越短，其趋势可能是"老沟"未平，"新沟"又现。

6."数字鸿沟"理论

起源于 1999 年美国国家远程通信和信息管理局（NTIA）发表的一篇题为《在网络中落伍：定义数字鸿沟》的报告，后来学者认为，这一鸿沟更多地体现为以互联网为代表的新数字媒体接触和使用状况的四种差异，这些差异可以用"ABCD"来概括：A（access）——指的是人们在互联网接触和使用方面的基础设施、软硬件设备条件上的差异，经济地位优越者在这个方面有着突出的优势；B（basic skills）——指使用互联网处理信息的基本知识和技能的差异，而知识和技能的掌握程度与教育有着密切的关系；C（content）——指互联网内容的特点、信息的服务对象、话语体系的取向等更适合于哪些群体使用和受益；D（desire）——指上网的意愿、动机、目的和信息寻求模式的差异。

7."知沟"理论的应用研究领域

（1）新媒介的普及过程研究：主要从人们获得信息和知识的物质手段——信息接受和处理设备的普及过程调查入手，来分析社会各阶层间的"信息沟"乃至"知沟"现状及其产生原因。普及研究的成果，意味着社会各阶层间的"信息沟"或"知沟"的根源在于社会经济结构的不平衡，从根本上解决"知沟"问题，必须从理顺社会经济结构着眼，建立一种抑制社会两极分化的机制。

（2）地区开发和社会发展研究：早期关注重点是发展中国家区域开发问题，20 世纪 70 年代是发达国家的开发援助给发展中国家带来新的社会不平等，90 年代后扩展到整个信息社会规划和建设的领域。

（3）媒介素养（media literacy）研究

媒介素养：社会成员"使用和解读媒介信息所需要的知识、技巧和能力"（英国学者大卫·布金汉姆）；是"公众接近、分析、评价各种媒介信息，达到沟通交流目的的能力"（美国"媒介素养领袖会议"）。

媒介素养关注的是信息时代不同群体或个人的信息处理和传播能力的问题，主要包括六个方面：①媒介技术的基础技能，即接触和使用媒介手段或设备的能力；②媒介信息的识读能力（对各种信息文本的阅读和理解能力）；③媒介信息查询收集能力（快速有效地获取所需相关信息的能力）；④媒介信息的选择能力（在信息洪水中选取有价值信息的能力）；⑤对信息内容的质疑和批判能力（包括对各种信源的动机、目的、背景的了解以及对媒介信息生产过程中各种因素的分析能力）；⑥信息的加工制作和发布能力（作为传播者的基本能力）。

媒介研究和实践分为三阶段：①保护主义阶段：20 世纪初至 60 年代为第一个阶段。特点是对大众报刊、电影、电视中的暴力、低俗内容持势不两立的评判态度，出于保护青少年成长的目的，开展媒介素养教育。在实践环节上，通常采用说教、灌输的教育方式;在价值上,有鄙视大众文化、推崇精英文化的色彩。②注重辨识能力的阶段:20世纪 60 年代至 80 年代为第二个阶段。李普曼的"拟态环境"思想在媒介素养研究中产生影响,关心的焦点在于人们如何形成区分媒介建构的"现实"与真实世界的能力。媒介素养研究开始承认大众文化的部分合理性,在研究和实践上,文本分析和出于"鉴别"目的的媒介体验教学成为主要方法和形式。③能动赋权阶段:20 世纪 80 年代以后直到今天,进入一个更为成熟的阶段。培养信息社会的合格"公众"成为媒介素养教育追求的目标。这个阶段的媒介素养理念包括了分辨、选择、评价媒体及信息内容的自主能力,通过理性对话监督影响媒体的能力,以及通过参加传播过程,积极推动传播过程民主参与能力。这个时期,保护主义教育依然是一个重要课题,但同时,媒介技术教育、媒介艺术教育,以及传播理念的民主教育,都是媒介素养教育的重要内容。

四、新闻选择的"把关人"理论

新闻的基本功能是帮助社会成员消除关于环境变化的不确定性,并在此基础上协调自己的社会行为。报道新闻是大众传媒的一项主要活动。

"把关人"概念由美国,库尔特·卢因最早提出,他发现了家庭主妇的把关人作用。《群体生活的渠道》:群体传播过程中存在着一些把关人,只有符合群体规范或把关人价值标准的信息内容才能进入传播渠道。怀特提出了新闻筛选过程的"把关"模式。传媒内部存在着一系列把关环节,记者、编辑、编审和总编都是把关人。把关是一种有组织的活动。

1. 把关标准:新闻价值标准、宣传价值标准、市场标准

传媒组织决定着什么样的新闻信息能够进入大众传播渠道。

新闻信息的本质属性:真实性、及时性和新意。

真实性原则是新闻的第一标准。新闻的选择受到新闻制作中的业务标准和新闻传播中的市场标准的制约。新闻价值:对一个事件能否成为新闻所作的价值判断。新闻要素:构成这种价值判断的各种因素。

美国学者盖尔顿和鲁治的《涉外新闻的结构:四家挪威报纸中的刚果、古巴和塞浦路斯形象》中提到,影响新闻选择和加工发生的九种要素:①时间跨度,②强度和阈限价值,③明晰性,④文化接近性,⑤预期性,⑥处于预料性,⑦连续性,⑧组合性,⑨社会文化价值。受众群体或"把关人"的社会观念和文化价值。

新闻筛选作业依据三个基本前提:①附加性前提,包含的新闻要素越多,越有可能成为新闻;②补偿性前提,某些要素平淡,可以因其他要素比较突出而得到补充;③排除性前提,所有新闻要素含量都偏低,就可能被排除在新闻之外。

新闻价值或新闻要素所体现的,主要是新闻选择中的业务标准和市场标准。业务标准:事件适合于媒介进行新闻处理的各种条件,如时间跨度、明晰性以及组合性等。市场标准:除事件能够满足受众新闻需求的诸条件以及吸引受众兴趣的诸条件外,还受

到宣传目标和社会目标的影响。

2."把关"过程的实质

理解把关活动的实质,不应仅止于新闻价值和新闻要素的分析,还应把政治、经济和意识形态因素考虑在内。因为:①大众传媒的新闻生产与传播不具有纯粹的"客观中立性",而是依据传媒的一定的立场、方针和价值标准进行的一种有目的的取舍选择和加工活动;②新闻信息的选择受到媒体的经营目标、受众需求以及社会文化等多种因素的制约,但与媒介的方针和利益一致或相符的内容更容易优先入选、得到传播;③传媒的"把关"是一个多环节、有组织的过程,在媒介内部控制机制作用下,个人因素所起的作用是有限的。"把关"过程及其结果,在总体上是传媒组织的立场和方针的体现。任何国家和社会都会把大众传播纳入社会制度的轨道,大众传播是一种制度化的传播。

五、新闻框架与框架效果理论

1.框架与媒介框架、新闻框架

G.贝特森在《一项关于玩耍和幻想的理论》中提出大众传播与现实"建构"的"元传播"理论。即人们为了传播而进行的传播行为,包括对所传递符号的定义及其诠释规则的约定。他认为任何一种传播活动,同时都在传递着由三个元素构成的信息组合:感官刺激的符号、搞符号的指代和区别性指代,以及传受双方围绕该符号产生互动行为的规则。在这里,框架指的是就如何理解彼此符号,传受双方相互约定的诠释规则。

2.E.戈夫曼的《框架分析》

框架:指的是人们用来认识和阐释外在客观世界的认知结构,人们对于现实生活经验的归纳、结构与阐释都依赖一定的框架,框架使得人们能够定位、感知、理解、归纳众多具体信息。

双重含义:第一,框架作为一定的知识体系或认知定势预存在我们的大脑中,它来自于我们过去实际生活的经验;第二,我们根据既有的框架来"建构"我们对新事物的认识。

个人框架:它指的是我们每个人在"关于存在、发生和意义这些问题上进行持续不断的选择、强调和表现时所用的准则"。

组织框架:它指的是一个组织信息处理的认知结构或定性准则,根据这种认知结构或这些准则对信息处理的结果,则体现了一个组织对该信息性质的基本判断以及其动机、立场、倾向和态度。

媒介框架:即媒介机构信息处理的组织框架,它适用于多种类型的媒介信息生产和传播过程的研究。这个概念应用于新闻的选择、加工新闻文本和意义的建构过程的研究,则称为新闻框架。

3.理解新闻框架

第一,新闻框架是新闻媒体对新闻事实进行选择性处理的特定原则,这些原则来自于新闻媒体的立场、编辑方针以及与新闻事件的利益关系,同时又受到新闻活动的特殊规律的制约。

第二,在一定的新闻文本中,新闻框架通过一定的符号体系(定性的关键词或具有特定意义的图像符号等)表现出来,这些符号形成对新闻事件意义的建构。

第三,在新闻报道中,框架的存在是一种必然。

第四,新闻框架作为媒体为新闻事件定性的主导性框架,对受众认识、理解新闻事件以及对新闻事件作出反应具有重要的影响,这种影响也称框架效果。

4. 关于新闻框架的实证研究

(1)两种机制对新闻框架的建构与现实有着重要意义:第一种是报道规模控制,这是框架建构的"基本",其主要作用是通过报道和报道顺序的控制来放大或者淡化某个新闻事件的重要性或影响;第二种机制是具体信息的呈现,受四种因素(行为主体、身份认定、归类打包、引申泛化)的影响。

(2)加姆森认为新闻框架的结果包括两层含义:第一层是"框限",即决定新闻取材范围,主要使用选择策略,选择不同的事实或事物不同属性加以提示或凸显;第二层是"内在结构",这里主要使用重组策略,即在入选的报道内容各要素之间,按照一定的逻辑进行系统的联系与组合,由此建构新闻文本的完整意义。

(3)新闻框架的研究包括三个领域:一是媒介的生产框架研究,即研究媒介新闻框架生产背后的制约因素是什么;二是新闻文本的框架建构研究,即考察特定的新闻框架是通过什么机制和策略建构和呈现出来的;三是涉及新闻框架的影响和效果问题,也与受众框架有着密切关系。框架效应:如果决策方案的表述框架是正面的(即"获得"),人们倾向于肯定的方案;如果表述框架是负面的(即"失去"),人们更倾向于抉择。

新闻框架具体功能:提供问题定义、阐释事件原因、提供道德评价、示意解决方案。受众框架:即受众个人接触和处理大众传播信息的认知结构和诠释规则,这种结构和规则来自于受众过去社会生活经验积累、既有的价值观和态度、行为取向,并引导着受众个人处理新的信息。

参考文献:

[1] 胡天佑.企业管理系统行为学.北京:北京农业大学出版社,1993.

[2] 郭庆光.传播学教程.北京:中国人民大学出版社,2013.

[3] 张自力.健康传播学.北京:北京大学出版社,2009.

第三章　中医基本理论传播

中医理论源远流长,在中华民族几千年的传承中发扬光大,为防病、治病、康复、保健发挥了巨大的作用。本章既然是中医基本理论传播,就必须对晦涩难懂的中医基本理论的庞大体系进行高度精简,力争以通俗的语言,借助健康传播的科学方法,达到家喻户晓的目的。

第一节　整体观念理论

一、整体观念理论的传播与诠释

中医的整体观念是我国劳动人民长期与疾病作斗争的经验总结。它是朴素的辩证唯物主义思想,这种思想早在两千多年以前就形成了。历代以来又不断得到补充和发展,因而进一步丰富了祖国医药学这个伟大的宝库。但它毕竟是一种朴素的辩证唯物主义思想,还有待"努力发展,加以提高"。在中医理论中早就有"人与天地相应"的说法,意谓人与自然是息息相通、不可分割的对立统一体;自然的发展变化必然影响人体的发展变化,而人体的发展变化又必须适应自然的发展变化,这就叫做"人与天地相应"。又谓:"故阴阳四时者,万物之终结也,死生之本也","生之本,本于阴阳"。这就进一步指出:四时、万物、死生、终结,种种变化,其根本原因都统一于阴阳矛盾这一根本规律。以上两点可说是中医整体概念的总纲,抓住了这个纲,其他问题就比较容易理解了。

如春夏是阳气生发的季节,我们应着重调养人体内的阳气;秋冬是阴气旺盛的时期,我们应着重调养人体内的阴气,这就是适应了阴阳矛盾的根本规律,我们也就能够"与万物浮沉于生长之门"。当然这里说的是总的原则,具体运用还应根据具体情况灵活变通,但是阴阳辩证的根本规律则是不可违反的。又如我国幅员广大,地势有高低,气候有温凉,高的地方气候较寒凉,低的地方气候较温热。这种地势气候等方面的差别,实质上也是阴阳矛盾的体现。由于上述原因,因此即便是同一种病也往往具有不同的特点,因而必须区别对待。这就叫做"同病异治"。当然,如果出现另一种情况,即某些病的表象虽异,而它们的本质却同,那么中医也是主张"异病同治"的。因为"各种物质运动形式中的矛盾都带特殊性",而共性"即包含于个性之中",所以强调"同病异治"与主张"异病同治"在本质上是一致的。再如人体本身也是一个整体。中医学认为:无论是脏腑经络、气血津液、皮毛骨肉、四肢百骸、五官九窍以及精神活动、生理功能、病理变化,都无不是阴阳对立统一的,而组成此统一的核心则是五脏六腑。

以心脏为例,中医认为人体中的心脏与其他脏器既互相依存、互相制约,同时又居于首要地位。在生理上,其他脏器均有赖心脏的主导营养,心脏本身亦有待其他脏器的承制生化;在病理上,其他脏器的病变常可累及心脏,心脏本身的疾患亦可危及其他脏器;在治疗上,心脏本身的疾患可以通过治疗其他脏器而得到痊愈,其他脏器的病变亦可通过调整心脏而达到康复。除此之外,中医还特别指出,"心主神明"、"主血脉,其华在面"、"开窍于舌"、"与小肠相表里"、"通于夏气"等关系,要求我们在防治有关心脏或与心脏联系较密切的脏器疾患时,首先把上述方面结合起来加以考虑。心脏在人体内的活动规律简单说来就是这样,其他脏腑在人体内的活动规律亦莫不类此,举一反三,这里就不一一列举了。

中医不仅认为人体本身是一个阴阳矛盾的统一体,而且还认为由于每个人的禀赋不同、生活各异、阴阳四时变化不定,所以每一具体的人,不但生理上各有特点,如年龄、性别不同,黑白肥瘦有别,形志苦乐相殊,阴阳偏胜不一等等,病理上也各有不同。如邪有异同,病有浅深,传有顺逆,本有虚实等等,因而要求在防病、治病过程中,决不能执一不化,而必须辩证论治,各得其宜。

中医虽然认为人与自然是对立的统一,许多疾病的发生、发展常常与自然因素分不开,但是同时又认为起决定作用的不是自然因素,而是人体本身正气的虚实。如"邪之所凑,其气必虚","风雨寒热,不得虚,邪不能独伤人",都反复说明了这个道理。由此可见,中医所说的"人与天地相应"的关系,绝不是什么消极适应的关系,而是积极斗争的关系;在与自然的关系上,人是可以充分发挥自己的主观能动作用的。历史证明,人类正是在不断地与自然作斗争的过程中生存发展、繁衍昌盛起来的,因而任何消极无为的观点都是与中医的"人与天地相应"的观点格格不入的。

综上所述,可知中医整体观念的实质是要求在防病、治病过程中,要全面系统地、相互联系地、动态发展地、辩证地、本质地看问题,从而达到因时、因地、因人、因病制宜的积极目的。

二、对中医整体观念理论的思考

中医学以整体观念,系统全面地研究人体生理、病理及其影响因素,无疑是科学正确的,但中医的理论体系也要与时俱进,要发展创新。不能从《黄帝内经》、《金匮要略》直至目前中医院校的中医基本理论教材,几千年不变地以整体观为中医的特色和优势。"西方医学和其他自然科学一样,其认识人体生理和疾病问题的指导思想与方法则是变化的、发展的,大致经历了古代经验医学的整体方法论、近代实验医学的分析方法论和现代医学的系统方法论这样三种重要形式。"[李金田,李娟.整体观是中医特色与优势的思考.医学与哲学,1991,(5):23-25]笔者出生于中医世家,在医药院校学习工作几十年,深深认同这种以渐次转化,符合唯物辩证法否定之否定规律的方法,认识人类生理与疾病的规律。中医学把人体各组成部分放在动态的相互联系的整体思维模式下考察,无疑是正确而科学的,但是没有对局部的透彻理解,忽略局部的精细科学研究,将使中医理论停滞不前,仍然是只注重宏观整体功效,忽略微观局部结构与功效对整体的影响。《黄帝内经》中有大量的把局部从整体中暂时抽出加以考察研究,如《黄帝内经》中以分析为特征的人体结构的解剖知识,后续的中医理论与专著中却渐渐少见了(但在新安医学文献中,却呈现大量注重人体解剖生理对疾病诊治的重大影响的著作)。这使得中医理论近于变成偏离形体结构的哲学思辨,在一定程度上封闭了自己的学术体系,妨碍了中医学科学与其他科学的相互渗透。本教材将中医学基本理论与现代传播学相互渗透,揭示人体经络系统是人体内传的主要网络,将是抛砖引玉式的中医理论创新的尝试,敬请同行专家指正。

第二节　阴阳五行学说

在中医理论体系中,阴阳、五行学说起着总的指导性的作用。它贯穿于中医的各个方面,是中医的思想体系和思想方法,是一种朴素的辩证唯物主义思想和类比取象思维。这一学说,尽管现在看来存在一定的局限性,但因它基本上是朴素的唯物观点和自发的辩证法,经过几千年的实践考验,至今还具有指导防病、治病与保健的积极作用。我们应当传承和吸收其精华,对于暂时认识有限部分不能简单的否定与抛弃。

一、阴阳理论

(一)阴阳的含义

中医认为阴阳是一切事物存在发展的根本,如:"阴阳者,天地之道也,万物之纲纪,变化之父母,生杀之本始",又如:"阴阳者,数之可十,推之可百;数之可千,推之可万;万之大不可胜数,然其要一也"。这就十分清楚地说明了阴阳的含义并不神秘,只不过是我们今天所说的"一分为二"的初级表现形式而已。

(二)阴阳在中医中的具体运用

1. 生理方面

(1)中医认为人体本身是阴阳矛盾的统一,而生、老、病、死则是阴阳矛盾的具体变化。阴阳不是不可捉摸的,如气为阳,血就是阴……余可类推。阴阳之间既统一又矛盾,"阳生阴长,阳杀阴藏",推动着生命的发展。阴阳保持相对平衡就健康,反之就是病理现象,甚至导致死亡,所谓"阴平阳秘,精神乃治;阴阳离决,精气乃绝"就是这个意思。

(2)为了说明阴阳在人体的具体运用,中医还进一步指出:"夫言人之阴阳,则外为阳,内为阴;言人身之阴阳,则背为阳,腹为阴;言人身脏腑中阴阳,则脏者为阴,腑者为阳。肝、心、脾、肺、肾五脏皆为阴;胆、胃、大肠、小肠、膀胱、三焦六腑皆为阳"。由于阴阳是相对的,是可以转化的,所以阴阳之中还可以再分阴阳,如"背为阳,阳中之阳心也;背为阳,阳中之阴肺也;腹为阴,阴中之阴肾也;腹为阴,阴中之阳肝也;腹为阴,阴中之至阴脾也"。这就是阴阳在人体内相对、绝对的关系。

(3)从"人与天地相应"的整体观念出发,结合人体的具体情况,中医还认为清阳之气上升而为天,浊阴之气下降而为地;地气上升成为云,天气变化下降而成雨;雨来源于地气,云又出自天气。人体的清阳之气亦上升而出上窍,浊阴之气下降而出下窍;清阳之气发泄腠理,浊阴之气走入五脏;清阳充实四肢,浊阴归于六腑。总而言之说明人体内的清浊之气的升降现象也是阴阳规律的体现。

2. 病理方面

中医认为人体所以产生疾病,其根本原因在于人体内部及与自然阴阳矛盾的失调。如:"阴胜则阳病,阳胜则阴病;阳胜则热,阴胜则寒","阳虚则外寒,阴虚则内热;阳盛则外热,阴盛泽内寒","虚阴必阳,重阳必阴……故寒甚则热,热甚则寒"。这就十分概括地说明了阴阳的偏胜或偏衰皆可致病;而阴阳的盛衰在一定的条件下又是可以互相转化的。所谓"治病必求其本",也就是说我们防病、治病的根本目的,无非就是要尽可能促使人体内部与自然方面阴阳矛盾保持或达到相对的统一。

3. 诊断和治疗方面

中医的诊断主要依靠临床辩证,而辩证的根本原则也离不开阴阳。所谓"察色按脉,先别阴阳",就是说通过四诊(望、闻、问、切)、八纲(阴阳、表里、虚实、寒热),从而判断人体内部阴阳的盛衰,定出治疗的法则,所谓"审其阴阳,以别柔刚,阳病治阴,阴病治阳……"就是这个意思。

4. 药物方面

中医认为一切药物的属性亦不过是阴阳的具体表现,如"气味辛甘发散为阳,酸苦涌泄为阴,咸味通泄为阴,淡味惨泄为阳"。总之,四气、五味、升降浮沉均不离阴阳。中药的四气、五味、升降浮沉的阴阳属性说明如表 3-1。

表 3-1　中药的四气、五味、升降浮沉的阴阳属性

	四气	五味	升降浮沉	气味
阴	寒、凉	酸苦涌泄,咸味通泄	降、沉	味厚
阳	温、热	辛甘发散,淡味渗泄	升、浮	气厚

二、五行理论

（一）五行的基本概念

1. 五行的含义

五行即木、火、土、金、水，即取象类比思维与朴素的唯物辩证观念。中医认为阴阳寓于五行之中，五行是阴阳的物质基础，两者相辅相成。如果说阴阳是一分为二的初级表现形式，那么五行就是对客观事物互相联系、互相促进、互相制约规律的朴素的概括。

2. 五行的基本规律

五行的基本规律就是相生、相克，在此基础上又有相乘、相侮等变化。简介如下：

（1）相生、相克

相生：说明客观事物相互滋生助长、促进依存的关系。其规律为：木生火，火生土，土生金，金生水，水生木。

相克：说明客观事物相互克制的关系。其规律为：木克土，土克水，水克火，火克金，金克木。相生相克是密切联系、不可分割，贯彻始终的。五行中每一行皆具有生我、我生和克我、我克的关系，在一定条件下又都是可以向着对立方向转化的。

五行相生相克规律如图 3-1 所示。

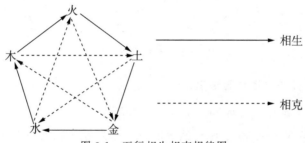

图 3-1　五行相生相克规律图

（2）制化规律

五行的相生相克是同时进行、相辅相成的，从而保持相对的平衡状态；如若五行中只有相生没有相克，或只有相克没有相生，就是相对平衡状态的失常，所谓"亢则害，承则利"。

五行相生相克的正常状态就叫做"制化"——制约生化。其规律为：木克土，土生金，金克木；火克金，金生水，水克火；土克水，水生木；水克土；金克木，木生火。火克金，水克火，火生土，土克水。如图 3-2 示意。

3. 相乘相侮规律

五行的正常发展称为制化，反常现象就叫做"相乘"、"相侮"。所谓："气有余，则制己所胜而侮所不胜；其不及，则己所不胜侮而乘之，己所胜轻而侮之"。这就是有余或不及皆能为病的道理。如火气有余，则水不能对火加以正常的制约，因此有余的火气便去

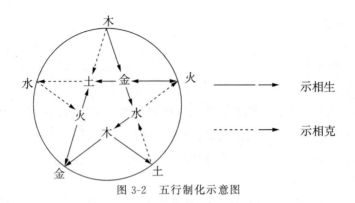

图 3-2　五行制化示意图

乘金（己所胜），同时还会去侮水（所不胜）；如火气不及，则水来乘之（所不胜），金来侮之（己所胜）。余可类推。图 3-3 为五行乘侮示意图。

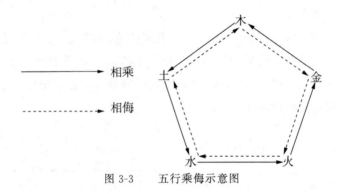

图 3-3　五行乘侮示意图

（二）五行学说在中医中的运用

1. 五行在归类推演上的运用

中医通过长期实践观察认为，自然界的事物和人体的脏器组织及其变化发展是互相联系、互相制约，而且是由共同木质的系统的归纳，从而达到执简驭繁的积极目的。这种归纳是从长期实践中来的，并且又经过长期实践的检验，所以直到今天还具有指导实践的作用。但是由于这种归纳是建立在直观、经验的基础之上，因此不可避免地有牵强附会之处，我们在运用时应注意一分为二，批判对待。

表 3-2 简明显示，五行的归类实质上是反映了人与自然是一个有机统一体的客观规律。懂得了这个规律，医疗与保健就可以得心应手，有所规矩。

表 3-2　五行归类系统表

五行	木	火	土	金	木
脏	肝	心	脾	肺	肾
腑	胆	小肠	胃	大肠	膀胱
窍	目	舌	口	鼻	耳（二阴）

续表 3-2

五行	木	火	土	金	水
体	筋	脉	肉	皮毛	骨
情志	怒	喜	思	忧	恐
时序	春	夏	长夏	秋	冬
气候	风	暑（热）	湿	燥	寒
方位	东	南	中	西	北
生化过程	生	长	化	收	藏
味	酸	苦	甘	辛	咸
色	青	赤	黄	白	黑
声	呼	笑	歌	哭	呻

2. 五行在辩证论治上的运用

如以肝脏为例，中医认为肝的性质与自然界的春季、东方、风、木相通，与胆相表里，开窍于目，在体为筋，在志为怒，在味为酸，在色为青，在声为呼，含有生发之机，等等，因此我们在辩证论治时应注意把上述方面联系起来看。如肝阳常发于春季，"诸风掉眩，皆属于肝"，肝胆疾患常可互相影响，目疾每与肝有关，筋病常是肝病的见症，怒可伤肝，酸味走肝，肝病可见青色等等。另一方面，因水生木，金克木，木生火，木克土，所以我们在防治肝胆疾病时，又必须注意肝脏与其他脏腑的承制关系，我们常用的"滋水涵木"，"抑木扶土"，"虚则补其母"、"实则泻其子"，"见肝之病，知肝传脾，当先实脾"等行之有效的法则，就是在五行变化规律指导下探索出来的。余可类推。

五行的传变承侮规律不是绝对的，所谓"然其卒发者，不必治于传，或其传化有不以次"就是说的这个道理。所以我们决不能机械硬搬，而应该根据具体情况参考应用。

"辩证法的宇宙观，不论在中国，在欧洲，在古代就产生了。但是古代的辩证法带着自发的朴素的性质，根据当时的社会历史条件，还不可能有完备的理论，因而不能完全解释宇宙……"。以毛主席的哲学思想为指导，对中医的阴阳五行学说一分为二，取其精华，去其糟粕，为促进中西医互补创造新医药学而做出贡献。

第三节　治未病学说

一、治未病的基本原理

《黄帝内经·四气调神大论》篇说："是故圣人不治已病治未病，不治已乱治未乱，此之谓也。"治未病学说是预防之道,治于未形,故用力少而成功多,以见其安不忘危。"夫病已成而后药之,乱已成而后治之,譬犹渴而穿井,斗而铸兵,不亦晚乎!"清·薛雪《医经原旨》解译此文为"渴而穿井,无及于饮,斗而铸兵,无济于战,诚哉晚矣,而病不早为之计者,亦犹是也。"

观扁鹊之初见齐桓侯曰:"君有疾,在腠理,不治将深"。后五日复见曰:"君有疾,在血脉,不治将深。"又五日复见曰:"君有疾,在肠胃间,不治将深。"而桓侯俱不能用。再后五日复见,扁鹊望颜而退走曰:"疾之居腠理也,汤熨之所及也;在血脉,针石之所及也;在肠胃,酒醪之所及也;其在骨髓,虽司命无奈之何矣。"后五日桓侯疾作,使人召扁鹊,而扁鹊已去,桓侯遂死。夫桓侯不早用扁鹊之言,及其病深而后召之,是即渴而穿井,斗而铸兵也。故在圣人则常用意于未病未乱之先,所以灾祸不侵,身命可保。今之人多见病势已成,犹然隐讳,及至于不可为,则虽以扁鹊之神,亦云无奈之何,而医非扁鹊,又将若之何哉?嗟夫!祸始于微,危因于易,能预此者,谓之治未病,不能预此者,谓之治已病,知命者其谨于微而已矣。以上古文观止引文论述,即中医治未病学说的理论基础。

二、中医健康传播学的核心任务

中医健康传播学传承和发展中医治未病学说理论。在中医文化,中医健康学说,中医卫生、防病与控病学说,中医健身养生理论与实务,中医气功与体育理论与实务等基础上,研究人们在新时代身体健康与治未病的概念与内涵,影响健康的因素,改善健康状况与促进健康行为的方法。健康传播学的核心任务是:运用传播学关信息的基本原则,媒介、受众、传播效果的基本原理,有效地传播健康信息,有效地传播治未病的基本理论、基本技术与基本方法。

第四节　经络学说

经络学说是中医理论的核心组成部分,它与脏腑学说密切相关,共同构成了中医理论体系的核心。经络是中医所特有的独特系统,是我国劳动人民在长期与疾病作斗争的实践中总结出来的。尽管经络的实质以及诊断治疗疾病的一些机制暂时还没有搞得十分清楚,但这些理论的基础是实践,在实践中产生,又转过来为实践服务,始终指导着临床的诊断与治疗。"一切客观事物本来是互相联系的和具有内部规律的"。中医认为人体是一个整体,体内五脏六腑之间,以及脏腑与体表组织、五官、九窍之间,在日常生活中所以能保持平衡协调,他们之间都是互相联系的,这种联系是依靠"经络"来实现的。如《灵枢·海论》篇说:"夫十二经脉者,内属于五脏,外络于肢节"。它沟通人体表里上下,联络脏腑和体表组织,使气血循经运行,如环无端,周荣全身,维持人体的生命活动。

一、经络的基本概念

（一）经络的概念

经络是构通人体内外，运行气血的通路。大的、直的称为"经脉"，小的、横的称为"络脉"。全身经络主要包括十二经脉和奇经八脉。其中尤以十二经脉分别与每一个脏腑相连，每一条经脉又都分布有一定数量的腧穴。

奇经八脉包括任脉、督脉、冲脉、带脉、阳跷、阴跷、阳维、阴维等。它们和五脏六腑没有直接联系，彼此间也无表里关系，除任、督两脉有其自己的穴位外，共他都是十二经脉穴位中的一部分。它对十二经脉起调节作用，但又不属于十二经脉范围，故称奇经。在临床上比较重要的有任脉、督脉、冲脉和带脉。督脉循行于人体背侧正中，冲、任与女子胞相联系，都受带脉的约束，故任、冲、带脉与妇科疾病有密切关系。

经络的分子结构与物质基础至今尚未完全清楚，经络不是心血管系统，也不是神经组织。经络系统的网络、通道、点位与功能作用仅表现于人的活体之中，故经络为人体主要的内传信息通道。

（二）经络的命名

人体经络分别各属一脏腑，并分别循行于头面、四肢、躯干之间，属腑而行于四肢外侧面的为阳经；属脏而行于四肢内侧面的为阴经；行于上肢者为手经；行于下肢者为足经；如此手足、阴阳各有三经，再结合六气（即阳明、太阳、少阳；太阴、少阴、厥阴）及脏腑的名称而为十二经的名称（见图3-4）。

十二经脉的行走方向是有一定规律的，总的原则是：手三阴经从胸走手而交手三阳经；手三阳经从手走头而交足三阳经；足三阳经从头走足而交足三阴经。从手太阴肺经开始逐经相传，至足厥阴肝而复注于肺，构成了十二经脉循环的整体（见图3-5）。

二、经络的作用

（一）经络的生理作用

人体经脉有运行气血、荣养周身的作用。它内连五脏六腑，外络四肢百节，上下相贯，左右交叉，使人体上下、内外、表里、左右有机地联系起来，使复杂的机体构成一不可分割的统一整体，气血即循此经脉纵行全身，网络各部，发挥其抗御病邪，保卫机体的功能。可见经络在维持人体正常生理功能上的重要性。

（二）经络在病理上的作用

经络同疾病的发生和传变有密切关系，如外邪侵犯人体，经气不能发挥应有的抵御作用，病邪便可通过经络传入脏腑，外感寒邪可引起头痛、鼻塞，甚则出现腹痛、腹泻等症，这就是寒邪借经络的通路由表直窜于里的表现。反之，如果内脏发生了病变，也会

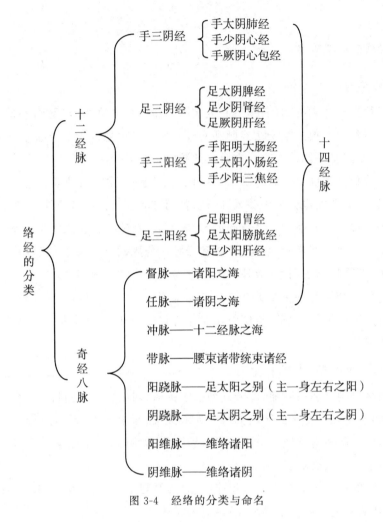

图 3-4　经络的分类与命名

循着经络通过通路反映到体表。如肝胆病见胁痛、咽痛等,均为该脏所属经络的循行部位。

（三）经络在诊断上的作用

中医诊断疾病,除八纲辩证、脏腑辩证等外,也常应用经络学说。经脉与内脏相联系,故在脏腑有病变时,在其所循经脉会出现一定的症状,这些症状的表现常有一定的规律性,掌握了这些规律,常可作为临床诊断的重要依据之一。不同脏腑的疾病可反映在所属经络之某些穴位上具有明显的压痛。如中医临床在诊治阑尾炎时,通过经络的作用可表现在足三里下有一明显的压痛点（阑尾穴）。通过这一压痛点,可以有助于阑尾炎的诊断,并通过针刺这一点而获得治疗效果。近来许多资料证明,脏腑有病,其相应经络的俞、募、郄穴等压之可获酸、麻、胀痛等特殊感觉。穴位局部也可有痛、温觉的过敏或迟钝,以及导电能力的变化。这对临床疾病的诊断有一定的价值。

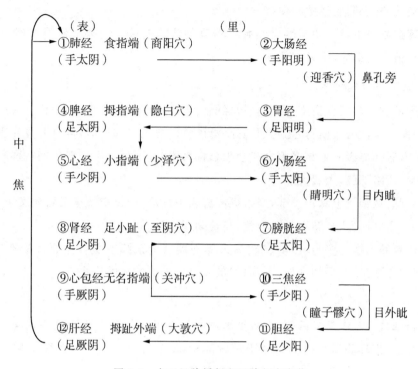

图 3-5 十二经脉循行和经脉相交穴位

（四）经络在治疗上的作用

1. 经络与用药的关系

中医认为各种药物都有不同的归经，因而用法也各异。如同属头痛，因痛的部位不同，采用的归经药物亦不同，如羌活治太阳经头痛，柴胡治少阳经头痛。

2. 经络在针灸疗法中的作用

针灸疗法的实践是直接以经络学说作为指导。学习和研究经络说，就要把它运用到解除疾病痛苦的医疗实践中去。创新针疗法、穴位结扎、经络疗法、耳麻等，使瘫痪者重新站起来，打开了"不治之症"的禁区，使聋哑人喊出了时代的心声，对世界医学做出了新贡献，闯出了前任没有走过的道路。这些简、便、廉、验的新疗法，大都是中西医结合，特别是在经络学说和针灸疗法的基础上发展起来的。由此可见，经络学说在创造我国新医学、新药学的事业中，是一个极为重要的领域。

三、十四经络是人体内传网络

（一）手太阴肺经

循行部位 从中焦起，向下联络大肠，围绕胃的上口（贲门），上贯膈膜，入属肺脏，再自肺部横出腋下，沿上臂内侧，从手少阴与手厥阴二经的前方下达肘中，循着前臂的内侧，经掌后高骨下缘，入寸口，沿鱼际边缘，出拇指内侧端；它的支脉从腕后直走食指拇侧的尖端,和手阳明经脉相衔接。

病理症候　本经主要与喉、胸、肺等器官的疾病有关。主要症候有咳嗽、气喘、胸痛、喉痛、锁骨上部痛、手臂内侧痛。

（二）手阳明大肠经

循行部位　起于食指末端,沿食指桡侧向上,通过第一、二掌骨之间,上入拇指后二肌腱(伸拇长与伸拇短肌腱)之间凹陷处,沿前臂前方至肘部外侧,再沿上臂外侧前向上走肩端,沿肩峰前缘向上与诸阳经相会于颈椎大椎穴(手足三阳经聚会处);再向下进入锁骨上窝,联络下膈,入属大肠。

其支脉:从锁骨上窝走颈部,经过颊部进入下齿龈,回过来绕至上唇交叉于人中穴,左脉向右,右脉向左,分布在鼻孔两侧,与足阳明胃经相衔接。

病理症候　本经多与耳、鼻、喉、头颈等部器官的疾病有关。主要症候有口干、喉痛、鼻流清涕或出血、下颌牙痛、颈部、肩部及上肢外侧前缘的疼痛。

（三）足阳明胃经

循行部位　起于鼻翼两侧,上行到鼻根部与旁侧足太阳经交会,向下沿鼻的外侧进入上齿龈,回出环绕口唇向下交会于颏唇沟承浆穴(任脉),再向后沿腮下后方出大迎穴,沿颊车上行耳前,经上关再沿发际到达前额。

面部支脉,从大迎穴前向下经过人迎,沿喉头进入锁骨上窝,向下通过横膈属于胃,联络脾脏。

锁骨上窝直行的脉:经乳头向下挟脐旁,进入少腹两侧冲脉部位。

胃下口部支脉:从胃的下口幽门部,沿腹内向下到气冲会合,再由此下行到髀关,直抵伏兔部,向下经膝盖沿胫骨外侧前缘下经足背,进入第二足趾外侧端。

胫部支脉:从膝下三寸处分出,进入足中趾外侧。

足背部支脉:从足背走入大趾内侧端,与足太阴经相连接。

病理症候　本经多与头、面、眼、喉、齿等部位疾病有关。主要症候发高热、烦躁、腹胀、肠鸣音亢进;易饥饿,小便黄;面神经瘫痪,口唇疱疹,喉痛、颈肿,胸部及大腿前面等处的疼痛,以及狂躁型或忧郁型精神症状。

（四）足太阴脾经

循行部位　起于足大趾末端,沿大趾内侧赤白肉际内踝前面再上小腿,沿胫骨内侧后方,穿过足厥阴肝经的前面,经膝腹部内侧前缘,进入腹部,属脾络胃,通过横膈上行至咽面旁,连系舌根,分布于舌下。

胃部支脉:从胃腑别出,上过横膈,注于心中,与手少阴经相衔接。

病理症候　本经以胃肠道疾患为主,表现为腹胀、上腹疾患,嗳气呕吐、消化不良、下痢或大便稀薄;黄疸、疲倦、下肢浮肿及全身四肢沉重感。

（五）手少阴心经

循行部位　起于中心，出属心所系附之脉，通过横膈，联络小肠。

从"心系"向上的支脉：挟咽喉上行，连系于眼球后连于脑的脉络（目系）。

"心系"直行的脉：上行于肺部，再向下出于腋窝部，沿上臂内侧后缘，行于手太阴经和手厥阴经的后面，到达肘窝，沿前臂内侧后缘至掌后豆骨部，进入掌内，沿小指内侧至尖端，与手太阳小肠经相衔接。

病理症候　本经以心脏和胸部的疾病为主，表现为心前区痛，咽喉痛、口干渴，掌心发热，上肢内侧痛等。

（六）手太阳小肠经

循行部位　起于小指外侧端，沿手背外侧至腕部，出于尺骨茎突，直上沿前臂后缘，经尺骨鹰嘴与肱骨内上踝之间，沿上臂外侧后缘，出于肩关节，绕行肩胛部，交会于肩上大椎，向下进入锁骨上窝，联络心脉，沿食道通过横膈，下属小肠。

锁骨上窝部支脉：沿颈部上达面颊，经眼外角转入耳内。下行而络颧骨部，与足太阳膀胱经相衔接。

病理症候　本经多以眼、耳、喉、头颈部的疾病为主，表现为耳聋、耳鸣、目翳、巩膜发黄，咽喉痛、上肢外侧后缘痛等。

（七）足太阳膀胱经

循行部位　起于眼内角，上过额部交会于巅顶。

巅顶直行支脉：从头顶入里络脑，回出下行项后，沿肩胛内侧夹行于脊柱两旁，直达腰中，从脊旁肌肉进入内腔，络肾属膀胱。

腰部的支脉：向下通过臀部进入腘窝中，

后颈的支脉：通过肩胛内缘直下，经过臀部（环跳）直下沿大腿外侧与腰部下来的支脉会合于腘窝中，从此向下通过小腿内，出于外踝后面，沿着第五跖骨粗隆至小趾外侧尖端与足小阴肾经相衔接。

病理症候　本经多与眼、鼻、颈、背、腰、臀等处的疾病有关。主要症候为尿少或遗尿；癫、狂、头痛、眼痛、鼻塞流涕，颈、背、腰臀部及沿下肢后面经脉所过的部位疼痛。

（八）足少阴肾经

循行部位　起于足小趾下，斜向足心，出于舟骨粗隆下，沿内踝后，转走足跟，由此上行与小腿内侧，出腘窝内侧上行，向股部内后缘，通向脊柱，属肾络膀胱。

肾部直行的脉：从肾向上到肝，通过横膈进入肺，沿喉部挟于舌根部。

肺部支脉：从肺部出来，联络心脏，留注于胸中，与手厥阴心包经相连接。

病理症候　本经多与肾和生殖系统的疾病有关。主要症候为水肿、尿少或尿闭；咳嗽、心跳、气急、咳血痰，腹泻，饥饿但不欲食，易疲倦、嗜卧；咽喉干燥作痛以及下肢软弱无力、冰冷等。腰背部，下肢内侧后缘等处疼痛。

（九）手厥阴心包经

循行部位　起于胸中、出属心胸络,从胸至腹依次联络上、中、下三焦。

胸部支脉:从胸走肋、当腋下三寸处,上行抵腋窝,沿上臂内侧,行于手太阴和手少阴两经间进入肘窝中,下行于前臂掌侧二筋间(掌长肌腱与桡侧屈腕肌腱),入掌中,沿中指到之间。

掌中的支脉:从劳宫分出,沿无名指到指尖,与手少阴三焦经相衔接。

病理症候　本经多与心、胸、胃等处疾病有关。主要症候有心跳不安、心前区痛、胸闷、腋下肿胀,上肢和肘关节痉挛等现象,神志异常。

（十）手少阳三焦经

循行部位　起于无名指尖端,向上出于第四、五掌骨间,沿腕背出于前臂外侧挠尺骨之间,向上通过肘尖,沿上臂外侧上达肩部交出足少阳经的后面,经过锁骨上窝向下,分布于腋中,联络心包,向下过膈从胸至腹属上、中、下三焦。

胸中支脉:从檀中出锁骨上窝,上走颈部,沿耳后直上出于耳上方,再屈而下行,绕面颊部到达眼睑下。

耳部支脉,从耳后入耳中,出走耳前,与前脉交叉于面颊部,至眼外角与足少阳经相衔接。

病理症候　本经多与耳、心、胸等处疾病以及精神病有关,主要症候为耳聋、耳鸣、眼外角痛,耳后、肩及上肢外侧部疼痛。

（十一）足少阳胆经

循行部位　起于外角,上行头角,下至耳后,沿颈走手少阳经前面到肩上,又交叉到手少阳经之后,向下进入锁骨上窝。

耳部支脉:从耳后入耳中,出来经过耳前到眼外角后方。

眼外角支脉:从眼外角处分出,下走大迎与手少阳经会合于眼眶下,下经颊车至颈部与前入锁骨上窝之脉会合,然后向下进入胸中,通过横膈络肝属胆。沿肋助内,出于少腹两侧的腹股沟气冲部,绕阴毛,横入髋关节部。

锁骨上窝部直行的脉:从锁骨上窝部下走腋窝前,沿侧胸经季肋与前入髋骨关节部的脉相合会和、再向下沿着大腿外侧、出于膝部外侧,下走腓骨前面,到腓骨下段,出外踝前,沿足背进入足第四趾外侧端。

足背部支脉:从足临泣处分出,沿第一、二跖间,出于大趾尖端穿过趾甲到甲后毫毛处,与足厥阴肝经相连接。

病理症候　本经多与头、眼、鼻、喉、胸等处疾病有关。主要症候为恶寒发热、口苦、喜叹息、头痛,眼外角痛;淋巴结肿大,以及沿经脉所过部位的疼痛等。

（十二）足厥阴肝经

循行部位　起于大趾毫毛部,沿足背向上,在距离内踝前一寸处,向上至内踝八寸处,交出于足太阳经的后方,上行膝内侧,进入阴毛内,绕过阴部上达小腹、挟胃旁属肝络胆、上贯膈分布于胁肋,循喉咙后向上进入鼻咽,连接于目系,向上出于前额,与督脉会合于颠顶。

目系的支脉:从目系下行颊里,环绕唇内。

肝部的支脉:从肝分出通过横膈,向上流注于肺,连接于手太阴肺经。

病理症候　本经多与泌尿生殖系统疾病有关。主要症候为胸闷、恶心、腹泻;疝气;遗尿或小便不通;腰痛不能俯仰等。

（十三）任脉

循行部位　起于小腹内,下行会阴部,上出阴毛部,沿腹内经关元等穴到达咽喉部,再上行环绕口唇,经面部入眼眶下。

病理症候　本经与生殖系、泌尿系、胃肠道、胸部、舌及咽喉等疾病有关。主要症状为疝气、白带、下腹部有肿块等。

（十四）督脉

循行部位　起自小腹内,下出于会阴部,向后上循脊柱的内部,上达颈后风府,进入脑内,上行颠顶,沿前额下行鼻柱。

病理症候　本经多与神经系统、泌尿生殖系统及肠胃系疾病有关,主要症候为脊柱强直、角弓反张。

第五节　中医四诊

疾病的发生发展和转归的过程,也就是生理机转与病理机转相互转化的过程,在这转化的过程中所表现的症状是相当复杂的,因为人是一个统一的整体,所以一旦发病,不但在病变部位上反映出一定的病象,同时在其他有关部位也会出现相应变化。中医在临床工作中,主要就是从观察外在表现的症状,来测知内在脏腑的病情变化,这就是前人所说:"有诸内,必形诸外"的意思。但是要具体的了解和掌握病变的情况,那就必须通过望、闻、问、切的诊察方法,进行全面细致的诊察,才能真正获得第一手资料,藉以辨别疾病原因、病位表里、病情寒热、病体虚实,从而推测预后吉凶和决定治疗法则。

望、闻、问、切四诊,在临床上都有它的独特作用,如《难经》上说"望而知之者,望见其五色以知其病,闻而知之者,闻其五音以别其病,问而知之者,问其所欲五味,已知其病所起所在也,切脉而告知者,诊其寸口,视其虚实,以知其病,病在何脏腑也。"四诊之间相得益彰,所以在临床诊断上,应该把四诊紧密联系起来,做多方面的观察和了解,然后运用八纲、脏腑、经络、卫气营血、三焦辩证等理论来进行分析归纳,才能达到正确诊断的目的。假如单凭一种或两种方式,只掌握了片段材料就妄下判断,是肯定得不到正确的诊断。为了便于讨论,兹分节简述于下。

一、望诊

望诊即运用医生的视觉来诊察病人的全身和局部情况(神、色、形、态),特别是面部的颜色和舌苔的变化,在诊断上具有重要意义。

(一)观神

神是指精神、神气而言。临床上从神的变化之中,可以观察到气血的盛衰,同时可以测知疾病预后的好坏。例如:病人精神饱满,目光精彩(炯炯有神),言语清亮,神思不乱,肌肉不削,面色红润,气息平和,为正气未衰,神气未去,在这种情况下,无论病之轻重,其预后一般良好。若见病人精神萎靡,目陷睛暗,语言无伦,寻衣摸床,大肉瘦削,喘息异常,为气血已衰,神气耗损,见此情况者,不论是暴病或久病,其预后一般是不良的。所以《内经》上早就指出"失神者死,得神者生",这充分说明了观察神气的重要性。

(二)察色

色是五脏气血的外荣,气血旺盛则色泽荣润,气血衰减则气泽枯槁,所以前人说:精神气色,寄居于五脏之中,流露于面目之间,善于望色,就可以知道疾病的新、久、轻、重,以及预后如何。这就说明了察色在诊断上的现实意义。

察色,主要是观察颜面,根据病人所表现的颜色,分为青、黄、赤、白、黑五色,结合五脏所属,来辨别表、里、寒、热、虚、实。①面部色青病在肝,主要症状反应是"胸腹剧痛",青白兼见属于寒,面唇俱青为寒极、假如小儿环唇及鼻旁青色,并有抽搐症状的,是为肝风内动的危险征兆。②面部色黄病在脾,主"湿热"和"寒湿"。色黄而明亮的属湿热,色淡而晦暗的属寒湿。全身皮肤以及眼白黄染的叫"黄疸"。黄白相兼,眼白不黄的,叫"萎黄"。若在病中,面色淡黄而不枯,这说明是疾病将愈的吉兆。③面部色赤病在心,主"有热"。而赤身热,或谵语烦躁的属"实热"。病久体虚,午后两颧微红而有潮热者,即为"阳虚劳热"之征。④面部色白病在肺,主"肺虚血少"。大凡阳虚身寒的病人,面色必白,血虚的病人,面色赤白,所以白色的表现多属于气虚血少,或为寒证。⑤面部色黑病在肾,主"虚损"。大凡肾亏的病人,面色都黑,或环眼有黑晕一圈,严重的则颜额俱见黑色,这是肾阳极度衰败的凶险征象。

上述仅是五色主病和五脏所属的大概情况,在察色过程中,还须重视色之泽夭。一般来说,凡是鲜明润泽而容易消失的,大多属于表病、新病、轻病;如见晦暗沉滞,枯涩而不消散的,大多属于里病、久病、重病。总之,观察面色,终以明润为佳。凡暴病实证,不妨昏庸滞浊。久病虚症,只宜瘦削清癯。若病邪方张而见清白少神,或虚赢久困而见妩媚鲜艳,都不是属于正常的气色,临床时必须加以注意。

(三)视形态

形是形体,态是动态。观察病人的形体,可以看出患者不同的体质;根据病人特殊姿态,可以了解疾病所在。

临证首先要看病人体格的强弱。大凡胸阔、骨大、肌肉丰实的人,谓之"形实体壮"抵抗力强。假如胸廓狭窄、骨骼弱小、肌肉瘦削的人,谓之"形体癯瘦",抵抗力弱。其次,要看病人有没有致病的因素。例如身体肥胖,面赤而圆,颈短且肥,轻微劳动就觉气急心跳,这种体质属于"气虚痰盛",很容易患"中风"病。若身体瘦弱,颈长面削,肤白无华,面颊潮红,胸廓狭长而扁平,缺骨(锁骨窝)深凹,这种体质属于"阴虚阳亢",很容易患"肺痨"病。古人说"肥人多中风,瘦人多劳嗽",实际上就是这个道理。第三,要看病人所表现的各种姿态。我们说各种不同的疾患都有其特殊的姿态出现,因为病人在其身体最痛苦的部位,每多以动作来表示,或借以缓解痛苦。例如头痛者,多以手抱头;胃痛者,多以手抚脘;腹痛者,多以手捧腹;腰痛者,都以手叉腰等等。这些都是值得注意的地方。另一方面,必须注意病人的全身姿态有无异常。例如从头项强直、角弓反张,就可以知道是脑病。从端坐呼吸、不能平卧,可知其为喘息。从痛苦呻吟、步行不便,可知其患肠疾或为麻痹,以及半身不遂为中风等等,都是观察形态的重点方面。此外,还须注意皮肤有无水肿、疮疡、黄疸、斑疹以及有汗无汗等情况;眼部有无目赤发黄、斜视、上视、目窠浮肿等情况;鼻腔有无鼻塞、鼻衄、鼻煽以及鼻流浊涕等情况;同时还应注意唇口及牙齿的形态和色泽等等。以便综合资料,为辨证论治提供有力的依据。

(四) 辨舌

辨舌是中医长期实践所累积的经验结晶,它在诊断疾病上具有重要地位,大凡内脏有病变,往往能现诸于舌,所以临证时细心辨舌是有很大作用的。辨舌还须分舌质和舌苔,所谓"辨舌质可以辨五脏之虚实,视舌苔可以察六淫之浅深"。舌苔无论何色,皆属易治,若舌质既变,即当察其死活,所谓活,即舌底隐隐犹见红舌,此不过气血之有阻滞,非脏气得败坏;所谓死,舌底全变干晦枯萎,毫无生气,是脏气之不至,真藏色现,其证多危。这充分说明了观察舌质的变化,较观察舌苔的变化尤为重要。

正常舌,舌质是淡红的,不浅不深,舌质上有一层薄薄的白苔,保持津润,不胖不瘦,运动自如,味觉敏感。如果不是这样,就应考虑病态。

1. 辨舌质

(1)舌色:淡红有润,不浅不深、这是正常的现象。如果颜色鲜红,属于血热。假使舌上淡红无华,则又属血虚。若更干而不荣,那又是胃津耗伤而气不化液的病态。红色进一步就是绛色,绛舌是一种深红的颜色,这种舌色,主要是邪热传营,内热炽盛的表现。如果色绛而中心干的,属于胃火炽盛,劫灼津液。舌尖独绛,则属心火上炎。绛而光亮,为胃阴消亡。色绛不鲜,干枯而萎,为胃阴已涸。舌色发紫,称为紫舌。紫而肿大,为酒毒冲心。如温邪见此,多为邪热羁于营分、血分,心火独炽之征。紫而晦暗,为瘀血蓄积。淡紫而湿润,又属寒邪内留,阳气衰败的现象。此外还有一种蓝舌,舌质光蓝无苔,临证虽极少见,但见此舌,当知气血亏极的危险征兆。孕妇胎死腹中亦可出现这种舌色。

（2）舌的形态和运动：舌的形态，不胖不瘦，运动自如，这是正常状态。如有痰饮水湿，多见舌形"胖胀"。血虚内热，多见舌形"瘦瘪"。络脉阻塞，就会发现"强硬"。中风偏枯，就会发现"歪斜"。津液枯燥，每见"卷缩"。这些都属疾病严重的征象。

2. 辨舌苔

白苔：多属表证。白薄而滑属表寒；白滑黏腻，为内有湿痰；白苔底绛，是湿遏热伏。白而边红，是风温入肺。尖白根黄，为表证未罢。白中带黄，为邪将传里。

黄苔：属里证。微黄而不甚燥，为邪初传里。深黄而见滑腻，为湿热交阻于中。苔黄而干，是外邪虽解，火已内炽。黄而燥，是为阳明实热证，可用下法。

灰苔：是一种较黑色浅淡的舌苔，有阴阳之异，寒热之辨。直中阴经的疾患，舌变灰黄而无积苔。若由黄而渐转成灰黑干苔者，则为传经热证。

黑苔：也有寒热之分。苔黑而热干，属于热极。苔黑而滑润，就相反的属于寒极。大抵热证多由黄而渐转灰黑，苔多厚。寒证多为开始即黑，苔多薄。这是辨别黑苔的主要关键。

以上是辨别舌苔颜色和厚薄润燥的大概情况，但在辨舌之际必须注意饮食和舌苔的关系。例如吃了橄榄，舌苔发黑；吃了枇杷，舌苔发黄；吃了醋和生姜，舌苔发灰等等。因此，临床时必须防止为假苔所惑。

二、闻诊

闻诊包括听声音和嗅气味两个方面。前者听患者的语言、呼吸、咳嗽等声音的高低清浊；后者嗅病人的口气、痰气和病室内的气味来分辨病情，帮助诊断。

（一）闻声音

1. 语言：大凡言语低微，多属内伤虚证，言语洪亮，属多外感实证。因此，热证、实证的病人，每多声音粗粝，多言喜语。寒证的病人，每多声音低微，少言懒语。

2. 呼吸：外感实热的疾患，每多发现呼吸有力而不平均的现象，谓之"气粗"。内伤虚弱的疾患，每多发现呼吸微弱而不接续的现象，谓之"气微"。如果呼吸急促，喉间痰声如锯，多属痰盛壅塞之证，白喉、肺炎、哮喘病发作时均可见之。

3. 咳嗽：咳声重浊而不扬者，为"肺气不宣"。咳声低微而不扬者，为"肺气不足"。暴咳音者，属肺实。久咳音嘶者，属肺虚。咳嗽阵作，咳则连声不绝，甚则面红呕吐者，是为"顿嗽"（即百日咳）。

（二）闻气味

主要是从病人的口气、痰气、汗气、大小便气等不正常的气味中，利用嗅觉来寻找诊断资料。例如口喷热秽的气味，是胃中有热。咳痰有腥味的，是肺中有热，腥臭如脓者，则为"肺痈"。汗臭熏鼻者，多属湿热之证。大便酸臭难闻者，为肠中有热。矢气奇臭者，多为消化不良，宿食停滞。小便浊臭者，是膀胱有热。鼻流浊涕而腥臭者，为"鼻渊"等等。

三、问诊

"必须先有情况的了解,然后才会有好的处理",问诊就是了解疾病情况最好的方法之一,只有细致耐心和有系统地进行询问病史,包括病人的生活环境、饮食起居、性情嗜好,以及疾病的起始和治疗经过等方面,倾听病人的主诉,才能得到很多有助于诊断的资料。

中医前贤,为了便于初学者在问诊上能够掌握重点,编成了一首"十问歌":

一问寒热二问汗,三问头身四问便;

五问饮食六问胸,七聋八渴俱当辨。

九问旧病十问因,再兼服药参其变。

妇人尤宜问经期,迟速崩闭皆可见,

再添片语告儿科,天花麻疹全占验。

1. 问寒热:主要是辨别外感内伤、邪正盛衰、阴虚阳虚等。例如起病即见寒热无汗,头痛体楚,多属外感风寒,为病邪在表。如见发热有汗不解,口渴,便闭,溺赤,谵语,多属实热内炽,为病邪在里。如见热势缠绵,午后或晚间为甚,五心烦热,并有盗汗、消瘦、面颧潮红等现象者,是为内伤阴虚发热。若见自汗身倦,面色㿠白,唇淡口和,或有轻微恶风现象者,又为阳虚发热之证。若寒热往来有时,汗出热退者,病在少阳,疟疾尤须考虑。

2. 问汗:首先要注意有汗无汗,汗的多少以及出汗时间等等。如表证无汗属表实,有汗属表虚。汗出而热不退,是邪已入里之证。虚证汗出,必须分辨自汗与盗汗,若动辄气乏汗出者为自汗,多属阳虚。寐则出汗,醒即汗敛为盗汗,多属阴虚。

3. 问头身:骤发头痛而痛无休止,兼有寒热表证者,属外感。头痛有间歇或兼眩晕者,属内伤。身痛兼头痛者,多属外感风寒。身痛而头不痛,或走窜四肢,痛在关节者,多属风寒湿三气痹络之征。手指麻木,延及臂肘者,多为中风先兆。

4. 问二便:每可分别病情的虚实寒热,一般来说,便闭腹满胀痛者,干燥难解者,多属实热证。大便稀薄,泄泻不止者,都属虚寒证。久病或老年人经常便闭者;多为气血之不足。便泄清稀,完谷不化者,属寒泻。便溏臭秽,肛门灼痛者,属热泻。泻时里急后重,腹痛不舒,泻后感觉舒适者是实证。便泻自然而下,腹无所苦,泻后反觉不适者是虚证。小便黄赤为热证。浑浊为湿热,清白为寒证,清白而频数,甚至小便自遗者为气虚。小便频繁,口渴多饮,身体逐渐赢瘦者,多为消渴。小便淋沥,茎中刺痛者,多为淋病。痛而尿血者,为血淋。

5. 问饮食:可以了解病人的肠胃情况。如轻病而饮食如常者,是胃气未伤。不欲饮食,而大便不通,或频频嗳气者,是胃肠有积滞之征。如果食欲特别旺盛,或者特别容易饥饿者,谓之"消谷善饥",属胃热(中消证)。食欲呆钝,食后逾时仍复呕出,间吐清水,脘痛,喜手按热熨者,谓之"胃阳不振",属胃寒。饮食喜热喜咸者,多属阳虚。饮食喜冷喜淡者,多属阴虚。嗜食生米、木炭、砖泥者是虫积。喜吃酸味,多为怀孕或胃酸缺少症。

6.问胸腹:胸腹部的疼痛,暴痛者多属实;久痛者多属虚。痛时胀满不能食者属实;痛时得食而缓者属虚。痛势剧烈,固定不移者属实;疼痛缓慢,且无定处者属虚;食后即胀,且逐渐加重者,属脾虚。这是一般的辩证规律。但胸腹部的疾病很多,如腹痛而面色萎黄有白斑者,多为虫积。腹痛在右下腹部,右腿喜屈,直伸痛甚者,为肠痛。若妇人腹痛,又须注意月经及妊娠等情况。

7.问耳聋:主要了解患者在疾病过程中有无听觉障碍的情况出现。一般来讲,暴聋属实,久聋属虚。伤寒暴聋,多病在少阳,经气闭塞所致。温病耳聋,多为阴伤,阴津不上达,邪火蒙闭清窍所致。这些都较易治疗。若病至气虚精脱而见耳聋者,为病势危殆之征。同时在治疗中,又可从耳聋的轻重来了解病势的进退,随治随轻为病退,经治而聋重为病进。

此外,耳鸣妨听亦须分辨虚实,如耳鸣而见头眩心悸者,多为虚证;若耳鸣而见便闭,胸闷、纳减、呕吐者,多为实证。

8.问渴:大凡口渴而能大量饮水者,为"真渴",属热、属实。口渴而不能饮水,或饮水不多者,为"假渴",属寒属虚。渴喜冷饮者属里热。渴喜热饮者,属里寒。

9.问旧病原因和服药情况:主要是详询过去的病史和现在的病情,从而掌握新病和旧病的相互关系,并分析其病因之来源。对已经治疗过的病人,更须详询其服药后的情况,以供进一步治疗的参考。

10.妇人和小儿的问诊:除做到上述一般问诊外还须注意如下几个问题:

妇人疾病须加问经、带、胎、产的情况。在月经方面当问其调与不调,如经期超前,色紫而鲜者,大都属热。经期落后,色泽不鲜,大多属寒。若病外感经来而即止者,为经因病阻,当防热入血室。如有经停,又当问其已婚未婚,若未婚经停必为闭止,治法宜通。已婚经停则应防其怀孕,不可冒昧痛经。产后尤须注意有无寒热、是否腹痛,一般见寒热头痛属外感。恶露不畅而腹痛为瘀血。凡此都是女子的特有病证,必须细致的询问。

小儿问诊,一般应了解以前曾否出过麻疹,是否种过牛痘,家里是否有传染病人,父母健康如何,小儿及乳母的饮食冷暖,起居情况,以及发病时间,疾病经过等等,这些都须仔细了解,以便掌握疾病的整个情况,为辩证论治提供可靠的资料。

四、切诊

切诊和望、闻、问三诊,在诊断上具有同样重要的意义。它的具体内容大致可分脉诊和触诊两个部分。尤其关于脉诊方面,中医非常重视,历代医学家也有不少文献流传下来,指示后人运用脉诊来辨识病症。这是中医的一项伟大成就和重要文献,但是后世有些医家过分强调脉诊,把脉诊说得神乎其神,以致忽视了其他方面的诊察,这是片面的。何况远在两千多年前的《黄帝内经》上就有"卒持寸口,何病能中"的记载。因此,正确对待中医的诊断方法,必须把四诊结合运用,才能得到良好的效果。

（一）脉诊

1. 切脉的部位:一般采用"寸口"(即掌后的桡骨动脉)。分为寸、关、尺三部,以掌后高骨为"关",关之前为"寸",关之后为"尺",此外还有足部的"趺阳脉"(在足背冲阳穴),在诊断危急病人时,可以参照运用。

两手寸、关、尺分候脏腑的部位:左手寸部候心和心包络;左关候肝胆;左尺候肾和膀胱小肠。右手寸部候肺和胸中;右关候脾胃、右尺候肾,命门和大肠。

2. 切脉方法:先以中指取定关部,再以食指、无名指分取寸、尺两部(小儿则用一指取之),然后采用浮(轻按)、中(较重压之)、沉(重压)三种不同指力,寻求脉象。

3. 平脉:是指健康人的脉象,一般来说,脉来不大不小,不浮不沉,来去从容,一息(正常人一呼一吸)四五至。但正常人的脉象,又多随着年龄、性别、体力、生活情况而有所不同,如老年人较快而硬,成年人较慢而柔,小儿脉更快,男子脉较慢,女子脉较快。又如体力劳动者,脉多大而有力,脑力劳动者,脉多细而无力。此外,在劳动后、酒后、浴后、激动后脉来均较快速,安静或睡眠时脉较缓慢,这些差异都属于生理现象。

4. 病脉:凡是和"平脉"相出入的,就属病脉。它的分类非常复杂,古人把它整理归纳为28种脉象之多,常见脉象分类主病表见表3-3。

表3-3 常见脉象分类主病表

分辨	脉象	指下感觉	主病
深度	浮	轻按即得,重按反弱	主风邪外客的表证,有力属实,无力属虚
	沉	轻取不应,重按乃得	主里证,无力为里虚,有力为里实
速度	数	搏动快速,一息六至	主热,有力为实热,浮数为表热,无力为虚热,沉数为里热
	迟	搏动迟缓,一息三至	主寒,浮沉为表阳,虚沉迟为里寒
充盈度	洪	脉管粗大,饱满有力	主邪盛热极,若大而无力属虚
	细	脉管细小,软弱无力	主血虚气衰
流利度	滑	往来流利,应指圆滑	主气血盛或痰证,孕妇为平脉
	涩	往来艰涩,流行欠畅	主血少气滞
紧张度	弦	状如弓弦,刚劲不和	主寒痛及肝病气郁
	软	搏动少力,按之柔软	主阳气不振

浮脉:轻按即见。主表实,亦主里气内虚。沉脉:重按乃见。主里实,亦主里气内虚。迟脉:一息三至。主虚寒,亦主在脏之病。数脉:一息六至。主实热,亦主真寒假热。虚脉:三部无力。主诸虚,亦主素禀不足。实脉:三部有力。主诸实,亦主素禀有余。大脉:应指洪阔。主病进,亦主正气内虚。缓脉:应指柔和。主病退,亦主胃气有

余。长脉:过于三指。主气盛,亦主阳盛阴虚。短脉:不满三指。主气损,亦主中有窒塞。滑脉:往来流利。主血走,亦主痰饮为病。涩脉:往来艰滞。主血虚,亦主瘀血凝积。洪脉:涌沸有力。主实热,亦主内虚不足。紧脉:劲急无定。主寒实,亦主身体疼痛。细脉:窄小不粗。主冷气,亦主血脉不足。微脉:模糊不显。主阳虚,亦主元气败绝。芤脉:浮大中空。主血亡,亦主遗精小产。弦脉:端直中劲。主木旺,亦主痰饮内痛。革脉:浮极有力。主阴亡,亦主阳不入阴。牢脉:沉极有力。主寒实,亦主内有积聚。濡脉:浮细无力。主气虚,亦主外受湿气。弱脉:沉细无力。主血虚,亦主胃气不盛。动脉:摇曳在关。主惊气,亦主阴阳相搏。伏脉:沉潜着骨。主邪闭,亦主阴寒在内。促脉:数中时止。主热郁,亦主邪气内陷。结脉:迟中时止。主寒结,亦主气血渐衰。代脉:止有定候。主气绝,亦主经隧有阻。散脉:去来撩乱。主气散,亦主产妇凶吉。

浮沉分表里,迟数定寒热,虚实分盛衰,大缓辨进退。长有余而短不足,滑流利而涩艰难。寒热紧洪俱属实,细微血气总为虚。芤中空而血亡故道,弦中劲而木侮脾经。革则阳气外越,牢则阴邪内固。濡气虚,弱血虚,虚各有别。动气搏,伏气闭,气总乖和。结阴促阳,辨迟与数。代亡散绝,有去无来。脉法多端,此为总索。(伯未按:滑伯仁云,脉之纲要,不外浮沉迟数滑涩六者,以其足统乎表里阴阳虚实冷热风寒湿燥脏腑气血之病也。)中医论证,注重脏腑经络,论诊断,注重望闻问切,中医辩证用药,全赖于此,越此范畴,便不成其为中医。

(二)触诊

切诊除了脉诊之外,尚有诊尺肤、诊手足、诊肌表、诊脚腹等,亦属于切诊的范围。通过局部的检查可以探测疾病的反应情况,如或温、或凉、或硬、或痛等,从而帮助诊断,现将诊肌表、诊手足、按腹等三种触诊方法,简述于下:

1. 诊肌表:可诊察皮肤的润燥以知其有汗或无汗,同时更可从肌表的温凉而辨其寒热之盛衰。此外,还可检查皮肤之有无肿胀及斑疹等等。在外科临床来说,尤为重要。

2. 诊手足:"四肢为诸阳之本",所以诊四肢的寒温,可以窥测阳气的盛衰,在预后诊断上也有重要意义。例如"飧泄脉小者,手足寒,难已,飧泄脉小,手尽温,泄易已"。同时诊四肢还可以辨别"外感""内伤"如手背上热的为外感,手心热与少腹热的为内伤。再如小儿高热,指尖发冷的,当防惊厥。发热咳嗽,流涕,目红流泪,见到手指尖冷的,为将出麻疹之兆。

3. 按腹:腹满按之而痛者,属实;按之不痛者,属虚。喜暖手温抚者属寒,喜近冷物者属热。又如腹热重者内热亦重,腹热轻者内热亦轻。若诊脉有热象而扪腹不热者,属表热。假如腹痛绕脐,而左腹下按之有块状累累者,属燥屎。腹痛偏右,按之痛不可忍者,应作肠痈考虑。

总之,触诊可从拒按与喜按来辨别病邪的虚实,又可从皮肤的冷热与润燥来辨别病邪的寒热等等,对临床诊断也是重要的一环。

第六节　辩证论治

辩证论治是中医有关论断治疗的理论体系的总称,也是我们临床工作中辨识疾病和治疗疾病的具体学术方法。我国劳动人民在长期与疾病作斗争的实践过程中,总结了很多由博返约的辩证法则,我们如果掌握了它,那么在错综复杂的病证面前,就能执简而驭繁地来辨明疾病产生的原因、部位、属性及其发展趋势等矛盾特点,对疾病就有了正确的判断,从而提出恰当的治法方案,来因势利导,扶正祛邪,而达到病人恢复健康的目的。

中医临床上常用的辩证工具,有八纲、六因、脏腑、六经、卫气营血、三焦、气血津液等法则,它们都能从整体观念出发,用辩证的方法,对疾病作具体的分析,据此对机体作全面的调治,这是中医辩证论治的唯一特点。

一、八纲辩证

"不论研究何种矛盾的特性……都不能带主观随意性,必须对它们实行具体的分析。离开具体的分析,就不能认识任何矛盾的特性。"中医运用八纲、病因、脏腑……各种辩证法则,就是对疾病作具体的分析,作为治疗论据而八纲尤其是中医理论体系中辨析证候的基本纲领,是前人通过长期实践由博返约所总结出来的经验结晶,具有朴素的唯物辩证观点,是辩证论治的普通规律,是一切疾病在任何阶级中必须遵循的共同法则。

任何疾病在各个不同的阶段中,所出现的各种证状,如发热、恶寒、头痛、身疼、呕吐、腹痛、泄泻等等,其实都是一种"邪正交争"的现象,临床上对待这许多错综复杂的现象,要想迅速找到它的关键,尽快作出有力措施,就必须依靠八纲这个辩证规律,来辨认疾病部位、属性和正气御病情况。只有从千变万化的疾病中找出头绪来,使复杂的现象变成条理化,才能指导整体的统一疗法。

中医理论认为任何疾病,都离不开八纲的范围,因为疾病的性质,不属于阴,就属于阳;病变的部位,不属于表,就属于里;证状的表现,不属于热,就属于寒;邪正的盛衰,不属于实,就属于虚。正如前人所说"变证百端,不过寒、热、虚、实、表、里、阴、阳八字尽之"。因此说要掌握辩证论治,必须首先掌握八纲这个基本的辩证规律。

八纲之中,不仅有着密切的联系,而且还有很多变化,八纲虽为八,而其中阴阳两纲,又为纲领中的纲领,其他六纲是从阴阳演绎而来,所以阴阳两纲,实际上是概括了寒热虚实(阴——里、虚、寒;阳——表、实、热)。它们之间的联系又很密切,如表里与寒热、虚实的联系,以及由表入里、由里出表、寒热错杂、虚实并见等等。所以临床时必须随着具体病情掌握运用，才能恰中病机。

总之，八纲具有辩证法精神，它是根据证候的全面情况，分析归纳，执简驭繁作出正确的理论判断，从而指导合理的治疗。所以说，八纲是辩证识证的纲领，是学习和运用中医必须掌握的基本理论。

（一）表里

表和里，是鉴别疾病部位深浅和病势轻重的两个纲领。就人体而言，表里虽然可作内外解释，但并不能因此而把它看做固定的解剖部位，因为表里的意义本身就带有相对性，所以也就很难用解剖学的观点来决然地划分表里。从中医临床辩证的角度对表证和里证的理解来看，大体以六淫之邪外犯身体的躯表（皮毛经络），而出现发热、恶寒、头痛、身疼等证者，皆属于表。及至病邪传入身体的内腔（五脏六腑），而出现高热、神昏、胸闷、呕逆、腹痛、便闭等证者，皆属于里。

辨别表里，不仅可以观察病情指导治疗，而且还可以了解病势的轻重。一般来说，病邪在表者，其病轻浅，其治较易；邪在里者，其病深重，其治较难。而更重要的是审察病情的传变趋势，以知病之顺逆。因此它又是分析病变发展趋势的辩证法则。

1. 表证和里证

表证——恶寒发热，头疼身痛，鼻塞，脉浮，舌苔薄白，四肢酸痛等。

里证——高热或潮热，神昏烦躁，口渴，胸痞，呕吐，下利或便闭，腹痛，胀满，脉沉，舌黄或灰黑。

2. 表里和寒热的关系

表寒证——头痛，发热，恶寒或寒战，无汗或少汗等证。

表热证——头痛，恶寒轻，发热重，或发热，微汗，口渴等证。

里寒证——恶心呕吐，便泻腹胀，四肢发冷等。

里热证——口渴，燥热，心烦不寐，目赤唇焦等。

3. 表里和虚实的关系

表虚证——自汗、盗汗、倦乏无力等证。

表实证——发热无汗，肌肤灼手等证。

里虚证——头昏神疲，心中恍惚，出冷汗，四肢发冷，气短，懒言，纳食减少等证。

里实证——谵妄发狂，腹胀满，心烦，大便不通等证。

4. 表里同病

临床上出现了头痛、身痛、恶寒、无汗等表寒证状，同时又出现了腹痛，吐泻，肢冷，脉沉的里寒证状，这就叫——表里俱寒。

如见到不恶寒，但恶热，或肤热自汗的表热证状，同时又出现了口渴引饮，目赤唇焦，烦躁壮热的里热证状，这就叫——表里俱热。

再如既有自汗，怯冷，脉弱少力的表虚证状，同时又有心跳，气弱，自利清谷等里虚证状，为——表里俱虚。

若见发热无汗,脉浮滑数等表实证状,又兼大便不通,小便黄赤,腹满,腹痛,烦躁恶热,神昏谵语等里实证象,为——表里俱实。

5. 半表半里

病邪既不完全在表,又未完全入里,处于表里之间者,即为半表半里证。其主要证状为寒热证往来,胸胁苦满,心烦喜吐,口苦,咽干,目眩,脉细弦等(证状对比详见表3-4),这也是表里辩证上的一个重要环节。

表 3-4 表里的寒热虚实鉴别表证

表里	证	证状	脉	舌	
				苔	质
表	寒	头痛、身疼、恶寒、发热、无汗	浮紧	薄白	红
	热	恶风、身热、或有汗或无汗	浮数	白	边尖红
	虚	汗出(盗汗、自汗)恶风	浮弱或无力	白	淡
	实	无汗、身痛	浮数有力	白	红
半表半里		寒热往来、胸胁苦满、心烦喜呕、口苦、咽干、目眩	弦细	白	边红
里	寒	畏寒、口和不渴、呕恶、腹痛泄泻、肢冷	迟	白	青
	热	发热、口渴少津、目赤唇焦、烦热扰乱	数实	黄	红
	虚	气弱、懒言、肢冷、大便自利、心跳、头昏、疲倦	弱	清白	嫩胖
	实	气粗、谵语、手足出汗、大便实、腹满、心烦发狂	实	黄浊	紫

6. 由表入里,由里达表的关系

表证入里——凡病表证而见呕恶,口苦或心胸满闷,不食等证状时,是为表邪渐趋入里之征。若进而出现烦躁不眠,干渴,谵语或腹痛,自利等证,则为邪入于里,为疾病发展趋势转重的表现。

里证出表——假如由口渴烦躁,继而汗出发疹,这就是由里达表之征,是为疾病发展趋势转轻的表现。

综上所述可知,详细的观察表里,非但可以明了病变的部位,而且可以知道病变发展的趋势,这在辩证上确实占有极为重要的地位。

(二)寒热

寒和热,是识别疾病寒热属性的两个纲领,是临床诊疗工作的关键问题。寒乃体温下降,生活机能减退之象;热乃体温上升,生活机能亢进之象。所以在辩证时,必须识别寒热的征象和性质,从而提出治疗方针,这也是决定用药或温或凉的一个关键。因此它在临床工作中有着很重要的现实意义。

1. 寒证和热证

寒证——表现为口不渴或假渴不能消水,喜饮热汤,手足逆冷,面色苍白,气冷息微,小便清长,大便溏,舌苔白滑,脉迟等等。

热证——表现为口渴而能消水,喜冷饮,潮热烦躁,手足动扰,面色红赤,气热息粗,小便短赤,大便闭结,舌苔黄糙,脉数等等。

2. 寒热的错杂

寒在上者——多为吞酸,嗳腐,噎嗝,饮食不化,胀哕等证。寒在下者——多为清浊不分,鸢溏通泄,阳痿遗尿,肢寒足冷等证。

热在上者——多为头痛目赤、喉痛、牙痛、喜冷、舌黑等证。

热在下者——多为腰足肿痛、二便闭塞、溺病、遗精、溲浑便赤等证。

3. 寒热的真假

《内经》说:"寒极生热,热极生寒",实际上就是真寒假热,真热假寒。寒热的鉴别概括为表3-5所示。

表 3-5　寒热鉴别表

属性类别	寒	热
病性	体温下降生活机能减退	体温上升,生活机能亢进
病状	口不渴或渴喜热饮,手足逆冷,面色苍白,小便清,大便溏	渴能消水,喜冷饮,潮热烦躁,手足燥扰,面色红赤,小便短赤,大便闭结
脉象	沉、细、迟、缓	浮、洪、数
舌苔	薄、白、滑	黄、腻、芒刺

（三）虚实

虚与实是辨别体力强弱与病势盛衰的两个纲领。《黄帝内经》说:"邪气盛则实,精气夺则虚"。一般而言,凡生理功能不足、免疫防卫机能下降、病势衰微等正气不足,都属于虚;凡邪气有余、证状急剧、人体机能亢奋、免疫抵抗力强盛,都属于实。但病邪是复杂的客观外在因素,人的生理心理情境多变。唯物辩证法认为外因是变化的条件,内因是变化的依据,外因是通过内因起作用的。只有在人体正气虚弱时,病邪才能入侵,并出现"正邪相博"(即人体防卫机能与病邪博击)局面。如果正气强盛,足以抵拒外邪,则病势祛退或痊愈;如正气虽强但邪气也盛,则成为实证;如正气不足以战胜病邪,病势益增,则表现为虚证。

具体而言:外感多实,内伤多虚;暴病多实,久病多虚;年壮多实,年老多虚;健壮多实,瘦弱多虚;热证多实,寒证多虚。凡病体和证候表现有余、结实、强盛则为实;表现不足、衰退、松弛则为虚。但临床虚实证往往互现相见,若不能审慎辨别,分不清主次,容易犯"虚虚"、"实实"的误诊错误。

1. 虚证与实证的基本概念

虚证:正气虚弱,病理机能表现为不足、衰退。如手足不温,下利清谷(排泄物为不消化食物),小便失禁,气短懒言,自汗、盗汗,腹胀时现时隐,胀痛喜按、按后痛止,脉象无力,慢性久病。

实证:邪气亢盛,病理机能表现为有余、强盛。如高热烦渴、大便闭结、小便热痛、谵语狂妄、无汗或汗出而热不退、腹胀不减或胀痛拒按、脉象有力,急性暴病等。虚证、实证鉴别见表 3-6。

表 3-6　虚证、实证鉴别表

属性类别	虚证	实证
病变	慢性病,机能减退,体质瘦弱久病	急性病,机能亢进,体质强壮,新病
病状	恶寒,下利清谷,小便失禁气短、出汗、面色苍白	壮热、烦躁、大便干燥、小便热少气短、腹胀、面色红润
脉象	细小、微弱	实大、弦长
舌苔	白薄	厚腻

2.气血的虚实

气虚——呼吸浅短,声音低怯,自汗,心悸,头晕耳鸣,气弱懒言,倦怠少食,消化不良,脉微或虚大。

血虚——心烦少眠,燥热多怒,夜间发热,盗汗,肌肤枯涩,唇淡色萎,脉细无力。

气实——多由痰热,湿热,食滞郁结等引起。如胸脘痞闷,痰多喘满,张口抬肩,腹胀吞酸,嗳腐,大便闭结或泻而不畅等证。

血实——多因郁血,淤血,如妇女经闭腹痛拒按,以及跌仆肿痛等证。

(四) 阴阳

阴阳是矛盾的统一,它概括一切事物本身所存在的对立而统一的两个方面。阴阳学说是一种朴素的唯物辩证法,它们有着相互制约、相互依存的关系,在医学上的运用非常广泛。前人认为一切疾病的产生,不是阳胜,就是阴胜,不是阴虚,就是阳虚,所以用它来解释人体与外在环境的联系,以及生理病理的变化,并且还用以说明在诊断和治疗上的一切规律,是中医理论基础的中心思想。

在诊断学上阴阳学说所占的地位尤为重要,如《内经》说:"善诊者,察色按脉,先别阴阳"。从"先别"两字来看,更可看出阴阳在诊断学上的重要性。在辩证上,凡是不及的、抑制的、衰退的、寒性的皆属于阴;太过的、兴奋的、亢进的、热性的,皆属于阳。此外还有阴盛阳衰、阳虚阳亢或阴阳具虚等现象。因此说阴阳为表、里、寒、热、虚、实的基础,表里寒热虚实为阴阳的具体表现,故阴阳二纲实为纲领中的纲领。其他六纲则都是从阴阳演绎而来,故纲虽分八,并不能并列看待,而是有其统属关系的。掌握了这些关键问题,对于辩证论治就能起到一定的指导作用。

1. 阴证和阳证

阴证——精神萎顿,语音低微,面色苍白或晦暗,目光无神,动作迟缓,身冷畏寒,气弱嗜卧,尿清便溏,舌苔白滑,脉沉迟无力等,都说明了机体内脏器官和新陈代谢机能处于抑制、衰减的情况。

阳证——精神亢奋,烦躁谵语,语音洪亮,颜面发赤,目光炯炯,动作轻捷,发热口渴,少睡气粗,尿黄便结,舌苔厚腻,脉浮数有力等,都显示出机体各内脏系统和新陈代谢等机能正处于异常亢进的状态。阴证、阳证鉴别见表 3-7。

表 3-7　阴证、阳证鉴别表

阴阳 四诊	阴证	阳证
望	好向壁卧,闭目恶明,不欲见人,身寒肢倦,神静无声	好向外卧,开目望明,喜见人,身仰肢撒,身轻神烦
闻	少言,息微,气短	多言,息粗,气促
问	欲得温,不渴,二便清白	欲得寒,口渴引饮,便半溲赤
切	脉沉或迟,身寒,肤枯涩,足冷	脉浮或数,身热,肤润泽,足温

2. 阳虚和阴虚

阴虚——脉数而细,低热颧红,口燥咽干,尿赤便闭,或五心烦躁,骨蒸潮热。

阳虚——脉大无力,四肢倦怠,唇淡口和,肌冷便溏,饮食不化(火不腐谷),阳痿早泄,腰膝寒冷。

上面所述仅是对阴证和阳证的一个总的概念,掌握了这些特点,对临床辩证有着一定帮助。特别在证状现象相似而本质决然不同的时候,更要依赖它来作为诊断的鉴别。例如同样一个四肢厥冷的证候,如果初得疾时,有头疼身热,面赤火生,谵语烦乱,脉洪滑大等证,而后发现四肢厥冷的,这是属于阳证,谓之"阳厥"。假如证状表现身寒不热,面白肤冷,倦卧神乏,脉细无力等证而后出现四肢厥冷的,这就属于阴证,谓之"阴厥"。由于它们的性质根本不同,"不同质的矛盾,只有用不同质的方法才能解决",因此在治疗上就有天壤之别。

再如同样一个垂危病人,在出现大汗淋漓等虚脱证状时,也有亡阴亡阳的不同,"亡阴之汗,身畏热,手足温,肌热,汗亦热而味咸,口渴喜冷饮,气粗,脉洪实。亡阳之汗,身反恶寒,手足冷,肌凉汗冷而味淡微粘,口不渴,而喜热饮,气微,脉浮数而空"。亡阴亡阳都是急剧变化的一个危险证候,一般在高热熏蒸,发汗多或吐泻过度,失血过多的情况下出现,因为汗出过多,容易消耗阴液,亦易散越阳气,其中机转即在顷刻,至其治法则大不相同,临证必须辨别清楚。亡阴之药一般宜凉,用甘药以养肺胃之津;亡阳之药一般宜热,非参附回阳不能挽救。一凉一热,治法截然,不容差误,从这两个举例中就可以比较清楚地看出阴阳两纲在辩证上的重要性了。

总之,八纲的综合意义既说明了病象表现的部位深浅(表里),又说明了病变的性质(寒热),也说明了患病机体的防卫机能与有害动因相斗争的发展情况(虚实),最后并可用阴证或阳证来加以总评,从而使医生对病人的病例生理状况有一个轮廓性的概念,治疗也就有了方向。实际上八纲辩证本身就是统一的整体,每纲之间都存在着有机的联系，因此临诊只要认真地体会，病变虽多，但总超不出八纲的范围。要能熟练地使用望、闻、问、切四诊，"于病因色脉中细加权察"。既要抓住八纲证型的关键性症候，也不轻视其余症候的辩证意义，贯彻"具体问题具体分析"的精神及"脉证合参"的全面观点，而在必要时又要"舍病从脉"或"舍脉从证"的权变思考，这就是八纲辩证规律的原则与灵活性相统一的特点。如能深入琢磨，对临诊工作确实有着很大的帮助。

二、六因辩证

"六因"是指风、寒、晕、湿、燥、火六种外界的致病因素，同时，也是六种类型病理现象的总称。由于历史条件和技术条件的限制，中医还不可能和现代医学一样用仪器设备来探求致病因子，而是通过长期的临床实践，观察到在正常情况下，自然界的风、寒、暑、湿、燥、火六气，有助于万物的生长化收藏，但当六气出现异常（太过或不及）变化，在人体抵抗力低下的条件时，每能置人于病，而成为外界的致病因素——"六淫"。且其不同的病因通过人体内部的矛盾可以引起不同的病例变化，出现各种证候。例如，外界风邪的侵袭引起伤风；长夏湿盛，可以使人湿阻等。因此，可以通过辨别疾病的不同证候表现来推求病因，这就是中医学的"审证求因"的方法。这一方法用于临床，既可以作为辩证的纲领，又可作为论治的依据。

外感六因疾病，大多与季节有关，如春多风病，夏多晕病，秋多燥病，冬多寒病，这是季节性外感病的一般发病规律，然而气候变化常很复杂，人的体质亦各有不同，同一季节可有不同的外感病发生，如夏日虽多暑病，但如贪凉喜冷也可发生寒病。此外，外邪侵入人体后，在一定条件下还可以互相转化，如寒邪化热、热极生风，湿从寒化、湿郁化热等，所以外感六因病的症候表现往往是错综复杂的。

风、寒、晕、湿、燥、火除外感所得外，也可由内在脏腑病变产生，如情志郁结伤肝，肝气郁久可化火生风，引起肝火上炎和肝风内动，这类"火"和"风"即非外感，而系内生。来源不同，治疗亦异。但由于它们之间的证状表现有其相似之处，所以这里把内生的风、寒、湿、澡、火和同类的外感病列在一起叙述，以便于掌握它们相互间的共同规律。

（一）风

风是自然界无形的气流，是春天的主气。因风得病时，有以下特点：

1. 风病来去急骤、善动多变

（1）起病急、消退快。如风疹块（荨麻疹），突然发病，见风起团块，瘙痒不止而能迅速消退。治用疏散风邪的药物。如防风、豨莶草、白癣皮、地肤子等。

（2）证状多游走不定。如痹证的关节痛以风邪为主者，表现为上下窜痛，部位不定，故称"行痹"。治宜祛风通络，方用防风汤。

（3）因善动多变，故凡临床表现的一切震颤、抽搐等证状都归属于风。如"中风"，小儿热厥的惊风、羊癫风以及破伤风等。治以祛风定痉，如用蝉衣、防风、僵蚕、全蝎、蜈蚣等。

2. 风为阳邪,其性轻扬,故易侵犯人体上部及经络肌表,如伤风之头痛证

外风:风为春天主气,但四季都有,体虚之人或劳累过度,或汗出当风,皆易感受风邪而发病,其他外邪又多附依于风,如风寒、风湿、风热等,故有"风者,百病之长"的说法。

① 伤风:风伤于表而见发热、怕风、有汗、鼻塞、头痛、咳嗽咽痒、苔白脉浮缓,治以辛散风邪,方如葱豉汤。挟湿则证见发热恶寒,呕吐,凶脘闷满,身重体倦。方用藿香正气散。

② 风寒:风邪夹寒,见有发热、畏寒、头痛、身痛、骨节酸痛,无汗或少汗、苔薄白,脉浮紧。治以辛温散寒,方如荆防解表汤。

③ 风热:风邪夹热多犯上部,证见发热不恶寒、口渴,头痛、咳吐黄稠痰、咽痛尿赤、便稀、苔白微黄、脉浮数。治以辛凉解表,方用桑菊饮、银翘散。

内风:多系肝阳偏亢所产生,证见神昏抽搐、震颤惊厥、或卒中,口眼歪斜,舌强语蹇、半身不遂等,类似于现代医学中的中枢神经系统和周围神经系统的一些疾病。一般有下面两类:

① 肝风内动:肝肾阴虚,水不涵木,肝火偏亢,风自火生,血随气升,遂出现卒中、抽搐、昏迷等证。

② 热极生风:高热伤阴,阴伤则邪热上扰,例如小儿系纯阳之体,阴偏不足,加上高热更易心肝受病,引起惊厥、神昏。

(二) 寒

寒是冬天的主气,也可见于春、秋季节。寒邪致病的特点有:

1. 寒性收引主疼痛。寒邪侵犯人体,停于经络、肌肉、关节之间,出现筋脉拘急挛缩,气血运行受阻,不通则痛,故寒是疼病的主要原因之一。如因受寒而致的关节痛,痛有定处,得热则轻,称为寒痹,又名痛痹,治应温经散寒。

2. 寒为阴邪,最易伤人的阳气。外感寒邪于肌体卫外之阳气相斗争,如正不胜邪,阳气不得宣泄,便出现恶寒、发热、无汗、头痛等证状。治宜辛散寒邪。如寒邪直中于里,伤及脾阳,就出现腹痛、腹泻,重者寒栗、肢冷等。

3. 寒邪犯表,由表入里极易化热,故中医有热病多由伤寒引起的说法。寒邪在表应用温药,待入里化热后则应用凉药。

外寒:寒邪伤四季均有,而以冬季多见。分为:①伤寒:寒邪伤表见恶寒发热、头痛骨痛、苔薄白,脉浮紧。治宜辛温散寒,方用荆防介表汤。②中寒:寒邪直接伤里出现战栗身凉、腹痛肠鸣、呕吐清水、便溏泄泻。治以温中散寒,方用理中汤。

内寒:由于脾肾阳虚引起,表现为面色苍白、畏寒肢冷、食减不渴、小便清长、大便稀薄、苔白脉沉迟等,多见于慢性病后。治以温补脾肾,方如附子理中汤、肾气丸等。

(三) 暑

暑是夏令主气,暑邪引起的疾病称为暑病。暑病只有外暑而无内暑。暑邪致病的

特点有:

1. 暑为热邪,故见热象。如高热口渴、心烦多汗等。

2. 暑邪易耗气伤津。暑热伤人,毛孔开则汗多,汗出过多能耗气伤津,出现头晕身倦、四肢乏力、心烦口渴,甚则猝然昏例,不省人事。

3. 暑必夹湿,因夏季湿重,或夏令恣食生冷,伤害脾阳,脾伤不能运化水液而生内湿,故暑病多夹湿,症见恶心呕吐、胸闷纳呆、倦怠身重及泄泻等。治应清暑化湿,方如藿香正气散。

中暑:由于烈日或高温影响,不足以御天令亢热而见发热出汗、头晕烦渴、恶心呕吐、脉虚大而数。治以清暑热,方如藿香连翘饮。甚者可见突然昏倒、神志不清、手足冰冷。治宜急用芳香开窍药物。

(四)湿

湿是黄梅季节的主气,此时气候潮湿,易感人致病。湿邪为病的特点有:

1. 湿为阴邪,其性粘凝停滞,得病后缠绵留着不易去除,如临床常见的由风寒引起的痹证(关节痛)往往迁延多年不愈。

2. 湿性重浊而趋下,故常有头重如裹,身体沉重,四肢酸沉、痛处固定不移、倦怠无力等症。湿重注下,故以下部证状为多,如下肢水肿、白带、脚湿气、疮疡流水等均属湿浊下注。湿病之苔多滑腻、脉多濡象。

3. 湿胜易致泄泻。湿邪易困脾,脾病则生湿,故湿最易伤脾而引起泄泻。治当以健脾利湿,方如参苓白术散。

4. 湿邪阴寒凝滞,能阻碍人体气机流畅,出现胸闷纳呆、恶心呕吐、脘腹满胀等气滞证状。治宜理气化湿,方如二陈汤。

外湿:外湿起病与气候环境有关,经常坐卧湿地、水中作业、汗出沾衣等,易为湿邪所伤,湿邪每与风、寒、热等邪结合致成风湿、寒湿、湿热等等。①伤湿:湿困体表见鼻塞、头胀痛,胸闷乏力,四肢疼痛、苔白腻、脉濡等。治宜苦温辛散解表,方如羌活胜湿汤。②湿热:湿邪夹热侵袭人体,因其停留部位不同,证候表现亦因之不同,如湿热郁结脾胃而出现黄疸,治宜清热利湿,方用茵陈蒿汤。湿热蕴结肠胃产生下痢,治以清解湿热,方如白头翁汤。湿热停留膀胱则有尿频、尿急、尿痛、尿浑浊等,治以清热利水,方用八正散。湿热浸淫肌肤则成湿疹等,治疗原则亦离不开清热化湿。

内湿:多由饮食不节,嗜食生冷甘肥,脾为湿困,津液不能运化则湿从内生,聚而为病。临床出现困倦乏力、胸闷饱胀、大便溏泄、苔白腻、脉迟缓等症,或兼见呕逆,治宜健脾燥湿,方如平胃散。

外湿和内湿来源虽然不同,但二者又是紧密相关的。外湿侵袭人体容易伤脾,脾为湿困又可进一步产生内湿;同样,脾胃阳虚之人既易产生内湿,又易感受外湿,相互可以发生影响。

【附】 痰饮

痰饮亦属致病因素之一，虽非属外感而得，但与湿邪密切有关。痰饮是肺脾肾三脏的病理产物，又是体液停积的临床表现，病邪犯肺，肺气郁阻，化热化燥蒸灼肺津而生痰，或阴虚生热、化火熬灼津液成痰。脾阳不振，运化失职，酒肉甘肥不化，湿聚为痰成饮，肾阳不足，水气不化，聚而上泛亦可成痰生饮。痰和饮既有质稀、质稠的区别，又有发病部位的不同，饮多见于胸腹，痰则无处不到。痰证包括胸闷胁胀、咳嗽多痰、恶心呕吐、腹泻、眩晕神昏、癫狂，皮肤麻木、皮下肿块（如淋巴结核、多发性神经纤维瘤）等呼吸、消化、精神神经系统的证状，故中医学有关痰的概念是很复杂而广泛的。饮的主证随部位不同而不同，如饮在四肢、肌肉，则成水肿；饮在膈上，则咳喘气逆，不能平卧。

（五）燥

燥是秋天主气，在一定的条件下使人体皮肤、黏膜产生干燥的现象。燥邪致病的特点有：

1. 燥盛则干。无论外燥、内燥都能出现体表肌肤和内脏干枯不润的证状。津液枯燥之甚者，亦可发生抽搐痉挛等证候，属于"液燥生风"。

2. 燥邪易伤肺。外感燥邪最易犯肺，出现肺燥证状，如发热、头痛、咽鼻干燥、干咳无痰或痰黏带血。治宜清肺润燥，方如清燥救肺汤。如肠燥便秘者，易润肠通便，方用五仁丸。

外燥：秋季气候干燥，产生口燥唇干、咽干而痛、干咳少痰、大便干结等某些感冒、上呼吸道感染和支气管炎的证状。①凉燥：除有各种干燥证状外，当有发热、恶寒、头痛、无汗等症。治宜宣肺解表，方如杏苏散。②温燥：特点为发热不恶寒、口渴。治宜辛凉清润，方如桑杏汤。

内燥：是全身或某些脏腑津液不足，血虚而致的干燥现象。原因由于高热伤津、过汗、吐泻之后或慢性消耗性疾病所造成。由高热过汗引起的，治宜清热生津，方如白虎汤；由吐泻后失水过多，甚至出现循环衰竭的，治宜益气养阴，方用增液汤合生脉散加减。

（六）火

火和热性质相同，只有程度上的差别，故火的证候和热证类似。火不外乎由外感、内伤两方面引起。凡外感风、寒、温、燥之邪而生火者，有因直接感受温热之邪生火；或因感受风、寒、湿、燥之邪入里化火，这种由外感引起的火，多属实火；由内伤如情志抑郁或久病失养，营阴损耗而导致的火，多属虚火。火邪致病的特点有：

1. 火为热之极，火邪伤人出现火热的症候，如面红目赤，咽痛牙痛、怕热喜凉、尿赤便秘、苔黄质红、脉数等。又如皮下发生局部红、肿、热、痛，中医称为"流火"。

2. 火热易伤津液，故为口干喜冷饮、小便短少、大便干燥等。反之，当阴血津液亏损后又可促使火势更盛（此属虚火）。

3. 火证发病急、变化多，由于火性上炎，故火证以头面部证状多见。

4. 火热过甚,血流加快而血不循经运行,溢于脉外发生出血现象,如吐血、衄血等。因热甚所导致的出血,中医称之为"迫血妄行"。治宜清热凉血。

实火:病势急、病程短,多由高热、面红目赤、身热口干、渴喜冷饮,尿少便结、苔黄脉数,甚则可见神昏、谵语、抽搐等热极生风的现象。火由各脏腑产生者,称脏腑之火,如心火、肝胆或、胃火……它们的临床表现除火的共有证状外、兼见有关脏腑的病证。

虚火:病势慢、病程长,多见潮热、手足心热、盗汗、午后颧红、虚烦失眠、舌红苔光剥、脉细数,如有肾阴不足而命门之火上炎者可见耳鸣健忘、腰酸遗精等,治宜滋阴降火,方如知柏八味丸。

"事物发展的根本原因,不是在事物外部,而是在事物的内部,在于事物内部的矛盾性。任何事物的内部都有这种矛盾性,因此引起了事物的运动和发展。事物内部的这种矛盾,是事物发展的根本原因,一事物和他事物的互相联系和互相影响则是事物发展的第二位的原因"。因此,人之所以患外感性疾病,绝不是仅仅因为外界致病因素对人体的侵袭,决定疾病的发生、发展在于人体内部的矛盾性,就是人的精神因素和机体的抗病能力。人的精神面貌和机体的抗病能力并不是一成不变的,而是随着不同的客观事物、不同的社会制度而相应地发生活动和变化的。

三、脏腑辩证

脏腑学说是中医理论体系的核心,是中医学基础理论的组成部分,它是我国劳动人民长期与疾病作斗争的过程中,通过临床实践逐步总结出来的,是来自实践并在实践中逐步发展起来的理论,对中医各科的辩证施治,都有极其重要的指导意义。

由于客观历史条件的限制和对解剖学知识的不足,中医所叙述的脏腑功能的概念与现代医学解剖脏器的功能概念往往有很大的不同。例如中医所说的"脾"与现代医学所指的脾脏在功能上就有很大的差异,前者除能统血摄血外(这一点似与西医脾的功能有些相似),更重要的是指整个机体的消化吸收和体液代谢过程。因此我们在学习中医的脏象学说时,不能单从表面的解剖现象出发,把它和西医学里的脏器完全等同起来,而应认识到它既是指解剖学的形态单位,更重要的是概括了具有系统生理学的机能单位(这个系统不是现代解剖学所称的系统)。此外,中医有一更重要的特点是它所叙述的脏腑功能,不是孤立的,不能机械分割地看待每一个脏器,而应把整个机体每个脏和腑、脏和脏、腑和腑之间以及脏腑和肢体、五官等各个方面的功能有机地联系起来,结合成一个不可分割的完整的有机体。例如肾与膀胱相表里,开窍于耳及二阴,并与全身之骨骼有密切关系,其肾气衰竭可以从毛发密茂润泽或脱落枯槁表现出来,如果肾有了病变,与之相应有联系的组织和器官也会出现一定的病理反应,临床辩证治疗的时候,只要能抓住主要矛盾,一切问题即可迎刃而解了。"我们看事情,必须要看它的实质,而把它的现象只看作入门的向导,一进了门就要抓住它的实质,这才是可靠的、科学的分析方法"。所谓脏腑辩证,就是按照中医各脏腑有病时所表现的一系列证候加以分析、归纳的一种方法。为了便于叙述起见,本章根据中医理论体系的特点,并从临床实际需要出发,采取以脏带腑、脏腑联系的方式进行叙述。对每一个脏腑的讨论,主要包括以下三个方面:本脏(腑)的生理功能,病理变化和临床症候;本脏(腑)与体表组织和五官九窍的关系;本脏与相合之腑的关系。

（一）心与小肠

中医所叙述的"心"从实质上并不完全等于现代医学的"心",它除了包含血液和循环系统的功能外,更主要的是指中枢神经系统的功能,并认为人体各脏腑之间的机能活动都是在心(即中枢神经系统)的统一领导下相互联系、相互协调,以取得整体机能的统一。早在 2000 年以前中医对整体机能就有如此正确的认识,是比较符合辩证唯物观点的。心的主要生理和心理功能如下:

1. 心藏神

这里所指的"神",就是指人体的精神意识、智慧,思维等活动,也就是包括了现代医学中大脑皮质的功能在内,人们日常所讲的"当心"、"用心"等这个心,实际上也就是指的思维意识活动。如果心在这方面的功能发生障碍,就会出现失眠、健忘、惊悸等神经系统的症状,严重时还可以出现神昏谵妄、胡言乱语、嬉笑无常等症状。常见的心神不安的病证(即大脑皮层功能紊乱)有以下四种:

（1）心阴虚:除见心悸、神烦、健忘,失眠、多梦等心神不安的症状外,还有潮热、盗汗、颧红、口干、舌尖红赤或口舌生疮等虚热症状,治宜养心阴、安心神,常用补心丹主之。如心烦或口舌生疮,加黄连、栀子;失眠,加远志、枣仁;低热,加地骨皮、青蒿。

（2）心气虚即心阳虚:心气不足则心悸、气短、自汗、心前憋闷,动则更甚,舌淡、苔白、脉细弱或结代。心阳虚除见心气不足的症状外并有畏寒、肢冷、衰弱无力等症状,治宜补气通阳,常用方为归脾汤,兼心阳虚者加附片;有心律不齐者,用炙甘草汤;心绞痛者用瓜蒌薤白桂枝汤加桃仁、红花、丹参、郁金;如见大汗淋漓,四肢厥冷,脉微欲绝等心阳虚脱时,宜四逆汤加味:制附子、干姜、炙甘草、煅龙骨、煅牡蛎、人参等。

（3）痰火扰心:痰火上扰心窍故见神智错乱、哭笑无常、胡言乱语、狂躁妄动、打人骂人等症状,治宜清化痰火,常用滚痰丸,肝火旺者加龙胆草、生牡蛎。

（4）痰迷心窍:心主神志,心窍为痰所阻,则神志障碍。见突然晕倒,不省人事,喉中痰声漉漉,舌白腻,脉滑,例如癫痫、脑血管意外引起的昏迷等多属此类,治宜涤痰开窍。属热痰者,用温胆汤配安宫牛黄丸等辛凉开窍;属寒痰者,用导痰汤配苏合香丸辛温开窍。

【附】 心包络

为心之外围,有保护心脏和代心行使职权的作用。中医认为,心是脏腑中最重要的器官,不能受病邪的侵袭,当病邪侵袭心脏,首先心包受之,临床上出现神昏、谵语等神经系统症状,就称之为"邪入心包",治宜清热、解毒、开窍,用安宫牛黄丸、至宝丹(凉开)或苏合香丸(温开)等。

2. 心主血脉,其华在面,开窍于舌

心与血脉密切相连,血液之不息运行,全靠心气的推动和脉管的活动,但是起主导作用的是心,心气的强弱和心血的盛衰,不仅从脉搏上反映出来,而且可以从颜面、口唇、爪甲、头发等方面测知。

心开窍于舌,说明舌是心的灵敏反应器官,当心有病时会很快地从舌体反应出来,例如舌主味觉,心气不足就会食而不知五味;心主神明,痰迷心窍就会出现舌卷舌硬,舌不能言语等,"舌为心之苗"如果心火上炎,就会表现出舌尖红赤,甚则口舌糜烂生疮等,治疗用清心降火。常用清心莲子饮加减;口疮重者选加连翘、青黛、板蓝根、木通等。

3. 汗为心液

中医认为汗是精血的一部分,盗汗、自汗能使人虚弱。

4. 心与小肠相表里

心与小肠之间,有经络相通,互为表里,小肠属表,心属里,小肠的主要功能是分别清浊,清者(即水谷之精微)经过脾的运化输送到五脏去贮藏,浊者(即消化后的糟粕)下注大肠,或渗入膀胱,变为大小便而排出体外。小肠的运输功能,有赖于心气的鼓动才能完成,如果心气有病就可表现出小肠功能紊乱。如心有热,也就会出现小便短赤、溺中茎痛,甚则血尿等症,这就称之为心移热于小肠,治疗上宜用清心火利小便的药物,常用导赤散,亦可用黄连上清丸。

(二) 肝与胆

中医的肝不仅包括了现代医学中部分肝的功能,而且还包括了中枢神经系统、植物神经系统和心血管系统等功能,范围较广,而且从经络的角度来看,足厥阴经起于拇趾,经下肢上行绕过外生殖器,过小腹,分布于两侧胁肋,故凡外生殖器、少腹两胁等肝经所过的部位出现病症,多可以从治肝着手。肝的主要生理、病理如下:

1. 肝性属木,主疏泄

(1) 肝以气为用,其性属木、喜条达、恶抑郁。这就是说肝与精神活动和情绪变化有关,正常情况下肝气既不抑郁,又不过亢,肝通过疏泄作用达到对精神情志的调节,使之表现心情舒畅,此即疏泄功能正常。如果人受精神刺激后,情绪抑郁,就可引起肝气郁结,肝气郁于两胁就出现两胁窜痛或上腹部即右季肋部胀痛,胸闷不舒,叹息则舒,苔薄脉弦,治疗宜疏肝理气,常用逍遥散;如肝气郁于喉部与痰相结,就会觉得喉部有异物窒塞感,咽不下、吐不出,称为"梅核气",常用四七汤主治。如肝气郁结,横逆于脾胃(木克土),就会引起嗳气吐酸、腹胀肠鸣、大便溏泄、不思饮食等一系列脾胃症状。治疗时除疏肝理气外,还应调和脾胃,有嗳气吐酸者加佛手、木香、乌贼骨等;腹胀肠鸣者加枳壳、厚朴、大腹皮;大便溏泄者加茯苓、白术、苡仁;如有肝气郁结形成气块、血块者,就应加用活血软坚之药,轻者用桃仁、红花、丹参,重者用三棱、莪术、鳖甲等。

(2) 肝气郁积经久可以化火,称为"肝火",肝火上炎,可以出现头痛、眩晕、面红、目赤、急躁易怒、口苦、便干,溲赤、苔黄、脉弦等,例如早期高血压病,更年期综合征等,治宜清肝泻火,常用龙胆泻肝汤。(轻者)用桑叶、菊花;重者用淡芩、栀子、龙胆草、以泻肝火,并配木通,生地、牛膝等可以导热下行。

(3)肝性为风:风的特点是善动而数变,因此中医把一切震颤、麻木、抽搐、昏倒、口眼歪斜等症状,均称之为"风",临床治风(肝风)都从治肝着手,这是因为"诸风掉眩,皆属于肝"的道理。当出现肝风内动时,治疗就应平肝息风,常用平肝熄风汤。到疾病后期出现口眼歪斜、言语不利、偏瘫等后遗症时,在祛风的同时应配以活血通络之剂,常用补阳还五汤。

此外高热每能煽动肝风,此即高热动风,如小儿惊厥等就属于这一类,治疗就应清热息风,常用清瘟败毒饮。

2. 肝藏血,主筋,开窍于目

肝以血为体,有贮脏和调节全身血液的功能。人体活动时,血液运行到全身,供应各组织器官的需要;当睡眠时,大量血液即回流到肝脏并贮藏起来。故有"人动则血运行于诸经,静则血归于肝"的说法。如果肝血不足,除不能养筋涵目外,还会出现头晕心悸、面色萎黄、疲倦乏力、月经不调、舌质淡脉细等症状,治宜养血补血,如四物汤。

肝血属阴,肝血不足即导致肝阳上亢(阴虚则阳亢),临床上会出现头痛、眩晕、烦躁易怒等症状,更因为阴虚生内热,所以同时还可出现五心烦热,口燥咽干、面部烘热、舌红、脉弦数等症状,治宜养阴平肝潜阳,常用杞菊地黄汤。此外临床上有些由于暴怒所引起的吐血、衄血,是因为大怒伤肝,使它不能正常发挥藏血的作用,而血液逆流外溢所致,治疗时就应在止血药中加入平肝药,如青黛、山栀等。

肝主一身之筋,筋的活动有赖于肝血的濡养,正常情况下,肝的阴血充沛,筋得血养,则肌肉关节活动自如;如果肝血不足,筋失所养,就可出现肢体屈伸不利、麻木不仁、痉挛拘急等症状。当血虚外受风寒,出现筋骨疼痛,治宜养肝血、祛风湿,常用独活寄生汤。

肝血的虚实,也能从爪甲的情况表现出来。肝血充盛,则爪甲红润,光泽坚利;肝血不足,则爪甲变薄变脆,色泽不荣。

肝气通于目,肝脏的内在情况,一般也可从眼部反映出来。肝血量充盈,才能视物清楚;如果肝血不足,目失濡养,就会出现两眼干涩、视力模糊或雀目夜盲。如两眼红赤肿痛,中医认为这是肝火上炎所致,治疗就应采用平肝明目的药物如草决明、青葙子、夏枯草、菊花等。除此以外,许多眼科疾病,中医部从肝治,并能获得良好效果,可见肝与目的关系是非常密切的。

3. 肝与胆相表里

胆附于肝,贮藏胆汁,与肝为表里,其生理病理,往往相提并论,如肝喜疏泄条达,胆贵流通舒畅,如有郁结,二者能致病;其病理表现,也不能截然分开。如临床上,胆热之病,每见烦躁口苦,易于发怒,甚则出现头晕、目眩、胁痛等肝经症状。肝火冲逆时,也多见口苦或呕吐胆汁的胆经症状。在药物中平肝的药,可以兼泄胆火。泄胆火的药,也有平肝的作用。

（三）脾与胃

中医认为脾的主要功能是主管饮食的消化和吸收，是维持人体生命活动的主要器官，因此有"脾胃为后天之本"的说法。脾的主要生理病理如下：

1. 脾主运化

脾的运化功能包括运化水谷精微和运化水湿两个方面：

（1）运化水谷精微：食物入胃后经过胃的初步腐熟（消化），即由脾进一步帮助消化，消化后产生精微（营养物质），由脾吸收，转输到人体各部，以营养脏腑和全身各组织。如果脾气虚弱，水谷运化失常，便会出现面色萎黄，倦怠无力，不思饮食，食后腹胀，便溏，舌淡苔白，脉濡弱等症状，治宜健脾益气，常用参苓白术散。如果时间久了，还会出现消瘦无力，畏寒肢冷，喜热饮，大便稀薄，甚则完谷不化，舌质淡、脉沉迟等脾阳衰微的症状，治疗时除了健脾以外，还需温中散寒，常用附子理中汤。

（2）运化水湿，脾属阴、喜燥恶湿，体内的水湿都要通过脾的运化，转输至膀胱，化为小便，排出体外，所以脾的功能与体内水液的代谢和排泄有关，如过脾虚不能健运，就会导致水湿停滞（停于肌肤则水肿，停于肠道则腹泻，停于体腔即产生胸水和腹水）；同时，湿邪过盛也最容易伤脾，所以脾与湿的关系是非常密切的。如果脾为湿困，临床上就会出现头重如裹，身体困重，脘腹胀满，饮食减少，腹泻，肢肿，苔白腻，脉濡等症状，治宜健脾燥湿，常用胃苓汤。

2. 脾司中气，其性宜升

气是人体一切生命活动的动力，人体各种机能活动无不与气有关。气的功能正常，就能使机体活力充沛。如果脾虚则中气不足，就会导致中气下陷出现气短懒言，四肢乏力，腹泻，眩晕，小便自遗，脱肛，子宫脱垂及其他各种内脏下垂等病证，舌质淡白，边有齿痕，苔薄，脉濡缓，治宜补气升提，常用补中益气场。

3. 脾统血

脾有统摄控制和保护周身血液的功能，使之循经运行而不泛溢于血管之外。如果脾的功能异常失去统摄的作用，使血不循经，因而就会出现各种慢性出血性疾病，如某些吐血、便血、子宫出血、紫癜等。治宜补脾摄血，引血归经，常用归脾汤。

4. 脾主肌肉，其华在唇，开窍于口

四肢肌肉的营养来源于脾，脾气健运，营养充足，则四肢肌肉有力。如果脾失健运，肌肉失养，就会消瘦无力，甚则肢体萎废。脾气通于口，脾病常反映于口唇，如脾的功能正常，则口能知五味，脾气不和，则饮食无味，湿热蕴脾，往往口中有甜味。此外，口唇的色泽亦与脾有关，脾气健旺，则口唇红润光泽，脾虚则口唇淡白无华。

5. 脾与胃两相表里

脾和胃的关系是非常密切的，二者同居中焦；在表里关系上，胃属表、脾属里；在生理功能上，胃主腐熟、脾主运化；在性能上，脾喜燥恶湿、胃却喜润恶燥。脾气以升为顺，泄泻责之于脾,胃则以降为顺,呃逆、呕吐责之于胃,一升一降,燥湿相济,相互协调和制约,构成了矛盾的统一体,共同完成饮食的消化和吸收功能,故脾胃二者常相提并论。由于胃的主要功能是受纳和腐熟(消化)水谷,所以当胃有病时,就会出现受纳和消化方面的病变。

(1)胃有热时,便会出现口渴欲饮,且喜冷饮,多食易饥,口臭嘈杂,牙龈肿痛,大便秘结,舌质红、苔黄、脉洪大等,治宜清胃散。

(2)胃寒证,多由脾阳虚所致,故又有脾胃虚寒之称,症见腹痛喜按,喜热饮,遇冷加重,泛吐清水,舌苔白滑,脉沉迟,治宜温中补虚,降逆散寒,常用良附丸。

多食可以伤胃,胃伤则腐热水谷的功能就减弱,因之使食积滞于胃,出现脘腹胀满,不思饮食,嗳气反酸,呕吐酸腐之味、大便溏薄或秘结,舌厚腻,脉滑。治宜消食导滞,可用保和丸加减。

(四)肺与大肠

肺位胸中,上连气道,开窍于鼻,称为肺系,主气之出入,与大肠相表里,它的主要生理病理有以下几点:

1. 肺主气

气的种类很多,分布甚广,但主要是指肺呼吸的大自然的空气,与脾胃消化吸收的谷气所合成的真气,它是人体一切生命活动的动力。这里是指呼吸之气。机体呼吸时,自然界的清气(氧气)由肺吸入,体内代谢产生的浊气(二氧化碳)由肺呼出,在正常情况下肺气宜清宜降,以保持气机流畅,所谓"肺主肃降"。如果肺气失降,就会发生咳嗽、气喘、痰多、呼吸不利等症状。常见的肺失肃降的病证有以下几种:

(1)肺气虚:多见咳嗽无力,气短而喘,语音低弱,痰多清稀等,此外还因肺气虚弱,而出现面色苍白,疲乏无力,自汗怕冷,舌质淡、脉虚细等症状,治宜补益肺气,常用补肺汤。

(2)肺阴虚:多见于慢性消耗肺部疾患如肺结核等。由于肺阴亏损,阴虚火旺,故干咳少痰,甚则痰中带血,更由于阴虚导致虚火内炽而见消瘦盗汗,手足心热,午后潮热颧红,脉细数等全身症状,治宜养阴润肺,养阴清肺主之。

(3)肺热咳喘:多系感受风温病毒所引起肺部及支气管炎症,如患慢性支气管炎、支气管炎扩张继发感染、肺炎初期或中期、肺脓疡、哮喘性支气管炎等,邪热蕴肺,煎熬津液为痰,故咳喘多吐脓痰,色黄而稠,甚则气味腥臭,由于热邪入肺,故见有发热恶寒,小便深黄,大便干结,苔黄脉数等,治宜清肺化痰,止咳平喘,常用麻杏甘石汤。肺脓疡咳吐脓痰者,用苇茎汤主之。

(4)肺寒咳喘:多为外感风寒,邪实壅肺而引起的呼吸道疾患,如慢性老年性支气管炎、肺气肿、哮喘性支气管炎及支气管哮喘等病症。因寒邪犯肺、肺气不宣,故表现咳嗽痰多,色白且稀,甚则可出现气喘胸闷,不能平卧等症,如兼有表邪未解,则可见恶寒、发热、头痛、无汗、鼻塞流涕、苔白、脉紧等表证,常用小青龙汤。

2. 肺主通调水道

水液入胃之后,由脾化为精微,输送至肺,经肺再注入五脏静脉,散布全身,人体水液的运行排泄与肺有关。肺之所以能通调水道,主要靠肺气的作用,肺气肃降,那就会失去通调水道的作用,因而出现了小便短少、面目浮肿等症状,故有"肺为水之上源"的说法,临床如水肿病早期等,治宜解表宣肺,常用越婢汤主之。

3. 肺主皮毛,开窍于鼻

肺主皮毛这是说明肺与肌表皮肤有密切的关系,肌表皮肤是人体外卫阳气散布的地方,主司汗孔启闭开合的作用,这种作用受肺气支配,肺气宣发则卫阳固密,可以抗御外邪不受侵袭。若肺气不足,卫阳不固,就会使肌表皮肤对外界气候变化的适应能力减弱,易致外邪袭表而引起感冒或自汗等现象,治疗时采用解表宣肺的方法就会收到良好的效果。相反,当外邪侵犯肌表,也会影响肺气的宣发开合,发作咳嗽、气喘、胸闷等症状。

肺司呼吸,鼻是呼吸出入之门户,故肺与鼻关系密切,当肺有病变,往往会反映于鼻而出现闭塞、流涕、不闻香臭等症状。因此,当鼻部有疾病时,通过治肺的方法也可达到良好的治疗效果。

4. 肺与大肠相表里

肺与大肠两者互为表里,大肠属表,肺属里,大肠的主要功能是把小肠传下来的糟粕变为粪便排出体外,当大肠功能失常时,即为发生便秘或腹泻,这种传导变化功能与肺有密切关系。肺气肃降则大肠之气亦随之而降,从而发挥其传导功能;如果肺气不足或年老体弱肺气虚衰时,即可引起大便秘结难以解出,此时,采用补益肺气佐以润肠的药物,常可获得大便通顺的作用,常用黄芪汤。反之大肠气滞郁热,也可导致肺失肃降,出现胸闷、喘满等症,如能使大便通畅则胸膈满闷等症也会随之减轻,因此说明肺与大肠关系密切,肺有病可治大肠,大肠有病可治肺。

大肠本身的病理中,以湿热下注为最多见,由于湿热下注大肠,以致传导失职,出现腹痛腹泻,下痢脓血,肛门灼热,里急后重,苔黄腻、脉滑数等症状,治宜清热化湿,常用白头翁汤合葛根芩连汤。

(五)肾与膀胱

肾为"先天之本",与膀胱相表里,肾具有主生长发育、生殖,调节水液等作用,膀胱是贮藏和排泄尿的器官。

肾与膀胱的主要生理、病理分述于下:

1. 肾藏精

先天之精与后天之精皆藏于肾,两者互相依存又互相转化,后天水谷之精有待先天之精的蒸化,先天之精依赖后天水谷之精的供养,肾经作用于五脏六腑,五脏六腑又藏精于肾,如此生生不息,组成人体生命活动的物质基础,影响着人的生长发育、生殖等方面,这就叫做"肾脏精"。肾的病理变化主要表现于肾阴和肾阳两个方面。肾阴是肾精的物质基础,肾阳即是肾精的气化功能,总称即是元气,分而言之即是肾阴、肾阳,或者叫做元阴、元阳。肾阴是人体阴液的根本,人体各部失去阴液的滋养就会发生病变,反之,人体各部的病变,特别是阴分不足的病变,也会导致肾阴的亏损。肾阳是一身阳气的根本,肾阳亏虚常可影响人体各部的气化功能而发生病变。反之,其他脏腑的病变,尤其是耗伤阳气的病变,亦可累及肾阳的亏虚,又因阴阳是互根的,因而在一定的条件下肾阴和肾阳的病变是可以相互转化的,所以我们在防病、治病过程中,必须区分主次,灵活对待。肾阴和肾阳的病变的辩证如下:

阴虚:头眩、目眩、耳鸣、腰酸、失眠、健忘、遗精、早泄、月经不调、口干、便秘、溲赤、潮热、盗汗、脉细、舌红……

阳虚:腰酸、腿软、阳痿、遗精、妇女带多如水、小便频数清长、遗尿、尿闭或失禁、大便泄泻(五更泄)或难下,身清肢冷,动则喘息、浮肿、脉沉无力、舌苔胖嫩、面灰白或黧黑……

2. 肾主水液

人体水液的调节排泄有待于肾的气化作用。如肾阳亏虚,"气化"作用失常,就出现水液停积的病变。所谓"肾者,胃之关也,关门不利,故积水而从其他类也;上下溢于皮肤,故为浮肿者,积水而生病"。

3. 肾主纳气

人的呼吸吐纳,除与肺脏有关外,还要依靠肾的作用。"肺主出气,肾主纳气"。如因本元亏虚出现气短、喘息、动则增剧等,即是肾不纳气的见证。

4. 肾主骨,齿为骨之余,其华在发

人体骨的生长、发育、修复皆要靠肾的滋养生化。小儿囟门闭合延迟、骨软无力等病症,皆是肾虚的表现。骨折常用补肾的药物可早日愈合,即是证明。小儿牙齿生长迟缓,成人牙齿松动早脱,也是肾虚的一种表现。肾强则头发茂密润泽,肾虚则头发枯燥脱落。

5. 肾气通于耳、开窍于二阴

肾的盛衰可影响听觉和大小便的变化。如耳鸣失聪是肾虚的主要见症,肾虚还可导致大小便异常,如尿少、尿闭、尿多、尿失禁,久泄、五更泄、便秘等。

6. 肾与膀胱相表里

膀胱的贮藏和排泄尿液有赖肾脏的气化固摄,亦即是"开、合"的作用。如"开、合"失常,即可引起"膀胱不约为痓,不利为遗溺"等病症。因此膀胱的病变,除由膀胱直接感受湿热外(如少腹胀,小溲数欠,茎中刺痛,小溲色黄或亦,其则尿血等),多因肾病所累及。当然肾的分泌清浊、调节水液亦有待膀胱的承制转输,而膀胱的病变亦可波连及肾,这也是医者必须加以注意的。

(六)脏腑间的相互关系

"一切客观事物本来是互相联系的和具有内部规律的",人体五脏六腑通过经络的联系,构成了完整而统一的整体,在心(中枢神经系统)的主导下,脏腑间既各分工,但又彼此合作,相互协调、相互制约,从而保证了机体气血的循行和食物的消化吸收、排泄等机能的完成。如果发生病变,任何一个脏或腑的病变都可引起另一脏腑的病变,甚或引起整个机体的机能失调。因此,认识这种脏与腑、腑与腑之间的相互联系及其规律性,对于正确进行辩证论治有很重要的意义。关于脏与腑之间表里相合的关系,及其病理和有关兼证,已于各脏的功能中论及,不再赘述,这里仅就脏与脏之间的相互关系及其生理、病理规律进行重点讨论。

1. 心与肝

心主血,肝藏血,心血充足,循环旺盛,肝得涵养才能发挥其藏血与调节血量的功能。另外,心主神明,肝主疏泄,二者皆与精神情志状态有关,因此在心肝为病,相互影响,可致血证,还可出现神志方面的证候。

心病及肝,如因心血不足,自虚不能养肝,导致肝阴不足;肝阴偏虚,肝阳独亢,甚则肝风内动出现惊厥、神昏、眩晕、瘈疭等症。

肝病及心,如肝旺引起心火偏亢(木生火),出现头痛、胁痛,口苦,胸中烦闷,口渴不寐,面赤等。

2. 心与脾

心血的生成,依转于脾的吸收和水谷精微的转输,而脾的动化功能,又需要心血的滋养及心阳的推动,心血足,则能输布精微灌溉全身。同时脾气旺,亦能统摄血液,使血循经运行,因此血液的生成及循经运行和水谷精微的化生及输布都是心脾共同作用的结果,如果脾失健运,可导致心血虚少;心血不足,又可导致脾失健运,两者是互为因果的。如临床上常见的心脾两虚证,多系脾虚而致心血不足所致,治宜补益心脾,常用归脾汤加减。

3. 心与肺

心主血,肺主气,肺心相佐,其关系主要表现为气血的互用。如曰"气为血帅、血为气母","气行则行,气滞则亦滞"。血液循环除由心来主宰外,还要靠气的推动和调节。如临床遇有血虚者,除用补血药外,还需加用补气药,如当归补血汤内的黄芪便是一个例子。在治疗血瘀证时,除用活血化瘀药外,也常加用理气药。

4. 心与肾

在生理情况下,心阴领带肾阴的上承,肾阳也必须心阳的下温,心肾交养,升降相通,才能维持心肾的正常生理功能,从而保持整个机体正常的生命活动,这种心阳与肾阴升降互济的关系,在中医上叫"心肾相交"。如果这种关系失常,就称之为"心肾不交",症见心悸心烦、失眠遗精、头晕健忘、耳聋耳鸣、腰酸腿软、小便短亦、舌质红、脉细极等,治宜交通心肾,常用六味地黄汤合交泰丸。

5. 肝与脾

肝藏血,赖脾以资生。脾的运化功能与肝气的疏泄条达有关,肝气疏泄则脾阳得以运转,若肝之疏泄失常,肝气不舒,就能影响脾的运化,出现"肝脾不和"或"肝木乘脾"等证候,治宜疏肝健脾,常用逍遥散加减。

6. 肝与肾

肝藏血,肾藏精,肝血与肾精可以互相滋养。肾阴不足,则肝阴也不足,阴虚不能敛阳则肝阳偏亢,出现眩晕、头痛、五心烦热、咽干胁痛、腰酸腿软,在男子为遗精盗汗,在女子为月经不调或带下等肝肾阴虚的见证,治宜滋补肝肾,常用杞菊地黄汤加减。

7. 肝与肺

肝气升发,肺气肃降,两者维持气机升降。凡肝气畅达,肺气和调,则人体周身气机通利。如果气机升降失常,就可产生病变。如由于肝气郁结,气郁化火,肝火灼肺,致肺气失其清肃,出现胸胁刺痛,咳嗽阵作,咳吐鲜血,急躁易怒,烦热口苦,头眩目赤,苔薄质红,脉弦数等肝火犯肺的症状。

8. 脾与肺

脾主运化,肺司呼吸,脾的运化,赖于肺气肃降;肺的气化,又源于脾的散精。脾运化的水谷精气,必须经肺的呼吸作用才能形成真气。此外,脾之运化水湿,与肺之通调水道关系密切,两者互相协调,共同促进体液的代谢和环流。如因脾阳虚衰,水湿停留,上渍于肺,聚为痰浊,以致引起咳嗽、痰多等症状,此即称为"脾湿犯肺"。治宜健脾益肺,常用香砂六味汤加木香、山药、紫苑、款冬等。

9. 脾与肾

脾主运化有赖于命门之火的帮助,如肾的命门之火不足就可导致脾的运化功能减退而出现"五更泄泻"。此外,脾土能制肾水,若脾气虚弱不能制水,肾水泛滥,即出现水肿或腹水。

10. 肺与肾

肺与肾的关系主要表现在两个方面:一是两者对调节机体水液代谢与排泄起重要作用;另一是肺之呼吸与肾主纳气二者相互配合,共同保证呼吸功能正常。如果肺气虚损,宗气不足,不能敷布水谷之精以水滋肾,即可导致肾阴虚损。同样,当肾阴亏损,虚火上炎,亦可使肺受熏灼而耗阴,两者互为因果。如果发生病变,常可表现为"肺肾两亏"。如结核病的后期,出现咳嗽夜剧,腰酸腿软,动则气促,骨蒸热,盗汗遗精,舌红苔少,脉细数等症,治宜滋补肺肾,常麦味地黄汤加减。

腑与腑之间的关系,在辩证上意义较少,此处从略。

四、六经辩证

六经辩证,始于汉代张仲景《伤寒论》一书,是中医最早用于发热性疾患的辩证规律,见表 3-8。

外感疾病,除了适用八纲作为辩证的方法外,还必须根据不同类型的疾病采用六经、三焦、卫气营血等不同的方法进行辩证。一般以六经来分析归纳伤寒病的证候,而以三焦和卫气营血分析归纳温病的证候。这三种辩证方法,虽然各具特点、各有所宜,实际上是有其内在联系的。因此，只有了解了每种方法的基本精神，在临床上参合运用，才能比较完整地掌握辩证方法。

六经就是根据伤寒病发展过程中出现的各种症候群，对人体抗病力的强弱、生理病理的反映情况，以及病势的进退缓急等方面进行分析综合，找出其一定规律，归纳为太阳病、少阳病、阳明病、太阴病、少阴病、厥阴病六个症候类型。凡抗病力强，病势亢盛的热性症候，为三阳证；凡抗病力弱，病邪深入，呈现衰退的寒性症候，为三阴证。

1. 太阳病

热病初期，正气抗邪于肌表，症见恶寒发热，脉浮，头项强痛，无汗或有汗等症状，但由于感受的病邪不同以及体质的差异，在上述基础上又可出现两种不同的类型，即脉缓、自汗的为中风，脉紧、无汗的为伤寒。前者是表虚证，后者是表实证。

太阳病还有经证与腑证之分：经证，即上述的表证；腑证，是指太阳表证未愈，病邪由经入腑，而达于膀胱（膀胱为太阳之腑）。又可分成两种不同的病变：一种是热邪入于膀胱气分，热和水互结，气化不行，因而出现发热、烦渴，小便不利，饮水则吐，脉象浮数等的"蓄水证"。另一种是热邪入于膀胱血分，热和血互结，出现少腹硬满疼痛，按之有形，小便自利而发狂，脉沉等的"蓄血证"。

2. 阳明病

阳明病是外感痛发展过程中热势最旺盛的阶段，此时表证已解，病邪已经传里（指肠胃），并且完全化热，所以出现的主要症状是发热很高，不再恶寒，反觉恶热，汗出很多，口渴而喜冷饮，心烦不安，脉洪大，舌苔干燥而黄等，称为阳明经证。如果热甚汗多，肠胃干燥，大便干结不下，必然会出现便秘，腹闻胀满，疼痛拒按，脉沉实，舌苔粗糙而厚，甚至谵语神昏等症，此为阳明腑证。

3. 少阳病

少阳经络被郁，引起胆火上炎，因而呈现出口苦，咽干、目眩、往来寒热，胸胁苦满，心烦喜呕，不欲饮食，脉弦等症状。这些症状是邪气从表证向里证转化过程的中间阶段，所以称为半表半里证。

4. 太阴病

太明病是邪气侵犯脾土，由于脾阳不足，水不化而出现的虚寒性证候。它的主要症状是腹满或疼痛喜按，下利呕吐，不思饮食，口不渴，脉濡而弱，舌淡苔白等。

5. 少阴病

少阴病是外感病过程中，耗损了肾中真阴真阳所引起的症候群，因此，有阳虚和阴虚的差别。

少阴阳虚证：由于肾中阳气衰微，阴寒内盛所致。但欲寐，恶寒，四肢厥冷，下利清滴为主要症状。

少阴阴虚证：由于肾阴不足，心火上炎所致。以心烦不寐，脉细数，或下利咽痛为主要症状。

6.厥阴病

邪正相争的最后阶段,症状复杂。

(1)上热下寒证:消渴,气上冲心,心中疼热,饥而不欲食,食即吐蛔,下之利不止。

(2)厥阴寒证:手足厥逆与发热交替出现。由于正气不能制伏邪气,邪正相搏,反复不定,因而一时厥,一时热。如热多于厥,厥去热回,是正气恢复,邪气退却的佳兆;反之,厥多热少,或厥逆不变,则是正不胜邪,为预后不良的现象。

在热病过程中,这六个证候有它一定的次序,一般是三阳证发生在病的前期,三阴证发生在病的后期。三阳证又以太阳病往往最先发生,依次向阳明→少阳→太阴→少阴→厥阴传变,称为循经传。但也有不循经传的,如太阳不传阳明而传少阳,称为越经传。有时一开始发病就出现三阴里证的,称为直中。两经或三经同时受邪发病的,称为合病。如果一经症状尚未消除,又传一经,这就称为并病。因此六经传变的先后次序不是一成不变的,必须知常知变,才能掌握临床上的各种情况。

表 3-8　六经辩证简表

辩证分经	寒热	头身胸腹四肢	口渴	二便	神志	舌苔	浮象
太阳	发热恶寒	头颈强痛,身藏疼腰痛	不渴	/	/	薄白	浮
阳明	发热不恶寒	身热汗出	口渴引饮	大便秘结	心烦谵妄或昏糊	舌赤苔黄	大或滑或沉实
少阳	寒热往来	目眩耳聋,胸胁苦满,喜呕	口苦咽干	/	心烦	白	浮弦或细弦
太阴	身无热	手足温,腹满而吐,食不下	口不渴	自利	/	淡黄而润或黑润	缓而弱
少阴	恶寒	身踡,四肢逆冷	口中和或咽干口燥	下利清谷	但欲寐	舌厚或舌润或舌圆	微细或细致
厥阴	厥热交错	气上冲胸,心中疼热,饥而不欲食,有时吐蛔	消渴	厥利,厥止则利亦止,或便脓血	烦躁	/	微或促或细或数

五、卫气营血辩证

中医发展至清代,外感病对因治疗理论与实践都有了长足的进步。有学者创建了卫气营血的新理论体系,有效地对急性热病、温病对症治疗。

(一)卫分(表证)

在感染性热病初期,会出现共有的卫分症候:发热、畏寒、头痛、身痛、咳嗽、无汗或少汗、口微渴、舌苔薄白、脉浮数等。这是机体对致病因子的全身防御性反应。此时机体还未出现器质性损害和功能性严重障碍,表现为病势较轻的卫分疾病初起。常见于感冒、流感和其他感染性疾病的初期。治疗宜用解表法,使病邪从汗出而解。按卫分理论,据其特点分别用药。

1. 表寒证

风寒伤于肌表,恶寒重于发热,头痛、身痛,舌苔薄白、脉浮等表证病症;伤于肺,故有鼻塞、流涕咳嗽。治疗应以辛温解表。方如荆防解表汤加减,有汗去苏叶,咳嗽加杏仁、桔梗,或用单方苏叶。

2. 表热证

温邪伤表,以发热为主,恶寒较轻,汗出不多,口渴头痛,舌苔薄白或微黄,脉浮数等。温邪及肺亦现咳嗽,治疗应以辛凉解表。方用银翘解毒丸,单方以桑叶、菊花、忍冬藤等。

3. 表湿证

重浊腻滞的湿邪表现头痛,头重沉;湿困肌表即恶寒、发热、无汗,身重困倦;湿犯筋骨即关节酸痛,苔白腻、脉濡等中湿现象。治以芳香化湿,方如藿香正气散加减。

(二)气分

中医称气分以下的疾病都是里证。在传染热病的中期和后期,病邪从卫分传入气分,或热病初期,邪入气分,表现为里热亢盛。引起胃、肠、脾、肺诸脏腑病理变化,出现高热不恶寒、口渴出汗、谵语烦躁、腹胀腹痛、小便短赤、便秘或稀、肛门灼热、里急后重、苔黄、脉洪大滑数等。治以清气、泻下、化湿、养阴等。一般而言,由卫入气是病情加重,从营分、血分转气分是病情好转。

1. 热在气分

外邪由表入里,里热炽盛则热伤津液,故有高热多汗、口渴饮冷、舌红苔黄、脉洪大数。治法清热生津,方如白虎汤加减,渴甚加天花粉。

2. 热在肠胃

邪热在肠中与有形清利相结合,灼伤津液,故见高热或午后潮热、腹部胀满,大便闭结、舌苔黄燥或灰黑起芒刺、脉实有力,甚者腹拒按、谵语烦躁。治当苦寒泻下、荡涤实热,方用大承气汤加减。

3. 热盛伤津

因高热耗损体内津液而出现渴重舌红干等津液不足失水状,治当滋阴清热。方用增液承气汤加减。

4. 气热夹湿

以持续发热,脘闷呕恶,小溲短赤,有汗不解等为常见。治疗用化湿、清热两法,权衡湿热轻重程度而有所偏重。

(1)湿重于热:因湿重于热故发热不高或午后发热、渴不思饮、苔腻脉濡。湿性沉重见体重倦怠,湿蒙清窍及湿困脾胃而有嗜睡、脘闷泄泻等症。治以化湿为主,辅以清热,方如藿朴夏苓汤。

(2)热重于湿:因热重于湿,故有高热、渴喜冷饮、苔白少黄多,热中有湿而有面垢口臭、身重脘闷、脉濡数等证。治以清热为主，化湿为辅，方如苍术白虎汤、连朴饮。

（3）湿热并重：特点是发热出汗而热不退，渴不多饮或不渴，身重困倦、尿赤便秘或泻而不爽、舌苔黄腻、脉濡等湿热并见的症候。治宜清化湿热，方如甘露消毒舟。

（三）营分

病邪由气分传变而来，或邪直接由营分出现，是病势发展，病情加重之象，相当于感染性疾病的极期或晚期。"营"主要是指人体的津液、营分物质及其对机体的营养作用。当热邪深入营分即致津液伤耗（阴分受损），当邪入心包即兼有神经系统证候（昏厥）。

1. 热在营阴

出现发热夜间较高，舌质红绛而干、苔少或无苔、脉细数等症。治当清热凉营，方用清营汤。

2. 邪入心包

出现上述症候外，尚兼有烦躁不安，谵语昏迷，抽搐等神经症状。治应兼以清热开窍，神昏谵语用安宫牛黄丸；高热抽搐用紫雪丹，昏迷可用至宝丹。

（四）血分

热邪由营分传入血分时，多数乃兼有营分证候，因而血分证候与营分有很多相似之处，但病势更深、病情更重。"血"是指运行在血管中的血液及其生理功能，由于心主血而藏神，肝藏血而主筋，因而当病邪进入血分时首先会影响心、肝两脏，而出现一系列现象。

1. 热在血分

热邪入血故舌质深绛或紫暗、光剥无苔、脉弱而数，热伤脉络，迫血妄行则见斑疹、出血，热邪伤血，筋脉失养出现抽搐。治以凉血化斑（以斑疹为主者），方用化斑汤加减；凉血止血（以出血为主者），方用犀角地黄汤。若兼有抽搐，均可加入僵蚕、全蝎。

2. 气血两燔

在急性传染病和其他较严重的感染性疾病如败血症时，常由于病情较重，病势发展迅速，可同时出现气分和血分的症候，如高热大汗、口渴烦躁，兼见斑疹，舌绛等。治宜清气凉血，方如清瘟败毒饮加减。

（五）兼证

1. 正邪俱盛期

（1）痰热壅肺：发热的同时出现咳嗽多痰，痰黏而黄、呼吸迫促、鼻翼煽动、脉细滑数。治当清肺化痰，方用麻杏石甘汤合泻白散加减。

（2）热极生风：见于高热期间，出现惊厥，手足抽搐或角弓反张，脉弦数等症。治以清热息风、方如羚羊勾藤汤加减。

2. 正衰邪盛期

（1）气虚欲脱：见于呼吸衰竭时，目闭神呆、呼吸浅表且不规则，或张口呼吸、气息奄奄,或见四肢厥冷、脉微细。治当益气救脱,急用独参汤或生脉汤频服,四肢厥冷者用参附汤频服。

(2)阳虚欲脱:见于并发循环衰竭时,四肢厥冷,头出冷汗,脉微欲绝。治当回阳救逆,急用四逆汤加人参、煅龙骨、牡蛎。

3.正邪俱衰期

(1)邪留阴分:常为某些传染病后期表现。如高热之后,低热持续,体虚心烦,手足心热,舌光少苔、脉虚数。治以养阴清热,方如青蒿鳖甲汤加减。如热邪久留阴分,损耗阴液,阴虚则阳亢,化火生风,引致阴虚动风,症见发热不高,舌绛少苔、手足颤动或痉挛强直等、治宜滋阴养血熄风,方如三甲复脉汤加减。

(2)窍络闭阻:高热之后,心窍被阻而痴呆不语、甚或昏迷不醒,络脉被阻故见瘫痪。神志障碍者宜化痰通络开窍,用鳖甲、穿山甲、土鳖虫、石菖蒲、远志、胆南星等。肢体瘫痪者宜益气养血、活血通络,方用补阳还五汤加减。

(六)总结:卫气营血的传变规律

温热病传变的规律和其他任何事物一样,都有普遍规律和特殊规律两个方面。从卫分到气分、营分、血分是由浅入深,逐步发展的,这是循序传变的普遍规律。但由于致病因子或机体反应的差异性,有时在临床上出现特殊的传变规律,如在发病初期可不出现卫分证,而直接出现气分或营分、血分证;有时卫分证与气分证同时相见;或卫分证出现时间很短,病变即传入气分、营分、血分。一般证候多个别出现,而有时气分与营分、血分症候也可相互并存等等。因此,在温热病整个发生、发展和变化过程中,卫、气、营、血四个阶段不能孤立地截然划分,它们之间的运动和变化都是相互联系和互相影响着的。这就告诉我们,在一般的传变规律中,又存在着特殊的传变规律,只有真正懂得了这些规律,在临床工作中才能作出正确的诊断和治疗。

六、三焦辩证

三焦学说起源于《内经》,从"上焦如雾,中焦如沤,下焦如渎"的文字上,可以理解它的功用是流通气血,沟通水道,在部位上则显然区分出上、中、下三个部位。吴鞠通根据这一精神,仿照《伤寒论》的体例,以三焦为纲,病名为目,作了《温病条辨》一书,基本意义和卫、气、营、血一样,作为温病辩证施治的准则(见表3-9)。现将它的临床运用分述如下:

(一)症候群划分

1.上焦
主要包括手太阴肺和手厥阴心包两经的病变,一般出现于温病初期阶段。
主症:肺——发热恶寒,自汗、口渴或不渴而咳,脉浮,苔薄白舌边尖红。
　　　心包——舌绛、夜卧不安、神昏谵语,舌蹇肢厥。

2. 中焦

主要是指足太阴脾、足阳明胃两经的病变,见于温病高热持续阶段。

主症:胃——发热不恶寒反恶热,日晡益甚,面目俱赤,语浊息粗,便秘或酱溏,溲赤,苔黄甚则焦黑起刺。

脾——身热不扬,胸脘痞闷,泛恶欲呕,身重肢倦,苔腻脉缓等湿象。

3. 下焦

主要是指足小阴肾和足厥阴肝两经的病变,见于温病后期阴津亏耗阶段。

主症:肾——身热面赤,手足心热,口燥咽干,神倦脉虚,心烦不寐等症。

肝——肢厥,瘛疭,手足蠕动,心中憺憺大动等症。

(二) 传变次序

三焦所属脏腑的证候传变,标志着温病发展过程中的三个不同阶级;其传变一般多由上焦手太阴肺开始,由此而传入中焦的为顺传;如由肺而传入心包的为逆传;中焦病不愈,则多传入下焦肝肾。

(三) 治疗原则

温病的治疗方法,都是根据病理过程中各种不同证候变化而制定的,吴鞠通说:"治上焦如羽(非轻不举),治中焦如衡(非平不安),治下焦如权(非重不沉)。"认为病在上焦肺卫,用药宜用轻清而不宜重浊;治疗中焦之病,用药要能补偏救弊,臻于中和,以发挥脾胃斡旋运化的功能;治疗下焦肝肾,需要用滋填潜镇之剂。

表 3-9 三焦辩证简表

辩证分经	经络	主症及主脉	治则
上焦	手太阴(肺)	发热恶寒,自汗头痛而咳	轻清宣透
	手厥阴(心包)	舌质经降神错谵语或舌蹇肢厥	清热开窍
中焦	足阳明(胃)	发热不恶寒,汗出口渴,脉大	清热生津
	足太阴(脾)	身热不扬,体痛且重,胸闷呕吐,舌腻脉缓	清利湿热芳香化浊
下焦	足少阴(肾)	身热面赤,手足心热,心躁不寐,唇裂舌燥	育阴滋肾
	足厥明(肝)	热深厥深,心中憺憺,手足蠕动,甚则瘛疭	镇肝潜阳

七、气血津液辩证

"气"、"血"、"津""液"辩证是中医的基本理论体系之一。

(一) 气血

所谓"气"就是指功能,就是指一切机能活动的动力。人体一切生命活动,无不都是"气"的作用的结果。例如血能在脉道中周流循环不息,津液能散布于皮肤肌肉,五脏六腑能各司其职等,都是气的作用。中医所指的这个"气",除了肺呼吸的大自然的空气外,更主要的是指概括人体功能活动的由水谷之气和天空之气两者结合而成的真气,它分布在全身各部,由于分布的部位不同,因而其产生的功用和名称亦不同。如气在表者称"卫气",有保护机体抵御外邪的功用;气在里者称"营气",是维持生命活动最宝贵的物质;气在五脏六腑者,称五脏六腑之气,如心有心气、肾有肾气、胃有胃气等,是构成各脏腑功能活动的动力;分布在上焦者称"宗气",在中焦者称"中气",在下焦者称"元阴"、"元阳"之气等。这些气的生成和分布主要与肺、脾、肾三者有关,其中尤以肺、脾二者关系更为密切,故气有病时首先当从治肺、脾着手。

"血"泛指人体的血液和一切营养物质(故有时称"营血"),它是由饮食中的水谷,经过脾胃的气化作用转化而成,循行于血脉之中,内注五脏六腑,外养四肢百骸,周流循环,全身无不受其营养。血在人体的功能与心、肝、脾三者关系密切,即所谓"心主血"、"肝藏血"、"脾统血",因此临床上见血有病,多从心、肝、脾三脏进行治疗。

综合所述,气属无形(指功能),故属阳;血属有形(血和营养物质),故属阴。阴阳两者在机体内部既是对立的,又是统一的,相互协调、化生,二者密切联系,各自以对方作为自己存在的依据。例如,血是由饮食精微通过脾胃的气化功能而成,而脾胃的气化功能又有赖于营养物质——血作为物质基础,两者相互连系,相互依赖,共同构成人体正常的生理功能。如果仅有气而无血,则气化功能无以支持;仅有血而无气,则血无以而生,所谓"阴生于阳"、"阳生于阴",就是这个道理。例如临床遇血虚患者,除用补血药外,还常根据"阳生阴长"的道理,加用补气的药物,所谓"血脱益气",如当归补血汤内使用黄芪就是这个道理。此外,中医又谓"气为血帅,气行则血行,气滞则血瘀",这不仅说明血的生成有赖于气,更说明血的运行也须气的推动,气不行则血就会随之而瘀塞,所以临床在治疗血瘀病人时,除用活血化瘀药外,也常根据"气行则血行"的原则加入一些理气药,以增强血的循环。临床常见的气、血病理有以下几种。

1. 气虚

即气不足,也就是功能的不足,例如一般虚证,肺气肿、内脏下垂等,表现为头昏、气短、神乏、无力,纳少便溏,小便清长,怕冷出虚汗,舌淡,苔白,脉软等。治疗当以益气为主,常用四君子汤。如兼见:①中气不足,表现肛门、子宫脱垂、内脏下垂等,当宜补中益气,补中益气汤主;②肺气不足,表现咳嗽无力,气喘痰多,疲乏自汗等症,治疗补益肺气,补肺汤主之;③卫气不固,表现怕风,自汗,易感冒,治宜益气,固表玉屏风散主之。

2. 气滞(气实)

气机应当通畅,周流全身,运行不息,如气机运行阻滞,就会产生气郁或气滞。临床上最常见的气滞有以下几种:①肝郁气滞,表现胸胁窜痛,脘腹胀满,口苦、眩晕、脉弦等,治宜疏肝理气。常用逍遥散。如见木郁土,出现脘腹胀满、嗳气、不思饮食等胃气阻滞证,治当理气和中,临床常用的理胃气药如陈皮、木香、砂仁、佛手等。②痰湿阻肺,肺气壅塞,出现咳喘痰多,胸痞气促、苔白腻,脉滑等,治宜祛湿、理气、止咳、化痰,常用二陈汤加三子养亲汤。

3. 气逆

所谓气逆,就是气机不能按其正常循行规律运动,而出现相反的现象,这种现象就成为病态,例如在正常情况下,肝主升散,肺主肃降;脾气宜升,胃气宜降;一升一降,相互协调,各司其职。如果气机升降失常,该升的不升,该降的不降,这就成"气逆"。例如肺气宜降,如果肺气不肃,气机失降,就会上逆而出现咳嗽气喘,治宜肃肺化痰,降气平喘。胃气宜降,如果气逆,便出现呃逆、恶心、呕吐等症状。又如脾气宜升,如脾虚气弱,中气不足不能升提,造成中气下陷,表现为消化吸收功能障碍,进而引起全身肌张力减低,括约肌松弛等改变,出现腹泻、脱肛、子宫下垂、内脏下垂等,治宜补脾益气,佐以升提之品。

4. 血虚

主要由于失血过多或生血不足两种原因引起,表现为面色㿠白或萎黄,唇舌爪甲色淡无华,头昏目眩,疲倦乏力,甚则手足麻木,脱发,肌肤干涩,大便艰难,妇女月经愆期,量小色淡,脉细,舌质淡等。治宜养血补血,常用四物汤加首乌、阿胶珠、紫河车等。

上面已经提到,血与气的关系极为密切,久病血虚,可导致气虚;反之,久病气虚的病人,亦可导致血虚。甚至可导致气血两虚,气血两虚的主要症状为面色㿠白无华,头晕心悸,耳鸣,形虚怕冷,身倦乏力,脉细,舌淡,苔白,治宜气血双补,常用八珍汤。

5. 血瘀

造成血瘀的原因有三:①凡离经之血而未排出体外停滞体内者;②脉中之血因气滞或气虚而逆行不畅;③脉中之血因受寒而凝,形成血瘀,可见于外伤疮疡,血栓性脉管炎,肝脾肿大、心绞痛,月经不调,痛经等。瘀血的主要表现为瘀血部位的疼痛,痛处固定不移,拒按,得寒或热痛不减,或见肌肤甲错,局部可见紫斑或皮下血肿,在妇女则表现月经涩少,色紫黯有血块,经前腹痛,经行则痛减,脉弦涩,舌边际有紫气或瘀点,治宜活血化瘀,桃仁四物汤主之。

6. 出血

正常情况下,血行脉中,循环以营养全身,如果血不循经溢于脉外,即为出血。一般常用的止血药如仙鹤草、紫珠草、茜草,或用炭药如陈棕炭、银花炭、血余炭等,鼻出血可用白茅根,吐血可用侧柏炭、藕节炭,咳血可用白芨、藕节炭,尿血可用大蓟、小蓟、白茅根,便血可用地榆、槐花。治疗出血除用止血药外,更应探究其出血原因,从治本着手,否则仅止血而不治其本,则出血仍不得而止。归纳出血之病机,不外乎三点:

(1) 因"火"或"热"损伤络脉:中医认为"血寒则瘀滞,血热则妄行",所以临床归纳大多数的出血证都与热有关;火为热之极,故也可导致出血。这种"热"与"火"所导致的迫血妄行,有实热、虚热,"实火"、"虚火"之分。例如因温热病邪深入血分,引起之全身皮肤多数出血斑点(实热);因过食烟酒辛辣动火之品,或情感抑郁而导致气郁化火之咯血、吐血(虚火);或因久咳痨病,骨蒸潮热,颧红、盗汗等虚热伤咯之咳血等治疗都应从清热降火凉血止血着手,在止血药中酌加清热药物。属实热者配用黄芩(清上焦热)、黄连(清中焦之热)、黄柏(清下焦之热)、子(清三焦之热)等清热解毒之品。属虚热者配以生地、麦冬、石斛、元参等养阴清热之剂。

(2)气虚出血:主要是指中气不足,脾不摄血,使血无所依而导致出血,这种出血以便血、妇女月经过多、崩漏最为多见,治疗当以补气摄血,在止血药中加以补气的药物,如党参、黄芪之类。

(3)外伤疮疡出血:这种出血多因外伤或疮疡直接损伤了络脉,使血不循经而行于脉外,治疗当以疗疮为主,局部敷以止血药,如再配以内服止血药物更可达到协助止血的目的。

(二)津液

"津液",泛指体内一切正常水分和体液,是维持生命活动的重要物质之一。

津液来源于饮食营养,它的形成、输布和排泄过程是比较复杂的,与脾、胃、肺、肾、膀胱、大小肠等脏腑的调节,都是有机配合的,才能使津液散布于全身,排出于体外。具体过程是:饮入于胃,胃吸收水分,一方面经过脾的"散精"作用上输到肺,再经过肺的"通调水道"作用使水液输到全身,同时将多余的水液和废物下输到膀胱,通过膀胱的气化,使尿液排出体外;另一方面,水液通过大小肠能吸收一部分水液,以调节人体的水液平衡,因此有"小肠主津,大肠主液"之说。肾阳对全身水液的吸收、输布、排泄过程起着主要作用,既能促使水液向全身布散,又能将多余的水液和废物下输膀胱,并控制膀胱的排尿,因此有"肾为水脏"之说。这些脏腑对输液调节功能总称为"气化"。

一般津与液常合称,但两者在功能上是有所区别。清稀者为津;稠浊者为液。分布在组织器官,肌肉皮肤之间,具有润泽和营养作用的谓之津;分布在关节、脑髓五官等窍空具有润泽和流通作用的谓之液。此外如汗、涕、泪、唾、涎等的分泌物则统称为津液所化。

因津液引起的证候,主要分为阴虚和阳虚两类。阴虚的有火热伤津与津液亏损;阳虚的可有水肿和痰饮。

1. 火热伤津

多由感受"六淫"泄气化火而引起,一般来势急骤,可见高热烦心,甚至狂躁谵语,大渴大汗,或大便易结,唇焦舌干起芒刺,脉洪数或沉数等劫伤津液的证候,治疗用清热泻火法或急下存阴法,以保存津液。在温热病中,保存津液是一条重要原则。

2. 津液亏损

多属虚证,可因肺阴虚,胃阴虚或肾阴虚生津液的来源不足而引起,与火热伤津的多属实证者不同,津液亏损的常见症状,如低热或潮热,五心烦热,口干喜热饮,或傍晚、半夜口干较甚,消瘦乏力,舌红少津,脉细数等,治宜养阴润燥法。

伤津和伤阴都为津液不足,轻者称为伤津,重者则称为伤阴。

3. 水肿

水肿为津液不正常的积聚,肺、脾、肾三脏气化功能不足,都会出现水肿。肺失通调的水肿,多见于头面;肾阴不足的水肿多见于下肢;脾失运化的水肿多见于全身;腹水多与脾、肾气化不足有关;胸水多与肺气不降有关。它的治则总以宣肺,温肾,健脾,行水,逐水,利水为法。

4. 痰饮

水液留滞可成痰成饮,本证已在六因证治中的"湿"病中讨论,不再赘述,从略。

气、血、津液都是人体内生命活动的重要物质,血和津液同属于有形之质,它们可以相互为用,故可用"阴"来概括,它们共有特性是属阴、有形、主静,为功能活动的物质基础。

气虽然一方面指有营养作用的精微物质,但更重要的是指脏腑组织器官的功能活动,气与上述二者不同,气的特性属阳,无形(精微物质,肉眼看不见)、主动,主要表现为功能活动。

气、血、津液与脏腑经络之间也有着密切的联系,它既是脏腑经络功能活动的物质基础,又是脏腑经络功能活动的具体体现,只有脏腑经络功能正常,气、血、津液充盛,人体才能健康,反之,就要出现病理征象。

第七节　治　则

一、中医治疗基本原则

(一)治病求本原则

"研究任何过程,如果是存在着两个以上矛盾的复杂过程的话,就要用全力找出它的主要矛盾、捉住了这个主要矛盾,一切问题就迎刃而解了"。一切疾病的发生及其发展,都存在着邪正相争的矛盾,而其表现往往是错综复杂的,只有抓住其主要矛盾的所在,然后才能找出解决矛盾的正确方法。例如同一发热的证候出现,其原因就有寒热虚实等不同,所以对不同原因所引起的发热,就不能专用寒凉药来治疗,必须针对其原因来处理。这说明了治病决不可以"头痛医头","脚痛医脚",而是应从辩证求因,审因论治的整体观念来作出处理的。

"治病必求其本",这是一般治病原则,就是说治病首先要解决致病的主要因素,但是这个原则,也不是一成不变机械地运用,在临床上,往往随着病情的变化、矛盾的转化,就要根据轻重缓急,所谓急则治标,缓则治本,或标本双治等。

(二)治病治人原则

在医学领域里一直存在着唯物辩证法与形而上学的斗争。唯物辩证法认为疾病是与人的整体密切联系的,形而上学却把疾病看成是孤立的现象,在与疾病作斗争中,唯物辩证法既见物又不见人,充分发挥人的主观能动作用;形而上学却只见物不见人,迷信技术设备、迷信药物作用,因此,在治疗质量上得不到应有的效果。医生治病必须详细分析病情,辩证用药,更要针对人的特点,掌握病人的思想情况,进行过细的思想工作,只有这样,调动医生和病人两方面的积极性,共同树立战胜疾病的信心,才能最大限度地发挥药物的作用,调动和增强人体的抗病因素,达到消除疾病康复保健的目的。

(三)正治和反治原则

1. 正治法

正治法是一般常规治疗的方法。正治又叫"逆治",即采用与疾病性质相反的药物来治疗。如寒证用热药,热证用寒药,实证用攻法,虚证用补法,等等。

2. 反治法

反治又称"从治",即采用顺从疾病所表现的现象来治疗的方法。如外见寒象而用寒药治疗,外见热象而用热药治疗。常用的反治法有下列几种:

"寒因寒用":即因有寒象而用寒药。这种寒象必须是由于热邪内盛而产生的假象,现象是寒,本质是热,所以用寒凉以清其热,热邪去则寒象自除。这种治法适用于真热假寒证。

"热因热用":其意与上相仿,适用于真寒假热症,"通因通用":对一般通利症状,应当用固寒的方法来治疗。如腹泻应当止泻,就是正治法。但如腹泻由于实热停滞所致,就不仅不能止泻,反而要用泻下法以去实热,实热一去腹泻自止。这就是所谓"通因通用"。

"塞因塞用":塞是闭塞不通的意思。对闭塞不通的症状,一般都用通法治疗,如腹胀应当消胀,这是正治法。如果腹胀由于脾虚所致,则治当补虚,脾虚恢复则脾胀自消,这就是所谓"塞因塞用"。

二、中医常用治疗方法

1. 汗法

凡是用解表发汗的药物,使病人出汗,从而驱散病邪外出体表达到治愈的目的,都属于汗法的范围。一般是应用于外感疾病初起,具有恶寒发热等表证者。由于表证有表寒表热的区别,因此汗法也有辛温发汗和辛凉发汗的不同。临床常用方如辛温之麻黄汤、桂枝汤,辛凉之银翘散、桑菊饮等。汗法对麻疹初期,疹点隐隐不透,以及水肿,头面上肢较为显著者,亦可适当采用,这是汗法中的变法。

使用汗法,必须具有表证,使邪从汗解,但以汗出邪去为度。过汗则能伤津,甚至汗出不止引起虚脱。

2. 吐法

利用药物催吐,促使呕吐祛邪的方法。古代有人认为凡属病邪停留在胸膈之上者,都可采用。对病情急剧之症,用之得当奏效固速,但易于伤胃伤气,尤其对身体虚弱,慢性疾病,以及妊娠产后等都当禁用。因此,此法现已少用,至多用于误食毒物和急性含物中毒,或中风痰厥等证候,可用稀涎散以协助痰涎排出,使呼吸通畅。

3. 下法

一般是指通下大便,以排除肠内积滞,但对实证腹水的泻下逐水,亦属下法范围。下法用于实证,但里实证有寒有热,因此有寒下温下两类。所谓寒下,就是用苦寒泻下药物,治疗里热实证。大承气汤是代表方。对水饮内积的实证,常用方剂如舟车丸、十枣场等。温下是用辛温的泻下药物,治疗里寒实证。常用药物是以泻下药配合附子、细辛、干姜等,大黄附子汤即其代表方。由于病邪的轻重缓急和病人体质的强弱不同,故在两类之中又有峻下、缓下之分。所谓峻下法就是采用猛烈性的泻下药。但必须审其确为有形积滞和急迫的实证,而体力尚能胜任时方可使用。缓下法,就是用一般的泻下药物,以滑润肠道治疗便秘,如麻子仁丸,以及外用的蜜煎导法,猪胆汁灌汤法,都属于缓下法的范围。

4. 和法

和法的作用,不同于一般的专事祛邪,而是通过和解、调和,使表里寒热虚实的复杂证候,脏腑阴阳气血的偏盛偏衰归于平复,从而达到祛除病邪、恢复健康的目的。同一和法,因其病情寒热虚实的偏表偏里和偏胜的不同,病邪的兼并不同,立法用药亦异。所以在辩证时,可以和其他治法配合使用。临床上较为常用的有下列几种:

(1)和解表里:应用于感染疾病,病变部位在半表半里,出现寒热往来,口苦咽干,恶心呕吐等症状,小柴胡汤是其代表方剂。

(2)调理肝脾:适用于肝气郁结,肝脾不和的症候,出现情志抑郁,神倦食减,肝区疼痛,月经不调等症状。逍遥散为其代表方剂。

(3)调和肠胃:是治邪的肠胃,寒热失调,出现腹痛欲呕,心下痞鞭等证。常用方为半夏泻心汤、黄连汤等。

5. 温法

温法是针对里寒证的一种治疗方法,包括温中、祛寒、回阳等。里寒证的成因,或因元阳不足,寒从内生,或因外寒直入于里,或因药误损伤阳气等等。在临床应用上,主要分为回阳固脱和温中祛寒两类。

(1)回阳固脱法:用于四肢厥冷,呕吐下利,冷汗自出或腹中急痛,脉微细欲绝或厥逆无脉等证。这是邪入三阴,阳气将亡的危症,急需以大温大热药物,以消除阴寒,恢复阳气。常用方剂如四逆汤、回阳救急汤等。

(2)温中祛寒法:用于肪脉机能衰退的慢性疾病。如脾胃阳虚引起的食少腹胀、倦怠无力、手足不温、大便溏薄;或吐酸呕吐、泻痢、苔白、口不渴等。治当温补脾阳。常用方剂有理中丸。如命门火衰脾肾虚寒的五更泄泻,当温补肾阳,常用方剂是四神丸。

温法是用热性药物,为里寒而立。如热伏于里、热深厥深的真热假寒证,必须辨别真假,去伪存真,绝不能用温法。

6. 清法

清法与温法相反,系用寒凉药物以清解热邪的一种方法。但热的病情复杂,用清法必须根据热邪所在部位,按热病发展划分的阶段,分别施以不同的清法,如辛凉泄热法、甘寒生津法、苦寒泻火法、寒清热凉血法等。

热病由表传里的过程,分为卫分、气分、营分、血分四阶段。当外邪在表居于卫分时,虽有温化趋势,但表证未除,治宜辛凉解表,使邪从汗出,故属清法范畴。若热邪从卫分转气分,出现不恶寒而发热口渴、舌干苔黄、脉象洪大等热灼津液的征象时,宜用辛凉泄热与甘寒生津法,代表方剂有白虎汤、竹叶石膏汤等以清热降浊。如气分热邪不介,传入营分,里热益灼,津液更伤,出现舌绛脉数,宜透营清热法,方用清营汤等。若热入血分证见谵语烦躁,吐血、衄血、斑疹、发狂等,治宜咸寒清热凉血,治宜犀角地黄汤之类。如热极生风,证见神昏、手足抽搐,当配合平肝息风、安神开窍,如安宫牛黄丸、至宝丹、紫雪丹等。

清法用的是寒凉药物,过量会影响肠胃功能,引起食欲缺乏、大便溏泄等,因此不宜久用。对真寒假热更不能多用。

7. 消法

消法分消导和消积两种。

(1)消导:消食化滞,主要是由于饮食太过,消化机能呆滞,发生嗳腐反酸、脘腹胀痛或便秘、泄泻。常用方有保和丸、枳实导滞丸等。

(2)消积:是消散凝结有形的肿块,如痞块、癥瘕、积聚等病症。常用方为枳实消痞丸、鳖甲煎丸等。消积法近似下法,但与下法的区别是:下法是病势急迫,形证俱实,必须急于排除,而且有可能排除的情况下使用的猛攻急下的方法;消积法是病势较缓,虚实夹杂,不必要而且不可能急于排除的病情而设,是渐消渐散的去邪气不伤正气的方法。

8. 补法

用滋补强壮药物补益人体气血的不足,协调阴阳偏胜,使之归于平衡,从而消除一切衰弱症状,同时在正气虚弱不能抗邪时,扶正祛邪。其具体运用有补气、补阳、补血、补阴,或针对某一脏腑虚损的补养方法。

(1)补气法:用于倦怠无力,懒言怕动,或动则气促、虚热自汗、脱肛、子宫下垂等。常用方有参术苓草汤(四君子汤)、补中益气汤等。

(2)补阳法:用于形寒怕冷、腰膝酸痛、大便溏泄、小便清长、阳痿早泄、虚喘腹痛等。常用方有附桂八味丸、右归丸等。

(3)补血法:用于面色无华、头眩耳鸣、心悸失眠、月经不调等。常用方有四物汤、归脾汤等。

（4）补阴法：用于形瘦憔悴、口干咽燥、头昏眼花、虚烦不寐、遗精骨蒸盗汗等。常用方法有六味地黄丸、左归丸等。

第四章　经络是人内传播的主要讯道

经络是防病治病、养生保健的人内传播主要信息通道。在经络理论指导下的针灸、穴位推拿与按摩是人体内部健康信息传播、抗病保健系统激活的基本方法与条件。十二经脉实为一脉。医而不知经络,犹盲人夜行,开口行为便错,医者对人体经络系统不可不熟。人体经络是实存于人活体中,运气血、统精华、除陈垢的功能信息通道。经络的主要功效是沟通表里、上下,联系脏腑器官,通行气血,濡养脏腑组织。经络是调节人体功能的人体内传主要讯道。

第一节　经络现代认识简述

一、经络的现代猜想与假说

恩格斯在《自然辩证法》一书中说,"只要自然科学在思维着,它的发展形式就是假说。"关于经络实质的研究也不例外。经络实质究竟是什么? 经络系统究竟是指机体的哪些组织结构? 多年来国内外学者对此进行了广泛的研究,提出了种种假说,从不同的角度对经络实质进行了阐释。也许他们还带有一定的片面性,甚至各持相互否定的观点,然而其中又包含有互为补充的内容。随着研究的日益深入,认识的不断提高,这些不同角度的假说或观点可能从某些交叉点上逐渐融合,从而在相互渗透和相互补充的基础上整合起来,提出创新观点,以达成对中医经络的实质理解。笔者在讲授传播学中得到启示,并结合自幼所受中医的熏陶,首创提出本章开头的论点。

（一）对经络实质的几种猜想

1. 经络是以神经系统为主要基础,包括血管、淋巴系统等已知结构的人体功能调节系统。有些学者指出,经络的物质基础就是神经系统、血管系统和淋巴系统,其中神经系统起着主导的作用。他们指出'经脉''络脉'中的"脉",无疑指的是血管,淋巴管系统在经络实质中所占的地位也不可忽视。有人还提出了一些解剖学或生理学的实验观察报,作为支持自己所持观点的论据。

2. 经络是独立于神经血管和淋巴系统等已知结构之外而与之又密切相关的另一个功能调节系统。有一些学者认为,经络现象以及古典医籍中对经脉的循行路线和血气运行规律的描述,用已知的神经、血管和淋巴系统的结构和功能尚难加以解释。他们设想,人体中可能还有一个尚未被发现的系统,这就是经络系统。至于这种系统的物质基础是什么,则看法各有不同。有人强调"经络"可能是一个"生物电传导系统",也有人从低频振动冷光或放射性同位素示踪的角度来探讨作为信息通道的"经络",还有人试图以生物场或控制论的理论对经络的实质进行阐释。这些学者大都有自己的实验观察,报道了一些比较独特的具有"经络"特征的观察结果,而且不拘泥于目前已知结构的功能,果断地提出了自己的假说。但也有一些对"经络"实质的讨论,仅仅停留在一般的设想或推论上。

3. 经络可能是既包括已知结构,也包括未知结构的综合功能调节系统。有不少学者认为,从古典医籍描述的经络概念出发,结合近代生物科学的进展,用目前已知有关人体的结构和功能的知识,可以解释经络实质的一些问题,在这一点上,他们同意上述第一种观点。但是,这些作者也指出,以已知结构的功能,还不能对各种经络现象作出恰当的解释,因而认为人体内可能还存在与经络现象有关的某些已知结构的未知功能,或者是某种未知结构的未知功能,对循经感传现象及其形成机理的讨论,可能是表述这种观点的一个典型例子,也形成本章论点的主要基础。

（二）关于经络实质的假说

1. 经络与中枢神经系统相关说

有人根据循经感传的一些特征,认为在体表发生的感传线并非就是体表存在这种线,而是一种在中枢神经系统里发生的过程,他们认为经络是大脑皮层各部位之间特有的功能联系,经络上的穴位在大脑皮层上各有其相应的点。针刺一个穴位引起大脑皮层相应的点兴奋后,这一兴奋就按其特有的功能联系,有规律地扩散到同一经上有关穴位的相应点,引起该系统的兴奋,大脑皮层发生兴奋后,在体表的投影,在主观上就形成了循经传导的感觉,即"感在中枢,传也在中枢"。中枢说的形成基于以下事实:①针刺截肢病人残端肢体引起的循经感传,可通过并不存在的肢体,在不存在肢体上的传导,仍具有循经性、速度感等感传的特征,它是出现在已失去外周物质基础的缺肢中,说明其产生主要是中枢因素发挥作用。②在气功锻炼中,在并无外周特定刺激的情况下,仅由于对穴位的意念集守,如意守丹田,即可引出循经感传。③感传最基本也最奇特的征象,是既能扩布,又可回流,而兴奋与抑制的扩散与集中,正是高级神经系统活动的基本过程,如电刺激大脑皮层的第一躯体感觉区(81区),可在身体对侧引起蚁走感,与循经感传的感觉相似。④感传可通过麻醉区而保持性状不变。如果感传的基本过程在外周,则上述情况就不可能存在。如有人研究腰麻和硬膜外麻醉条件下的循经感传,发现腰麻后刺激气户穴,多数受试者出现的感传能向下进入麻醉区,并继续向下至足趾端,此为中枢说提供了有力的证据。⑤入静诱导仅改变了中枢的功能状态,便可大幅度提高感传出现率。⑥脑部病变可诱发循经感传现象。

以上说明循经感传的发生与中枢有密切关系。另外,也有人认为,经络与内脏有着肯定的联系,而大脑皮层与内脏亦有肯定的联系,从而推测经络、内脏、大脑皮层间也必有联系,提出了经络—皮层—内脏相关假说,并进行了一些实验加以论证。

2. 经络与周围神经系统相关说

这种观点是建立在直观解剖基础之上的,因为全身大多数穴位或其附近都有神经干或较大分支通过。显微镜观察也证明,穴位处从表皮到肌肉,各层组织中都具有丰富多样的神经末梢、神经丛和神经束。有人观察,在十二经脉和任脉的 324 个穴位中,由脑神经或背神经支配的共 323 穴,占 99.6%,经络的循行分布大部分和周围神经分布基本一致,从而认为经络与周围神经关系密切。也有人根据经络感传中,有时伴有循经汗毛竖立、循经皮丘带等与植物神经有关的现象,设想经络可能是植物神经末梢结构的一种特殊联系。用肾上腺素能神经和胆碱能神经遍及全身来说明经络内属于脏腑、外络于肢节。用这些神经沿小动脉及毛细血管前动脉的分布,来说明运行于经脉内外的营与卫、气与血之间的关系,认为机体小血管上肾上腺素能神经和胆碱能神经位于中外膜之间,是在脉外的。它们分布在全身小动脉和细小动脉直到毛细血管前动脉,是血管的部分,正是与气血密不可分的,从而认为交感神经节后纤维及血管密不可分,和中医学中气血与经络密不可分,因此认为交感神经系统是经络实质的重要组成部分。

3. 第三平衡论假说

现代生理学中已知的人体平衡系统有三:躯体神经系统、植物神经系统和内分泌系统。前二者的反应(传导)速度分别为 100 米/秒和 1 米/秒左右,而内分泌系统的反应速度(或作用时间)则以分计,比感传的速度慢。经络感传的速度约在 10～20 厘米/秒左右,比神经的传导速度慢,但比内分泌系统快。因此四者可分别称为第一、第二、第三和第四平衡系统,经络感传则为第三平衡系统。维持人体整体平衡不可能只有一种装置,而是有多种装置,这些装置的作用各有不同。第一平衡系统维持快速姿势平衡,第二平衡系统维持内脏活动平衡,第三平衡系统维持体表和内脏间的平衡,而第四平衡系统则维持全身慢平衡。它们的分工虽有不同,但互相影响、制约,维持着整体平衡。

第三平衡系统的生理功能属于整体区域全息性质,即对于一个完整人体来说,他的某些局部具有影响全身信息的作用。如分别针刺背部的十二腧穴,均可引出通向相应脏腑所属经脉的感传,说明背部腧穴有通全身的全息作用。耳部针刺也可产生全部十四经感传线,其特点是不像背部腧穴那样具有较大的特异性,即刺激某一点,不只产生某一经的感传。即使垂直进针、压力相同,针刺同一点,前后产生的感传线也不一定相同,这说明耳区也具有对全身的全息作用。这些特定的区域都各自具有调整全身平衡的全息作用。整个经络系统是最原始的反应系统,在长期进化过程中,虽然不断有新的成分的增加,但其最古老的部分并未消失。

4. 经络与进化论假说

此假说认为经络作为一种生物状态,无疑是进化的产物。其起源与演化在进化过程中应有痕迹可循,即可用比较生物学的方法,利用低等动物模型来概括了解经络的实质,提出了一个兼容经络现象,符合现代理论的经络模型:八子午干神经系统原型。主要内容如下:①经络体系原型具辐射对称的八条纵传导道为主的网络结构特点,具有与内脏和体表定域联系的功能特点,是一个完整的调节系统。②经络系统可能主要是动物进化史上,原始子午干(梯形)神经系的保留,这两者在结构功能方面,如体表循行道的数目、走行以及功能联系等几乎完全雷同。现存某些低等动物(如猪蛔虫)体内的子午干神经系的神经干的走行、联系和功能等方面,与经络系统之经脉的特点有显著可比性。③人体经络循行感传现象,在某种意义上是一种返祖现象。但经络研究并非单纯考古,它将促进我们对神经系统全面的认识,并有可能对未来的医学、生物学产生重要影响。

5. 有关电磁场假说

(1)经络的波导说:有人认为,当代医学只注重研究分子、原子等实物的作用,却没有研究光、场等在人体的重要性。在生物体内,光、场这些物质与实物结构同样重要。"内气"或"经气"的本质,实质上就是在体内不断运行传播着的,以红外线、微波波段为主体的电磁波。它们在体内的运行传播过程中,能产生与代谢相关的无线电波化学反应,经络就是引导电磁波传播的"波导管",脏腑则是它的谐振腔。由此可对许多经络理论和经络现象进行解释。

(2)人体生物电对向环流假说:人体是一个活的带电体,它有自身对立统一的电场。该电场是在胚胎发育过程中,由受精卵细胞的生物电场发展而来的,即细胞生物电场组成脏器的生物电场,后者又组成了人体的体电场,人体的细胞、器官及整体的正负电场之间,存在着稳定的生物电对向环流。内脏新陈代谢所形成的脏器生物电场,是体内外生物电场存在的依据和生物电对向环流最基本的生物电源。内脏的生物电按照容积导体导电的原理,将其电场投射于体表各区,尤其是体表皮肤,形成具有节段性对应关系的敏感点,良导点或穴位。胚胎发育过程中出现的节段性(体节)和层次性(三胚层)是经络线段走向性及经络活动顺序性的生物学基础。针刺的机制,是一种多层次体电对向环流的效应,即针刺时,针尖部产生损伤电位,它既影响皮肤穴位的电场,也作用于神经血管等各种组织而产生多重效应,故经络是神经—血管等组织—体电环流三者相结合的相对统一体。

6. 细胞间直接通讯说

有人分析了人体内的三种细胞间信息传递方式,即长程通讯、短程通讯和直接通讯,认为经络与细胞间直接通讯关系密切,认为经络可能是特化的细胞间隙连结直接通讯系统。这个假说的依据是:①循经感传的速度与离子等物质在细胞间隙连结中的传导速度是相近的。②实验证明,经络线上细胞间隙连结的数目、直径比非经线处要多,直径要大。③经络线上细胞间隙连接的启闭与经络表皮的低电阻密切相关。④影响间隙连结通道启闭的因素可影响针刺效应。此假说是从细胞通讯角度探讨经络实质的一个新尝试。孙北贵结合神经生化、分子生物学及发育生物学有关知识,在细胞信息理论的基础上提出细胞通讯和经络实质假说,认为表皮、真皮、骨骼、肌肉和神经组织细胞通过低阻贯通式的小分子通道形成联胞。在联胞内小分子物质扩散形成区域化,这种小分子扩散通道在机体表层和内部脏器的线形集中分布或功能强化便形成了经脉和络脉。张友时提出了触发点—细胞通讯—神经系统—细胞通讯假说。郑翠红等也认为"孙兆贵提出的联胞通讯经络实质假说是从细胞通讯角度探讨经络实质的一个新尝试",其"依据是循经感传的速度与离子等物质在细胞间隙连接中的传导速度是相近的"。

7. 经络与肌肉相关说

有人认为,肌肉系统与《灵枢》中的经筋类似,上下关联性非常明显,刺激下部肌肉会传导到上部。组织液是由肌肉运动而移动的,这类组织液就是中医学里所说的水液,而促使组织液运动的肌肉群系统就是经筋,考虑经络现象时,应以肌肉系统为主体,认为经络的实质乃是以肌纤维为基础,经筋即是解剖中所见到的肌肉、肌腱等组织。全身横纹肌大致以纵向排列,经络的走向与此规律一致。凡是肌纤维交错排列之处,如面、颊、肩、臀,经络走向也呈曲折回绕现象,因此经络与肌肉相关。

8. 经络是生物场的假说

包黎明等提出经络没有具体的物质形态,只以物理场的形式存在。张怀亮等研究认为,经络反映了人体一种特殊又平常的细胞生物场效应,是物质的,是人体和生物体都可以体验到的。杨洪钦等提出用生物场来分析外周动因激发假说中的外周动因问题,认为经络系统是能量和信息的传输通道,且能量与信息在其中只能以孤立的形式传输。张力从现代物理学场理论的角度出发,运用自然辩证的思维方式对中医学中经络的实质进行初步的探讨,也认为经络是一切人体信息的传递和调控系统,人体内各个生物场的场强互不相同,就产生一种梯度,反映人体一定部位的功能以及其变化的信息性,从而具有传递外来各种刺激的传导性。

9. 经络的"信息系统"假说

焦玄等在中医特色理论——整体观念的指导下,结合信息环节在中医理论中的作用,提出了经络的"信息系统"假说。上海复旦大学等多家卫生机构经过 3 年的多学科联合研究,在三个重大发现的基础上,提出生物光子系统假说,认为人体内存在着一个生物光子系统,在生命信息、能量的传输交换等生理活动中可能起着极其重要的作用。沈律从发育生物学角度出发,提出了干细胞—神经—内分泌—免疫系统理论,该理论认为经络现象的实质就是建立在干细胞—神经—内分泌—免疫系统基础上的一个综合生理信息调控过程,认为经络是信息传递系统,从自身体验出发提出应该从"信息论"去探索经络。

10. 经络血管假说

穆祥提出:"经络的实质是有序态的微血管网络",该理论认为经络的实质是有序态微血管网络,经气是微血管兴奋后的节律性舒缩及在舒缩和舒缩波的传递中释放的有机结合的多种物理因子。沈德凯述"当时古人认为经络即是运行气血的脉管系统。"范郁山等亦认为在经络理论形成的同时,存在一对一的特定的物质结构——血管。鲍圣涌等推论经络可能就是血管,经络活动的物质基础,是在神经系统参与下的以血管为通道的体液调节和各种免疫功能活动。

11. 经络蛋白能带结构假说

周立华等根据蛋白质是生命活动的物质基础等观点,提出"经络是由经络蛋白为主要成分而形成的能带结构"假说。该假说认为在古典经络循行部位的细胞膜上,存在着经络相关蛋白,它们在一定条件下可以依次变构、有序排列、相互耦联、络合谐振,共同完成经络信息和能量的传递,同时认为该假说符合中西医学基本原理,受多学科理论与实验研究结果的支持,并与多种经络假说相吻合,具有较高程度的包容性。郑利岩也认为经脉似附着于一定组织上的功能带。

12. 筋膜学说

原林等在数字人研究的基础上,对近年来经络研究中关注较多的人体筋膜结构进行了分割、标记和三维重建,第一次构建了与古代经络记载走行相似的可视性串珠样立体结构。该学说认为筋膜在人体内部形成软支架,是人体其他功能系统(中枢系统除外)的储备。贺振泉等亦提出经络的实质——人体筋膜学说。

13. 经络生物膜假说

鲍新民提出了经络生物膜假说,该假说认为祖国医学范围的经络系统与现代医学范畴的生物膜系结构符合解剖而视之的基本内涵。生物膜系结构在皮下构成了各种脏腑、各种骨骼的被膜,在体内分布最广,无处不至,无处不到,似经络之弥散全身。陈进生亦提出经络是具有特殊液晶相状态的细胞膜。

14. 蛋白质电传感效应假说

胡云章从"必须在穴位处施加一定的刺激才能起到治疗和调理作用"这一角度出发,提出了蛋白质电感传效应假说。该假说认为,经络的物质基础是细胞组织缝隙及其组织间液中的蛋白质。经络机理是蛋白质的压电传感器效应。

15. "交感神经敏感线"假说

刘里远等认为血管本身是体内最典型的交感神经敏感通道,交感神经主要分布在血管壁上,严格控制血管壁的张力和血管的流量,因此交感神经敏感通路是两类经络(运行营血的血管性经络和运行气血的非血管性经络)的共同核心,或者说经络线的实质就是体表和体内的交感神经敏感线。

综上所述,自20世纪90年代以来,对"经络实质"各类假说的研究与初期只注重血管、神经、细胞等有形实体的研究,有着明显不同。其着重点已逐步转向信息、能量、电效应等物理、化学领域,从传统的以寻找经络物质基础为主要内容的研究,逐步转向对经络的功能或效应的研究。在众多的"经络实质"假说中,更多地倾向于"生物场"假说。综合以上经络研究猜想与假说,人体经络应当是一个复杂的多元的复合巨系统。经络系统至少由 7 种生物网络组织交叉构成,其中有胶原纤维网络、多糖水凝胶网络、组织液长程输送网络、神经递质传送网络等人体内传网络的复合结构。因此,人体经络系统具有多种复杂的潜在的重要人体生理、心理功能。经络的功能就是由于此种复杂网络交叉形成的,具有整体性、多样化的生理、心理、生化与疾病诊治、养生保健功能。经络上的穴位存于各种结缔组织网络结构之中,是各个人体内传网络相互交叉的节点。经络穴位网络具有多种特异性的结构与功能,经络系统网络受激后,灵敏地反映各自通道的各种自主性功能与特征,例如行气血、营阴阳、调虚实、治百病等。经络系统是耗散结构中固有的人体内传网络和生命信息传输功能讯道。经络系统的人体内传功能通过信息的发生与传输,信息激发、传输与控制,产生一系列生理、心理与生化作用,达到治病保健的目的。

物质和功能是相互统一的,未来的“经络实质”研究若能找到两者的结合点,势必取得质的突破。经络是人体生命活动中的特有现象,然而从经络研究与文献分析,对经络现象、效能的研究,若能结合现代科技的手段,从分子生物学、发育生物学甚至人文科学等学科领域,对经络的形成及其实质加以研究、分析和阐述,并始终将经络研究的基本点放在人体生命活动中进行,必将使经络实质的研究更上一层楼。

二、经络是人体内传的主要讯道

笔者自幼受中医的熏陶,基于五十年来中医经络理论的研究与实践,基于几十年来的医学与药学的临床实践与研究,尤其是反复研究了现代传播学的自我传播理论与系统论的基本原理,及参考上述第六与第九种假说,对经络的实质在此创新地提出“经络是人内传播的主要讯道”。

第二节　中医经络基本知识

一、经络学说的形成与发展

“经络”一词首见于《黄帝内经》中《灵枢·邪气藏府病形》:“阴之与阳也,异名同类,上下相会,经络之相贯,如环无端。”研究经络的生理功能、病理变化及其与脏腑之间的关系的理论称为经络学说。它是中医基础理论的重要组成部分,是中医学分析人体生理、病理和对疾病进行诊断治疗的主要依据之一。经络学说对指导临床各科特别是对针灸、推拿(按摩)等治疗办法的运用,具有十分重要的意义。正如《灵枢·经脉》所说:“经脉者,所以能决死生,处百病,调虚实,不可不通。”历代医家都十分重视经络学说,甚至认为“不识十二经络,开口动手便错”(《医学入门·运气》)。

经络学说的内容十分广泛,包括经络系统各组成部分的循行部位、生理功能、病理变化及其表现,经络中血气的运行与自然界(特别是月的盈缺与时间)的关系,经脉循行路线上的穴位(《内经》称之为"气穴",文献有称"脑穴"、"经穴"等名称)及其主治作用,经络与脏腑的关系等。本章主要介绍经络各组成部分的循行部位、生理功能、临床运用。

(一)经络学说的形成

经络学说是古代以针灸、推拿、气功等医疗实践为基础,经过漫长的历史过程,结合当时的解剖知识和藏象学说,逐步上升为理论的,其间并受到阴阳五行学说的深刻影响。形成经络概念的客观依据,主要是在施行针灸、推拿、气功等保健、治疗过程中,病人的主观感觉到的传导现象(简称"感传"或称"经络现象")。《黄帝内经》的问世,标志着经络学说已经形成。在《内经》中系统地论述十二经脉的循行部位,属络脏腑,以及十二经脉发生病变的证候,记载了十二经别、别经、经筋、皮部等内容,对经外奇也有分散的论述。《内经》还记载了约 160 个穴位的名称。此外,《内经》还提出了经络中气血运行同自然界水流和日月运行相联系的观点。

(二)经络学说的发展

《内经》以后,历代对经络学说又有一定的发展,如《难经》创"奇经八脉"一词。晋·皇甫谧集《内经》、《难经》、《明堂孔穴》等书中有关针灸经络的内容,编成《针灸甲乙经》,书中所载穴位名称有 349 个。唐·甄权对古代的"明堂图"(经络穴位图)进行修订,孙思邈曰:"旧明堂图,年代久远,传写错误,不足指南,今依甄权等新撰为定云耳。……其十二经脉,五色作之;奇经八脉,以绿色为之"(《千金要方·明堂三人图》)。可见原图是用彩色标线的。宋·王惟一主持铸造经络穴位模型"铜人",并编著《铜人腧穴针灸图经》,较之甄权的明堂图又进了一步。南宋·王执中编的《针灸资生经》,对穴位又有所增补。元·滑寿在忽泰必烈《金兰循经取穴图解》的基础上编著成《十四经发挥》,以后论经络者多以此书为主要参考资料。明·李时珍就奇经八脉文献进行汇集和考证,著《奇经八脉考》。明·杨继洲《针灸大成》所载经络穴位资料更为丰富。清代,由于针灸学术很少发展,所以经络专书很少,但对分经用药较为重视,姚澜还编写了《本草分经》一书。

二、经络的概念与组成

(一)经络的概念

《灵枢·本藏》说:"经脉者,所以行血气而营阴阳,濡筋骨,利关节者也。"《灵枢·海论》说:"夫十二经脉者,内属于脏腑,外络于肢节。"说明经络是运行气血的通道,又是联络脏腑肢节,沟通上下内外的通道。经络,包括经脉和络脉。经脉和络脉的区别,根据《灵枢·脉度》所说:"经脉为里,支而横者为络,络之别者为孙",以及《灵枢·经脉》所说"经脉十二者,伏行分肉之间,深而不见。其常见者,足太阴过于外踝之上,无所隐故也。

诸脉之浮而常见者,皆络脉也"。可以认为经脉是主干,络脉是分支;经脉大多循行于深部分肉之间,络脉则循行于体表较浅的部位;经脉以纵行为主,络脉则纵横交错,网络全身。

（二）经络的组成

经络由经脉、络脉、经筋、皮部四部分组成。

经脉是经络的主干,主要分十二正经和奇经八脉两类。十二正经是气血在经脉中运行时,每运行一周都必经的道路。如《难经·十三难》曰:"经脉十二,……行气血,通阴阳,以荣于身者也。其始从中焦,注手太阴(肺经)、阳明(大肠经);阳明注足阳明(胃经)、太阴(脾经);太阴注手少阴(心经)、太阳(小肠经);太阳注足太阳(膀胱经)、少阴(肾经);少阴注手心主(心包络经,即手厥阴)、少阳(三焦经);少阳注足少阳(胆经)、厥阴(肝经);厥阴复还注手太阴(肺经)……如环无端,转相灌溉。"由于十二经脉是每次气血运行都必定要经过的经脉,故称常脉。奇经八脉则与之不同,滑寿在《十四经发挥》中说:"脉有奇常,十二经者,常脉也。奇经八脉则不拘于常,故谓之奇经。盖以人之气血常行于十二经脉;其诸经满溢,则流入奇经焉。奇经有八脉:督脉督于后,任脉任于前,冲脉为诸脉之海,阳维则维络诸阳,阴维则维络诸阴,阴阳自相维持,则诸经常调;维脉之外,有带脉者,束之犹带也;至于两足跷脉,有阴有阳,阳跷得诸太阳之别,阴跷得诸少阴之别。譬犹圣人图设沟渠,以备水潦,斯无滥溢之患。人之奇经,亦若是也。"经脉除十二正经与奇经八脉外,尚有十二经别。十二经别是从十二经脉中别出的经脉,它们分别起自四肢,循行于体腔脏腑深部,上出于颈项浅部。阳经的经别从本经别出,循行于体内后,仍回到本经;阴经的经别从本经别出,循行于体内后,却与相为表里的阳经相合。十二经别的作用,主要是加强十二经脉中相为表里的两条经脉间的联系,但由于它们所通过的部位是某些正经不能循行到的器官或形体的部位,因而填补正经之不足。

络脉是经脉的分支,有别络、孙络、浮络之分。别络是络脉中较大者,它起着加强十二经脉中相为表里的两经之间的联系,并有统领一身阴阳诸络的作用。一般认为别络有十五条,至于哪十五条,历来有三种不同的意见。《灵枢·经脉》记载十二经脉各有一别络,加上任脉、督脉各有一别络,以及脾之大络,共十五别络。《难经·二十六难》曰:"经有十二,络有十五,余三络者,是何等络也?然:有阳络,有阴络,有脾之大络。阳络者,阳跷之络也。阴络者,阴跷之络也。故络有十五焉。"而清·喻嘉言在《医门法律》中却认为:"盖十二经各有一络,共十二络矣。此外,有胃之一大络,繇胃下直贯膈、肓,统络诸给脉;于上复有脾之一大络,繇脾外横贯胁腹。统络诸络脉之中;复有奇经之一大络,繇奇经环贯诸经之络于周身上下。盖十二络,以络其经;三大络以络其络也。"现在,多数学者从《灵枢·经脉》之说,全国《中医基础理论》教材亦按此编写。《难经》与喻氏学说,触及客观实际,现录出供参考。孙络是络脉再行分支之最细者,如《灵枢·脉度》所云:"经脉为里,支而横者为络,络之别者为孙"。按喻氏言,孙络有三万四千之多,实言数目之多,数不胜数也。所谓浮络,即在皮肤上可以看到的浅部的络脉,古代医家已通过观察浮络以察病。《素问·皮部论》说:"视其部中有浮络者,……其色多青则痛,多黑则痹,黄赤则热,多白则寒,五色皆见,则寒热也。"此乃开后世儿科"虎口三关诊法"之先河。

经筋即经脉之气所"结、聚、散、络"的筋肉,也就是经脉所连属的筋肉系统。由于每一块筋肉都必须得到经脉气血的濡养,所以全身所有筋肉必然根据经脉循行途径而分群。十二经脉就有受它濡养的十二群筋肉,即十二经筋。经筋的命名按其所属经脉而定,分为足太阳之(经)筋、足少阴(经)筋……十二群。它们的功能主要是连缀四肢百骸,主司关节运动。经筋患病时,主要表现为痹证、筋肉拘急或痿软不收等。

皮部是经脉及其所属络脉在体表的分布部位,也是经络之气散布之所在。全身体表的皮肤有十二经脉分布,故按经脉的名称,分为十二皮部。如《素问·皮部》说:"欲知皮部,以经脉为纲,诸经皆然"。中医常用观察皮部及皮部中浮络的色泽,作为观察该经络疾病的指征,并把皮部作为外邪入侵该经络的起点。如《素问·皮部》说:"是故百病之始生也,必先于皮毛,邪中则腠理开,开则入客于络脉,留而不去,传入经脉……"。

三、十二经脉

十二经脉是经络的主体。《灵枢·经脉》对十二经脉的循行部位和病候有详细地记载,后世论十二经脉者,均依此说。近年来对循经感传这一经络现象的调查研究发现,在四肢部,感传线与古代经络线路基本相符,在胸腹部则不甚一致,头部则大半不一致。《灵枢》除了在《经脉》篇具体记载了十二经脉的循行部位和病候外,还在《营气》、《逆顺肥瘦》等篇论述了十二经脉的流注次序,走向规律。《素问·血气形志》论述了十二经脉的表里关系。这些内容一直为后世论经络者所宗。现主要介绍十二经脉的名称、走向交接、分布规律、表里关系、流注次序以及循行部位。

(一)经脉名称

十二经脉对称地分布于人体的两侧、分别循行于上肢或下肢内侧和外侧,每一经脉分别属于一个脏或一个腑。因此,每一经脉的名称,包括手或足、阴或阳、脏或腑三个部分。根据阴阳学说,四肢内侧为阴,外侧为阳;脏为阴,腑为阳。所以,行于上肢的是手经,行于下肢的是足经;行于四肢内侧的为阴,属脏,行于四肢外侧的为阳经,属腑。由于十二经脉分布于上、下肢的内、外两侧共四个侧面,所以每一侧面有三条经脉分布,这样,一阴一阳就衍化为三阴三阳,即太阴、少阴、厥阴、阳明、太阳、少阳。三阴三阳是从阴阳气的盛衰来分的,阴气最盛为太阴,其次为少阴,再次为厥阴。三阳中何者阳气最盛,文献中说法不一,本书用《类经·经络类》学说"阳气最盛为阳明,其次为太阳,再次为少阳"。十二经脉"内属于肺脏",但脏腑是以脏为主,心(心包)、肺在胸腔,联系手阴经;脾、肝、肾在腹腔,联系足阴经;六腑则各随其表里相合关系与手、足阳经相联系。十二经脉名称分类见表4-1。

表4-1 十二经脉路径时间昼夜节律表

阳逐衰 →

转阳

手太阴/肺经	足太阴/脾经	手少阴/心经	足少阴/肾经	手厥阴/心包经	足厥阴/肝经
3~5点 寅	9~11点 巳	11点~下午1点 午	下午5~7点 酉	下午7~9点 戌	凌晨1~3点 丑
（食指端端商穴）	（小指端少泽穴）				

中焦

阴逐盛 ←

心中

胸中

拇趾端端隐白穴

足小趾端至阴穴

无名指端 关冲穴

拇趾外端大敦穴

阳明/大肠经	足阳明/胃经	手太阳/小肠经	足太阳/膀胱经	手少阳/三焦经	足少阳/胆经
5~7点 卯	7~9点 辰	下午1~3点 未	下午3~5点 申	晚9~11点 亥	晚11点至凌晨1点 子
（鼻孔旁迎香穴）		（目内眦睛明穴）			（目外眦瞳子髎穴）

转阴

（二）经络走向交接、分布规律、表里关系及流注次序

1.走向和交接规律

十二经脉的走向和交接是有一定的规律的。根据《灵枢·逆顺肥瘦》所说"手之三阴，从脏走手；手之三阳，从手走头；足之三阳，从头走足；足之三阴，从足走腹"，说明：手三阴经从胸腔的内脏起，行至手指末端；手三阳经从手指末端起，行至头面部；足三阳经从头面部起，行至足趾；足三阴经从足趾起，行至腹腔（胸腔）。这是十二经脉的走向。从十二经的走向，可知十二经脉的交接规律，即：手三阴经与手三阳经交接于手指末端，手三阳经与足三阳经交接于头面部，足三阳经与足三阴经交接于足趾，足三阴经与手三阴经交接于胸中。其中，手三阴经与手三阳经以及足三阳经与足三阴经，是相为表里的两经交接；手三阳经与足三阳经，是同名经交接。由于手三阳经止于头面部，足三阳经起于头顶部，手、足阳经在头面部交接，所以说"头为诸阳之会"。

2.分布规律

十二经脉的分布，是指其在体表的循行部位，这也有一定的规律，即基本上是阴在内（腹面），阳在外（背面），以及阳明、太阴在前，太阳、少阴在后，少阳、厥阴居中。具体地说，在四肢部，阴经分布在内侧面，阳经分布在外侧面。内侧面的三阴经和外侧面的三阳经，大体上是阳明、太阴在前缘，太阳、少阴在后缘，少阳、厥阴在中线。在头面部，只有阳经分布，阳明经行于面部、额部（在前），太阳经行于面颊、头顶及头后部（在后），少阳经行于头侧部（居中）。在躯干部，手三阳经行于肩脚部；足三阳经则阳明经行于前（胸、腹面），太阳经行于后（背面），少阳行于侧面。手三阴经均从腋下走出；足三阴经均行于腹面。十二经脉中循行于腹面的，自内向外的顺序为足少阴、足阳明、足太阴、足厥明。

3.表里关系

十二经脉中的阴经与阳经不是截然分开的，而是通过经别、别络的沟通，相互联系，组成六对"表里相合"的关系。《素问·血气形态》说："足太阳与少阴为表里，少阳与厥阴为表里，阳明与太阴为表里，是为足阴阳也。手太阳与少阴为表里，少阳与心包经为表里，阳明与太阴为表里，是为手之阴阳也。"《针灸甲乙经》卷之一第三指出"肝胆为合，故足厥阴与少阳为表里。脾胃为合，故足太阴与阳明为表里。肾膀胱为合，故足少阴与太阳为表里。心与小肠为合，故手少阴与太阳为表里。肺与大肠为合，故手太阴与阳明为表里。"相为表里的两条经脉，都在四肢的末端交接，都分别循行于四肢内外两个侧面的相对位置（足厥阴肝经与足太阴脾经在下肢内踝上八寸以下的循行部位，是足厥阴行于前缘，足太阴行于中线；在内踝上八寸处交叉后，足太阴行于前缘，足厥阴行于中线），分别络属于相为表里的脏腑（足太阳属膀胱络肾，足少阴属肾络膀胱，手阳明属大肠络肺，手太阴属肺络大肠，等等）。

十二经脉的表里关系，不仅由于相为表里的两条经脉的衔接及经别、别络的沟通而加强了联系，而且由于相互络属于同一脏腑，使相为表里的一脏一腑在生理功能上相互配合，在病理上也可相互影响。如：脾主运化、升清，胃上受纳、降浊；心经可下移小肠

等。在治疗上,相为表里的两条经脉的腧穴可交叉使用,如肺经的穴位可治疗大肠或大肠经的疾病。

4. 人体经络昼夜运行节律

十二经脉循行于人体,其走向有上行、下行,"从脏走手"、"从足走腹",首尾相贯,构成如环无端的气血运行的时间与路径。杨继洲在《针灸大成》中引《难经》语:"经脉行血气,通阴阳,以荣于其身者也。其始(平旦)从中焦,注手太阴(肺寅)、阳明(大肠卯),阳明注足阳明(胃辰)、太阴(脾巳),太阴注手少阴(心午)、太阳(小肠未),太阳注足太阳(膀胱申)、少阴(肾酉),少阴注手厥阴(包络戌)、少阳(三焦亥),少阳注足少阳(胆子)、厥阴(肝丑),厥阴复注于手太阴(明日寅时),如环无端,转相灌溉。"清楚地说明了十二经脉的人体昼夜节律,是从手太阴肺经且从清晨3点至5点开始,依次传至足厥阴肝经,再传至手太阴肺经(详见表4-1)。

手太阴肺经→食指端→手阳明大肠经→鼻翼旁→足阳明胃经→足大趾端→足太阴脾经→心中→手少阴心经→小指端→手太阳小肠经→目内眦→足太阳膀胱经→足小趾端→足少阴肾经→胸中→手厥阴心包经→无名指端→手少阳三焦经→目外眦→足少阳胆经→足大外趾→足厥阴肝经→肺中→(再至手太阴肺经)。

十二经脉是气血运行的主要通道,营脉中、卫脉外,因此中医说的营气在脉中运行的顺序,也就是十二经脉的顺序。《灵枢·营气》:"营气之所行,除循十二经脉流注外还与督脉、任脉相通。""营气之道,内(纳)谷为宝,谷入于胃,乃传之肺,流溢于中,而散于外,精专者行于经隧,常营无已,终而复始,是谓天地之纪。故气从太阴出,注手阳明,上行注足阳明,下行至跗上,注大指(趾)间,与太阴合,上行抵脾。从脾注心中,从手少阴出腋下臂,注小指,合手太阳,上行乘腋出顺内,注目内眦,上巅下项,合足太阳,循背下行注小指(趾)之端,循足心注足少阴,上行注肾,从肾注心,外散于胸中。循心主脉出腋下臂,出两筋之间,入掌中,出中指之端。还注小指次指之端,合手少阳,上行注膻中,散于三焦,从三焦注胆,出腋注足少阳,下行至跗上,复从跗注大指(趾)间,合足厥阴,上行至肝,从肝上注肺,上循喉咙,入颃颡,究于畜门。其支别者,上额循巅下项中,循脊人骶,是督脉也,络阴器,上过毛中,入脐中,上循腹里,人缺盆,下注肺中,复出太阴,此营气之所行也,逆顺之常也。"文献中这些论述十分清晰地显示了人体经络昼夜节律。

(三)经络循行部位

十二经脉的循行部位,《灵枢·经脉》中有详细的记载,后世医书所载十二经循行都以此为据,但所绘经穴图与《灵枢·经脉》所述各经的循行不尽相同。《医宗金鉴·刺灸心法要诀》把经脉(包括十二经脉与奇经八脉)的循行图与穴图并列,即可从中看出经脉循行路线与经穴连线的差异。例如,手足三阳经均交于督脉的大椎穴,而《灵枢·经脉》除手阳明大肠经"上出于柱骨之会上"外,其余五条阳经均未标明行经大椎穴。现将十二经脉的循行部位依次综述如下:

1. 手太阴肺经

起于中焦,下行络于大肠,回过来沿着胃的下口、上口上行,通过膈肌,进入胸腔,属于肺到达喉部,横行到胸部外上方中府穴处腋下,下行沿着上臂内侧,行于手少阴心经和手厥阴心包经之前,向下到肘中,沿前臂内侧桡骨边缘,进入寸口,上向手鱼际部,沿鱼际,出大指的末端(少商穴)。它的支脉,从手腕后方(列缺穴),沿掌背侧走向食指桡侧,出其端,交于手阳明大肠经。

2. 手阳明大肠经

起于食指桡侧端(商阳穴),沿食指桡侧缘出第一、第二掌骨间(合谷穴),上行进行两筋(拇长伸肌腱和拇短伸肌腱)的中间,沿前臂桡侧,进入肘外侧,上行经过上臂伸侧前缘,上肩,至肩关节前缘,向后到第七颈椎棘突下(大椎穴),再向前下行入锁骨上窝(缺盆),进入胸腔络于肺,向下通过膈肌下行,属于大肠。它的支脉,从锁骨上窝上行,经颈部至面颊,进入下齿中,回出夹口两旁,左右交叉于人中。左边的向右,右边的向左,上行至鼻翼旁(迎香穴)入交于足阳明胃经。

3. 足阳明胃经

起于鼻翼旁(迎香穴),夹鼻上行,左右交会于鼻根部,旁行入目内眦与足太阳经相交,向下沿着鼻柱外侧,进入上齿中,回出夹口两旁,环绕嘴唇,在承浆穴处左右相交,退回沿下颌骨后下缘到大迎穴处,沿下颌角上行过耳前,经过上关穴沿着发际,到额前。它的支脉,从大迎穴前方下行到人迎穴,沿喉咙向下后行至大椎,折向前行,入缺盆,进入体腔,下行穿过膈肌,属于胃,络于脾。直行者,从缺盆出体表沿乳中线下行,夹脐两旁(旁开二寸),下行至腹股沟处的气街穴。它的支脉是从胃下口幽门处分出,沿腹腔内下行至气街穴,与直行之脉会合,而后下行于大腿的内侧至膝髌中,沿下肢胫骨前缘下行至足背,入足第二趾外侧端(厉兑穴)。它的支脉是从膝下三寸处(足三里穴)分出,下行入中趾外侧端。它的支脉,从足背上冲阳穴处分出,前行入足大趾内侧端(隐白穴),交于足太阴脾经。

4. 足太阴脾经

起于足大趾内侧端(隐白穴),沿大趾内侧赤白肉际,经核骨(第一蹠骨)后,上行过内踝前缘,沿小腿内侧正中线上行,在内踝上八寸处,交出足厥阴肝经之前上行沿大腿内侧前缘,进入腹部,属于脾,络于胃。向上穿过膈肌,夹食管两旁,连舌根,散布舌下。它的支脉,从胃别出,上行通过膈肌,注入心中,交于手少阴心经。

5. 手少阴心经

起于心中,走出后属于心系,向下穿过膈肌,络于小肠。它的支脉从心系分出,夹食管上行,连于目系(《医宗金鉴·刺灸心法要诀》注:"目睛入脑之系也")。直行者,从心系出来,退回上行经过肺,向下浅出腋下(极泉穴),沿上臂内侧后缘,下行至肘内,沿前臂内侧后缘,到掌后锐骨(豌豆骨)端,进入掌内后缘,沿小指桡侧出其端(少冲穴),交于手太阳小肠经。

6. 手太阳小肠经

起于小指外侧端(少泽穴),沿手背尺侧上向腕部,出尺骨小头部,直上沿尺骨下边,出肘内侧两骨(指尺骨鹰嘴和肱骨内上髁)之间,向上沿上臂外侧后缘,出肩关节部,绕肩胛部,交会于肩上(大椎穴),前行进入缺盆,深入体腔,络于心,沿食管,穿过膈肌,到达胃部,下行,属于小肠。它的支脉,从缺盆出来,沿颈部上行到面颊,到目外眦后,退行入耳中(听宫穴)。它的支脉,从面颊部分出,向上行到目眦下,再到达鼻,至目内眦(睛明穴),交于足太阳膀胱经。

7. 足太阳膀胱经

起于目内眦(睛明穴),向上到达额部,在右交会于头顶部(百会穴)。它的支脉,从头顶部分出,到耳上角部。直行者,从头顶部入络于脑,回出来分别下行到项部(天柱穴),下行交会于大椎穴,再分左右沿肩胛内侧,夹脊柱两旁(旁开一寸五分),进入脊柱两旁的肌肉(膂),络于肾,属于膀胱。它的支脉,从腰部分出,沿脊柱两旁下行,穿过臀部,进入腘窝中(委中穴)。它的支脉,从项部分出下行,经过肩胛内侧,从附分穴夹脊(旁开三寸)下行至髋关节部(髀枢),沿大腿外侧后线下行至腘窝中与前一支脉会合,然后下行穿过腓肠肌,出走于足外踝后方,沿足背外侧缘至足小趾外侧端(至阴穴),交于足少阴肾经。

8. 足少阴肾经

起于足小趾下,斜行于足心(涌泉穴),出行于舟骨粗隆之下,沿内踝的后缘,分支进入脚跟中,向上沿小腿内侧后缘,至腘窝内侧,上股内侧后缘,入脊内(长强穴),穿过脊柱,属于肾,络于膀胱。直行者,从肾上行,穿过肝和膈肌,进入肺中,沿喉咙,夹舌根两旁。它的支脉,从肺中分出,络于心,注于胸中,交于手厥阴心包经。

9. 手厥阴心包经

起于胸中,浅出属于心包络,向下穿过膈肌,依次络于上、中、下三焦。它的支脉,沿胸内浅出胁部,当腋下三寸处(天池穴),向上至腋窝下,沿上臂内侧中线进入肘中,下行至前臂,行于"两筋"(桡侧腕屈肌腱与掌肌腱)之间,进入掌中(劳宫穴),沿中指桡侧,出中指桡侧端(中冲穴)。它的支脉,从掌中分出,沿无名指出其尺侧端(关冲穴),交于手少阳三焦经。

10. 手少阳三焦经

起于无名指尺侧端(关冲穴),上行于小指与无名指之间,沿手背,浅出于前臂伸侧桡骨、尺骨之间,通过肘尖,沿上臂外侧向上至肩部,向前行进入缺盆,分布于膻中,散络于心包,穿过膈肌,依次属于上、中、下三焦。它的支脉,从膻中分出,上行出缺盆至肩部,左右交会于大椎,上行到项,连系耳后(翳风穴),直上出耳上角,然后屈曲向下经面颊部至目眦下。它的支脉,从耳后分出,进入耳中,出走耳前,经过上关穴前,在面额部与前一支脉相交,至目外眦(瞳子髎穴),交于足少阳胆经。

11. 足少阳胆经

起于目外眦(瞳子髎穴),上行至头角(颔厌穴),再向下到耳后(完骨穴),再折向上行,经额部至眉上(阳白穴),又向后折至风池穴,沿颈下行至肩上,退回交出手少阳三焦经之后,左右交会于大椎穴,然后前行进入缺盆。它的支脉,从耳后进入其中,出走耳前,至目外眦后方。它的支脉,从目外眦分出,下行至大迎穴,同手少阳三焦经分布于面颊部的支脉相合。行至目眶下,向下的经过下颌角部下行至颈部,与前脉会合于颈部,进入体腔,穿过膈肌,终于肝,属于胆,沿胁里浅出气街,绕阴部毛际,横向进入髋关节部(环跳穴)。

直行者,从缺盆下行至腋,沿着胸侧,过季肋,下行至髋关节部与前脉会合后,再向下沿大腿外侧、膝关节外缘,行于腓骨的前面,直下至腓骨下端,浅出外踝之前,沿足背行进入足第四趾外侧端(窍阴穴)。它的支脉,从足背(临泣穴)分出,前行出足大趾外侧端,折回穿过爪甲,分布于足大趾爪甲后丛毛处,交于足厥阴肝经。

12. 足厥阴肝经

起于大足趾爪甲后丛毛处,向上沿足背至内踝前一寸处(中封穴),向上沿胫骨内缘,在内踝上八寸处交出足太阴脾经之后,上行过膝腘内侧,沿大腿内侧中线进入阴毛中,环绕阴部,至小腹,夹胃两旁,属于肝,络于胆,向上穿过膈肌,分布于胁肋部,沿喉咙的后边,向上进入鼻咽部,上行连接目系,上行出于额部,与督脉会于头顶部。它的支脉,从目系分出,下行于颊里,环绕在口唇的里边。它的支脉,从肝分出,穿过膈肌,向上注入肺,交于手太阴肺经。

四、奇经八脉

奇经八脉是十二经脉之外的八条经脉,包括督脉、任脉、冲脉、带脉、阴跷脉、阳跷脉、阴维脉和阳维脉。奇经八脉的内容最早散见于《内经》各篇,而"奇经八脉"这一名称则首见于《难经》。为什么这八条经脉为"奇经"?《难经集注·二十七难》:"杨曰:奇,异也。此之八脉,与十二正经不相拘制,别道而行,与正经有异,故曰奇经也。奇经八脉,不系正经阴阳,无表里配合,别道奇行,故曰奇经也。"奇经与正经的主要差异,在于分布与作用。奇经的分布不像十二正经那样的规则,与五脏六腑没有直接的属络(仅督脉"属肾"、"贯心"),相互间也没有表里关系。其作用《圣济总录》说:"人之气血常行于十二经脉,其诸经满溢则流入奇经焉"。

由于奇经八脉纵横交叉于十二经脉之间,所以它们具有如下三方面的作用:①进一步密切十二正经之间的联系。如"阳维维于阳",组合所有的阳经;"阴维维于阴",组合所有的阴经;带脉"状如束带,所以总约诸脉者也"(《奇经八脉考·八脉总论》),沟通腰腹部的经脉;冲脉通行上下,"渗诸阳,灌诸精","渗三阴"(《灵枢·逆顺肥瘦》);督脉总督诸阳经;任脉总任诸阴经等。②调节十二经气血。十二经脉气血满溢时,则流注于奇经八脉,蓄以备用。《难经·二十八难》说:"比于圣人图设沟渠,沟渠满溢,流于深湖,故圣人不能拘通也。而人脉隆盛,入于八脉,而不环周"。③与肝、肾等脏及女子胞、脑、髓等奇恒之腑的关系较为密切,相互之间在生理、病理上均有一定的联系。如清·叶天士说:"八脉隶于肝肾"(《临证指南医案》)。督脉入属于脑;督、任、冲均起于"胞中"。这里主要介绍奇经八脉的循行部位及基本功能。

（一）督脉

1. 循行部位

《素问·骨空论》说:"督脉者,起于少腹以下骨中央,女子入系廷孔,其孔,溺空之端也。其络,络阴器,合篡(《甲乙经》、《太素》作"纂")间,绕篡后,别绕臀,至少阴与巨阳中络者合少阴上股内后廉,贯脊属肾。与太阳起于目内眦,上额交巅上,入络脑,还出别下项,循肩髆内,夹脊抵腰中,入循膂络肾,其男子循茎下至篡,与女子等。其少腹直上者,贯脐中央,上贯心,入喉上颐环唇,上系两目之下中央。"这段文字并见于《甲乙经》、《太素》。《难经·二十八难》说:"督脉者,起于下极之俞,并于脊里。上至风府,入属于脑"(《甲乙经》引此,下有"上巅,循额,至鼻柱")。《奇经八脉考》说:"督乃阳脉之海,其脉起于肾下胞中,至于少腹,乃下行于腰横骨围之中央,系溺孔之端。男子循茎下至篡,女子络阴器合篡间;具绕篡后屏翳穴,别绕臀,至少阴与太阳中络者合少阴上股内廉,由会阳贯脊,会于长强穴。在骶骨端与少阴会,并脊里,上行历腰俞、阳关、命门、悬枢、脊中、中枢、筋缩、至阳、灵台、神道、身柱、陶道、大椎,与手足三阳会合,上哑门、会阳维,入系舌本,上至风府,会足太阳、阳维,同入脑中,循脑户、强间、后项、上巅,历百会、前顶、囟会、上星,至神庭,为足太阳督脉之会,循额中,至鼻柱,经素髎、水沟会于足阳明,至兑端,入龈交,与任脉足阳明交会而终。"

《灵枢·营气》是论述"营气之所行也,逆顺之常也",但其中有一段文字与督脉循行部位有关:"其支别者,上额循巅下项中,循脊入骶,是督脉也"。将上述四种论述比较,可以看出:①关于督脉的起点:有"少腹以下骨中央"、"下极之俞"、与"肾下胞中"三种不同说法。少腹指小腹部;"骨中央",《类经》注为"横骨下近外之中央也",意思就是骨盆的中央;"下极之俞",指脊柱下端的长强穴。其实,"骨中央"正是胞官所在。对于女子,可以说督脉起于肾下胞中;对于男子,只能说起于少腹以下骨中央了。至于长强穴,则是督脉自"胞中"下行浅出体表的第一位穴位。《难经》论八脉的循行部位,着重于体表的线路,所以说"起于下极之俞"。②关于督脉的循行部位的两种说法:《难经》、《甲乙经》及《灵枢·营气》所说的部位,是背面正中线以及项、后头部、巅顶、额部的正中线,至鼻柱为止。《素问·骨空论》所说的部位比较复杂,没有背面正中线的线路,却有三条分支:A 分布于外阴部,绕向肛门之后,别行绕臀部,到足少阴与足太阳的分支相合,从股内后缘上行,贯通脊柱而出属于肾;B 与太阳经起于目内眦,上行至额,交会于巅,入络于脑,又退出下项,循行于肩胛内侧,夹脊柱,抵达腰中,入循膂,络于肾。C 从小腹直上,穿过脐中央,向上通过心,入于喉咙,上至下颌部,环绕口唇,向上联系两目之下中央。《奇经八脉考》所说的部位,是把上述两种说法糅合在一起,但略去了与足太阳经起于目内眦,以及从小腹直上的两条分支,而把《难经》、《甲乙经》所说的那条干线从鼻柱延伸至龈交。其实,"与太阳起于目内眦"的那条分支,是足太阳经的循行部位;"其少腹直上者"的那条分支,又与同篇(《素问·骨空论》)中任脉的循行部位一致,所以李时珍略去这两条分支是有道理的。但是,王冰所说:"督脉,亦奇经也,然任脉、冲脉,督脉者,一源而三歧也,故经或谓冲脉为督脉也。何以明之? 今《甲乙》及古《经脉流注图解》以任脉循背着谓之督脉,自少腹直上者谓之任脉,亦谓之督脉,是以背腹阴阳别为名目尔。"又说:"自其少腹直上,至两目之下中央,并任脉之行,而云是督脉所系,由此言之,则任脉、冲脉、督脉名异而同体也。"杨上善也说:"旧来相传为督脉当脊中唯为一脉者,不可为正也。"本教材对督脉循行部位的描述,主要采用了《难经》的说法,结合《素问·骨空论》所说的"督脉为病,脊强反折",以起于"胞中",下出会阴,沿背部在中线上行,经巅额、鼻柱、至龈交,为其主干;以《素问·骨空论》中的部分内容作为两条分支,说明督脉与肾、心的联系;略去"与太阳起于目内眦"的那条分支。

2. 基本功能

(1) 为阳脉之海:《难经·二十八难》吕广注:"督脉者,阳脉之海也"。杨玄操注:"督之为言都也,是人阳脉之都纲。人脉比于水,故吕氏曰阳脉之海。"督,有总督之意。督脉行于背,背为阳。"阳脉之海",是说督脉对全身阳经的脉气有统率、总督的作用。这是因为督脉与足太阳会于百会、脑户、陶道等穴,与手、足三阳会于大椎,与阳维会于风府、哑门(以上均据《针灸甲乙经》)。带脉出于十四椎(第二腰椎),所以督脉与各阳经都有联系。

(2) 与脑、脊髓和肾有密切的联系:督脉循行于脊里,入络于脑,所以与脑和脊髓有密切的联系。《素问·骨空论》说:"督脉为病,脊强反折",《难经·二十九难》说:"督之为病,脊强而厥"。脊强、厥是脊髓和脑的病变,两书都归之于督脉,说明督脉与脑、脊髓有密切的联系。督脉又"属肾",所以与肾脏也有密切的联系。肾为先天之本,主生殖,督脉起于"胞中"而属肾,所以,历代医家治生殖功能障碍的疾患,多用补督脉之法。

(二) 任脉

1. 循行部位

《素问·骨空论》说:"任脉者,起于中极之下,以上毛际,循腹里上关元,至咽喉,上颐循面入目。"中极穴在脐下四寸,正中线上。毛际即长阴毛处。从"起于中极之下,以上毛际"两句来看,任脉是起于少腹下,阴毛之下方。关元亦在腹中线上,当脐下三寸处。从"循里上关元,至咽喉"两句看,任脉当从少腹下,沿腹正中线,经下腹、上腹、胸部的正中线直到颈正中线的咽喉。颐即下巴。"上颐循面入目"即任脉到咽喉后,再继续上行,沿中线至下巴。然后左右分为两支,经面部,到目下。这段文字在《难经·二十八难》与《针灸甲乙经》中均有记载,只是二书皆无"上颐循面入目"这一句。任脉的循行路线还有另一种记载。《灵枢·五音五味》说:"黄帝曰:妇人之无须者,无气血乎? 岐伯曰:任脉、冲脉皆起于胞中,上循脊里,为经络之海。其浮而外者循腹上行,会于咽喉,别而络唇口。血气盛,则充肤热肉;血独盛,则澹渗皮肤,生毫毛。今妇人之生。有余于气,不足于血。以其(《甲乙经》此后有"月水下"三字)数脱血故也,任冲之脉。不营口唇,故须不生焉。"这段文字,在《黄帝内经太素·任脉》与《针灸甲乙经》都有内容相同的记载。这些经文认为:任脉与冲脉都起于胞中,任脉出胞中后分为两支,一支行于脊柱的里面(即前面),与冲脉偕行,为"经络之海"。另一支出胞中后,前行于腹面正中线,循腹上行,至咽喉,络唇口。

将上述两种论述进行比较,可以看出:①《素问·骨空论》说任脉起于中极之下,《太素·任脉》与《灵枢·五音五味》都说任脉起于胞中。初看似有不同,其实胞宫的位置正好在中极之下,所以杨上善注《太素·任脉》时说:"中极之下,即是胞中,亦是胞门子户。是则任脉起处同也。"对于女子,可以说任脉起于胞中;对于男子,体内无胞,就只能说任脉起于中极之下了。②认为任脉从少腹,循腹正中线上行,经脐、脘、胸、咽喉到口唇的看法,两种论述基本上是一致的。③任脉在脊内的一支,即任脉起于胞中,下出会阴,经阴阜,沿腹部与胸部正中线上行,至咽喉,上行至下颌部。环绕口唇,沿面颊,分行至目眶下。对任脉脊内的一条,"经络之海"则没有提及,由于任脉的这一部位在体内深处,体表没有穴位,所以也为针灸界所忽视。其实《内经》认为任脉也是"经络之海"的理论,对后世的影响不小,尤其对妇产科的辩证论治理论的影响特别显著。

2. 基本功能

(1) 为阴脉之海:根据《针灸甲乙经·卷三》的记载,任脉与足三阴会于中极、关元,与足厥阴会于曲骨;与足太阴会于下脘,与手太阴会于上脘,与阴维会于廉泉、天突。由于任脉多次与手足三阴及阴维脉交会,所以元·滑寿在《十四经发挥》中说:"云阴脉之海者,亦以人之脉络,周流于诸阴之分,譬犹水也。而任脉则为之总任焉。故曰阴脉之海。"也就是说,全身的阴脉都交汇于任脉,如江河之汇流大海,故曰"阴脉之海"。可见任脉在全身阴脉中,是十分重要的。所以叶天士治虚劳证之阴虚而精伤者,用滋阴填精,介类潜阳之药,以达"静摄任阴"的目的。任为阴脉之海,督为阳脉之海,二脉同起于胞中,会于会阴(据《针灸甲乙经·卷三》),相互交通,有密切的联系与配合。滑寿在《十四经发挥》中说:"任督二脉,一源而二歧,一行于身之前,一行于身之后,人身之有任督,犹天地之有子午,可以分,可以合。分之以见阴阳之不离,合之以见浑沦之无间。一而二,二而一者也。"鉴于任脉与督脉存在于人身相反的两面,对人体的阴与阳有重要的作用,而二脉又同出一源,且相互贯通,所以清·陈士铎在《石室秘录》中说:"二经之病,各有不同,而治法实相同也。盖六经之脉络,原相贯通,治任脉之疝瘕,而督脉之遗溺脊强亦愈也。然此二脉者,为胞胎之主脉;无则女子不受孕,男子难作强以射精。此脉之宜补,而不宜泻明矣。补则外肾壮大而阳旺,泻则外肾缩细而阳衰;补则子宫热而受胎,泻则子宫冷而难妊矣。"总之,任督二脉,分之有阴阳之别,合之则浑沦不间,且督脉属肾,任脉通督,任脉与肾相通可知矣。

(2) 主胞胎:《难经集注·二十八难》:"杨曰:任者,妊也。此是人之生养之本。"虞庶认为,杨氏此说,其根据是《素问》,因为《素问·上古天真论》"女子……二七而天癸至,任脉通,太冲脉盛,月事以时下,故有子,……七七,任脉虚,太冲脉衰少,天癸竭,地道不通,故形坏而无子也"。这段文字说明,由于任冲二脉皆起于胞中,上循脊里,为经络之海,只有当冲任二脉之气血旺盛而通调时,其血方能下注胞中,或泻出为月经,或养胚胎而妊娠。若冲任二脉虚衰而不通畅,其血不下注胞宫,则经绝而无子。而冲任之所以通盛,必须"天癸"之促进;"天癸"之所以产生,全赖肾中精气之旺盛。所以说,肾中精气是月经与生育能力的根本,肾气盛则产生"天癸"。"天癸"促使任冲二脉之气血旺盛与畅通,二脉之血下注胞宫,女子才有月经和具备怀孕的能力,故《医宗金鉴·妇科心法要诀》:"女子不孕之故,由伤其任冲也。……若为三因之邪,伤其冲任之脉,则有月经不调、赤白带下、经漏、经崩等病生焉。"所以中医治疗月经病与不孕症,皆以调理冲任二脉为要务。

(三)冲脉

1. 循行部位

《素问·骨空论》说:"冲脉者,起于气街,并少阴(《难经》作足"阳明")之经,夹脐上行,至胸中而散。"《灵枢·五音五味》说:"任脉、冲脉皆起于胞中,上循脊里,为经络之海,其浮而外者,循腹上行,会于咽喉,别而络唇口。"《灵枢·逆顺肥瘦》说:"夫冲脉者,五脏六腑之海也,五脏六腑皆禀焉。其上者,出于颃颡,渗诸阳,灌诸精(《针灸甲乙经》作"灌诸阴");其下者,注少阴之大络,出于气街,循阴股内廉,入腘中,伏行骭(胫骨)内,下至内踝之后属而别,其下者,并于少阴之经,渗三阴;其前者,伏行出跗属,下循跗,入大指(趾)"间。

《灵枢·动输》说:"冲脉者,十二经脉之海也,与少阴之大络起于肾下,出于气街,循阴股内廉,邪入腘中,循胫骨内廉,并少阴之经,下入内踝之后,入足下;其别者,斜入踝,出属跗上,入大指(趾)之间,注诸络以温足胫。"《内经》关于冲脉循行部位的记载,较为复杂,自《难经》以下,则多较简略,如《十四经发挥》说:"冲脉者,与任脉皆起于胞中,上循脊里,为经络之海,其浮于外者,循腹上行,会于咽喉,别而络唇口。故曰:冲脉者,起于气冲。并足少阴之经。夹脐上行,至胸中而散。"《奇经八脉考》说:"冲为经脉之海,又曰血海,其脉与任脉皆起于少腹之内胞中,其浮而外者,起于气冲。并足阳明、少阴之间,循腹上行至横骨,夹脐左右各五分上行,历大赫、气穴、四满、中注、肓俞、商曲、石关、阴都、通谷、幽门、至胸中而散。"《难经·二十八难》说:"冲脉者,起于气冲,并足阳明之经,夹脐上行,至胸中而散也。"宋·虞庶注曰:"《素问》曰'并足少阴之经',《难经》却言'并阳明之经'。况少阴之经夹脐左右各五分,阳明之经夹脐左右各二寸,气冲又是阳明脉气所发,如此推之,则冲脉自气冲起。在阳明、少阴两经之内,夹脐上行,其理明矣。"但后世医家多从《素问》"并足少阴之经"的说法而否定《难经》"并足阳明之经"之说。如《圣济总录·奇经八脉·冲脉》说:"在《难经》则曰'并足阳明之经',以穴考之,阳明之经夹脐左右各二寸而上行,少阴之经夹脐左右各五分而上。《针经》所载,冲脉与督脉同起于会阴,其在腹也。行乎幽门、通谷、阴都、石关、商曲。肓俞、中注、四满、气穴、大赫、横骨凡二十二穴,皆足少阴之分也。然则冲脉并足少阴之经明矣。"根据《内经》的记载,阐述冲脉的循行部位概括起来是:①起于胞中,下出会阴后,从气冲部起与足少阴肾经相并,夹脐上行,到达胸中而散布;②从胸中再向上行,经喉,环绕口唇,到目眶下;③与足少阴肾经的大络同起于肾下,向下从气街部浅出体表。沿大腿内侧进入腘窝,再沿胫骨内缘,下行到内踝的后面,进入足底;④沿胫骨内缘进入内踝后分出,向前斜入足背进入大足趾;⑤从胞中分出,向后与督脉相通,上行于脊柱内。

2. 基本功能

"冲",有要冲,要道的意思。《难经集往·二十八难》冲脉条杨注曰:"冲者,通也。言此脉下至于足,上至于头,通受十二经之气血,故曰'冲'焉",又是一种解释。且指出冲脉有"通受十二经之气血"的功能,这正为《灵枢·逆顺肥瘦》称冲脉为"五脏六腑之海"与《灵枢·动输》称"冲脉为十二经之海"作了注解。这就是说,由于冲脉上至于头,下至于足,贯串全身,且"其上者,出于颃桑,渗诸阳","其下者,并少阴之经,渗三阴",故能容纳和调节十二经脉、五脏六腑的气血,成为"十二经脉之海"、"五脏六腑之海"。《灵枢·海论》说:"人有髓海、有血海、有气海、有水谷之海。凡此四者,以应四海也"。但下文定四海之"阴阳表里荥输所在"却没有"血海",而有"冲脉者为十二经之海";其下言"四海之逆顺"时,又有"血海"而无"十二经之海",可见冲脉既是"十二经之海",也就成为"血海"了。冲脉是血海,又起于胞中,所以妇女的月经来潮同冲脉有密切的关系。如《素问·上古天真论》说:"女子……二七而天癸至,任脉通,太冲脉盛,月事以时下,故有子……七七任脉虚,太冲脉衰少,天癸竭,地道不通,故形坏而无子也"。这里说的"太冲脉"就是冲脉,说明女子的月经来潮和胎孕,与冲脉有着密切的联系。

(四)带脉

1. 循行部位

带脉的循行部位《内经》没有具体的描述,仅《灵枢·经别》阐述足少阴经别的循行路线时,间接地提到带脉在背部的位置是在"十四椎",原文是:"足少阴之正,至腘中,别走太阳而合,上至肾,当十四椎,出属带脉。《难经·二十八难》说:"带脉者起于季胁,回身一周。"后世论带脉者均从之,只是把循行部位描述得更具体些而已。如滑寿《十四经发挥》说:"带脉者,起于季胁,回身一周……其脉气所发,在季胁下一寸八分。正名带脉,以其回身一周如带也。又与足少阳会于维道,此带脉所发,凡四穴。"明·李时珍《奇经八脉考》说:"带脉者,起于季胁,足厥阴之章门穴,同足少阳循带脉穴,围身一周一如束带然,又与足少阳会于五枢,维道。"

2. 基本功能

带脉围腰一周,犹如束带,所以它的功能主要是约束纵行诸脉,由于它从"十四椎"(第二腰椎)出发,所以足三阴经和足三阳经都受其约束。

（五）阴跷脉、阳跷脉

1. 循行部位

《灵枢·寒热病》说："足太阳有通项入于脑者，正属目本，名曰眼系……在项中两筋间，入脑乃别。阴跷阳跷，阴阳相交……交于目锐（应作'内'）眦"。《灵枢·脉度》说："跷脉者，少阴之别起于然骨之后，上内踝之上。直上循阴股入阴，上循胸里入缺盆，上出人迎之前，入頄属目内眦，合于太阳，阳跷而上行。"《难经·二十八难》说："阳跷脉者起于跟中，循外踝上行，入风池。阴跷脉者，亦起于跟中，循内踝上行，至咽喉交贯冲脉。"《内经》关于跷脉循行部位的记载，阴跷脉稍详而阳跷脉甚略。《难经》虽指出阳跷脉，阴跷脉均起于跟中，阳跷脉"入风池"，但其循行部位亦不具体。《圣济总录》除重复《内经》《难经》之文外，还提出阳跷脉"所发之穴，生于申脉。以跗阳为郄，本于仆参，与足少阳会于居髎，又与手足阳明会于肩髃及巨骨。又与手足太阳、阳维会于臑腧，与手足阳明会于地仓，又与手足阳明会于巨窌，又与任脉足阳明会于承泣"，"阴跷郄在交信"。《奇经八脉考》说："阴跷者，足少阴之别脉，其脉起于跟中足少阴然谷穴之后，同足少阴循内踝下照海穴，上内踝之上二寸，以交信为郄，直上循阴股入阴，上循胸里入缺盆，上出人迎之前；至咽喉，交贯冲脉，入頄内廉，上行属目内眦，与手足太阳、足阳明，阳跷五脉会于睛明而上行。""阳跷者，足太阳之别脉，其脉起于跟中，出于外踝下足太阳申脉穴，当踝后绕跟，以仆参为本，上外踝上三寸，以跗阳为郄，直上循股外廉循胁后髀，上会手太阳、阳维于臑腧，上行肩膊外廉，会手阳明于巨骨，会手阳明、少阳于肩髃，上人迎夹口吻，会手足阳明、任脉于地仓，同足阳明上行巨窌，复会任脉于承泣，至目内眦，与手足太阳、足阳明、阴跷五脉会于睛明穴，从睛明上行入发际，下耳后，入风池而终"。现主要根据《奇经八脉考》描述阴跷脉和阳跷脉的循行部位；阴跷脉、阳跷脉均起于足踝下。阴跷脉从内踝下照海穴分出，沿内踝后直上下肢内侧，经前阴，沿腹、胸进入缺盆，出行于人迎之前，经鼻旁，到目内眦，与手足太阳经阳跷脉会合。阳跷脉从外踝下申脉穴分出。沿外踝后上行，经肩部，颈外侧，上夹口角，到达目内眦，与手足太阳经、阴跷脉会合，再上行进入发际。向下到达耳后，与足少阳经会于项后。

2. 基本功能

《难经集注·二十八难》阳跷脉注："杨曰：跷，捷疾也。言此脉是人行走之机要，动足之所由，故曰跷脉焉。"说明跷脉有主司下肢运动的功能，又因阴阳跷脉交会于目内眦，《灵枢·寒热病》说："阴跷、阳跷，阴阳相支……交于目锐（应作"内"）眦，阳气盛则瞋目，阴气盛则瞑目"，说明跷脉有司眼睑开合的功能。

（六）阴维脉、阳维脉

1. 循行部位

关于维脉的循行部位，《内经》没有具体的描述，在《素问·刺腰痛论》中提到"阳维之脉令人腰痛，痛上怫然肿，刺阳维之脉，脉与太阳合腨下间，去地一尺所……飞阳之脉令人腰痛，痛上怫怫然，甚则悲以恐，刺飞阳之脉，在内踝上五寸，少阴之前，与阴维之会"。其中"与太阳合腨下间，去地一尺所"是承山穴；"在内踝上五寸，少阴之前与阴维之会"，是筑宾穴。《难经·二十八难》说："阳维阴维者，维络于身，溢蓄不能环流灌溉诸经者也，故阳维起于诸阳会也，阴维起于诸阴交也。"只提"起于"，未言具体循行部位。《圣济总录》说："阳维维于阳，其脉起于诸阳之会，与阴维皆维络于身，溢蓄不能环流灌溉诸经者也……其脉气所发。别于金门。以阳交为部郄，与手足太阳及跷脉会于臑腧，与手足少阳会与于天窌，又会于肩井；其在头也，与足少阳会于阳白，上于本神及临泣，上至正营，循于脑空，下至风池，其与督脉会则在风府及哑门。""阴维者，亦维络于身溢蓄不能环流灌溉诸经者也，阴维则维于阴，其脉起于诸阴之交……其脉气所发者，阴维之郄，名曰筑宾，与足太阴会于腹哀及大横，又与足太阴、厥阴会于府舍及期门，与任脉会于天突及廉泉"。《奇经八脉考》对维脉循行部位的描述较《圣济总录》又稍详，它说："阴维起于诸阴之交，其脉发于足少阴筑宾穴，为阴维之郄，在内踝上五寸腨肉分中，上循股内廉上行入小腹，会足太阴、厥阴、少阴、阳明于府舍，上会足太阴于大横、腹哀，循胁助会足厥阴于期门，上胸膈夹咽，与任脉会于天突、廉泉，上至顶前而终。凡一十四穴。""阳维起于诸阳之会，其脉发于足太阳金门穴，在足外踝下一寸五分，上外踝七寸，会足少阳于阳交，为阳维之郄，循膝外廉上髀厌抵少腹侧，会足少阳于居髎，循胁肋斜上肘，上会手阳明，手足太阳于臂臑，过肩前，与手少阳会于臑会、天髎、却会手足少阳、足阳明于肩井，入肩后，会手太阳、阳跷于臑腧，上循耳后，会手足少阳于风池，上脑空、承灵、正营、目窗、临泣，下额与手足少阳、阳明五脉会于阳白，循头入耳，上至本神而止。凡三十二穴。"本教材对循行部位的描述，主要是综合《圣济总录》及《奇经八脉考》之说而简略；阴维脉起于小腿内侧足三阴经交会之处，沿下肢内侧上行，至腹部，与足太阴脾经同行，到胁部，与足厥阴经相合，然后上行至咽喉，与任脉相会。阳维脉起于外踝下，与足少阳胆经并行，沿下肢外侧向上，经躯干部后外侧，从腋后上肩，经颈部、耳后，前行到额部，分布于头侧及项后与督脉会合。

2. 基本功能

维脉的"维"字，有维系、维络的意思。《难经集注·二十八难》说："阳维者，维络诸阳……阴维者，维络诸阴"，说明阳维脉有维系、联络全身阳经的作用，阴维脉有维系、联络全身阴经的作用。

五、经别、别络、经筋、皮部

（一）经别

经别，是从经脉分出的支脉，十二经别，就是从十二经脉别行分出，循行于胸、腹及头部的重要支脉。《灵枢·经别》是现存最早记载十二经别的文献。从该篇所载，可看出十二经别的分布特点是：都从十二经脉的四肢部分（多为肘、膝以上）别出（称为"离"），走入体腔深部（称为"入"），然后浅出体表（称为"出"）而上头面，阴经的经别合入阳经的经别而分别注入六阳经脉（称为"合"）。所以，十二经别的循行（分布）特点，可用"离、合、出、入"来概括。每一对相为表里的经别组成一"合"，十二经别共组成"六合"。

1. 生理功能

十二经别是十二经脉别行分出的重要支脉，它们的循行部位，有些是十二经脉未循行到的器官和形体部位，所以在生理、病理及治疗等方面都有一定的作用。主要的有如下几个方面：①加强了十二经脉中相为表里的两条经脉在体内的联系。十二经别进入体腔后，表里两经的经别相并而行，经过相为表里的脏腑，并在浅出体表后，阴经经别合入阳经经别，共同注入体表的阳经。这样，就加强了十二经脉中相为表里的两条经脉的联系。②加强了体表与体内、四肢与躯干的向心性联系。由于十二经别一般都是从十二经脉的四肢部分别出，进入体内向心循行，这对于扩大经络的联系和由外而内地传递信息，起着重要的作用。③加强了十二经脉对头面的联系。十二经脉循行于头面部的主要是六条阳经。十二经别则不仅六条阳经的经别循行于头面部，而且六条阴经的经别亦上达头部：足三阴经的经别，在合入阳经经别之后上达头部。手三阴经经别均经喉咙，其中手少阴经经别浅出面部后与手太阳经会合于目内眦，手厥阴经经别浅出于耳后，与手少阳经会合于乳突下，手太阴经经别则沿喉咙再合入手阳明经经别。这样，不仅加强了十二经脉对头面的联系，而且为"十二经脉，三百六十五络，其血气皆上注于面而走空窍"的理论奠定了基础，也是近代发展的面针、鼻针等的理论依据。④扩大了十二经脉的主治范围。由于十二经别分布弥补了十二经脉所不到之处，而相应地扩大了经络穴位的主治范围。例如：足太阳经脉并不到达肛门，但该经的经别"别入于肛"。所以足太阳经的承山、承筋等穴，可取以治肛门病。⑤加强了足三阴、足三阳经脉与心脏的联系。足三阴经的经别在下肢（或毛际）分别与相为表里的阳经经别相合并行，足三阳经的经别都通达心脏。这样，就使足三阴经、足三阳经都与心脏相联系。根据这一关系，可以解释腹腔中内脏发生病变可出现心病症状的理由，这对于分析生理、病理都有重要意义。此外，对"心为五脏六腑之大主"的理论亦提供了一定的依据。

2. 循行部位

十二经别的循行部位，首载于《灵枢·经别》，后世言经别者皆宗之。新版教材就是根据《灵枢·经别》而以现代汉语阐述的。现将《灵枢·经别》关于十二经别循行部位的原文录之如下："足太阳之正，别入于腘中，其一道下尻五寸，别入于肛。属于膀胱，散之肾，循膂当心入散；直者，从膂上出于项，复属于太阳。此为一经也。足少阴之正，至腘中，别走太阳而合，上至肾，当十四椎，出属带脉；直者，系舌本，复出于项。合于太阳，此为一合。成（应据《太素》及《甲乙经》改为'或'）以诸阴之别、皆为正也。足少阳之正，绕髀入毛际，合于厥阴；别者，入季胁之间，循胸里属胆，散之肝，上贯心，以上夹咽，出颐颌中。散于面，系目系，合少阳于外眦也。足厥阴之正。别附上，上至毛际，合于少阳，与别俱行，此为二合也。足阳明之正，上至髀，入于腹里，属胃，散之脾，上通于心，上循咽出于口，上頞出，还系目系，合于阳明也。足太阴之正，上至髀，合于阳明，与别俱行，上结（应据《太素》改为'络'）于咽，贯舌中，此为三合也。手太阳之正，指地，别于肩解，入腋走心，系小肠也。手少阴之正，别入于渊腋两筋之间，属于心，上走喉咙，出于面，合目内眦，此为四合也。手少阳之正，指天，别于巅，入缺盆，下走三焦，散于胸中也。手心主之正，别下渊腋三寸，入胸中，别属三焦，出（应据《太素》改为'上'）循喉咙，出耳后，合少阳完骨之下，此为五合也。手阳明之正，从手循膺乳，别于肩髃入柱骨下，走大肠，属于肺，上循喉咙，出缺盆，合于阳明也。手太阴之正，别入渊腋少阴之前，入走肺。散之太阳（应据《太素》改为'大肠'），上出缺盆，循喉咙，复合阳明，此六合也。”

（二）别络

别络，是从经脉分出的支脉，大多分布于体表。《灵枢·经脉》详细论述了十五别络的循行部位和症候。这“十五别络”，是十二经脉各有一支别络，任脉和督脉也各有一支别络，再加上脾之大络。十五别络中，十二经脉的别络都从四肢肘、膝以下分出，相为表里的两经的别络相互联络，加强了十二经脉中相为表里的两经在体表的联系；任脉的别络分布在腹面，督脉的别络分布在背面，脾之大络分布在身侧，这样就加强了人体前、后、侧面的联系。另外，如再加上胃之大络，也可称为十六别络。

别络是络脉中比较主要的部分，对全身无数细小的络脉起着主导作用。从别络分出的细小的络脉为“孙络”，即《灵枢·脉度》所谓“络之别者为孙”。分布在皮肤表面的络脉称为“浮络”，即《灵枢·经脉》所谓“诸脉之浮而常见者。”

1. 生理功能

（1）加强了十二经脉中相为表里的两经在体表的联系。十二经脉的别络，都是在四肢肘、膝以下的部位。阴经的别络走向其相为表里的阳经。阳经的别络走向其相为表里的阴经，这样就沟通和加强了十二经脉中相为表里的两经在体表的联系。经别和别络都是从经脉分出的重要支脉，都有加强相为表里的两经的联系的作用，所不同的是：经别的分布部位以体内为主，别络的分布部位以体表为主，在别络中虽也有进入胸腹腔而与内脏相联系的，但不像经别那样联络到相为表里的脏腑；经别没有所属穴位，也没有所主病症，而别络则每一别络有一络穴，并有所主病症。

（2）别络对其他络脉有统率作用，加强了人体前、后、侧面的统一联系。任脉的别络散布在腹面，督脉的别络散布在背面，脾之大络散布在胸胁部，这样，就加强了人体前、后、侧面的统一联系。

（3）渗灌气血以濡养全身。从别络分出的孙络、浮络，从大到小，分成无数细支遍布全身，呈网状扩散，同周身组织的接触面甚广，这样就能使循行于经脉中的气血，通过别络、孙络，渗灌到人体各部组织中去，以充分发挥气血对整个机体的营养作用。

2. 循行部位

关于十五别络的循行部位，首载于《灵枢·经脉》，后世多宗之。新版教材就是根据《灵枢·经脉》而以现代汉语阐述的。现将《灵枢·经脉》关于十五别络循行部位的原文录之如下："手太阴之别，名曰列缺，起于腕上分间，并太阳之经直入掌中，散入于鱼际……取之去腕半寸,别走阳明也。手少阴之别,名曰通里,去腕一寸半,别而上行,循经入于心中、系舌在属目系,……取之掌(应据《太素》及《甲乙经》改为"腕")后一寸,别走太阳也。手心主之别,名曰内关。去腕二寸,出于两筋之间,循经以上系于心包络心系。手太阳之别,名曰支正,上(应据《太素》改为"去")腕五寸,内注少阴;其别者,上走肘,络肩髃。手阳明之别,名曰偏历,去腕三寸,别入太阴;其别者,上循臂乘肩髃。上曲颊偏齿;其别者,入耳合于宗脉。手少阳之别,名曰外关,去腕二寸,外绕臂,注胸中,合心主。足太阳之别,名曰飞阳,去踝七寸,别走少阴。足少阳之别,名曰光明,去踝五寸,别走厥阴,下络足跗。足阳明之别,名曰丰隆,去踝八寸,别走太阴;其别者,循胫骨外廉,上络头项,合诸经之气,下络喉嗌。足太阳之别,名曰公孙,去本节之后一寸,别走阳明;其别者,入络肠胃。足少阴之别,名曰大钟,当踝后绕跟,别走太阳;其别者,并经上走于心包,下贯腰脊。足厥阴之别,名曰蠡沟。去内踝五寸,别走少阳;其别者,循胫上睾,结于茎。任脉之另别名曰尾翳,下鸠尾,散于腹。督脉之别、名曰长强夹脊上项,散头上,下当肩胛在右。别走太阳,入贯膂。脾之大络,名曰大包,出渊腋下三寸,布胸胁。"

(三)经筋

经筋,就是经脉之气所"结、聚、散、络"的筋肉。杨上善说:"十二经筋与十二经脉,俱禀三阴三阳行于手足,故分为十二,但十二经脉主于血气,内营五脏六腑,外营头身四肢。十二经筋内行胸腹郭中,不入五脏六腑,除有经脉、络脉,筋有大筋、小筋、膜筋。十二经筋起处与十二经脉流注并起于四末,然所起处有同有别。其有起维筋、缓筋等,皆是大筋别名"(《黄帝内经·太素·经筋》)。筋肉的功能活动有赖于经络气血的濡养,并受十二经脉的调节,所以全身的筋肉划分为十二个系统,称"十二经筋"。

1. 生理功能

经筋的主要作用是连接四肢百骸,约束骨骼,主司关节运动,正如《素问·痿论》所说:"宗筋主束骨而利机关也。"

2. 循环部位

《灵枢·经筋》详细论述了经筋的循环部位和症候,后世言经筋者皆宗之。根据《灵枢·经筋》所述,经筋的分布一般都在浅部,从四肢末端走向头身,多结聚于关节和骨骼附近;有的进入胸腹腔,但不属络脏腑。五版教材根据《灵枢·经筋》,以现代汉语阐述经筋的分布部位,现将《灵枢·经筋》关于十二经筋分布部位的原文录之如下:"足太阳之筋,起于足小指上,结于踝,邪上结于膝,其下(者)循足外侧,结于踵,上循跟,结于腘;其别者,结于踹外,上腘中内廉,与腘中并上结于臀,上夹脊上项;其支者,别入结于舌本;其直者,结于枕骨,上头下颜。结于鼻;其支者,为目上网(应据《太素》改为"纲")下结于頄;其支者,从腋后外廉,结于肩髃;其支者,入腋下,上出缺盆,上结于完骨;其支者,出缺盆,邪上出于頄。足少阳之筋,起于足小趾次趾,上给外踝,上循胫外廉,结于膝外廉;其支者,别起外辅骨,上走髀,前者结于伏兔之上,后者结于尻,其直者,上乘季胁,上走腋前廉，系于膺乳，结于缺盆；直者，上出腋，贯缺盆，出太阳之前，循耳后，上额角，交巅上，下走颔，上结于頄；支者，结于目（外）眦为外维。足阳明之筋，起于中三指，结于跗上，邪外上加于辅骨，上结于膝外廉，直上结于髀枢，上循胁，属脊；其直者，上循骭，结于膝；其支者，结于外辅骨，合少阳；其直者，上循伏兔，上结于髀，聚于阴器，上腹而布，至缺盆而结，上颈，上夹口，合于頄，下结于鼻，上合于太阳，太阳为目上网（应据《甲乙经》及《太素》改为"纲"，阳明为目下网，（应据《甲乙经》及《太素》改为"纲"））；其支者，从颊结于耳前。足太阳之筋，起于大指之端内侧上结于内踝；其直者，络于膝内辅骨，上循阴股，结于髀，聚于阴器，上腹，结于脐，循腹里，结于肋，散于胸中；其内者，着于脊。足少阴之筋，起于小指之下，并足太阳之筋邪走内踝之下，结于踵与太阳之筋合而上结于内辅之下，并太阴之筋而上循阴股，结于阴器，循脊内夹膂，上至项，结于枕骨，与足太阳之筋合。足厥阴之筋，起于大指之上，上结于内踝之前。上循胫，上结内辅之下，上循阴股，结于阴器，络诸筋。手太阳之筋，起于小指之上，结于腕，上循臂内廉，结于肘内锐骨之后，弹之应小指之上，入结于腋下；其支者，后走腋后廉，上绕肩胛，循颈出走太阳之前，结于耳后完骨；其支者，入耳中直者，出耳上，下结于颔，上属目外眦。手少阳之筋，起于小指次指之端，结于腕，上循臂结于肘，上绕臑外廉上肩走颈。合手太阳；其支者，当曲颊入系舌本，其支者，上曲牙，循耳前，属目外眦，上乘颔，结于角。

手阳明之筋，起于大指次指之端，结于腕，上循臂，上结于肘外，上臑，结于髃；其支者，绕肩胛，夹脊；直者，从肩髃上颈；其支者，上颊，结于頄；直者，上出手太阳之前，上左角，络头，下右颔。手太阳之筋，起于大指之上，循指上行，结于鱼后，行寸口外侧，上循臂，结肘中，上臑内廉，入腋下，出缺盆，结肩前髃，上结缺盆，下结胸里，散贯贲，合贲（应据《甲乙经》改为"胁"）下，抵季胁（应据《太素》改为"肋"）。

手心主之筋，起于中指、与太阴之筋并行，结于肘内廉，上臂阴，结腋下。下散前后夹胁；其支者，入腋，散胸中，结于臂。

手少阴之筋，起于小指之内侧，结于锐骨，上结肘内廉。上入腋，交太阴，夹乳里，结于胸中，循臂，下系于脐。"

（四）皮部

皮部，是指体表的皮肤按经络的分布部位分区。《素问·皮部》说："应有分部""皮者，脉之部也"。十二经脉及其所属络脉，在体表各有一定的信息反应分布范围，与之相对应，全身的皮肤也就分为十二个部分，称十二次部。正如《素问·皮部》所说："欲知皮部，以经脉为纪，诸经皆然""凡十二经络脉者，皮之部也"。因此，皮部就是十二经脉及其所属络脉在皮表的分区，也就是十二经脉各讯道终端散布所在。《素问·皮部》说："皮者，脉之部也，邪客于皮则腠理开，开则邪入客于络脉，络脉满则注于经脉，经脉满则入舍于肺脏也。"说明了皮肤、络脉、经脉、腑、脏之间是有联系的，病邪可依皮、络、经、腑、脏的层次逐步深入。也正因为有上述的联系，脏腑、经络的病变能反映到皮部，如《素问·皮部》所说："其色多青则痛，多黑则痹，黄赤则热，多白则寒"等。因此，观察不同部位皮肤的色泽和形态变化,有助于诊断某些脏腑、经络的病变。

在治疗方面,《灵枢·官针》所载刺皮肤的方法,如"病在皮肤无常处者,取以镵针于病所,肤白勿取","毛刺者,刺浮痹(于)皮肤也","半刺者,浅内而疾发针,无针伤肉。如拔毛状,以取皮气"等。还有在皮肤一定部位施行敷贴、温灸、热熨等疗法,都是皮部理论在治疗方面的运用。

六、经络的功能及应用

(一)经络的生理功能

经络的生理功能实际上是"经气"的作用,主要有沟通表里、上下联系脏腑器官,通行气血、濡养脏腑组织,感应传导以及调节人体各部分功能等方面。

1. 沟通表里上下、联系脏腑器官

人体是由脏腑、四肢百骸、五官九窍、皮肉脉筋骨等组成的,它们虽各有不同的生理功能,但又共同组成有机的整体活动,使机体内外,上下保持协调统一,构成一个有机的整体。这种有机的联系,主要是依靠经络的沟通、联络作用而得以实现的。由于十二经脉及其分支的纵横交错,入里出表,通上达下,相互络属于脏腑;奇经八脉联系沟通于十二正经;十二经筋、十二次部联络筋肉皮肤,从而使人体的各个脏腑组织器官有机地联系起来,构成了一个表里上下彼此间紧密联系、协调共济的统一体。经络对全身脏腑组织器官的沟通联系,主要的有如下四种:①脏腑同外周肢节之间的联系。《灵枢·海论》说:"夫十二经脉者,内属于脏腑,外络于支节"。说明十二经脉是沟通、联系脏腑同体表的通路。这是因为十二经脉中每一条经脉既络属于一定的脏腑,其经脉之气又散布于筋肉、皮肤的缘故。对于"外络于支节"的"支"、"节","支"是指四肢;"节"指骨节,又可指穴位。如《灵枢·九针十二原》说:"节之交,三百六十五会……所言节者,神气之所游行出入也,非皮肉筋骨也。"即指出"节"不是皮肉筋骨,而是"神气之所游行出入"的所在,即穴位。《素问·调经论》:"夫十二经脉者,皆络三百六十五节,节有病必被经脉。"张介宾注释说:"所谓节者,神气之所舍也,以穴俞为言,故有三百六十五节。被,及也"(《类经·疾病类》)。②脏腑同五官九窍之间的联系。目、舌、口、鼻、耳、前阴、后阴,都是经脉循行所过的部位,而经脉又多内属于脏腑,这样,五官九窍同内脏之间,可通过经脉的沟通而联系起来。如:手少阴心经属心络小肠,系"目系",其别络"系舌本";足厥阴肝经属肝,络胆,绕"阴器",系"目系";足阳明胃经属胃,络脾,环绕口唇,夹鼻;手太阳小肠经、手少阳三焦经、足少阳胆经均进入耳中;足太阳膀胱经的经别进入肛门等等。③脏腑之间的联系。十二经脉中每一经都分别络属一脏一腑,从而加强了相为表里的一脏一腑之间的联系。有的经脉还联系多个脏腑,如足厥阴肝经属肝、络胆、夹胃、注肺中,足少阴肾经属肾、络膀胱、贯肝、入肺、络心等等;再加上经别补正经之不足,如胃经、胆经、膀胱经的经别都通过心,这样,就构成了脏腑之间的多种联系。④经脉与经脉之间的联系。十二经脉的阴阳表里相接,有一定的衔接和流注次序,十二经脉之间的交会,十二经脉与奇经八脉之间的纵横交错,奇经八脉之间又彼此联系,从而构成了经脉与经脉之间的多种联系。例如:十二正经的手三阳经与足三阳经均会于督脉的大椎穴,阳跷脉与督脉会于风府穴,所以称督脉为"阳脉之海";十二正经的足三阴经与奇经中的阴维脉、冲脉均会于任脉,足三阴经又上通手三阴经,所以称任脉为"阴脉之海";冲脉,前与任脉相并于胸中,后则通督脉,而督、任两脉通会于十二经脉,加上冲脉"其上者,出于颃颡,渗诸阳……其下者,并于少阴之阴,渗三阴"(《灵枢·逆顺肥瘦》),容纳了来自十二经的气血,所以称冲脉为"十二经脉之海";督、任、冲三脉同起于胞中,"一源而三歧"等等。

2. 通行气血、濡养脏腑组织

人体各个组织器官都要得到气血的濡养,才能维持其正常的生理活动,而气血之所以能通达全身,发挥其营养脏腑组织器官、抗御外邪、保卫机体的作用,则必须依靠经络的传注。经络遍布全身内外,能将气血输送到全身各部,所以《灵枢·本脏》说:"经脉者,所以行血气而营阴阳,濡筋骨,利关节者也",《灵枢·脉度》也说:"气之不得无行也,如水之流,如日月之行不休,故阴脉荣其脏,阳脉营其腑,如环之无端。莫知其纪,终而复始。其流溢之气,内溉脏腑,外濡腠理。"

3. 感应传导

感应传导,是指经络系统对于针刺或其他刺激的感觉传递通导作用。针刺中的"得气"现象和"行气"现象,就是经络感应传导作用的表现。

4. 调节功能平衡

经络能运行气血和协调阴阳,使人体功能活动保持相对的平衡。当人体发生疾病时,出现气血不和及阴阳偏盛偏衰时,即可运用针灸等治法以激发经络的调节作用,以"泻其有余,补其不足,阴阳平复"(《灵枢·刺节真邪》)。实验证明,针刺有关经络的穴位,可对脏腑功能产生调整作用,即原来亢进的可使之抑制,原来抑制的可使之兴奋。例如针刺中脘、合谷、曲池、胃俞、手三里和承山等穴可使痉挛着的胃立即弛缓,幽门不开的立即开放,蠕动迟缓者立即好转起来。针刺足三里多数表现为胃蠕动波行缓慢,针刺手三里多数表现为胃蠕动波行加速。针刺手三里后,主要表现为胃蠕动的增强,针刺足三里后,主要表现为胃蠕动的抑制。无论是手三里或足三里,针刺后蠕动弛缓的胃可以加强,紧张的胃可以变松。针刺足三里与中脘后,能使幽门开放时间加速,并对胃蠕动速度有调整作用。

(二)经络学说的应用

经络学说是中医基础理论的重要组成部分,因此它被广泛地运用来解释人体的生理、病理及对疾病的诊断和治疗。针灸是最响亮最切实的国际品牌,其理论基础就是经络学说。现就阐释病理变化和指导对疾病的诊断和治疗等方面进行介绍。

1. 阐释病理变化

在正常生理情况下,经络有沟通表里上下、运行气血、感应传导的作用,当人体发生病变时,经络就成为传递病邪和反映病变的途径了。《素问·皮部》说:"邪客于皮肤则腠理开,开则邪入客于络脉,络脉满则注于经脉,经脉满则入合于脏腑也。"由于经络内属于脏腑外络于肌肤,所以外邪可通过经络从皮毛肌腠逐步深入,内传五脏六腑。这就是说,经络学说可以用来阐释病邪由表入里传变的机制。至于脏腑之间病变的相互影响,除运用藏象学说来阐释外,也需要运用经络学说,才能作出比较全面的分析。由于经络的沟通,使脏腑之间有多种联系,所以当一个脏腑发生病变时,即可通过经络而影响及另外的脏腑。例如:心与小肠通过经脉的相互络属而构成表里关系,所以心火亢盛可通过经脉而下移小肠;足厥阴肝经属肝、夹胃、注肺中,所以肝火可以犯胃、犯肺;足少阴肾经属肾、入肺、络心,所以肾虚水泛可以凌心、射肺等等。

经络不仅是传递病邪的途径,而且也是脏腑病变反映于体表的途径。这就是说,内脏发生病变时,可通过经络的传导,在体表某些特定的部位或与其相应的孔窍,出现各种病理性反应。如《灵枢·九针十二原》说:"五脏有疾也,应出十二原。"因此,对某些因内脏病变而出现在体表的症状、体征可以用经络学说来阐释。例如:手少阴心经循行于上肢内侧后缘,所以"真心痛"不仅表现为心前区疼痛,且放射至上肢内侧尺侧缘;足厥阴肝经抵小腹、布胁肋,所以肝气郁结常见两胁少腹胀痛;足阳明胃经入上齿中,手阳明大肠经入下齿中,所以胃肠积热可见齿龈肿痛;足厥阴肝经系"目系",所以肝火上炎可见目赤,等等。

2. 指导对疾病的诊断和治疗

(1) 指导对疾病的诊断:由于经络有一定的循行部位和络属的脏腑,经络又是脏腑病变反映于体表的途径,所以,可根据疾病症状出现的部位,结合经络的循行部位及所属脏腑,来辨析病症所属的经脉和脏腑。这种方法可称为"分经辩证"。例如头痛一症,可根据不同的疼痛部位,结合经脉的循行部位,辨明属于何经的病变。病在前额者,多与阳明经有关;痛在两项者,多与少阳经有关;痛在后头部者,多与太阳经有关;痛在巅顶者,多与厥阴经有关。《伤寒论》的六经分证,就是在经络学说的基础上发展起来的辩证体系。

在临床实践中可以发现,在经络循行的部位,特别是在经气聚集的某些穴位处,可出现病理性的反应。这种病理性的反应,有的表现为感觉过敏,即手指轻压穴位,病人就感觉酸、麻、胀或痛,尤以压痛为最常见;有的表现为穴位的组织松弛、凹陷、隆起或坚硬;有的表现为在穴位皮下出现结节状或条索状的反应物。这种反应常在机体患病时出现,而健康人一般不出现,用此可作为诊断的依据之一。例如对冠心病患者 100 例和健康人 100 名做神堂穴的检查,结果发现冠心病患者 95% 有压痛,而健康人只 4% 为阳性。又如某医院对 59 例十二指肠溃疡病人观察了梁丘、不容、脾俞和胃仓 4 穴,发现不容穴以压痛为主,其余 3 穴以出现反应物为主。各穴的阳性例数为:梁丘 49 例,不容 45 例,脾俞 52 例,胃仓 26 例。故认为梁丘、不容及脾俞 3 穴均呈阳性反应时可能患有十二指肠溃疡。对 105 例胃病患者(包括胃、十二指肠溃疡、胃下垂、慢性胃炎,胃癌、胃大部切除术后及胃神经官能症等)观察了胃俞、中脘、足三里、阳陵泉、脾俞、上脘及地机8个穴位,并比较各穴与胃的关系及反应的特点,结果发现,足三里与胃俞的阳性率最多,阳陵泉和中脘次之,其余4穴更少。足三里与阳陵泉以出现条索状反应物为主,胃俞与脾俞以出现松弛或凹陷或酸感为主,但在患胃癌时胃俞即出现结节状反应物。中脘的反应是出现结节和压痛,上脘与中脘相似,只阳性率偏低。阳陵泉与地机以出现结节或酸、麻感为主。还有报道在患肺炎时肺俞有梭形或椭圆形结节及压痛,大椎旁有隆起及压痛。这种体表的病理反应点还随病情的进退而发生变化,病轻者阳性反应的穴位数量较少,反应物也少,反应物较软;病变严重者阳性穴位较多,反应物也多而较硬。例如,患胃癌或肝癌时,一个病例各穴位的反应物总数可达25~50个,此时分别在胃俞或肝俞出现反应物。当胃只有功能紊乱或轻症肝吸虫病患者,可能不出现反应物。近年来,在这方面已积累了不少的资料,正如《灵枢·官能》所说:"察其所痛,左右上下,知其寒温,何经所在"。经络学说对于临床诊断确有十分重要的指导意义。

(2) 指导临床治疗:经络学说应用于临床治疗是很广泛的,这里主要介绍"循经取穴"和"分经用药"。针灸疗法和按摩(推拿)疗法,主要是对某一经或某一脏腑的病变,在病变的邻近部位或经络循行的远隔部位上取穴,通过针灸或按摩(推拿),以调整经络气血的内传功能,从而达到治疗的目的。而穴位的选取,则必须先运用经络学说进行诊察和辩证,断定病症属于何经或哪一脏腑的病变,然后再按经络的循行分布路线及联系范围来选定,这就是"循经取穴"。经络学说应用于药物治疗,主要是"分经用药",就是当辨明病症所属的经络和脏腑后,选用对某经或某一脏腑有特殊选择性作用的药物来治疗。某药对某经或某一脏腑有特殊选择性的作用,称为"归经"。药物归经的理论,在宋·寇宗奭的《本草衍义》中才开始提出,他在泽泻条下说:"张仲景八味丸用之者,亦不过引桂附等归就肾经,别无他意。"后来金元时期的医家发展了这方面的理论,如张洁古、李东垣等创"引经报使"理论,提出了十二经的引经药、报使药。至清代,更有药物归经方面的专著,如《得配本草》、《本草分经》等等。

此外,曾被广泛应用于临床的针刺麻醉,以及耳针、电针、穴位埋线、穴位结扎等治疗方法,也都是在经络理论的指导下进行的,并使经络学说得以进一步的发展。

第三节　经络讯道节点的内传信息

人体经络系统是人体自我传播的主要讯息通道。循附于经络上的深浅不同的穴位是人体内传网络节点,是经络复杂巨系统网络上的重要结构。正是这一系列真实存于各经脉、奇经八脉、经别、别络、经筋、皮部上的人体穴位,各自存储着大量的控制、传导、诊治和预防疾病、激发免疫系统功能、强身健体的宝贵信息。现以十四经脉为主,论述各经脉上穴位节点的人体内传治病保健的信息。

一、手太阴肺经 11 穴

1. 经穴节点路径

为便于穴位记忆,概括成口诀(以下概括为"便记"):中府云门天府诀,侠白尺泽孔最存;列缺经渠太渊涉,鱼际少商如韭叶。

太阴肺经出中府,云门之下一寸许,云门璇玑旁六寸,巨骨之下二寸数,天府腋下三寸求,侠白肘上五寸主,尺泽肘中约横文,孔最腕上七寸取,列缺腕侧一寸半,经渠寸口陷中主,太渊掌后横纹头,鱼际节后散脉举,少商大指端内侧,相去爪甲韭叶许(见图 4-1 肺经经络讯道节点穴位图)。

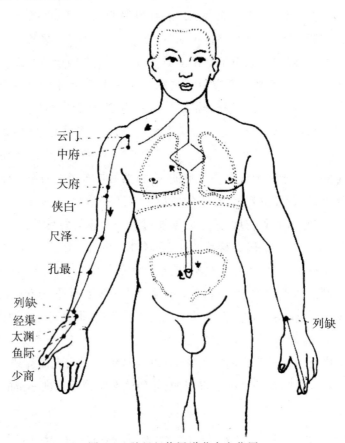

图 4-1 肺经经络讯道节点穴位图

2. 循经穴位内传信息

中府:在乳上三肋间,去云门下一寸陷中。针入三分,不宜灸。主喉痹,胸满塞痛,面肿,呕吐,咳唾浊涕,肩背痛,腹胀,食饮不下。

云门:巨骨下,气户旁二寸陷中。禁针,灸五壮。主呕逆上气,胸胁彻背痛,不能举臂,余同上。

天府:腋下三寸动脉,举手以鼻取之。针入三分,禁灸。主泣出,目眩,瘿气,喘逆,不食,疟疾,卒中恶邪飞尸,余同中府。

侠白:天府下去肘五寸动脉。灸五壮。主咳逆,干呕,烦满,心痛。

尺泽:肘横纹中央,偏拇指侧,大筋外。针入三分,不宜灸。主喉痹,舌干,胁痛,腹胀,喘气,呕泄不止,癫病,身痛,四肢暴肿,手臂肘痛。

孔最:侧腕上七寸。针入三分,灸五壮。主热病汗不出,肘臂厥痛不及头。

列缺:侧腕上一寸半,当两手于虎口交叉,食指尽处。针入三分,灸五壮。主一切风,偏头痛,口噤口、螺、惊痫,肘臂痛,项强,喉痹,咳嗽,半身不遂。又主一切疟疾,身热背寒,汗出肢肿,小便热痛,少气不足以息。凡实则肩背汗出,四肢暴肿;虚则肩寒栗,气不足以息,四肢厥。

经渠:寸口下近关上脉中。针入三分,禁灸。

太渊:手掌后横纹尖陷中。针入二分,灸三壮。主目生白翳、赤筋,咽干,呕哕,咳喘唾血,肺胀,烦不得卧,内廉缺盆引痛,胸痹,气逆,心痛。

鱼际:手大指二节后内侧散脉中,针入二分,禁灸,主头痛,目眩,失音不言,热病鼓颔,霍乱,唾血,吐血,腹痛,不食,咳引尻痛。

少商:手大指端内侧,去爪甲角如韭叶。针入一分,禁灸。主疟,喉鸣,呕吐,喘咳善哕,手不仁,耳前痛,心下满,汗出而寒。

按肺经流向与穴动,诊断用药。所生病,肺经自病及与他经合病或由肺经而累及他经,或由他经而侵犯肺经。气盛,邪气之盛也。气虚,正气之虚也。统自病、合病、气盛、气虚四项,每项各举数证说明。如肺胀满致膨膨而喘急咳嗽,此脏病也。缺盆中痛,甚则交两手而瞀,此经络病也。缺盆虽大肠所经之地,而络脉交于大肠,仍肺之经络也,故皆为肺生之病。以下为咳、为喘,病与上同,而与上气、渴、烦心等病并举,则他经所累也。胸满亦与胀满相同,胀满专以肺言,此则兼诸气之郁也。臂内痛,亦肺经之病,与上两手掣痛无异,而与厥、掌中热并言,则心与心主之所累及也。肩背疼痛,气盛气虚皆同,而所因异也。汗出中风,肺主皮毛故也。小便数频急与溺色变,皆肾与膀胱之病,母病累及子也。少气不足以息,亦肺脏病。肺藏魄,属金,总摄一身元气,主闻,主哭,主皮毛。本病(脏腑之病)诸气郁,(肺主气)诸痿,(肺为五脏华盖,故五脏之痿皆属于肺)气短,咳嗽,上逆,(同经)咳唾脓血,(肺痈也)不得卧,(肺藏魄也)小便数而欠,遗失不禁。(同经)标病(经络之病)洒淅寒热,(肺主皮毛)伤风自汗,肩背痛冷,臂前廉痛。(同经)本经所言补泻寒热,治病之法已该。但经以针言,后世针法失传,以用药代之。本草所论补泻寒热用药之式,正与经意相合,详注于后,以代治法解。气实泻之。实者,邪气之实也,故用泻法。泻下分四法:①泻子:水为金之子,泻膀胱之水,则水气下降,肺气乃得通调。泽泻(入膀胱利小便),葶苈(大能下气,行膀胱水),桑皮(下气行水),地骨皮(降肺中伏火,从小便出)。②除湿,肺气起于中焦,胃中湿痰凝聚,其气上注于肺,去胃中湿痰,正以清肺。半夏(除湿化痰,和胃健脾),白矾(爆湿追涎,化痰坠浊),白茯苓(利窍除湿,泻热行水),薏苡仁(甘益胃,土胜水,淡渗湿),木瓜(敛肺和胃,去湿热),橘皮(理气燥湿,导滞消痰)。③泻火:肺属金畏火。火有君相之别,君火宜清,相火有从逆两治,气实只宜逆治。粳米(色白入肺,除烦清热),石膏(色白入肺,清热降火),寒水石(泻肺火、胃火,治痰热喘嗽),知母(清肺泻火,润肾滋阴),诃子(敛肺降火,泄气消痰)。④通滞,邪气有余,壅滞不通,去其滞气,则正气自行。枳壳(破气行痰),薄荷(辛能散,冷能清,搜肝气,抑肺盛),生姜(辛温发表,宣通肺气),木香(升降诸气,泄肺疏肝),浓朴(辛温苦降,下气消痰),杏仁(泻肺解肌,降气行痰),皂荚(通窍吐痰,入肺、大肠),桔梗(入肺泻热,开提气血,表散寒邪),苏梗(下气消痰,祛风定喘)。

气虚应补正气之虚,故用补法,分三法:①补母法:土为金母,补脾胃,正以益肺气。甘草(补脾胃不足),人参(益土生金,大补元气),升麻(参上行,须此引之),黄(壮脾胃,补肺气),山药(入肺归脾,补其不足)。②润燥法:补母是益肺中之气,润燥是补肺中之阴。金为火刑则燥,润燥不外泻火。泻实火则用苦寒,泻虚火则用甘寒。蛤蚧(补肺益精,定喘止嗽),阿胶(清肺滋肾,补阴润燥),麦冬(清心润肺,强阴益精),贝母(泻火散结,润肺清痰),百合(润肺安心,清热止嗽),天花粉(降火润燥,生精滑痰),天冬(清金降火,滋肾润燥)。③敛肺:久嗽伤肺,其气散漫,或收而补之,或敛而降之,宜于内伤,外感禁用。乌梅(敛肺涩肠,清热止渴),粟壳(敛肺涩肠,固肾止嗽),五味子(收敛肺气,消嗽定喘),白芍(安脾肺,固腠理,收阴气,敛逆气),五倍子(敛肺降火,生津化痰)。本热清之,清热不外泻火润燥。前分虚实,此分标本寒热,意各有注,故药味亦多重出。

清金:清金不外滋阴降火,甘寒苦寒随虚实而用。黄芩(苦入心,寒胜热,泻上焦中焦实火),知母(苦寒泻火),麦冬(甘寒润肺),栀子(苦寒泻心肺邪热),沙参(甘寒补肺,滋五脏之阴),紫菀(润肺泻火,下气调中),天冬(甘苦大寒,清金降火)。本寒温之金固畏火,而性本寒冷,过用清润,肺气反伤,故曰形寒饮冷则伤肺。

温肺:土为金母,金恶燥而土恶湿,清肺太过,脾气先伤,则土不能生金,故温肺必先温脾胃,亦补母之义也。丁香(辛温纯阴,泄肺温胃),藿香(快气和中,开胃止呕,入手足太阴),款冬花(辛温纯阳,温肺理气),檀香(调脾肺,利胸膈,引胃气上升),白豆蔻(温暖脾胃,为肺家本药),益智仁(燥脾胃,补心肾),砂仁(和胃醒脾,补肺益肾),糯米(甘温,补脾肺虚寒),百部(甘苦微温,润肺杀虫)。标寒散之不言标热者,肺主皮毛,邪气初入则寒,犹未变为热也。

解表:表指皮毛,属太阳,入肌肤则属阳明,入筋骨则属少阳,此解表、解肌、和解,浅深不同。麻黄(辛温发汗,肺家要药),葱白(外实中空,肺之药也,发汗解肌,通上下阳气),紫苏(发表散寒,祛风定喘)。

二、手阳明大肠经 20 穴

1. 经穴节点路径

便记:起商阳,二间三间合谷藏,阳溪偏历温溜长,下廉上廉手三里,曲池肘五里近,臂肩巨骨当,天鼎扶突禾接,鼻旁五分号迎香(见图 4-2 大肠经讯道节点穴位图)。

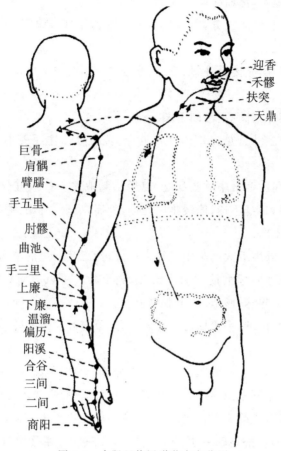

图 4-2　大肠经络讯道节点穴位图

2. 循经穴位内传信息

商阳：食指内侧去爪甲角如韭叶，针入一分，禁灸。主胸满，肢肿，热汗不出，耳鸣耳聋，喘咳，疟，口干，颐肿，齿痛恶寒，肩背引缺盆痛。如目青盲，可灸三壮，左取右，右取左，如食顷立已。

二间：食指内侧本节前陷中。针入三分，灸三壮。主喉痹，颔肿，肩背痛振寒，鼻鼽衄血，多惊，口，目盲，伤寒热。

三间：食指内侧本节后陷中。针入三分，灸三壮。主喉痹，齿痛，嗜卧，胸满，唇焦口干，目痛，鼻鼽衄血，吐舌，戾颈，喜惊，身热气喘，肠鸣洞泄，寒疟。

合谷：大指食指岐骨陷中。针入二分，灸三壮，主头痛面肿，目痛烂弦、肉生瞖、扳睛倒睫、一切目疾，鼻衄鼻涕，耳鸣，口疮，重舌、舌裂、舌强，下牙齿痛酸，唇吻不收，口噤，喉痹，寒热疟疾，四肢痿痹，小儿惊风卒死，妇人通经下胎，妊孕忌用。

阳溪：手腕上侧两筋陷中。针入三分，灸三壮，主头痛，目痛、目瞖，耳痛、耳鸣，咽痛，齿痛，舌出颈戾，掌热，肘臂不举，狂言喜笑见鬼，胸满烦闷，心痛，寒热疟疾，疮疥。

偏历：腕后三寸，针入三分，灸三壮。主寒热疟风汗不出，目视昏昏，癫疾多言，耳鸣,口、齿痛,喉痹,嗌干,鼻鼽衄血。

温溜:腕后五寸。针入三分,灸三壮。主头痛面肿,口、喉痹,肠鸣腹痛,哕逆,肩不得举,伤寒身热,癫狂。

下廉:曲池前五寸,兑肉分外斜。针入三分,灸三壮,主头风,肘臂痛,溺赤,肠鸣,气走注痛。

上廉:曲池前四寸,针灸主治同下廉。

手三里:曲池前三寸。兑肉端。针入五分,灸三壮。主手臂肘挛不伸,齿痛,颊颔肿,瘰。

曲池:肘外转、屈肘两骨中纹头尽处,以手拱胸取之。针入五分,灸三壮。主头痛,喉痹,肘臂酸痛不举,半身不遂,筋缓难以屈伸,腋痛,肩痛,皮燥,瘾疹及螈癫疾,寒热作渴,胸满,伤寒余热不净。

肘髎:肘髎大骨外廉近大筋陷中。针入三分,灸三壮。主肘节风痹,臂痛挛急。

手五里:肘上三寸向里大筋中央。禁针,灸十壮。主风劳,惊恐,吐血,肘臂痛,嗜卧,四肢不能动摇,寒热瘰,咳嗽,心下胀痛上气。

臂臑:肘上七寸,肉端,平手取之。针入五分,灸三壮。主寒热颈项拘急,瘰,肩臂痛不得举。

肩髃:肩端两骨陷中。举肩取之。针入六分,灸七壮,风盛灸二七壮为率,过多恐致臂细。主偏风不遂,手臂挛急,臂细无力,筋骨酸疼,肩中热,头不可顾,一切风热瘾疹。

巨骨:肩端上行两骨陷中。针入一寸半,灸三壮。主胸中瘀血,肩臂背膊疼痛。

天鼎:侧颈直缺盆、扶突后一寸。针入四分,灸三壮。主暴暗气哽,咽喉痹肿,喘息不食。

扶突:曲颊下一寸,仰而取之,针入四分,灸三壮,主舌本出,咳逆上气喘急,喉中如水鸡鸣。

禾髎:直鼻孔下侠水沟旁五分。针入一分,禁灸。主鼻窒口辟,鼻多清涕不止,鼽衄有疮,口噤不开。

迎香:禾髎上一寸,紧靠鼻孔旁外五分陷中。针入三分,禁灸。主眼目赤肿,鼻塞不闻香臭。

倚经认证用药:大肠主津液,故言津液所生病。上二证是本经自病,下诸证或本经或合他经也,皆未言及腑病,举例以概其余也。齿痛,脉入齿缝也。颈肿,脉上行于颈也。目黄,合太阳、少阳经病也。口干,脉挟口也。鼽衄,脉挟鼻孔也。喉咙,肺系,脏腑相连也。肩痛,脉上肩也。次指不用,脉起于次指也。实则热肿,虚则寒栗,以寒热分虚实也。大肠属金,主变化,为传送之官。本病(脏腑之病)大便闭结,泄痢下血,里急后重,疽痔,脱肛,肠鸣而痛(以上诸证,或虚或实,或寒或热,皆本腑病,补经所未备)。标病(经络之病)齿痛,喉痹,颈肿,口干,(俱同经)咽中如梗(咽非本经,脉入缺盆循胃脉外,近于咽),鼽衄,目黄,手大指次指痛(俱同经),宿食发热(宿食在内,发热在外,故为标病),寒栗。(同经),肠实泻之大肠主出糟粕,邪气有余,壅滞不通,则为实,故用泻,下分两法。

热:热结于肠,大便不通,寒以下之。大黄(荡涤肠胃,下燥结,去瘀热),芒硝(润燥软坚,荡涤实热),芫花(荡涤留癖饮食,寒热邪气),牵牛(泻气分湿热,通大肠气秘),巴豆(开窍宣滞,斩关夺门),郁李仁(下气行水,破血润燥),石膏(清热降火)。

气实:气实则壅,行气破气,则滞自下。枳壳(破气行痰,消痞胀,宽肠胃),木香(泄肺气,实大肠,治泻痢后重),橘皮(理气燥湿,下气消痰),槟榔(泻气行痰,攻坚去胀,治大便气秘),肠虚补之大肠多气多血,气血不足则虚,故用补,下分五法:

气虚:补气不外升阳降湿二法。此所谓气,疑指风言。盖风为阳气,善行空窍,风气入肠,则为肠鸣、泻泄诸证。故药只举皂荚一味,正以其入肠而搜风也。皂荚(辛温性燥,入肺、大肠,搜风除湿)。燥:燥属血分,金被火伤,则血液枯燥,养血所以润燥也。桃仁(行血润燥,通大肠气秘),麻仁(润燥滑肠),杏仁(润燥消积,通大肠气秘),地黄(泻火清燥金,补阴凉血),乳香(消气活血,通十二经),松子(治大便虚秘),当归(补血润燥,滑大肠),肉苁蓉(补精血,滑大肠)。

湿:土为金母,脾虚湿胜,则水谷不分,下渗于大肠而为泻泄。燥脾中之湿,所以补母也。白术(补脾燥湿),苍术(燥胃强脾,除湿散郁),半夏(和胃健脾,除湿化痰),硫黄(大热纯阳而疏利大肠,治老人虚秘)。

陷:清气在下,则生飧泄。胃中清阳之气陷入下焦,升而举之,如补中益气、升阳除湿之法是也。升麻(升阳气于至阴,引甘温药上行),葛根(轻扬升发,能鼓胃气上行)。

脱:下陷不已,至于滑脱,涩以止之,所以收敛正气也。龙骨(涩肠固精),白垩(涩肠止利),诃子(收脱止泻,涩肠敛肺),粟壳(敛肺涩肠),乌梅(敛肺涩肠),白矾(性涩而收,燥湿止血),赤石脂(收湿止血,固大小肠),禹余粮(重涩固下),石榴皮(涩肠止利泄)。本热寒之大肠属金,恶火。肺火下移大肠,每多无形之热,故宜寒之。

清热:实热则泻,虚热则清。秦艽(燥湿散风,去肠胃热),槐角(苦寒纯阴,凉大肠),地黄(泻火清金,凉血止血),黄芩(寒胜热,泻肺火)。本寒温之金寒水冷,每多下利清谷,故用温。

温里:温里亦所以补虚,前补虚条中未之及,亦省文也。干姜(去脏腑沉寒痼冷),附子(大热纯阳,通十二经络,治一切沉寒),肉果(涩大肠,止冷痢虚泻)。标热散之不言标寒者,邪入阳明,已变为热,且手阳明经脉在上,非寒邪所干。

解肌:阳明主肌肉,已非在表,不可发汗,解肌为宜。石膏(体重泻火,气轻解肌),白芷(散风除湿,通窍表汗,为阳明主药),升麻(表散风邪,亦入手阳明),葛根(开腠发汗,解肌退热)。

三、足阳明胃经 45 穴

1. 经穴节点便记

始头维下关颊车停,承泣四白巨髎穴,地仓大迎对人迎,水突气舍连缺盆,气户库房屋翳屯,膺窗乳中延乳根,不容承满梁门起,关门太乙滑肉门,天枢外陵大巨存,水道归来气冲次,髀关伏兔走阴市,梁丘犊鼻足三里,上巨虚连条口位,下巨虚跳上丰隆,解溪冲阳陷谷中,肉庭厉兑经穴终。

足阳明胃经,左右九十穴。辰时自迎香交与承泣穴,上行至头维对人迎,循胸腹下至足指厉兑穴止。图穴起自头维,行气实自承泣开始(见图 4-3 胃经讯道节点穴位图)。

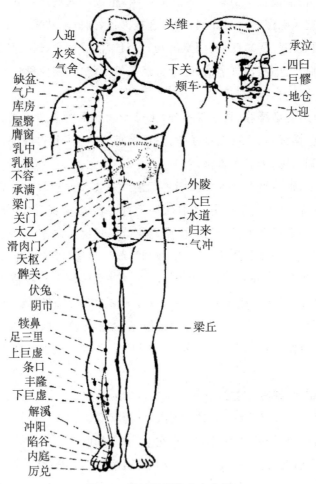

图 4-3　胃经讯道节点穴位图

2. 循经穴位内传信息

头维:前额两发角,入发际五分,本神旁一寸半。针入五分,禁灸。

下关:在上关之下,耳前动脉下廉,含口有空,张口则闭。针入三分,灸三壮。主耳痛鸣聋有脓，口、下牙齿痛、齿龋痛。

颊车：耳下八分，当下颌角嚼肌中，曲颊端陷中，开口有空。针入三分，灸三壮。主口辟痛不可以嚼，失音，牙疼，颔肿项强，恶风寒。承泣：目下七分，上直瞳子。禁用针灸。

四白：目下一寸，直对瞳孔。针入三分，禁灸。主头痛，目眩泪出、痛痒生翳、动不息。

巨髎：侠鼻孔旁八分直瞳子，针入三分，灸七壮。主风寒肿痛，目赤痛痒多泪，白翳遮睛。

地仓：平口角旁四分许，近下有动脉处。针入三分，灸二七，重者灸七七壮。艾炷如二分，若大，令人口转，如欲治，灸承浆七七壮，忌房事。主偏风失音不言。

大迎：曲颔前一寸三分，骨陷中动脉。针入三分，灸三壮。主头痛，面浮，目、口，口噤不言，下牙齿痛，寒热瘰，数欠气，风痉，颊颔肿连面。

人迎：结喉旁一寸半，大筋处。禁用针灸。

水突：直人迎下，气舍上，二穴之中。灸三壮。主咽肿，咳逆，气喘不得卧。

气舍：直人迎下，侠天突旁陷中。针入二分，灸三壮，主喉痹项强，瘿瘤肩肿，咳逆上气。

缺盆：肩前横骨陷中。禁针，灸三壮。主喉痹，瘰，咳嗽，寒热，缺盆中肿痛，腹满水气，哽噎，胸热息贲，胁下气上冲。

气户：巨骨下侠俞府旁二寸陷中，仰而取之，针入四分，灸五壮。主胸胁胀满，喘气有声，食不知味。

库房：气户下一寸六分。针入四分，灸五壮。主肺寒咳喘，唾脓血，胸胁支满。

屋翳：库房下一寸六分。针入四分，灸五壮。主身肿皮痛不可近衣，蜷不仁，咳喘，唾浊沫脓血。

膺窗：屋翳下一寸六分。针入四分，灸五壮。主胸胁痈肿及肠鸣泄泻，乳痈，寒热短气，睡卧不安。

乳中：即乳头上。禁用针灸。

乳根：乳下一寸六分。针入四分，灸五壮。主胸满痛及膺肿，乳痈热痛。以上缺盆至此，俱膺部三行。

不容：平巨阙旁三寸，挺身取之。针入五分，灸五壮。主口干，呕吐，喘咳，胸背引痛，胁痛，腹痛如刺，有痰癖，积气疝瘕。

承满：不容下一寸。针入八分，灸五壮。主喘逆不食，肩息唾血，胁下坚痛及肠鸣腹胀。

梁门：承满下一寸。针入八分，灸五壮。主胸胁下积气，不思饮食，大肠滑泄，消化不良。

关门：梁门下一寸。针入八分，灸五壮。主积气肠鸣，泄利不食，腹中游气侠脐急痛,痰疟振寒。

太乙:关门下一寸。针入八分,灸五壮。主癫狂,吐舌,心烦。

滑肉:太乙下一寸。针入八分,灸五壮。主癫狂,吐舌,呕逆。

天枢:脐旁二寸。针入五分,灸百壮。主面浮肿,唾血,吐血,狂言,呕吐,霍乱,泄利,食不化,久积冷气绕脐切痛冲心,腹痛腹胀,肠胃游气切痛,女子漏下赤白。

外陵:天枢下一寸。针入八分,灸五壮。主腹中尽痛,心如悬,下引脐痛。

大巨:天枢下二寸。针入八分,灸五壮。主善惊烦渴,偏枯,疝,小腹满,小便难,阴下纵。

水道:天枢下五寸。针入二寸半,灸五壮。主腰背痛及三焦结热,二便不利,小腹满引阴中痛,膀胱寒。

归来:脐下四寸,中极傍开二寸,天枢下七寸是穴。针入八分,灸五壮。主贲豚卵上入引茎痛,妇人血脏积冷。

气冲:天枢下五动脉,曲骨傍开二寸。禁针,灸五壮。主腹中大热攻心,腹胀,脐下坚,癫疝,阴肿阴萎,茎中痛,两丸牵痛不可仰卧及石水腹满,热淋不得尿,妇人月水不通,无子,气乱绞痛,胞衣不出。

髀关:膝上伏兔后跨骨横纹中。针入六分,灸三壮。主黄胆,痿痹不得屈伸,股内筋急。

伏兔:膝髌髆上六寸向里。禁灸。

阴市:膝上三寸,直伏兔陷中,拜而取之。针入三分,禁灸。主腹满,痿厥少气,腰如水冷,痛不可顾。

梁丘:膝上二寸,两筋间。针入三分,灸三壮。主大惊,乳痛,筋挛,膝痹不得屈伸。

犊鼻:膝头眼外侧大筋陷中。针入六分,禁灸。主膝中痛不仁,难跪起。膝膑痈溃者不可治,不溃者可治。

足三里:犊鼻穴即膝眼下三寸,骨外廉分肉间。针入一寸,灸七壮,愈多愈好。主头目昏眩,口苦,口噤,鼓颔,口,喉痹,呕吐,狂言狂笑,咳嗽多唾,乳肿乳痛,胃亏恶闻食气或中消善饥,霍乱,癖,胁胀,腹胀肠鸣,胸腹中瘀血,水肿,疟,痢,泄泻,身热肚热,恶寒,肘痛,心痛,腹痛,腰痛,足膝痿,足热,小腹坚满,小便不利,食气蛊毒,五劳羸瘦,七伤虚乏。

上巨虚:三里下三寸,举足取之。针入八分,灸三壮。主脏气不足,胁满,脐腹痛,飧泄食不化,偏风腰腿手足不仁,小便难。

条口:三里下五寸。针入三分,禁灸。主湿痹胫寒,足膝酸痛缓弱。

下巨虚:三里下六寸,针入三分,灸三壮。主发枯唇干,口中流涎,次指间痛,胃热不食,泄脓血,胸胁小腹痛,乳痈,暴惊狂,小便难,寒湿下注,足胫跗痛肉脱。

丰隆:外踝上八寸骨中。针入三分,灸三壮。主头痛面肿,喉痹,胸腹切痛,四肢肿,寒热汗出,大小便难,燥狂及厥逆手卒青,心痛如刺。

解溪:冲阳穴后一寸五分,足背两筋间,足腕上系鞋带处,去内庭上六寸半。针入五分,灸三壮。主头风目眩目赤,面肿,口痛齿痛,舌肿,腹肿,霍乱转筋,膝股肿酸,螺,癫疾,疟疾。

冲阳:内庭上五寸骨间动脉。针入三分,灸三壮。主面肿,口眼斜,齿龋痛,腹大不食,足痿,及热病汗不出,寒战发狂,疟疾。

陷谷:内庭上二寸骨陷中。针入五分,灸三壮。主面目痈肿浮肿,热病汗不出,振寒疟疾,胸胁支满,腹满喜噫,肠鸣而痛。

内庭:足次指与中指歧骨之间,脚叉合缝尽处陷中。针入三分,灸三壮。主口噤口,齿龋痛,咽痛,腹胀不得息,四肢厥逆。

厉兑:足大指次指端,去爪甲角如韭叶。针入一分,灸一壮。热疟,主鼻不利、涕黄,口噤吐舌,龋齿,喉痹,颈戾,心痛,胫寒,寒热疟不嗜食,胀满不得息,尸厥中恶。

倚经认证用药:阳明多气多血,曰血所生病,举血以概气也。贲响腹胀,火盛与水相激也,皆腑病也。厥,脉行于,经病也。以上皆本经自病也。狂,胃热乘心,与上登高弃衣同。疟,兼少阳病也。温淫汗出,胃主肌肉,内热则腠理开也。鼽衄,脉行鼻外也。口,脉挟口也。唇胗,脉环唇也。颈肿,脉循颊,出大迎也。喉痹,脉循喉咙也。大腹水肿,脉循腹里也。膝膑肿痛以下,皆经脉所行之地。以上本经病居多,或合他经而并见。身前寒热,脉行于身之前也。消谷胀满,腑病也。溺色黄,胃热下入膀胱也。其有未备者,另详本草中。胃属土,主容受,为水谷之海。本病(脏腑之病)噎膈反胃(有火则噎膈,无火则反胃。中满肿胀,同经),呕吐(声物俱出,胃寒热皆然),泻痢(湿热下行于肠),霍乱腹痛(脾胃俱病,消中善饥,同经),不消食(脾不为胃用),伤饮食(胃病累脾),胃管当心,痛支两胁(木克土,兼少阳病也),标病(经络之病)发热蒸蒸,身前热,身后寒(同经),发狂谵语(必兼登高弃衣诸证,身热四肢实,故属标病),咽痹(咽,胃系也),上齿痛(脉入齿),口眼斜(脉挟口,且过睛明穴也),鼻痛鼽衄(同经),赤(脉起交),胃实泻之胃主容受,然太实则中焦阻塞,上下不通,故用泻。

湿热热盛则湿者化而为燥,故用下法。大黄(荡涤肠胃,下燥结,去瘀热),芒硝(润燥软坚,荡涤肠胃)。饮食:重者用下,轻者用消。巴豆(去脏腑沉寒,下冷积),神曲(化水谷,消积滞),山楂(消食磨积,化油腻滞),阿魏(入脾胃,消肉积),砂仁(消食破瘀,治肉积),郁金(下气破血),三棱(破血消积),轻粉(劫痰涩,消积滞),胃虚补之土喜冲和,或热或寒,皆伤正气、耗津液,故用补。

湿热气虚湿胜,湿胜热生,去湿即所以去热,热去而正气自生。苍术(燥胃除湿),白术(燥湿和中),半夏(除湿化痰),茯苓(渗湿行水),橘皮(导滞消痰),生姜(调中畅胃,开痰下食)。寒湿:脾中之阳气不足。则胃中之津液不行。补阳乃以健脾,亦以燥胃,故寒去而湿出,乃能上输津液,灌溉周身。干姜(逐寒邪,燥脾湿,除胃冷),附子(补真阳,逐寒湿),草果(健脾暖胃,燥湿祛寒),官桂(补命门火,抑肝扶脾),丁香(温胃补肾),肉果(理脾暖胃,逐冷祛痰),人参(补阳气,扶脾土),黄芪(补中益气,壮脾强胃)。本热寒之不言本寒者,治寒湿之法,已见上条也。

降火:土生于火,火太过则土焦,降心火乃以清胃热。石膏(足阳明经大寒之药),地黄(苦寒入心,泻火),犀角(泻心火,清胃热),黄连(泻心火,浓肠胃)。标热解之邪入阳明则病在肌肉,寒变为热,故不言标寒。

解肌:阳明主肌肉,邪及肌肉,已不在表,故用解不用发。升麻(表散风寒,足阳明引经药),葛根(入阳明经,开腠发汗),豆豉(发汗解肌,调中下气)。

四、足太阴脾经 21 穴

1. 穴经穴节点路径(脾经又名中州经)

便记:足大指头隐白穴,大都太白公孙盛,商丘三阴交可求,漏谷地机阴陵穴,血海箕门冲门开,府舍腹结大横排,腹哀食窦连天溪,胸乡周荣大包随(见图 4-4 脾经讯道节点穴位图)。

2. 循经穴位内传信息

隐白:足大指端内侧,去爪甲角如韭叶。针入一分,禁灸。主鼻衄,口渴,喘急,呕吐,胸痛,腹中冷气胀满,暴泄,胫中寒热,足不能温,昏迷不醒。

大都:足大指内侧本节后陷中,针入三分,灸三壮。主目眩,手足厥,呕吐,暴泄,霍乱,心痛,腹胀,热病汗出。

太白:足大指内侧核骨下,本节后白肉际陷中。针入三分,灸三壮。主头痛,头重,项痛,霍乱呕吐,或泄有脓血,胸胁胀痛,腹痛、腹胀、肠鸣,腰痛不可俯仰,热病烦闷,大便难。

公孙:太白后一寸,足大趾内侧本节后一寸许陷中。针入四分,灸三壮。主头面肿,心痛,胃脘痛,痰壅膈闷胸胁疼,隔食反胃,伤寒结胸,腹胀腹鸣泄泻里急,肠风下血,脱肛,五积癖,寒疟不食,妇人胎衣不下。

商丘:足内踝下微前陷中。针入四分,灸三壮。主心下有寒,脾疼,脾热,脾虚令人不乐,腹胀,心烦,骨痹,癫痫,疟,血痢后重,痔,阴股内痛,狐疝上下,小腹坚痛下引阴中。

三阴交:内踝上三寸,骨后筋前。针入三分,灸三壮。主膝内酸痛,小便不利,身重足痿,癖,腹寒气逆,脾病四肢不举,腹胀肠鸣,溏泄食不化,女子漏下不止。

漏谷:内踝上六寸骨下陷中。针三分,禁灸。主心悲气逆,肠鸣腹胀,饮食不为肌肤,癖冷气,小便不利,失精,湿痹不能行,足热痛,腿冷麻痹不仁。

地机:膝下五寸,大骨后,伸足取之。针入三分,灸三壮。主溏泄腹痛,气胀水肿,小便不利,腰痛,足痛,癫疾,精不足,女子血瘕,按之如以汤沃,股、膝、阴皆痛。

阴陵泉:膝下二寸,内侧辅骨上陷中,曲膝取之。与陵泉相对稍高。阳针入五分,禁灸。主心下满,寒中腹胀胁满,腹中水气,喘逆,霍乱暴泄,足痛腰痛,小腹坚急,小便不利;又治遗尿失禁,气淋。妇人疝、瘕。

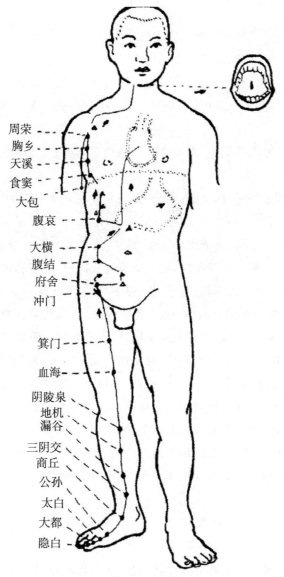

图 4-4　脾经讯道节点穴位图

周荣
胸乡
天溪
食窦
大包
腹哀
大横
腹结
府舍
冲门

箕门

血海

阴陵泉
地机
漏谷

三阴交
商丘
公孙
太白
大都
隐白

　　血海：膝盖内侧向上二寸，膑上三寸内廉骨后，筋前赤白肉际，针入五分，灸五壮。主血漏下，血闭不通，月水不调，气逆胀满。

　　箕门：血海上六寸，阴股内动脉应手筋间。禁针，灸三壮。主淋及小腹肿痛。以上足腿部。

　　冲门：大横下五寸，横骨两端约纹中。灸五壮。主寒气满腹积痛，阴疝难乳，子气上冲。

　　府舍：大横下三寸。灸五壮。主心腹胁痛，积聚，霍乱。

　　腹结：大横下一寸三分。灸五壮。主绕脐冷痛抢心腹，寒泄，咳逆。

　　大横：平脐旁四寸半。灸五壮。主腹热欲走，太息，四肢不可动，多汗洞泄，大风逆气,多寒善愁。

腹哀:日月下一寸。禁用针灸。以上腹部四行。

食窦:天溪下一寸六分,举臂取之。针入四分,灸五壮。主胸胁支满,膈间雷鸣。

天溪:胸乡下一寸六分陷中,仰而取之。针入四分,灸五壮。主喘气,乳肿痈溃。

胸乡:周荣下一寸六分陷中,仰取之。针入四分,灸三壮。专主胸胁支满,引胸背痛。

周荣:中府下一寸六分陷中,仰取之。针入四分,禁灸。主胸胁支满,咳唾脓血,咳逆上气,饮食不下。

大包:侧胁部渊腋下三寸。针入四分,灸三壮。主腹大,胸胁中痛。内实则其身尽寒,虚则百节皆纵。

倚经认证用药:舌本强,脉连舌本。食则呕,脾不能化食。胃脘痛,腹胀,脉入腹。善噫,脾气厥逆于胃。得后与气则快,脾气下泄。身体重,脾主肌肉。以上或经病、或络病、或脏病,皆脾经自病。舌本痛,甚于强。体不能动,甚于重。食不下,不但呕。心烦、心痛,脉注心中,亦合心经病。溏泄,脾不实。水闭,脾病连肾。黄胆,脾病本色外现。不能卧,肾病干脾。强立股膝肿、足大趾不用,皆经病合病。脾藏志,属土,为万物之母,主营卫,主味,主肌肉,主四肢。本病(脏腑之病),诸湿肿胀,痞满(即经中腹胀,得后与气则快,不能卧,食不下诸证),噫气(同经),大小便闭(即水闭),黄胆(同经),痰饮(脾不为胃行津液),吐泻霍乱(脾胃同病),心腹痛(同经),饮食不化。(脾不健运),标病(经络之病)身体肤肿,重困嗜卧(同经),四肢不举(脾主四肢),舌本强痛,足大趾不用(同经),九窍不通(脾为万物母,主营卫,脾病则诸脏俱病,九窍在外,故为标病),诸痉项强。(脉行人迎,挟喉),土实泻之脾胃俱为仓廪之官,而脾主运化,脾气太实,则中央杼轴不灵,故用泻。下分三法:

泻子:金为土之子,土满则肺气壅遏,泻肺气所以消满。诃子(泄气消痰,开胃调中),防风(泻肺,散头目滞气),桑皮(泻肺行水,下气消痰),葶苈(下气行水,大能泻肺)。

吐:在上者因而越之。痰血食积壅塞上焦,涌而去之,其势最便,故用吐法。胃实不言吐者,胃主容受,脾主消化,积虽在胃,而病生于脾也。豆豉(能升能散,得盐则吐),栀子(苦寒泻火,吐虚烦客热),萝卜子(长于利气,能吐风痰),常山(引吐行水,祛老痰积饮),瓜蒂(吐风热痰涎,上膈宿食),郁金(行气破血,轻扬上行,同升麻服能吐),齑汁(吐诸痰饮宿食),藜芦(吐上膈风涎),苦参(泻火燥湿,祛风逐水),赤小豆(行水散血,清热解毒),盐汤(能涌吐),苦茶(泻热清痰,下气消食,浓茶能引吐)。

下:下法不止去结除热,凡驱逐痰水皆是也。盖脾恶湿,脾病则湿胜,土不足以制水,每生积饮之证,故与肠胃、三焦下热结之法稍异。大黄(泻血分实热,下有形积滞),芒硝(荡涤实热,推陈致新),青礞石(体重沉坠,下气利痰),大戟(泄脏腑水湿),续随子(下积饮,治水气),芫花(去水气,消痰癖),甘遂(泄隧道水湿)。土虚补之土为万物之母,而寄旺于四时。土虚则诸脏无所禀承,故补脾土。

补母：土生于火，益心火所以生脾土也。桂心（苦入心经，益阳消阴），茯苓（安心益气，助阳补脾）。

补气：气属阳，阳气旺，则湿不停而脾能健运。人参（大补元气，益土生金），黄芪（补中气，壮脾胃），升麻（升阳气，补卫气，脾胃引经药），葛根（升胃气，兼入脾经），甘草（补脾胃不足），陈皮（调中快膈，脾胃气分之药），藿香（入脾经去恶气），葳蕤（补中益气，治风湿），砂仁（和胃醒脾，快气调中），木香（疏肝和脾，三焦气分药），扁豆（调脾暖胃，消暑除湿）。

补血：脾统血，喜温而恶寒。寒湿伤脾，则气病而血亦病。甘温益脾，则阳能生阴，所以和血而补血也，与他脏养血之法不同。白术（甘温和中，同血药用则补血），苍术（甘温辛烈，燥胃强脾），白芍（泻肝安脾，为太阴行经药），胶饴（温补脾，甘缓中），大枣（甘温补中，入脾经血分），干姜（辛温燥湿，能引血药入气分而生血），木瓜（伐肝理脾，调营卫，利筋骨），乌梅（酸涩而温，脾肺血分之药），蜂蜜（甘温补中，调和营卫），本湿除之不言寒热者，实兼寒热分二法。

燥中宫：脾恶湿，燥湿所以健脾。脾喜温，故只言寒湿，不言湿热，且湿去而热自除也。白术（苦燥湿），苍术（除寒湿），橘皮（理气燥湿），半夏（除湿化痰），吴茱萸（燥脾除湿），南星（燥湿除痰），白芥子（温中开胃，利气豁痰）。

洁净府：水乃湿之原，行水乃以除湿，故治湿必利小便。木通（通膀胱，导湿热），赤茯苓（利湿热，赤胜于白），猪苓（利湿行水），藿香（去恶气则正气通畅，气化则小便利）。标湿渗之脾之经络受伤者，不止于湿。外感之湿中人，不止脾之一经。脾专言湿，举一以概其余也。以湿属脾，湿从汗解，风能燥湿。葛根（解肌开膝），苍术（发汗除湿），麻黄（辛温发汗），独活（搜风去湿）。以上所举四药，或入阳明。或入太阳，或入少阴，非专入脾经也。盖湿与热合，伤在肌肉用阳明药。湿与风合，伤在皮肤用太阳药。湿与寒合，伤在筋骨用少阴药。湿土于五行寄旺，故兼诸经推之他经，湿在太阳用麻黄；湿在阳明用葛根、苍术；湿在少阴用独活。触类引伸。不可泥看拘。

五、手少阴心经 9 穴

1. 经穴节点路径

便记：极泉青灵少海深，灵道通里阴郄邃，神门少府少冲寻。手少阴心经，左右一十八穴。（见图 4-5 心经讯道节点穴位图）

2. 循经穴位内传信息

极泉：腋下筋间动脉入胸处。灸七壮。主目黄，咽干，心痛胁满，干呕烦渴，四肢不收。

青灵：肘上三寸，伸肘举臂取之。禁针，灸三壮。主头痛，目黄胁痛，肩不能举。

少海：屈肘内侧，内廉横纹头尽处陷中，大骨（肱骨内上髁）前五分许。曲手向头取之。针入三分，灸五壮。主头痛，目黄，目眩，项强，齿痛，呕吐，肩背肘腋胁引项痛，癫痫

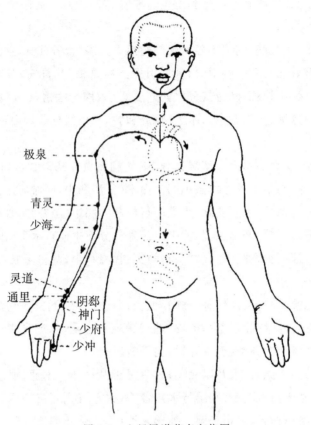

极泉

青灵

少海

灵道
通里
阴郄
神门
少府
少冲

图 4-5　心经讯道节点穴位图

吐舌,疟疾寒热汗出,四肢不举。

　　灵道:去掌后一寸半。针入三分,灸三壮,主悲恐心痛,瘈,肘挛,暴喑。

　　通里:掌后一寸。针入三分,灸三壮。主头痛,目眩,面赤,暴哑,肘腕酸重,热病烦心,心悸,遗尿。

　　阴郄:掌后五分动脉中。灸七壮。主惊恐心痛,失喑,洒淅厥逆,霍乱,胸满,衄血。

　　神门:掌后尺侧锐骨之端,腕纹动脉陷中。针入三分,灸七壮。主妄笑妄哭,喉痹,心痛,数噫,恐怖少气,疟疾,饮冷恶寒,手臂蜷挛,喘逆,遗尿,大人小儿五痫。

　　少府:手小指本节后直劳宫陷中。针入三分,灸五壮。主嗌中有气如肉状,掌热,肘腋手挛急,胸痛烦满,恐悸畏人及阴痛阴痒,遗尿。

　　少冲:手小指端内侧,去爪甲如韭叶。针入一分,灸一壮。主舌痛,口热,咽酸,掌热,心痛,痰气烦闷,悲恐善惊,手掌肘腋蜷痛,身热如火,惊痫沫出。

　　倚经认证用药:嗌干,脉上行挟嗌。心痛,本脏之腑。其余心痛,皆包络痛。渴而欲饮,心火内炎。目黄,脉系目系。胁痛,脉出腋下。臂后廉痛,脉循臂后廉。掌中热痛,脉入掌内。心为五脏之主,邪不能干,除真心痛外,余皆经络中病。此下即有本病,亦包络。况经络相连,病证多同,故《内经》虽各详经络,而本草所载,两经合一。今遵《内经》,仍各分一经。至于标本用药,俱载包络经中,心经不另载。

六、手太阳小肠经 19 穴

1. 经穴节点路径

便记:少泽前谷后溪首,腕骨阳谷养老绳,支正小海肩真偶,臑俞天宗连秉风,曲垣肩外肩中走,天窗天容上颧髎,听宫耳前珠旁取(见图 4-6 手太阳小肠经讯道节点穴位图)。

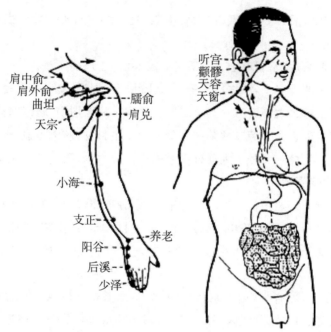

图 4-6　手太阳小肠经讯道节点穴位图

2. 循经穴位内传信息

少泽:手小指端外侧,去爪甲角如韭叶。针入一分,灸一壮。主头痛,目翳遮睛,口热口干,舌强喉痹,唾如胶,寒疟汗不出,螈,咳嗽。

前谷:小指外侧本节前陷中。针入一分,灸三壮,主目烂,泪出目翳,鼻塞耳鸣,咽肿,颈项痛,臂痛脏挛,热病汗不出,疟,咳嗽,衄血,小便赤。

后溪:小指外侧本节横纹尖尽处,握掌取之。针一分,灸一壮。主喘息,身热恶寒,胸满,癫疾。

腕骨:掌后外侧高骨下陷中,握掌向内取之。针二分,灸三壮。主头痛,胁腋痛,肩、臂、腕急痛如脱,五指不可屈伸,乍寒乍热,疟,狂言,惊风,螈。

阳谷:手腕外侧兑骨下陷中。针二分,灸三壮。主目眩,上下齿痛,妄笑妄言,腹满,痔痛,阴痿。

养老:腕骨后一寸陷中。灸三壮。主手挛肩痛,目昏。

支正:腕骨后五寸。灸三壮,针三分。主头痛目眩,颈肿项痛,风虚惊恐狂言,身热消渴善食,腰胫酸。

小海:肘后两骨间去肘端五分陷中,屈肘取之。针二分,灸三壮。主头痛项强,龋齿,龈肿,痫证吐舌,螈,癫狂,肘腋肿,疡肿,小腹痛,寒疝、风疟。

肩贞:肩胛下两骨之间,腋后缝纹端上一寸许。针入一寸八分,禁灸。主颔痛项强,耳鸣耳聋,肩手臂风痹不举。

臑俞:肩后大骨下、胛上廉陷中,举臂取之。针八分,灸三壮。主寒热,肩肿引胛中痛,臂酸无力。

天宗:在秉风穴后(约平第四椎)大骨下陷中。针五分,灸三壮。主肩重臂痛,肘后廉痛,颊颔痛。

秉风:天宗前小后,举臂有空。针五分,灸三壮。主肩痛不举。

曲垣:肩中央曲胛陷中,按之应手痛。灸十壮。主周痹,肩胛拘急疼闷。

肩外俞:胛上廉去大杼旁三寸。灸三壮。主肩胛痛至肘引项急,寒热。

肩中俞:胛内廉去大杼旁二寸陷中。灸三壮。主目昏,咳嗽唾血,上气寒热。

天窗:完骨下、发际上、颈上大筋处动脉陷中。针六分,灸三壮。主耳痛、耳鸣聋,颊肿咽痛,暴喑,肩痛引项。

天容:耳下颊车后陷中。灸三壮。主喉痹,颈肿项痛,耳鸣,咳喘寒热。

颧髎:面颊兑骨下、下廉陷中。禁用针灸。主目黄赤,口僻僻,齿痛。

听宫:耳前珠子旁。大如赤小豆。针一分,灸三壮。主耳鸣聋,口噤喉鸣,心腹痛满,臂痛,失音。

倚经认证用药:嗌痛,脉循胃系。颔肿,脉循颈上颊。肩痛,脉出肩解。难举即脉循。耳聋,脉入耳。目黄,脉入内、外。颊肿,颈、颔、肩、肘、臂外后廉痛,皆经脉所过之地。以上言经病,未言腑病;言本经病,未言合病,亦可类推。小肠主分泌水谷,为受盛之官。本病(脏腑之病)大便水谷利,小便短,小便闭,小便血,小便自利,大便后血(大肠主大便,膀胱主小便,而小肠兼主大小便,以分泌水谷。小肠气痛,本腑病)。宿食夜热且止(以小肠为受盛之官)。标病(经络之病),身热恶寒(手足太阳病同),嗌痛颔肿(同经),口糜(合胃经病,以脉循胃系也),耳聋(同经),实热泻之小肠承胃之下脘,而下输膀胱,大肠实热则不能泌别清浊,故用泻。下分二法。

清气:气分有热,则水谷不分,行水即以导热。木通(通大小肠,导诸湿热),猪苓(利湿利水),滑石(利窍渗湿,泻热行水),瞿麦(降心火,利小肠,行水破血),泽泻(利湿行水),灯草(降心火,利小肠)。

凉血:热入血分,则血妄行,清热所以凉血止血。地黄(泻丙火,凉血生血),蒲黄(生行血,熟止血),赤茯苓(入心、小肠,利湿热),栀子(泻心肺邪热,下从小便出),丹皮(泻血中伏火,凉血而生血)。虚寒补之小肠属火,化物出焉,虚寒则失其职,故用补法。

调气:胃为小肠上流,胃气虚则湿流小肠而水谷不分,调补胃气,即以补小肠经气。

白术(燥湿和中,益阳补气),楝实(导小肠热,引心包相火下行),茴香(开胃调中,疗小肠冷气),砂仁(快气调中,通行结滞,入大小肠),神曲(调中开胃,化水谷,消积滞),扁豆(调脾暖胃,消暑除湿)。

行血:血分寒虚,则多凝滞,补阳行气,所以活血而补血。桂心(辛走血,能补阳活血),胡索(行血中气滞、气中血滞)。

降火:小肠与心为表里,心火太旺,往往下传于小肠,降心火所以清小肠之上流。黄柏(泻相火,补肾水),黄芩(苦入心,寒胜热),黄连(大苦大寒,入心泻火),连翘(形似心。入心经气分而泻火),栀子(泻心、肺、三焦之火)。标热散之阳邪中上,阴邪中下。手太阳经脉在上,非寒邪所能干,故止言标热。

解肌:阳邪每多自汗之证,故不用发表,且小肠经专主上部,与足阳明解肌不同。藁本(辛温雄壮,为太阳风药),羌活(搜风发表),防风(解表祛风,主上焦风邪),蔓荆子(轻浮升散,主上部风邪)。

七、足太阳膀胱经 67 穴

1. 经穴节点路径

便记:睛明目内红肉藏,攒竹眉冲与曲差,五处上寸半承光,通天络却玉枕昂,天柱后际大筋外,大杼背部第二行,风门肺俞厥阴四,心俞督俞膈俞强,肝胆脾胃俱挨次,三焦肾气海大肠,关元小肠到膀胱,中膂白环仔细量,自从大杼至白环,各各节外寸半长。上次中复下,一空二空腰髁当,会阳阴尾骨外取,附分侠脊第三行,魄户膏肓与神堂,膈关魂门九,阳纲意舍仍胃仓,肓门志室胞之肓,二十柱下秩边场,扶承臀横纹中央,殷门浮到委阳,委中合阳承筋足,承山飞所踝跗阳,金门昆仑下仆参,申脉京骨束骨忙,通谷至阴小指旁(见图4-7膀胱经讯道节点穴位图)。

2. 循经穴位内传信息

睛明:目内眦头外一分红肉陷中。禁用针灸。

攒竹:当眉头陷中。禁用针灸。

眉冲:直眉头上神庭、曲差之间。针入三分,禁灸。主五痫,头痛鼻塞。曲差:前发际侠神庭旁一寸半。灸七壮。主头项痛,目昏身热,心烦满,汗不出。

五处:上星旁一寸半。针三分,灸五壮止。主头风目眩,脊强反折,瘈,癫疾。

承光:五处后一寸半。禁用针灸。

通天:承光后一寸半。针三分,灸三壮。主头痛重,暂起僵仆,鼻塞喘息不利,口多涕,鼽衄有疮。

络却:通天后一寸半。禁针,灸三壮。主头旋耳鸣,目盲内障,癫狂,僵仆,瘈,腹胀满不得息。

玉枕:位于枕骨上入发际三寸,横侠脑户一寸三分,起肉枕骨上。禁针,灸三壮。主因失枕头重,头半边寒痛,项痛如拔及风眩目痛,耳聋,鼻塞目上插,卒起僵仆,恶见风

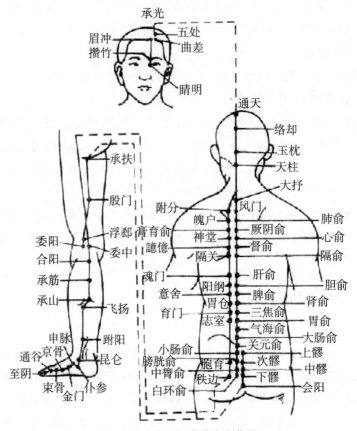

图 4-7　膀胱经讯道节点穴位图

寒,汗不出。

天柱:在颈之后发际(当第一、第二颈椎之间)大筋外侧陷中。针三分,灸三壮,至百五十壮止。主头痛头旋,目昏、目如脱、泪出,鼻不知臭香,风眩卒暴,痫眩狂言目上视,及项如拔,项疼急,烦满汗不出,身肩背痛欲折。以上头部二行。

大杼:第一节外一寸半陷中。针三分禁灸。

风门:二节外一寸半。针五分,灸五壮。主伤寒头痛,项强,鼻塞流涕,目盲,衄血,咳嗽,呕逆,胸背痛,气短不安。

肺俞:三节外一寸半。针三分,灸三壮。主胸中痛满,背偻如龟,脊强支满,瘿气,吐逆上气,寒热不食,肉痛皮痒,传尸骨蒸,肺嗽喘咳,少气百病。

厥阴俞:四节外一寸半。灸五壮。主呕逆,牙疼,胸闷。

心俞:五节外一寸半。禁用针灸。

督俞:六节外一寸半。灸三壮。主寒热心痛,腹痛雷鸣,气逆。

膈俞:七节外一寸半。灸五壮。主喉痹,胸胁痛,肩背不得倾侧,心痛,痰饮吐逆,汗出,寒热骨痛,虚胀支满,痰疟,癖气块,膈上痛,身常湿不食。

肝俞:九节外一寸半。针入三分,灸三壮。主中风,支满胁痛,短气不食,食不消,吐血,目昏,肩疼腰痛,寒疝,热病瘥后,食五辛多患眼暗如雀目,鼻中酸,寒热。

胆俞:十节外一寸半,正坐取之。针三分,灸三壮。主头痛,目黄,舌干,心胀满,吐逆短气,痰闷,食难不下消,胸胁不能转侧,腋下肿,振寒汗不出。

脾俞:十一节外一寸半。针三分,灸三壮。主胁下满,吐泻疟痢,腹胀,黄胆身重,癖积聚,腹痛,寒热引脊痛,能食而瘦,腰脊强急,热骨痛。

胃俞:十二节外一寸半,针三分,灸三壮。主胁满脊痛,腹胀腹痛,肠鸣,呕吐不食,筋脉挛急。

三焦俞:十三节外一寸半。针三分,灸三壮。主头痛目眩,肩背拘急,腰脊强痛,腹胀、腹痛,吐泻食不化,肠鸣,腹中积聚如石。

肾俞:十四节外一寸半,与脐相对。针三分,灸三五壮。主肾虚水脏胀,耳聋目昏,面赤,心痛如悬,胁痛引满,呕吐,寒中洞泄,腰痛,脚膝拘挛,小便赤白浊,尿血,遗精,小腹痛,好独卧,身重如水,骨蒸寒热,一切五劳七伤。

气海俞:十五节外一寸半。主腰痛,痔病。

大肠俞:十六节外一寸半。针三分,灸三壮。主腰痛,肠鸣胀满,绕脐中痛,二便不利,或泄痢食不化,脊强腹肿。

关元俞:第十七椎下旁一寸半。主风劳腰痛,泄痢虚胀,小便难,妇人瘕聚诸疾。

小肠俞:十八节外一寸半。针三分,灸三壮。主大便脓血,痔痛出血,妇人滞下,大便难,小便淋,泄痢五色,重下肿痛,腰脊强,疝痛。

膀胱俞:十九节外一寸半。针三分,灸三壮。主风劳腰痛,泄痢肠痛,便难溺赤,阴疮,足胫冷,拘急不得屈伸,女人瘕聚,烦满汗不出,小便黄赤,腰脊急强,积聚坚结,足清不仁,热引骨痛。

中膂俞:二十节外一寸半。伏而取之。针三分,灸三壮。主赤白痢,虚渴汗出,腰不得俯仰,腹胀,胁痛,疝寒,热反折。

白环俞:二十一节外一寸半。禁用针灸。

上髎:腰陷骨下第一空,侠脊两旁陷中,余三少斜,上阔下狭是也。针二寸,灸三壮。主鼻衄,呕逆,寒热腰痛,妇人绝子,疟寒热,阴挺出不禁,白沥,反折,大小便利。

次髎:第二空陷中。针二寸,灸三壮。主腰下至足不仁,恶寒,妇人赤白沥下,心下积胀,大小便利,疝气下坠。

中髎:第三空陷中。针二寸,灸三壮。主五劳七伤六极,腰痛,妇人赤淫时白,气癃,月事少,大便难,小便利,腹胀飧泄。

下髎:第四空陷中,针二寸,灸三壮。主腰痛,妇人下泔汁不禁,赤沥,阴中痒痛引小腹不可俯仰,大小便利,肠鸣腹胀欲泄。

会阳:阴尾骨外各开一寸半。针入八分,灸三壮。主腹中有寒,泄泻肠,便血久痔,阳虚阴汗湿。以上俱尾背部第二行,各开一寸半。

附分:第二节外三寸,附项内廉陷中,正坐取之。针八分,灸五壮。主背痛引颈引头,肩背拘急,风冷客于腠理。颈项强痛不得回顾,风劳臂肘不仁。

魄户:三节外三寸,针五分,灸五壮。主咳逆喘气不得卧,肺寒热,项强,背胛无力,劳损瘗黄,五尸走注。

膏肓:位于第五胸椎上傍开外三寸取穴。

神堂:五节外三寸。针三分,灸五壮。主肩痛,胸腹满,脊强急,寒热。

譩譆:六节外三寸,膊内廉,以手厌之,令病患抱肘作之声,则指下动矣。针六分,灸五壮。主目眩,鼻衄,肩背痛,胁痛,喘主急,热病汗不出,虚损不睡,五心热,寒,寒疟,风疟、温疟、疟、久疟,小儿食时头痛。

膈关:七节外三寸,正坐开肩取之。针五分,灸五壮。主背痛脊强,食不下,唾哕多涎沫。

魂门:九节外三寸。针五分,灸五壮。主食饮不下,腹中雷鸣,大便不节,呕吐不住,多涎。

阳纲:十节外三寸。针五分,灸五壮。主小便黄,肠鸣泄泻,消渴身热,面黄怠惰,目黄不嗜食。余同魂门。

意舍:十一节外三寸。针五分,灸五壮,至一百壮止。主腹满虚胀,大便泄滑,消渴面黄,嗜饮,目赤。

胃仓:十二节外三寸。针五分,灸五壮。主腹内虚胀,水食不消,恶寒不能俯仰,水肿胪胀,食饮不下。

肓门:十三节外三寸。针五分,灸三十壮。主心下坚满,妇人乳有余疾。

志室:十四节外三寸。针五分,灸五壮。主腰脊强,腹痛,阴痛下肿,失精,小便淋沥。

胞肓:十九节外三寸陷中,伏而取之。

秩边:二十节外三寸。针五分,灸三壮。伏而取之。主腰痛、尻重不能举发肿、小便赤黄。

承扶:尻臀下、阴股上、横纹中。针五分,禁灸。主腋下肿,脊腰尻臀阴股寒痛,痔疮,小便不禁,大便直出,遗精,胞寒,又大便难者亦治。

殷门:扶承下六寸。针五分,禁灸。主腰脊不可俯仰,股外肿,因瘀血注之。

浮郄:委阳上一寸,屈膝取之。针五分,灸三壮。主小腹热,大便坚,膀胱经热,大肠结,股外筋急。

委阳:膝腕横纹尖外廉两筋间,委中外二寸,屈身取之。针七分,灸三壮,主阴跳,遗,小便难,小腹坚痛引阴中淋沥,腰痛脊强,蹶,癫疾,头痛筋急,腋肿,胸满膨胀,身热,飞尸遁注,痿厥不仁。

委中:膝腘窝横纹正中央动脉。针五分,禁灸。凡患风痹,腰脚重痛,于此刺血,久疾亦皆立已。主小腹热而偏痛,尿赤难,衄血不止,腰痛侠脊至头皆痛,痔痛,胁下肿痛,脚弱膝挛,腰尻重不能举,半身不遂,热病汗不出,足热厥逆。余同委阳。

合阳:直委中下一寸。针五分,灸五壮。主腰脊强痛引腹,膝股热,酸重,疝,女子崩中,腹痛,肠,阴痛。

承筋:胫后股中央,从脚跟上七寸。禁针,灸三壮。主治同承山。

承山:小腿肚下分肉之间陷中,拱足去地一尺取之。针七分,灸五壮。主头痛,鼻衄血,指肿,腰脊痛,腹痛,小腹疝气,大便难,脚挛胫酸痹,跟痛急,足下热不能久立,转筋,霍乱,螵,久痔肿痛,肢肿,寒热汗不出。

飞扬:外踝上七寸骨后。针五分,灸三壮。主头痛目眩,鼻衄,颈项疼,历节风足指不得屈伸,腰痛痛,寒疟,狂疟,癫疾吐舌,反折,痔纂伤痛,野鸡痔,逆气,足痿失履不收。

跗阳:外踝上三寸,飞扬下。针六分,灸三壮。主头重,痿厥风痹,外廉骨痛,四肢不举,螵,时有寒热。

金门:外踝下骨空陷中。针三分,灸三壮,主癫疾,马痫反张,尸厥暴死,转筋霍乱,脚胫酸,身战不能久立。

昆仑:足外踝后五分,跟骨之上陷中动脉。针五分,灸三壮。主头热目眩如脱,目痛赤肿,鼻衄血,腹痛腹胀,喘逆,大便洞泄,体痛,霍乱,尻腰肿,跟肿,脚如裂不得履地,风痫口噤,疟多汗,小儿阴肿,头眩痛,脚痿转筋,尸厥中恶,吐逆咳喘暴痛。

仆参:足后跟骨下陷中,拱足取之。针三分,灸七壮。主足跟痛,足痿,癫痫吐舌鼓颔,狂言见鬼恍惚,尸厥,烦痛,转筋霍乱,小儿马痫反折。

申脉:外踝下容爪甲白肉际陷中。针三分,禁灸。主目反上视,或赤痛从内始,腰痛,胫寒热不能久立坐,癫疾,鼻衄。

京骨:足外侧大骨下赤白肉际陷中。针三分,灸三壮。主头热目眩,白翳从内始,鼻衄,鼻不利,涕黄,颈项强痛,脊背及脚难以俯仰,,疟,癫狂,惊悸,不食,痰注,髀枢痛,淋沥。

束骨:足小指外侧本节后陷中,针三分,灸三壮。主目眩,目赤烂,耳聋,项强,腰痛,肠,癫狂,大便时头痛,疟疾,从脚胫至髀枢中痛不可举。

通谷:足小指外侧本节前陷中。针二分,灸三壮。主头重头痛,目眩,咽疮,鼻衄清涕,项强痛,胸胁满,心下悸,留饮数欠,热病汗不出。

至阴:足小指端外侧去爪甲角如韭叶。针一分,灸三壮。主头风鼻塞,鼻衄清涕,耳鸣聋,胸胁痛无常处,腰胁引痛,小便不利,失精,风寒从足小指起脉痹转筋,寒疟汗不出,足下热。

倚经认证用药:气冲头痛,脉上额络脑。目似脱,脉起内。脊痛,脉挟脊。腰似折,脉抵腰中。髀不可曲。脉过髀枢。如结,脉入中。如裂,脉贯内。以上皆太阳经络中病。痔,脉贯臀。疟,兼少阳证。狂癫,合阳维、阳跷两经病。头项痛,脉上额入脑下项。目黄泪出,脉起内。衄血,内近鼻,合阳明病。项背腰尻以下至小趾不用,皆经脉所过之地。以上或本经,或合他经,皆经病,未及腑病,腑病载本草中。膀胱主津液,为胞之府,气化乃能出,号州都之官,诸病皆干之。本病(脏腑之病),小便淋沥,或短数,或黄赤,或白,或遗失(膀胱主小便,诸病皆本腑病),或气痛(本腑病)。标病(经络之病),发热恶寒(太阳主表),头痛腰脊强(同经),鼻塞(内近鼻),足小趾不用(同经)。实热泻之膀胱主津液,实热则津液耗散,泻之所以救液也,下一法。

泄火:水不利则火无由泄,行水所以泄火。滑石(淡渗湿,寒泻热,下走膀胱而行水),猪苓(除湿泻热,下通膀胱)。下虚补之膀胱气化乃出,或热或寒皆能伤气,气虚则下焦不固,故用补,下分二法。

降热:热在下焦,乃真水不足,无阴则阳无以化,宜滋肾与膀胱之阴。知母(润肾燥而滋阴,为气分药),黄柏(泻膀胱火,补肾水不足,为血分药)。

散寒:虚寒则气结于下,或升或散,皆所以通其气;虚寒则元气不固,或温或涩,皆所以固其气。桔梗(开提气血,载药上浮),升麻(能升阳气于至阴之下),益智仁(涩精固气缩小便),乌药(辛温顺气,治膀胱冷气),萸肉(固精秘气,缩小便)。

降火:水在高源,上焦有火则化源绝。清金泻火,亦补母之义。前虚热条中所载,乃正治法。此乃隔一治法。至行水泄火,惟实者宜之,已见前泻实条中,与此条有别。地黄(苦寒泻火,入手足少阴),栀子(泻心肺邪热,从小便出),茵陈(寒胜热,苦燥湿,入足太阴经),黄柏(泻相火,补肾水),丹皮(入手足少阴,泻血中伏火),地骨皮(降肺中伏火),标寒发之不言标热者,寒邪中下,初入太阳,犹未变为热。

发表:太阳主表,寒邪入表,急宜驱之使出,故发汗之法,较解表尤重。麻黄(辛温发汗,去营中寒邪),桂枝(发汗解肌,调和营卫),羌活(搜风胜湿,入足太阳经),防己(通腠理,疗风水,太阳经药),麻黄适量(无汗能发,有汗能止),木贼草(发汗解肌,升散火郁风湿),苍术(发汗除湿)。

八、足少阴肾经 27 穴

1. 经穴节点路径

便记:然谷太溪溜,大钟水泉照海深,复溜交信筑宾实,阴谷膝内附骨后,以上从足走至膝,横骨大赫连气穴,四满中注肓俞脐,商曲石关阴都密,通谷幽门寸半开,折量腹上分十一,步廊神封膺灵墟,神藏中俞府毕(见图4-8肾经讯道节点穴位图)。

2. 循经穴位内传信息

涌泉:脚掌心中央(约当足的前五分之二处)足卷指取之。针三分,灸三壮。主目眩,喉痹,胁满,心中结热,心痛,咳嗽身热,风痛,腰痛,女子如妊娠,五指端尽痛,足不得履地,引入腹中痛。

然谷:内踝前起骨下陷中。针三分,灸三壮。刺此多见血;令人立饥欲食。主喉痹,舌下肿,涎出,喘气,咳唾血,消渴,心恐惧,洞泄,胸中寒,脉代,温疟,阴缩内肿,小腹寒疝抢胸胁,淋沥,男子精溢,酸肿不能履地,一足寒一足热,小儿初生脐风口噤。

太溪:内踝之五分,跟骨上筋间陷中。主咽肿,呕吐口中如胶,善噫咳逆,咳嗽唾血,胁痛腹痛,癖疝瘕积聚,与阴相通及足清不仁,热病多汗,黄胆多热少寒,大便难。

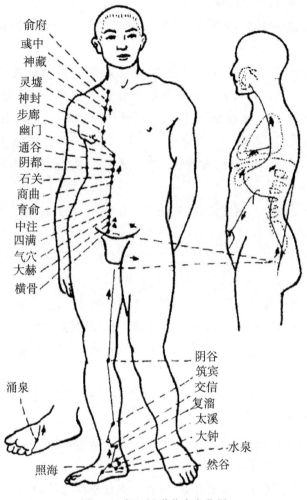

俞府
彧中
神藏
灵墟
神封
步廊
幽门
通谷
阴都
石关
商曲
肓俞
中注
四满
气穴
大赫
横骨

阴谷
筑宾
交信
复溜
太溪
大钟
水泉
然谷

涌泉

照海

图 4-8　肾经讯道节点穴位图

　　大钟:太溪下五分。针二分,灸三壮。主实则小便淋闭,洒洒腰脊强痛,大便闭涩,嗜卧口中热;虚则呕逆多寒,欲闭户而处,少气不足,胸胀喘息,舌干,咽中多嚏不得下,善惊恐不乐,喉中鸣,咳唾血,腹满便难,多寒少热。

　　水泉:太溪下一寸。针二分,灸三壮。主月事不来,来即心下闷痛,目不能远视,阴挺出,小便淋沥,腹中痛。

　　照海:足踝下四分许陷中,灸三壮。主嗌干,四肢解㑊,善悲不乐,久疟卒疝,小腹痛,呕吐嗜卧,大风偏枯不遂,女子淋沥,阴挺出,阴暴起,疝,小腹热而偏痛,大风默默不知所痛,视物不明。

　　复溜:内踝后上二寸动脉中。针三分,灸五壮。主目昏,口舌干,涎自出,腹鸣鼓胀,水肿;视溺青赤黄白,青取井,赤取荣,黄取俞,黑取合;血气泄后肿,五淋,小便如散火,骨寒热,汗注不止,腰脊痛不可起坐,脚后廉急不可前却,足上痛。

　　交信:内踝上二寸,复溜前三阴交后,筋骨间。针四分,灸三壮,主气淋,疝阴急,股引内廉骨痛,泄痢赤白,女子崩漏。

筑宾:内踝上、分中骨后,大筋上、小筋下,屈膝取之,针三分,灸五壮。主小儿疝痛不得乳,癫狂呕沫,足痛。

阴谷:膝内附骨后,大筋下、小筋上动脉,屈膝取之。针四分,灸三壮,主舌下肿,膝痛如锥,股内廉痛,阴痿,妇人漏下,心腹胀满不得息,小便黄。以上俱足膝部。

横骨:阴上横骨中央,宛曲如仰月陷中,曲骨外一寸半。禁针,灸三壮。主五脏虚竭,腹胀,小便难,失精,阴痛。

大赫:气穴下一寸。针一寸,灸五壮。主虚劳失精,阴上缩,茎中痛,灸三十壮,女子赤带。

气穴:四满下一寸。左名气穴,右名子户。针一寸,灸五壮。主月水不通,腰脊痛,时泄利。

四满:中注下一寸,针一寸,灸五壮。主腹痛奔豚,脐下积疝,妇人胞中恶血痛。

中注:肓俞下一寸,针一寸,灸五壮。主小腹热,大便燥。

肓俞:平神阙外一寸半,针一寸,灸五壮,主大便燥,腹痛及大腹寒疝,小腹有热。

商曲:石关下一寸。针一寸,灸五壮。主腹中积聚切痛不食。

石关:阴都下一寸。针一寸,灸五壮。主多呕,脊强不关,大便气结,心满,反折,妇人胞中恶血逆痛。

阴都:通谷下一寸。针一寸,灸三壮。主多唾呕沫,心满气逆肠鸣,热疟便难,妇人无子,胞中恶血绞痛不可忍。

通谷:幽门下一寸。针五分,灸五壮。主头痛目昏,鼻衄清涕,项强,口,暴喑,咽喉不利,心中愤郁,惊悸,呕吐,胸满留饮,癖积。

幽门:平巨阙外一寸半。针五分,灸五壮。主善呕涎唾沫,食饮不下,泄有脓血,胸痛烦闷,健忘,腹胀满气逆。

步廊:神封下一寸六分,去中庭外二寸。针四分,灸五壮。主鼻塞,胸胁支满,喘息不得举臂。

神封:灵墟下一寸六分。针四分,灸五壮。主胸满不得息,咳逆,乳痈恶寒。

灵墟:神藏下一寸六分。针四分。灸五壮。主胸胁支满,喘气,呕吐不食。

神藏:中下一寸六分。针四分,灸五壮。主咳嗽。余同灵墟。

俞府:巨骨下去璇玑外二寸。针灸主治同灵墟。以上俱属膺部二行陷中,仰而取之。

倚经认证用药:饥不欲食,盖虚火盛则饥,而不欲食者,脾气弱。乃木火侮土之故,以肾虚不能养肝,且脉贯肝上膈。面如漆柴,水枯而肾之色黑者见于外,肾之主骨者瘦于形。咳唾有血,喝喝而喘,以脉入肺中,火盛水亏之疾。坐而欲起,皆阴虚不能安静。目无所见,水亏肝弱。心如悬,脉络心包。善恐如人将捕,恐,伤肾。骨厥,口热舌干,咽肿上气,嗌干痛,脉循喉咙、挟舌本。烦心心痛,脉络心。黄胆,身体、面目皆变黄,有急黄、劳黄、脑黄、阴黄、癖黄、嚛黄、五色黄、黄汗、酒疸、谷疸、黑疸、女劳疸,名目不可不辨。肠即滞下,滞下即痢疾,痢疾本于肾,肾司二阴。脊股内后廉痛,脉所经。痿,骨痿,肾主骨。厥,肾虚气上逆。嗜卧,即《伤寒论》中所谓但欲寐,盖热邪入肾,则神昏而嗜卧。足下热痛,脉起涌泉。以上或脏病、或经病,而合他脏病居多,以肾脉入肝、入肺、络心,一脏而连诸脏,与他脏异。肾藏智,属水,为天一之源,主听,主骨,主二阴。本病(脏腑之病),诸寒厥逆,骨痿,(同经),腰痛,腰冷如水,(脏病及腑),足胫寒,(水气下注),少腹满急,疝瘕,(肾主下焦,少腹肾所治也),大便闭泄,吐利腥秽,水液澄澈,清冷不禁,(肾主二阴),消渴引饮。火旺伤水。标病(经络之病)发热不恶热,(真寒假热),头眩头痛,(太阳经病,肾络所通),咽痛舌燥,脊股后廉痛。(同经,)命门(右肾为命门)为相火之原,天地之始,藏精(精化于气)生血(阳能生阴),降则为漏,升则为铅,(铅乃北方正气,一点初生之真阳。一念之非,降而为漏;一念之诚,守而为铅,)主三焦元气。

本病(不言标病者,两肾经络皆同也),前后癃闭,(肾主二阴,左肾病便闭,右肾病癃闭,有寒热之分,)气逆里急,疝痛奔豚,(病同左肾,满急疝瘕而有寒热之别,)消渴,(亦同左肾,而水虚、火虚不同,)膏淋,(淋病属小便,而膏淋则伤精,)精漏精寒,(命门主藏精,)赤白浊,(亦精道病,)溺血崩中带漏。(命门主生血,)水强泻之真水无所谓强也,膀胱之邪气旺则为水强,泻膀胱乃以泻水也,下分二法。

泻子:木为水之子,水湿壅滞,得风火以助之,结为痰涎,控去痰涎,正所以疏肝而泄水也。牵牛(逐水消痰,泻气分之湿热),大戟(去脏腑水湿,泻肝经风火之毒),泻腑:膀胱为肾之腑,泻腑则脏自不实。泽泻(利湿行水),猪苓(利湿利水),车前子(渗膀胱湿热,利小便而不走气),防己(泻下焦血分湿热,为疗风水之要药),茯苓(除湿泻热,下通膀胱),水弱补之肾为水脏,而真阳居于其中,水亏则真阳失其窟宅,无所根据附,故固阳必先补水。

补母:肺为肾之母,补肺金所以生肾水也。人参(大补肺中元气),山药(色白入肺,益肾强阴),气:火强则气热,火弱则气寒,寒热皆能伤气。补气之法亦不外泻火、补火二端。《内经》肾脏不分左右,本草虽分,究竟命门治法已该左肾中。知母(泻火补水润燥,为肾经气分药),元参(色黑入肾,能壮水以制火),破故纸(补相火以通君火,暖丹田,壮元阳),砂仁(辛温益肾,通行结滞),苦参(泻火燥湿,补阴益精),血:血属阴,阴与阳相配,阳强则阴亏,无阳亦无以生阴,故滋阴温肾,皆所以益精而补血也,亦兼命门治法在内。黄柏(泻火补水,肾经血分药),枸杞(生精助阳,清肝滋肾),熟地黄(滋肾水,补真阴,填骨髓,生精血),锁阳(益精兴阳,补阴润燥),肉苁蓉(入肾经血分,补命门相火),萸肉(补肾温肝,强阴助阳)阿胶(养肝滋肾,和血补阴),五味子(敛肺滋肾,强阴涩精),本热攻之邪热入里,直攻肾脏,非如前补气条中用清热之法可以缓图者也,惟有急攻一法。

下:热入肾脏真水亏,不可攻下。而伤寒少阴章节中,有用大承气汤下之者,以有口燥咽干之证,故属之少阴,其实乃少阴阳明也。热结于足阳明,则土燥耗水;热结于手阳明,则金燥不能生水。攻阳明之热,正所以救肾水也。况肾主二阴,泻腑所以通小便,攻下所以通大便,此亦泻实之法,补前条所未备。本寒温之北方水脏,加以寒邪,恐真阳易至消亡,故有急温一法。

温里:温里亦不外下条益阳之法,但本非真阳不足,以寒邪犯本,急用温法,故所用皆猛烈之药,与下补火法大同小异。附子(大热纯阳,逐风寒湿),干姜(生逐寒邪而发表,炮除胃冷而守中),官桂(益阳补气,治沉寒痼冷之病)。白术(苦燥湿,温和中),蜀椒(发汗散寒,入命门补火),标寒解之寒邪直入阴分,然尚在经络,未入脏腑,故曰标寒。

解表:寒邪入于少阴经络,虽在表未入于里,已与太阳之表不同,第可引之从太阳而出,不可过汗以泄肾经,故不言发表而言解表也。麻黄(发表解肌,去营中寒邪,卫中风邪),细辛(辛温散风邪,乃足少阴本药),独活(搜风去湿,入足少阴气分),桂枝(发汗解肌,温经通脉),标热凉之寒邪入于骨髓,久之变而为热,以邪犹在表,故为标热。

清热:热自内出,发热而不恶寒,不可发汗,故用清热之法。元参(入肾补水,散无根浮游之火),连翘(入心泻火,除三焦湿热),甘草(生用泻火,炙用补中,入汗剂则解肌,入凉剂则泻邪火),猪肤(治少阴下利咽痛),火强泻之火强非火实也,水弱故火强,火强则水愈弱,故泻法仍是补法。

泻相火:肾火与水并处,水不足火乃有余,滋阴即以泻火,所谓壮水之主以制阳光是也。黄柏(泻相火,补肾水不足),知母(润肾燥而滋阴),丹皮(入足少阴泻伏火,凉血而生血),地骨皮(泻肝肾虚热,凉血而补正气),生地黄(滋阴退阳,入足少阴),茯苓(行水泻热),元参(色黑入肾,壮水以制火),寒水石(除三焦火热),火弱补之火居水内,即坎中一画之阳,先天之本是也。弱则肾虚而真阳衰败,故宜补。

益阳:肾中元阳不足,无以藏精而生血,故补火而不失之燥,则阳能配阴而火不耗水。即用燥药亦必以滋肾之药佐之,益阳与温里所以不同,所谓益火之原以消阴翳是也。附子(引补气药以复散失之元阳,引补血药以滋不足之真阳),肉桂(入肝肾血分,补命门相火不足),益智仁(补命门之不足。涩精固气),破故纸(暖丹田,壮元阳),沉香(入右肾命门,能暖精壮阳),川乌(功同附子而稍暖,寒宜附子,风宜乌头),硫黄(补命门真火不足,性虽热而能通),天雄(补下焦命门阳虚),乌药(治厥逆之气),阳起石(补右肾命门),茴香(暖丹田,补命门不足),胡桃(属水入肾,佐破故纸大补下焦),巴戟(入肾经血分,强阴益精),丹砂(同地黄、枸杞之类养肾),当归(和血养血,治一切血证阴虚而阳无所附者),蛤蜊(补肺润肾,益精助阳),覆盆(益肾脏而固肾,起阳痿,缩小便),精脱固之血生于阴,而精化于阳,阳不能固,则精不能藏,故固精属之右肾。

涩滑:涩以止脱,涩之所以固之也。牡蛎(涩以收脱,治遗精),芡实(固肾涩精),金樱子(固精气,入肾经),五味子(收耗散之气,强阴涩精),远志(能通肾气上达于心,治梦泄),萸肉(固精秘气),蛤蚧(与牡蛎同功)。

九、手厥阴心包经 9 穴

1. 经穴节点路径

便记：天池天泉曲泽深，郄门间使内关对，大陵劳宫中冲侵（见图 4-9 心包经讯道节点穴位图）。

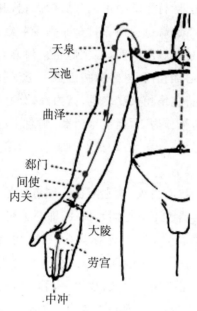

图 4-9　心包经讯道节点穴位图

2. 循经穴位内传信息

天池：乳外二寸侧胁陷中。针三分，灸三壮。主头痛寒热，胸满腋肿，上气喉中有声。

天泉：曲腋下二寸举臂取之。针三分，灸三壮。主咳逆胸胁支满，膺背胛臂内廉骨痛。

曲泽：肘腕内横纹中央动脉，曲肘取之。针三分，灸三壮。主心痛，逆气，呕涎或血，善惊及伤寒温病身热口干，肘掣痛摇头。

郄门：大陵后五寸。针五分，灸五壮。主心痛，衄血、呕血，惊恐神气不足。

间使：大陵穴后五寸，腕上三寸两筋间。针六分，灸七壮。主胸痹引背痛，心悬如饥，卒心痛，肘内廉痛，热病烦心，喜哕喜动，恶风寒，呕吐，掌热，多惊，腋肿，肘挛急。

内关：大陵穴后二寸，腕上二寸两筋间。主面赤热，目昏，目赤，支满，中风，肘挛，实心暴痛，虚心烦惕惕。针六分，灸三壮。

大陵：掌后横纹两筋两骨陷中。针六分，灸三壮。主头痛，目赤，舌本痛，喉痹嗌干，咳逆呕热喘急，喜笑喜惊，手掣手挛及肘挛腋肿，心痛烦闷，掌热身热如火，一切风热无汗，疟疾，疮疥。

劳宫：手掌内中央凹陷，横纹中心，屈中指取之。针三分，灸三壮。主咽嗌痛，大小便见血不止，风热，善怒喜笑，热病汗不出，怵惕，胸胁不可反侧，咳喘，溺赤，呕吐血，气逆噫不止，食不下，善渴，口中烂，手痹掌热，黄胆目黄。

中冲：手中指端去爪甲如韭叶陷中。针一分，灸一壮。主头痛如破，神气不足，失忘。余同大陵。

倚经认证用药：手心热，脉行于掌中也。臂肘挛急，腋肿，胸胁支满，皆脉所过之地也。大动，心宜静而反动，本脏病也。面赤目黄。手少阴经病，心包络脉所通也。喜笑不休，心在声为笑，本脏病也。脉所生病，心主脉也。烦心心痛，本脏病也。掌中热，即手心热也。以上经病多与心经相同，以经脉相近也。至于脏病，心经则无，而心包络则有，以心脏不可受邪，凡病皆包络相火受之也。《内经》分心与心主为两经，本草言证治则合而为一。今遵《内经》，仍分为二，至本草所载，则附于心主条下，以本病属于心主，标病两经略同，治法亦两经无异也。心藏神，为君火。包络为相火，代君行令，主血，主言，主汗，主笑。

本病（心包之病）诸热瞀（心主火，火胜则目眩筋急），惊惑谵妄，烦乱（心藏神，心病则神乱），啼笑骂詈（与经言喜笑不休略同），怔忡（即心火病），健忘（心藏神），自汗（心主汗），诸痛痒疮疡。（心主血，热伤血也）。标病（经络之病）肌热（热在血分），畏寒战栗（热极似寒），舌不能言（心主言），面赤目黄，心烦热，胸胁满，痛引腰背肩胛肘臂。（同经，）火实泻之心属火，邪气有余则为火实，故用泻，下分四法。

泻子：土为火之子，泻脾胃之热，而心火自清。黄连（苦寒泻心火，王海藏曰：泻心实泻脾也），大黄（大泻血分实热，入足太阴、足阳明）。

气：火入上焦，则肺气受伤，甘温以益元气，而热自退，虽以补气，亦谓之泻火。火入下焦，则小肠与膀胱气化不行，通水道、泻肾火，正以导赤。甘草（生用泻火，入凉剂则泻邪热），人参（大补元气，生亦泻火），赤茯苓（泻热行水，入小肠气分），木通（通小肠、膀胱，导湿热从小便出），黄柏（沉阴下降，泻膀胱相火）。

血：火入血分则血热，凉血所以泻火。丹参（色赤入心，破宿血，生新血），丹皮（泻血中伏火，凉血而生血），生地黄（泻心火，凉血而生血），元参（壮水以制火）。

镇惊：心藏神，邪入心包则神不安。化痰清热，兼以重坠，亦镇惊之义也。朱砂（泻心经邪热，镇心定惊），牛黄（清心解热，利痰凉惊），紫石英（重以去怯，入心肝血分）。神虚补之心藏神，正气不足则为神虚，故用补，下分三法。

补母：木为火之母，肝虚则无以生火，故补心必先补肝。细辛（辛温肝胆），乌梅（味酸入肝），枣仁（甘酸而润，专补肝胆），生姜（肝欲散，辛散所以补肝），陈皮（辛能散，入厥阴行肝气）。

气：膻中为气海，膻中清阳之气不足，当温以补之，即降浊升清，亦所以为补也。桂心（苦入心，补阳活血），泽泻（利湿热，湿热既降，则清气上行），白茯苓（安心益气，定魄安魂），茯神（开心益智，安魂养神），远志（苦泻热，温壮气，能通肾气上达于心），石菖蒲

（辛苦而温，通窍补心）。

血：心主血，补心必先补血，生新去滞，皆所以为补也。当归（苦温助心，为血中气药），熟地黄（入手少阴、厥阴，生精血），乳香（香窜入心，调气和血），没药（通滞血，补心虚）。

泻火：虚用甘寒，实用苦寒，泻火之法，不外二端。黄芩（苦入心，寒胜热，泻实火），竹叶（甘寒泻上焦烦热），麦冬（清心火，润肺燥），芒硝（苦寒除热），炒盐（泻热润燥补心）。

凉血：凉血亦不外泻火，但泻血中之火，则为凉血：生地黄（入心泻火，平诸血逆），栀子（色赤入心，泻心经邪热），天竺黄（入心经泻热豁痰），标热发之不言标寒者，心经在上，非寒邪所能干，且心主血脉，邪入于脉，已非在表，有热无寒可知。

散火：火郁则发之，升散之药，所以顺其性而发之，与解表、发表之义不同。甘草（入汗剂则解肌），独活（搜风去湿），麻黄（发汗解肌，兼走手少阴），柴胡（发表升阳，平少阴、厥阴邪热），龙脑（辛温散热）。

十、手少阳三焦经 23 穴

1. 经穴节点路径

便记：关冲液门中渚旁，阳池外关支沟正，会宗三阳四渎长，天井清冷渊消泺，臑会肩髎天髎穴，天牖翳风瘈脉青，颅息角孙丝竹张，耳和耳门听有常（见图 4-10 三焦经讯道节点穴位图）。

2. 循经穴位内传信息

关冲：手四指端外侧去爪甲角如韭叶。针一分，灸三壮。主风眩头痛，目翳，舌卷舌本痛，口干喉痛，心烦，臂外廉痛，手不及头，肘疼不能自带衣，肩臂酸重，心痛，风热病烦闷汗不出，掌中热，身热如火，或寒霍乱，气逆不得卧。

液门：手小指次指本节前陷。针二分，灸三壮。主头痛面热无汗，风寒热，耳痛聋鸣，目涩目眩，齿痛面赤，咽外肿，内如肉，寒厥，疟，呼吸短气，喜惊，臂痛不能上下。

中渚：手小指次指本节后陷中，握掌取之。针二分，灸三壮。主头重，额颅热痛，目昏面赤，咽肿嗌痛，耳聋痛，肘臂痛，手指不得屈伸，热病汗不出，目生翳膜，久疟寒热。

阳池：手掌背腕无名指直上横纹陷中。针二分，灸三壮。主热病汗不出，寒热证，或因折伤手腕捉物不得，肩臂痛不得举。

外关：腕后（阳池上）二寸，两骨间。针三分，灸三壮。主肘腕酸重不得屈伸，手指尽痛，耳浑浑无所闻，臂痿不仁。

支沟：阳池后三寸，两筋骨间。针二分，灸三壮。主面赤目赤，嗌痛暴喑，口噤，呕吐，霍乱，腋痛及真心痛，肘臂酸痹，马刀肿，漏，疮疥，女人脊急，四肢不举，热病汗不出。

会宗：支沟外旁一寸空中。灸三壮。主耳聋，肌肤痛，风痫。

三阳络：阳池后四寸。禁针，灸七壮。主嗜卧，四肢不欲动摇，耳卒聋，齿龋，暴喑

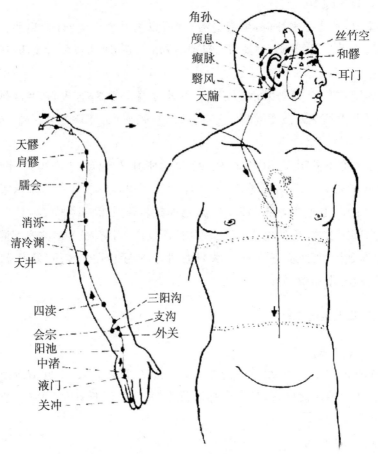

图 4-10　三焦经讯道节点穴位图

不言。

　　四渎:肘前五寸外廉陷中。主呼吸短气,咽中如肉状,耳暴聋,下牙痛。

　　天井:肘上大骨后一寸两筋陷中,屈肘取之。针一寸,灸三壮。主大风默默不知所痛,疟食时发,心痛,惊,癫痫吐舌,羊鸣戾颈,肩痛,痿痹麻木,咳嗽唾脓。

　　清冷渊:肘上三寸,伸肘举臂取之。灸三壮。主肩不举,头痛目黄,胁痛振寒。

　　消泺:肩下臂外间腋斜肘分取之。针五分,灸三壮。主头痛,项如拔,颈有大气,寒热痹。

　　臑会:臂前廉去肩头三寸。针五分,灸五壮。主瘿瘤气,咽肿;寒热瘰,癫疾,肘节痹,臂酸重,腋急痛,肘臂痛难屈伸。

　　肩髎:肩髃穴后一寸许,肩端外陷,臑斜上陷中,举臂取之。针七分,灸二壮。主臂痛重不举。

　　天髎:缺盆上毖骨际陷中。针八分,灸三壮。主肩臂肘痛或引颈项急,寒热胸满,缺盆中痛,汗不出。

　　天牖:耳下颈大筋外,发际上一寸。禁用针灸。

翳风：耳垂后陷中，按之引耳中痛。针三分，灸七壮。主耳痛鸣聋，口噤，口眼斜，下牙齿痛，失欠脱颔，颊肿牙车急痛。

瘈脉：耳本后鸡足青脉上。禁用针灸。

颅息：耳后上青脉间。禁针，灸七壮。主头重目昏，风聋耳痛、塞耳痛鸣，呕吐，胸胁引痛不得俯仰及发痫风。

角孙：耳廓上中间，发际下，开口有空。禁针，灸三壮，主目生肤翳，牙痛，颈肿项痛。

丝竹空：眉毛骨后陷中。针三分，禁灸。

耳和髎：耳门前兑发下横动脉。针三分，禁灸。主风痛头重，牙车急，耳鸣，颔颊肿。

耳门：耳前肉峰上缺口之陷凹中，当耳缺处。针三分，灸三壮。主耳痛鸣、有脓汁出、生疮，耳耳，齿痛。

倚经认证用药：耳聋浑，脉入耳中。嗌肿喉痹，脉上项。汗出，汗为心液，三焦为心包之表。目锐痛，脉至锐。耳后肩肘臂外痛，小指次指不用，脉所经之地。以上皆经病，未及腑病。三焦为相火之用，分布命门元气，主升降出入，游行天地之间，总领五脏六腑、营卫经络、内外上下左右之气，号中清之府。上主纳，中主化，下主出。

本病（脏腑之病），诸热瞀瘛（腑脏同病），暴病暴卒暴喑（火性急烈也），躁扰狂越，谵妄惊骇（腑脏同病，）诸血溢血泄（火盛则血热妄行），诸气逆冲上（火性炎上），诸疮疡（同脏病），痘疹瘤核（亦疮疡之类）。三焦本病，上已详叙。以下六条，皆他脏他腑之病，诸经已载，此复详叙三焦条下者，以三焦总领五脏六腑、营卫经络，无所不贯故也。上（上谓心肺胸膈上脘诸经）热则喘满，诸呕吐酸，胸痞胁痛，食饮不消，头上汗出。中（中谓脾胃两经）热则善饥而瘦，解（尺脉缓涩谓之解），中满，诸胀腹大，诸病有声，鼓之如鼓，上下关格不通，霍乱吐利。下（下谓肝肾大小肠膀胱诸经）热则暴注下迫，水液混浊，下部肿满，小便淋沥或不通，大便闭结，下痢。上寒（三焦属火，火实则热，火虚则寒）则吐饮食痰水，胸痹，前后引前，食已还出。中寒则饮食不化，寒胀，仅胃吐水，湿泻不渴。下寒则二便不禁，脐腹冷，疝痛。标病（经络之病）恶寒战栗，如丧神守（同本脏病），耳鸣耳聋，嗌干喉痹（同经），诸病肿疼酸（本经在手，但三焦为决渎之官，水道不行，下注而为肿），惊骇（惊必兼搐，证见手足，故属标病），手小指次指不用。（同经，）实火泻之三焦属火，邪气有余则实，故用泻，下分三法。

汗：实在表则发汗，亦兼诸经解表之法。麻黄（足太阳，手少阴、阳明汗药），柴胡（少阳汗药），葛根（手足阳明汗药），荆芥（足厥阴经汗药），升麻（阳明、太阴汗药），薄荷（足厥阴经汗药），羌活（足太阳，足少阴、厥阴汗药），石膏（足阳明、手太阴、三焦汗药）。吐：实在上焦，则用吐法。瓜蒂（吐风热痰涎，上膈宿食），食盐（辛温能涌吐），齑汁（酸咸吐痰饮宿食）。下：实在中焦、下焦，则用下法。大黄（大泻血分实热，下有形积滞），芒硝（荡涤三焦肠胃实热）。虚火补之虚火谓火不足之证，即寒也，故温之所以为补。上焦人参（甘温补肺），天雄（补下焦以益上焦），桂心（苦入心）；中焦人参（益土生金），黄芪（补中益气），丁香（温胃），木香（和脾气），草果（健脾暖胃）；下焦附子（补命门相火），肉桂

（入肝肾血分,补命门相火）,硫黄（补命门真火不足）,人参（得下焦引药补三焦）,沉香（入命门,暖精壮阳）,乌药（治膀胱冷气）,破故纸（入命门,补相火）。本热寒之不言本寒者,虚火即寒,省文也。实火亦热,但前言泻法,此不用泻而用寒,则本热不必皆实火,泻热亦不止汗、吐、下三法也,参看具有精义。上焦黄芩（酒炒,上行泻肺火）,连翘（泻心火与心包火）,栀子（泻心肺热）,知母（上清肺金而泻火）,元参（散浮游之火）,石膏（色白入肺）,生地黄（泻心火）;中焦黄连（为中部之使）,连翘（兼除手足少阳、手阳明湿热）,生地（随他药能治诸经血热）,石膏（足阳明大寒之药）;下焦黄柏（泻膀胱相火）,知母（泻肾火）,生茅根（入手太阳、阳明,治溺血、便血）,石膏（兼入三焦）,丹皮（泻肝肾火）,骨皮（泻肝肾虚热）。标热散之三焦经脉在上,且少阳居表里之间,无所谓寒也,故不言标寒。

解表:解表亦是汗法,但前通言诸经汗法,此则专指本经言,故前条首言麻黄,而此条首言柴胡,不用麻黄也。柴胡（少阳表药）,细辛（少阴本药,辛益肝胆,可通少阳）,荆芥（肝经表药,可通少阳）,羌活（肝经表药,可通少阳）,葛根（阳明表药,能升阳散火）,石膏（三焦表药）。

十一、足少阳胆经 43 穴

1. 经穴节点路径

便记:瞳子髎上行迢迢;听会上关颔厌集,悬颅悬厘曲鬓翘,率谷本神及阳白,临泣目窗正营招,承灵天冲浮白次,完骨窍阴脑空摇,风池肩井渊腋部,辄筋日月京门标,带脉五枢维道续,居环跳下风市邀,下渎阳关阳陵穴,阳交外丘光明宵,阳辅悬钟丘墟外,足临泣地五侠溪,第四指端窍阴毕(见图 4-11 胆经讯道节点穴位图)。

2. 循经穴位内传信息

瞳子髎:目外眦角后五分许。禁用针灸。

听会:耳珠前陷中,上关下约一寸,开口有空。针三分,灸五壮。主耳鸣聋,齿痛,口噤,牙车急痛或脱,呕吐,骨酸,癫狂,螈。

上关:耳前起骨上廉,开口有空。禁针,灸三壮。主青盲,耳痛、鸣、聋,口,唇吻强,口沫出,目眩,牙车紧,螈。

颔厌:对耳额角外。针五分,灸三壮。主风眩,目无所见,偏头痛引目外急,耳鸣,好嚏,颈痛。

悬颅:斜上额角中,在悬厘间。针三分,灸三壮。主面皮赤肿,身热烦满,汗不出。余同颔厌。

悬厘:从额斜上头角下陷。针三分,灸三壮。主偏头痛,目外赤痛,面赤痛,羊癫,烦满,热病汗不出。

曲鬓:耳上入发际,曲隅陷中,鼓颔有空,以耳掩前尖处是穴。针三分,灸三壮。主暴喑,齿龋,颊颔肿,口噤,牙车急痛。

率谷:耳上入发际一寸半。针三分,灸三壮。主烦满呕吐,醉伤酒,风目眩痛,膈胃

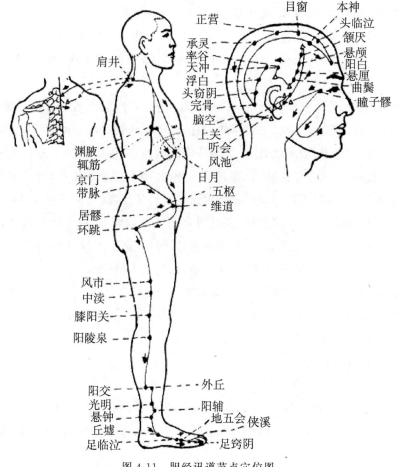

图 4-11　胆经讯道节点穴位图

寒痰,脑角眩痛不食。

本神:临泣外一寸半。主癫疾呕吐涎沫,小儿惊痫。

阳白:眉上一寸直瞳子。针三分,灸三壮。主瞳子痛痒昏蒙,目系急上插,头目痛,目眵,背寒。

头临泣:当目直上入发际五分。针三分,禁灸。主中风不识人,目翳多泪,风眩鼻塞,胁肿,喜啮。胸痹,心痛,胁痛,疟日两发。

目窗:临泣后一寸。针三分,灸五壮。主热逆头痛目眩,唇吻强,上齿痛,目外赤不明,寒热汗不出。

正营:目窗后一寸。针三分,灸五壮。主诸阳之热。

承灵:正营后一寸半。针三分,灸五壮。主脑风头痛,恶风寒,鼻衄,喘急。

天冲:承灵后一寸半,耳上如前三分。针三分,灸三壮。主头痛牙肿,癫证善惊恐。

浮白:耳后入发际一寸。针三分,灸七壮。主齿痛,耳鸣,颈项痈肿,瘿瘤,肩背痛,手纵足缓,中满喘息,咳逆痰沫。

完骨：耳中入发际四分。针三分，灸七壮。主头面痛，口㖞，牙车急，齿痛，喉痹，颈项肿，颊肿引耳后痛，肘痛，足痿，癫疾僵仆，狂疟，小便黄赤。

窍阴：完骨上，枕骨下，摇耳有空。针三分，灸七壮。主头痛如锥，颔痛引耳，耳鸣，舌本出血及舌寒，口干心烦，臂外肘节痹不及头，鼻管疽发为疠，鼻衄，及四肢转筋，痈疽。

脑空：承灵后，侠玉枕旁枕骨下陷中，摇耳有空。针四分，灸三壮。主脑风头痛目眩，耳鸣聋，鼻衄，鼻疽发为疠，项强寒热，癫疾羸瘦。昔魏武患头风，发即心闷乱、目眩。

风池：耳后一寸半，项后枕骨下，大筋外侧凹陷处，横侠风府。针三分，灸七壮，至一百壮止。主脑疼，肺风面赤而肿，目昏，项强，鼻衄，咽喉引项挛不收，寒热颠仆，烦满汗不出，疬疟寒热，温病汗不出，目眩头痛，泪出，欠气，目赤痛，气发耳塞，口㖞，项背伛偻。

肩井：缺盆骨后一寸半，当大椎、肩髃两穴之间略向前些，以三指按取之，当中指下陷中。针六分，灸七壮。主五劳七伤，颈项强，背膊闷，两手不得向头，或因扑伤腰髋疼，香港脚上攻，妇人坠胎后手足厥逆，咳逆寒热，栖索气不得卧。

渊腋：侧腋下三寸陷中，举臂取之，禁用针灸。

辄筋：渊腋前一寸。针入六分，灸三壮。主胸暴满，喘息不得卧。

日月：期门下五分，乳下三肋满。针七分，灸五壮。主小腹热欲走，太息，喜怒不常，多言语；唾不止，四肢不收。

京门：监骨下腰中侠脊处季肋本。针三分，灸三壮。主腰痛不得俯仰，寒热胀引背不得息，小便赤涩，小腹痛肿，肠鸣洞泄，髀枢引痛肩背，寒，肩胛内廉痛，脊反折体痛。

带脉：季肋下一寸八分。针六分，灸五壮。主妇人小腹坚痛，月水不调，赤白带，里急，瘛。

五枢：水道外一寸半。针一寸，灸五壮。主男子寒疝，阴卵上入小腹痛，妇人带下赤白，里急，瘛。

维道：章门下五寸三分。针八分，灸三壮。主呕逆不止，三焦不调，水肿，咳逆。

居髎：章门下八寸三分陷中。针八分，灸三壮。主腰引小腹痛，肩引胸臂挛急，手臂举不及肩。

环跳：在髀枢碾子骨后宛宛中，两足并立有凹陷处，侧卧蜷上足，伸下足取之。针一寸，灸五十壮。主风湿冷痹，风疹，偏风半身不遂，腰胯痛不得转侧及胸胁痛无常处，腰胁相引急痛，髀枢中痛，胫痛，胫痹不仁。

风市：膝上外廉两筋中，直立以两手垂腿，中指尽处是穴。针五分，灸五壮，主疠风疮。

中渎：膝上五寸，大骨外分肉陷中。禁用针灸。

膝阳关：阳陵泉上二寸，犊鼻外廉陷中。禁用针灸。

阳陵泉：腓骨头前陷中，膝下二寸（自髌骨尖算），外廉两骨陷中，以蹲坐取之。针六分，灸七壮至七七壮。主膝伸不屈，冷痹，偏风半身不遂，脚冷无血色，及头痛寒热，口苦咽不利,头面肿,胸胁满,心中恐如被捕。

阳交:与外丘并斜向三阳分肉间。针六分,灸三壮。主寒厥,惊狂,喉痹,胸满,面肿,寒痹膝胫不收。

外丘:足外踝上七寸骨陷中。针五分,灸三壮。主肤痛痿痹,胸胁胀满,颈项痛,恶风寒,癫疾。

光明:足外踝上五寸。针七分,灸五壮。主热病汗不出,卒狂。虚则酸痹,坐不能起;实则足胫热,膝痛,身体不仁,膝胫酸痛无力,手足偏小。

阳辅:外踝上四寸,附骨前绝骨端。针五分,灸三壮。主腰痛如坐不中、如锤,膝下肤肿筋,诸节尽痛,痛无常处,腋下肿,漏马刀,喉痹,膝酸,风痹不仁,寒热胁痛。

悬钟:外踝上三寸动脉中。针三分,灸三壮。主心腹胀满,胃热不食,膝胫痛,筋挛足不收,五淋,湿痹流肿,筋急蜷,小儿腹满不食,四肢不举,风劳身重。

丘墟:足外踝下微前陷中,去临泣三寸。针五分,灸三壮。主头肿,目昏生翳,胸胁满痛不得息,久疟振寒,腋下痛,痿厥坐不能起,髀枢中痛,腿胫酸转筋,卒疝,小腹坚,寒热。

足临泣:侠溪上一寸半陷中。针三分,灸三壮。主目眩目痛,枕骨痛,心痛胸满,缺盆中腋下肿,马刀伤瘘,大风周痹,痛无常处,气喘,疟日西发,妇人乳痈,月事不利,小儿惊痫。

地五:侠溪上一寸。禁用针灸。

足侠溪:足小指、四指本节前歧骨陷中。针三分,灸三壮。主目外赤、目眩、目系急、目痒,耳聋鸣,颊颔肿,胸胁痛满不可转侧、痛无常处,疟足痛,腋肿马刀,妇人小腹坚痛,月水不通,乳肿溃,胸中寒如风状,头眩颊痛。

窍阴:足第四指端外侧,去爪甲角如韭叶。针一分,灸三壮。主头痛心烦,喉痹,舌强口干,暴聋,胁痛,咳逆不得息,热病汗不出,肘不可举,四肢转筋,足烦,痈疽。

倚经认证用药:口苦,胆汁味苦。善太息,胆气不舒也,腑病。心胁痛,不能转侧,脉循胁里。面尘,体无膏泽,脉所过处气郁为病。足外反热,脉循外踝。头痛,脉行于头。颔痛,脉加颊车。锐痛,脉起于目。缺盆肿痛,脉入缺盆。腋肿,脉下腋。马刀侠瘿。脉循颈项腋胁。汗出、振寒、疟,少阳居半表半里。胸胁以下诸节痛,皆脉所经之处。小趾次趾不用,脉所络也。胆属木,为少阳相火,发生万物,为决断之官,十一脏之主(主同肝),本病(脏腑之病),口苦,呕苦汁,善太息(同经),如人将捕状(胆气虚),目昏(肝主目),不眠(魂藏于肝,少阳与肝为表里)。标病(经络之病)寒热往来,疟,胸胁痛,头额痛,耳痛鸣聋,瘰,结核,马刀,足小趾次趾不用(俱同经),实火泻之木旺生火,火有余则为实,故用泻。

泻胆:相火有余则胆实,泻火所以泻胆。龙胆草(益肝胆而泻火),牛膝(泻胆,除脑中热),猪胆(泻肝胆之火),生蕤仁(消火散热,治目赤肿痛),生酸枣仁(生用酸平,疗胆热),黄连(泻火益肝胆,猪胆汁炒),苦茶(泻热消痰),虚火补之肝肾亏弱,相火易虚,故用补。

温胆:胆虚则寒,宜温补气血。人参(甘温补气,正气旺则心肝静),细辛(辛益肝胆),半夏(补肝润肾,除湿化痰),当归(和血养血),炒蕤仁(补肝明目),炒枣仁(专补肝胆,炒熟疗胆虚不眠),地黄(补阴生血)。

除火:泻胆条中亦多降火之药,但火兼虚实,前言其实,此兼言其虚。黄芩(泻实火,仲景柴胡汤用为少阳里药),黄连(解见前条),芍药(泻肝火,能于土中泻木),连翘(除少阳气分实热),甘草(入凉剂则泻邪火)。

镇惊:肝藏魂,有热则魂不安而胆怯,重以镇止怯。标热和之不言标寒者,少阳半表,所主在筋,邪入于筋,较肌肉更深,则寒变为热。

和解:和法较解肌更轻。柴胡(足少阳表药),芍药(泻肝火,入肝经血分),黄芩(足少阳里药),半夏(发表开郁),甘草(入汗剂则解肌)。

十二、足厥阴肝经 13 穴

1. 经穴节点路径

便记:大敦行间太冲侵,中封蠡沟中都近,膝关曲泉阴包临,五里阴廉羊矢穴,章门常对期门深(见图 4-12 肝经讯道节点穴位图)。

2. 循经穴位内传信息

大敦:足大指端去爪甲如韭叶,后三毛中。针三分,灸三壮,主卒疝偏坠及小便数、遗溺,阴头中痛、阴跳上入腹连脐痛。病左灸右,病右灸左。又治心痛,腹胀,腹痛,中热喜寐,尸厥,妇人血崩不止,五淋,哕噫。

行间:足大指与足次指趾骨缝间,动脉陷中。针三分,灸三壮。主目盲泪出,口,嗌干,咳逆呕血,心痛面苍黑欲死,胸背痛,腹胀烦渴,腰痛,寒疝小腹肿,溺难,白浊,茎中痛,癫疾,四肢逆冷,妇人月水不利、赤白带下或身有反败、阴寒振寒,溲白、尿难痛。

太冲:足大趾、次趾趾骨间,行间穴上二寸动脉中。针三分,灸三壮。主唇肿,喉鸣嗌干,腋肿马刀,呕逆呕血,善渴,胁满发寒,腰引小腹痛,小便如淋,疝小腹肿,溏泄遗溺,阴痛,面色苍及足寒,大便难,发寒,腑肿,内踝前痛,酸,女人崩漏,小儿卒疝。

中封:足内踝前一寸陷中,仰足取之。针四分,灸三壮。主咽偏肿难咽,嗌干善渴,疟色苍,振寒,小腹肿绕脐痛,足逆冷,寒疝引腰痛,或身微热,小腹痛,溲白,尿难痛,身黄身重,内踝前痛,膝肿厥,身体不仁,疝,瘅,暴痛,痿厥。

蠡沟:内踝上五寸。针二分,灸三壮。主卒疝小腹肿,时小腹暴痛,小便癃闭,数噫,恐悸,少气,腹痛,咽如有肉,背拘急,女子赤白带下,暴腹刺痛。

中都:内踝上七寸,胫骨中。针三分,灸五壮。主肠,疝,小腹痛,妇人崩中,因恶露不绝,足下热,恶寒,不能久立,湿痹不能行。

膝关:犊鼻下二寸,向里陷中。针三分,灸五壮。主咽痛,风痹,膝内痛引膑,不可屈伸。

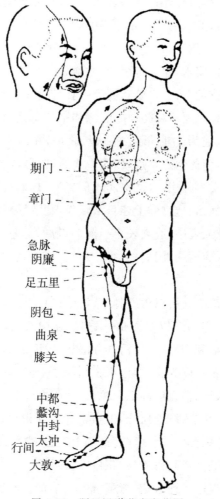

图 4-12　肝经讯道节点穴位图

曲泉：膝内辅骨下横纹尖陷中，屈膝取之。针六分，灸三壮。主膝疝，阴股痛，胁满，小便难，癃闭，少气，泄利，四肢不举及身热目眩，汗不出，膝痛筋挛，发狂，衄血，喘呼咽痛，头风，失精，下利脓血，阴肿，妇人血瘕，按之如汤浸股内，小腹肿，阴挺出。

阴包：膝上四寸，股内廉两筋间。灸三壮。主腰尻引小腹痛，溺不禁。

足五里：气冲下三寸，阴股中动脉。灸五壮。主热闭不得溺，嗜卧，四肢不得动摇。

阴廉：气冲下五寸动脉中。灸三壮。主妇人绝产，若未经生产者，灸三壮即有子。

羊矢：气冲外一寸。

章门：脐上二寸，横取六寸，侧胁季肋端陷中，侧卧屈上足，伸下足，举臂取之。针八分，灸三壮至百壮止。主哕噫呕吐，咳逆或吐无所出，胸胁满痛，喘息，心痛烦热，伤饱黄瘦，贲豚腹肿肠鸣，脊强四肢懈惰，善恐少气，厥逆，肩臂不举，热中善食，寒中洞泻，石水身肿，诸漏。

期门：不容外一寸半，乳下二肋端。针七分，灸五壮。主胸中热，胁胀，心痛，气短，喜酸,腹大坚,小腹尤大,小便难,阴下纵,贲豚上下,霍乱泄注,大喘,妇女产后疾病。

倚经认证用药:腰痛,肝与肾通,疝,脉绕阴器。小腹肿,脉抵小腹。嗌干,脉循喉咙。面尘脱色,肝胆同病。胸满,脉贯膈。呕逆,脉挟胃。飧泄,风火性急,不及消化。狐疝,脉过阴器。肝藏血,属木,胆火寄于中,主血,主目,主筋,主呼,主怒。本病(脏腑之病),诸风(肝主风木)眩运(风火之象),僵卧强直,惊痫(诸风火上炎,筋脉受伤之证),两胁肿痛,胸肋满痛(肝脉贯膈布胁肋,肿痛、满痛似属标病,但肝为雷火,诸逆冲上,皆属于火,则胸胁作痛皆火逆为之也,况经脉伏行之地,在内不在外,故属于本病),疝痛(标病中有疝、小腹肿痛,而此列之本病,以腹中作痛,皆得名之为疝,非必下连睾丸也),瘕(血积为,气聚为瘕,女人经病。(血室属于肝经)。标病(经络之病)寒热疟(同经),头痛吐涎(脉上额,会于巅),目赤(脉上连目系),面青(脉行颊里),多怒(怒必外见辞色,故为标病),耳闭(少阳脉入耳中,肝之表也),颊肿(脉行颊里),筋挛(肝主筋),卵缩,丈夫疝(脉绕阴器),女人少腹肿痛,阴病(脉抵小腹)。有余泻之,肝实则为有余,故用泻,下分五法。

泻子:心为肝之子,泻心火所以泻子甘草(泻丙火)。行气:肝主血,而气者所以行乎血,气滞则血凝,行血中之气,正以行血也。香附(血中气药,调气开郁),川芎(行气散瘀,血中气药),瞿麦(破血利窍),牵牛(泻气分湿热,通下焦郁遏),青皮(入肝胆气分,破气散血)。行血:血凝滞不行则为实,旧血不去则新血不流,破血乃行血。红花(入肝经,破瘀活血),鳖甲(色青入肝,治血瘕经阻),桃仁(厥阴血分药,泄血滞,生新血),莪术(入肝经血分,破血消积),三棱(入肝经血分,破血消积),穿山甲(专能行散,入厥阴通经),大黄(大泻血分实热,下积通经),水蛭(逐恶血、瘀血,破血、积聚),虻虫(破血积坚瘕瘕),苏木(入三阴血分,破瘀血),丹皮(破积血,通经脉)。

镇惊:邪入肝经,则魂不安而善惊。逐风热、坠痰涎。雄黄(得正阳之气,入肝经气分,泻肝风),金箔(金制木,重镇怯,治肝胆风热之病),铁落(平肝去怯,治善怒发狂),珍珠(泻热定惊,镇心安神),代赭石(镇虚逆,治血热),夜明砂(泻热散结),胡粉(坠痰消胀),银箔(镇心明目,主风热癫痫),铅丹(坠痰去怯),龙骨(收敛浮越之正气,安神镇惊),石决明(除肝经风热)。

搜风:肝主风木,故诸风属肝,搜风之法,于肝经独详。羌活(搜肝风),荆芥(入肝经,散风热),薄荷(搜肝风,散风热),槐子(入肝经气分,疏导风热),蔓荆子(散上部风邪),白花蛇(透骨搜风),独活(搜肝去风),皂荚(搜风泄热),乌头(大燥去风),防风(搜肝去风),白附子(去头面游风),僵蚕(治风化痰),蝉蜕(除风热,治皮肤)。不足补之肝虚则为不足,故用补,下分三法。

补母:肾为肝之母,故云肝无补法,补肾即所以补肝。枸杞(清肝滋肾,益气生精),杜仲(甘温补肾),狗脊(平补肝肾),熟地黄(滋肾水,补真阴),苦参(燥湿胜热,补阴益精),萆薢(固下焦,补肝虚),阿胶(养肝滋肾,和血补阴),菟丝子(强阴益精,平补三阴)。补血:血宜流通而恶壅滞,补血兼活血。当归(和血补血,为血中气药),牛膝(益肝肾,生用破恶气),续断(补肝肾,宣通血脉)。白芍药(补血泻肝),血竭(散瘀生新,和血圣药),没药(通滞血,补肝胆),川芎(补血润燥,散瘀通经)。补气:木性条达,郁遏之则其气不扬,辛以补之,所以达其气。天麻(辛温入肝经气分,益气强阴),柏子仁(滋肝明目,肝经气分药),苍术(升气散瘀),菊花(去风热,明目),细辛(辛散风热,补益肝胆),密蒙花(润肝明目),决明子(入肝经,除风热),谷精草(辛温去风热,入厥阴肝经),生姜(辛温散寒,宣气解郁)。

泻木:木中有火,泻木亦不外泻火。但酸以泻木,咸以泻火,泻中有补,与下泻火攻里,有虚实之分;与上补母补气血,又有寒温之辨。芍药(酸泻肝,大补肝血),乌梅(酸敛肺,补金以制木),泽泻(咸泻肾火,起阴气)。

泻火:苦寒泻火,亦是泻其有余,但不用攻伐,止用寒凉,亦是和解之法。黄连(泻肝胆火,猪胆汁炒),龙胆草(益肝胆而泻火,除下焦湿热),黄芩(泻少阳相火),苦茶(泻热下气),猪胆(泻肝胆火)。攻里:行血亦用大黄,是行血亦攻里,但攻里不必行血,故另立攻里一条,皆所以泻实火也。大黄(入肝经血分,下燥结而去瘀热)。标热发之肝主筋,在肌肉之内,邪入肝经,寒变为热,故不言标病。

和解:肝之表为少阳,故用少阳和解。柴胡(少阳表药),半夏(辛散发表开郁)。解肌:邪入筋而用解肌法,解肌而用太阳发表药,盖邪已深入,引邪从肌肉而达皮毛。桂枝(发汗解肌),麻黄(发汗解肌)。

十三、督脉总阳 27 穴

1. 经穴节点路径

便记:长强腰俞阳关密,命门悬枢接脊中,筋缩至阳灵台逸,神道身柱陶道长,大椎平肩二十一,哑门风府脑户深,强间后顶百会率,前顶囟会上星圆,神庭素髎水沟窟,兑端开口唇中央,龈交唇内任督毕(见图 4-13 督脉讯道节点穴位图)。

2. 循经穴位内传信息

长强:背脊尾骶骨端五分处陷中。坐地上取之。针二分,日灸三十壮,至二百壮止,慎房事。此痔根本。忌冷。主心痛,肠风下血,五痔,痔蚀,小儿脱肛泻血,秋深不较,惊痫瘛,吐注惊恐,失精,目昏头重,洞泄,腰脊强痛,寒,癫疾。

腰俞:二十一椎下陷中。针二分,灸七壮,至四十九壮止。忌房事。主汗不出,足清不仁,腰脊强,温疟疟。

腰阳关:第十六椎之下(即第四腰椎之下),针五分,灸三壮。主胫痹不仁。

命门:十四椎之下(第三腰椎之下)。针五分,灸三壮。主头痛如破,身热如火,汗不出,瘈里急,腰腹引痛。

悬枢:十三节。针三分,灸三壮。主腰脊不得屈伸,腹中上下积气,水谷不化,下痢。十二节名接脊,十节名中柱。

脊中:十一节。禁针灸。误用令人伛偻。

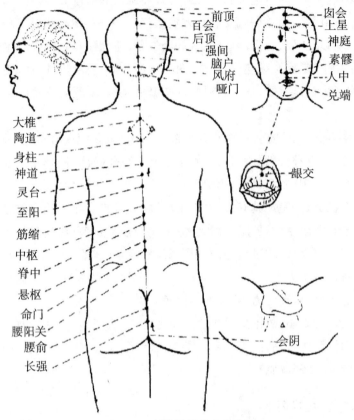

图 4-13　督脉讯道节点穴位图

筋缩:九节。针五分,灸三壮。主惊痫狂走癫疾脊急强,目转上垂。

至阳:七节。针五分,灸三壮。主胫酸,四肢重痛,怒气难言。

灵台:六节。禁针,灸五壮。主热病温疟汗不出。

神道:五节。禁针,灸三壮。主腰脊急强,疟,恍惚,悲愁健忘,惊悸,寒热往来,热喘,目昏头痛。

身柱:三节。针五分,灸五壮。主癫疾,螈,怒欲杀人,胸热口干,烦渴喘息,头痛,吐而不出。

陶道:一节。针五分,灸五壮。主头重目眩,洒淅寒热,头痛脊强,项如拔,目昏如脱。

大椎:一椎上平肩节中。针五分,灸七壮,至四十九壮止。主五劳七伤,温疟、疟,背膊闷,项强不得回顾,伤寒热盛烦呕,风劳食气。

哑门:项后入发际五分宛宛中。针入四分,禁灸。

风府:脑户下一寸半大筋内。针四分,禁灸。

脑户:强间下一寸半枕骨上。针三分,禁灸。

强间:后顶下一寸半。针三分,灸七壮。主头如针刺、项如拔,螈,癫痫心烦吐涎沫发无时。

后顶:百会下一寸半。针四分,灸五壮。主风眩,目视风泪,颅上痛顶,恶风寒,诸阳之热逆,癫疾,呕。

百会:前顶上一寸半,头顶中心旋毛中。针三分,灸百五十壮,即停三五日讫。绕四围以三棱针刺令出血,以井花水淋之,令气宣通。频灸拔气上升,令人眼暗。主脱肛,风痫,青风心风,角弓反张,羊鸣多哭,言语不择,发时即死,吐沫,心中热闷,头风多睡,心烦,惊悸健忘,饮食无味,饮酒面赤,头重鼻塞,目泣出,耳鸣聋。

前顶:囟会上一寸半,骨陷中。针四分,灸三壮。主头风热痛,头肿,风痫,小儿惊痫,面赤肿,鼻多清涕,项痛目眩。

囟会:上星上一寸。禁针,灸二七壮。主鼻塞不闻香臭,头风痛白屑起,多睡,惊痫戴目上视不识人,目眩面肿。

上星:神庭上五分。针三分,灸三壮,至百五十壮止。多灸拔气上升,令人眼暗。主头风,头肿,皮肿,头痛,面肿,鼻塞,目眩,目睛痛,痰疟振寒,热病汗不出。

神庭:额前直鼻入发际五分。禁针,误用令人颠,目暗。灸二七壮,至百壮止。主风痫,癫风羊鸣,角弓反张,披发歌哭,惊悸不得安寝,喘渴,头痛目昏,目泣出,鼻流清涕。

素髎:鼻准上陷中。针三分,禁灸。

水沟:上唇人中沟上三分之一处,直唇取之。针三分,灸三壮。主消渴,水气身肿,癫痫乍喜乍哭,牙关不开,面肿唇动,肺风状如虫行,寒热头痛,喘渴,目不可视,鼻不闻香臭,口不能开,寒热,卒中风,面肿。

兑端:上唇中央尖尖上。灸三壮。主唇吻强,上齿龋痛,癫疾吐沫,小便黄,舌干消渴,衄血不止。

龈交:唇内齿上缝中央,为任督之会,可逆刺之。针三分,灸三壮。主鼻塞喘息不利,口僻,多涕,衄血有疮,鼻生肉,鼻头额中痛,鼻中蚀疮,口噤,项如拔,面赤,颊中痛,心烦痛,颈项急。小儿面部久疮。

十四、任脉总阴 20 穴

1. 经穴节点路径

便记:曲骨中极关元锐,石门气海阴交仍,神阙水分下脘配,建里中上脘相连,巨阙鸠尾蔽骨下,中庭膻中募玉堂,紫宫华盖璇玑夜,天突结喉是廉泉,唇下宛宛承浆舍。任脉二十四穴,腹部中行,统阴经(见图 4-14 任脉讯道节点穴位图)。

2. 循经穴位内传信息

会阴:肛门前,前阴后,两阴间。针二寸,灸三壮。主痔与阴相通者死,阴中诸病,前后相引痛,不得大小便,阴寒冲心,女子月经不通。

曲骨:中极下一寸,毛际陷中。针一寸半,灸五壮。主小便胀,血癥小便难,及疝小腹痛,妇人赤白带下。

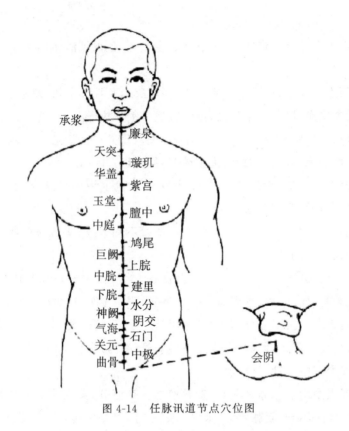

图 4-14 任脉讯道节点穴位图

中极:脐下四寸。针一寸二分,日灸三七壮,至三百壮止。主淋疾,小便赤,尿道痛,脐下积块如石;妇人因产恶露不止遂成疝瘕,或月事不调、血结成块,拘挛腹疝,月水不下,乳余疾,绝子阴痒,子门不端,小腹苦寒,贲豚抢心,饥不能食,腹胀,经闭不通,小便不利及失精,恍惚,尸厥,烦痛。

关元:脐下三寸。针二寸,日灸七壮,至三十壮,十日灸三百壮止。主脐下痛,或结血状如覆杯,妇人赤白带下,或因产恶露不止,断绝产道及胁下胀满。小腹热而偏痛,脐下三十六疾,不得小便皆治,及肠中尿血,脬转,气淋,血淋,石淋,又小便数及泄痢不止,石水,贲豚气入小腹,暴疝痛,身热头痛往来。

石门:又名丹田,脐下两寸。针五分,灸二七状,至一百状止,惟女人灸之绝产。主大便闭塞气结,心腹坚满痛引阴中,不得小便并小腹中拘急,暴痛汗出并水气行皮中,小腹皮敦敦然,或小便黄赤,气满不欲食,谷入不化,呕吐,贲豚气上入小腹,疝气游行五脏,绕脐疝痛,冲胸不得息。

气海:脐下一寸半。针一寸二分,灸三十壮,年高者灸一百壮。主脏气虚惫,一切气疾,小腹疝气游行五脏,腹中切痛,冷气冲心,惊不得卧,妇人恶露不止,绕脐疼痛,气结成块,状如覆杯,小便赤涩。

阴交:脐下一寸。针八分,日灸三七壮,至七百壮止。主脐下热,水气痛状如刀搅,作块状如覆杯,妇人月水不调,崩中带下,或因产后恶露不止,绕脐冷痛,脐下寒疝痛。

神阙：即脐中央。禁针，灸百壮，小儿灸五壮至七壮。主腹大绕脐疼痛，水肿鼓胀，肠中雷鸣，状如水声，久冷虚惫，泄利不止及小儿奶利不绝。

水分：鸠尾下六寸。禁针，日灸七壮，至四百止；若是水肿，宜针入一寸，灸之大良。主水肿腹胀，腹痛坚硬，绕脐冲胸不至。

下脘：鸠尾下五寸。针一寸，日灸二七壮，至二百壮止。主腹胃不调，不能食，肠坚腹痛，胃胀癖块，脉厥厥动，日渐羸瘦，谷食不化。

建里：鸠尾下四寸。针六分，禁灸。

中脘：鸠尾下三寸。针一寸二分，日灸二七壮，累灸至一百壮止。主头热目黄，鼻衄衄，背与心相引而痛，停水喘胀、胁下坚痛，寒中伤饱，饮食不化，腹热喜渴，多涎有蛔，腹胀便坚，翻胃霍乱，心痛，热温疟，天行伤寒，或因读书得贲豚气，心闷伏梁气如覆杯，忧思损伤，气积腹中甚痛，作脓肿，往来上下，疝气冲胸，昏死不知人。

上脘：鸠尾下二寸。针八分，日灸二七壮，至一百壮止，不瘥更倍之。主心中烦热，胀满不能食，霍乱吐利，心痛不得卧，心风，惊悸，闷哕，伏梁气，贲豚气，风痫，热病身热汗不出，三虫，多涎。

巨阙：鸠尾下一寸。针一寸二分，日灸七壮，至四十九壮止。主心中烦闷，热病，胸中痰饮，息贲唾血，风颠浪言或作马鸣，不食无力，数种心痛，虫痛，蛊毒，霍乱不识人及腹满，暴痛汗出，手臂不举。

鸠尾：臆前蔽骨下五分，无蔽骨者从歧骨际下行一寸取之，言其骨垂下如鸠尾之形也。禁用针灸。以上腹部中行，俱正立取之。

中庭：鸠尾上一寸，膻中下一寸六分陷中。针三分，灸五壮。主胸胁支满，呕逆，饮食不下。

膻中：玉堂下一寸六分陷中，横直两乳中间。不宜针，灸七壮，至四十九壮止。主肺痈咳嗽上气，唾脓不食，胸中气满如塞。

玉堂：紫宫下一寸六分陷中。针三分，灸五壮。主胸满喘息，膺骨痛，呕逆上气烦心，呕吐寒痰。

紫宫：华盖下一寸六分陷中。针三分，灸五壮。主胸胁满痛，膺骨疼，饮食不下，呕逆上气，烦心。

华盖：璇玑下一寸六分陷中。针三分，灸五壮。主胸胁支满，痛引胸中，咳逆上气，喘不能言。

璇玑：天突下一寸陷中。针三分，灸五壮。主胸皮满痛，喉痹咽肿，水浆不下。以上膺部中行六穴，乃任脉所发，俱仰而取之。

天突：颈结喉下一寸，空潭宛宛中，乃阴维、任脉之会也。低针取之。针一寸，灸三壮。主咳嗽上气，噎塞胸中，喉内状如水鸡声，肺痈唾脓血，气壅不通，喉中热疮不得下食，侠舌缝脉青，暴怖气哽，喉痹咽干，咳逆喘急及肩背痛，漏颈痛。

廉泉：颔下结喉上舌本间。针三分，灸三壮。主舌下肿难言，蜒，涎多，咳嗽少气，喘息呕沫,口噤,舌根急缩,饮食难下。

承浆:下唇下宛宛陷中,开口取之。针二分,灸三壮或四十九壮,停四五日,灸多则恐伤阳明脉断,令风不瘥,此艾炷止许一分半大。主偏风口,面肿面风,口不开,口中生疮,目眩瞑,小便黄或不禁,消渴嗜饮,及暴哑不能言。

督脉起自下极俞,并于脊里上风府,过脑额鼻入龈交,为阳脉海都纲要(督之为言都也。阳脉都会,男子之主)。任脉起于中极底,上腹循喉承浆里,阴脉之海妊所谓(生养之源,女子之主。冲脉即气冲,乃胃脉发源)。出胞循脊中,从腹会咽络口唇,女人成经为血室,脉并少阴之肾经,与任督本于阴会(督任气冲),三脉并起而异行(皆始于气冲,一原而分三歧。督脉行背而应乎阳,任脉行腹而应乎阴,冲脉自足至头,若冲冲而直行于上,为十二经脉之海,总领诸经气血也。三脉固起于气冲,气冲又起胃脉源,知此则知胃气为本矣)。阳跷起足之跟里,循外踝上(申脉)入风池(脉行于背为阳)。阴跷内踝(照海)循咽嗌(脉行于腹为阴。跷者,捷也。言此脉之行,如足之捷也)。本足阴阳脉别支,诸阴交起阴维脉,发足少阴筑宾,诸阳会起阳维脉,太阳之金门是。(维,持也。阳维,持诸阳;阴维,持诸阴。阴阳不相继,则怅然失志,不能自收拾主持其身。故阳维病属表多寒热,阴维病属里多心痛。阳维所发,别于金门,以阳交为,与手足太阳及跷脉会于肩俞,与手足少阳会于天及会肩井,与足少阳会于阳白,上本神、临泣、正营、脑空,下至风池,与督脉会于风池、哑门。此阳维之脉起于诸阳之交。阴维之曰筑宾,与足太阴、厥阴会于府舍、期门,又与任脉会于廉泉、天突。此阴维起于诸阴之交会),带脉周回季肋间(环回周身,总束诸脉,果束带然。起于季肋,即章门胁下,接腰骨之间。)会于维道足少阳,脏腑筋骨髓气血脉,交相维系顺其常。此奇经八脉,相连相会,维系诸经,乃顺其常,八脉隆甚,入于八脉,泛溢横流,却不还流于诸经,故十二经亦不能拘制。因此受邪蓄热则为疮疡、热毒,当以砭刺也。经云:腑会中脘穴,脏会章门穴,筋会阳陵泉穴,髓会绝骨穴,血会膈俞穴,骨会大杼穴,脉会太渊穴,气会膻中穴,此八会穴。奇经疾病并非经络内生,一般出自经络气血溢出、流入形成。阳维之病苦寒热,阴维之病苦心痛。阳跷之病,阳急而狂奔;阴跷之病,阴急而足直。冲病则气逆而里急,督病则脊强而折厥,任病则男疝而女带瘕,带病则腹胀满而腰溶溶,其冲任二经,是妇人乳血月候之所从出。

第五章　基本中药知识应用传播

　　中药与中医方剂在历史的长河中发挥了治病保健的巨大作用。如不知中医药的基本常识,实际上是对父母的不孝、对自己健康不负责。本章试图以精简、通俗的传播形式,使广大受众明白和了解常用中药与方剂,概括传播常用中药的药理药性,传播疗效确切的简明的治疗、预防常见病的有效方剂。在中医药理论的指导下,在我及祖辈世医临床实践的基础上,收集整理古今切实有效的基本中药知识,基本上以朗朗上口的语句,便于记忆,进行医疗与健康应用传播。

第一节　常用中药知识应用传播

一、常用草本中药知识传播

（一）山草类

人参:性甘平、气纯味浓、补真元益血生津;助卫充营、滋脾肺、安五脏、宁神益智。

　　参须,横行支络,补而下行,与参身性味相同,善行脉络,但补力不及参身,下行者亦如人参从阴中补阳,自下而上,根须有向下之意。

　　参芦,即参根与苗交接处,能呕吐虚痰,苦能上达,性升味苦性寒,主涌吐,宜用于风痰在胸膈间而又兼虚者。

　　党参,则出于西潞安者为上,其余所出者皆次之,甘平之性,用以培补脾肺元气,若虚盛而危急者,亦非所宜,非人参之大力不能也,甘平赖以培中。

　　别直参,产自高丽,温热宜分种野,补虚而清肺,其功用性味与人参相同,但补力稍不及,皆以野生者为佳,有人工种出者,以子播种,用硫黄等物沃土,土肥易茂,但服后每每腹胀,其性热。

　　西洋参,甘苦性寒,益气培脾,原产西方,性寒色白,清养之力有余,补助之功不足,肺部虚热者宜服。

　　东洋参,甘温力浓,出自东洋,色淡黄,味甘性温,补脾胃中气,其补力不及人参、别直参但优于党参,与西洋参有寒温区别。

　　人参,产辽东吉林高丽等处,其草生山之北,背阳向阴。故收藏亦不喜见风日,地为真元之气,起于阴中,上及于肺。人参能从阴中补阳,使脾肺元气皆旺,脏腑气血均受益。自然阳生阴长,为补药中纯浓之品。同干姜附子则补而兼温,同石膏知母则补而兼清,发表攻里处方大都加用。配得陈皮益气,得当归益血。针对脏之虚,用入此脏经药引之,即显效。

丹参:能去瘀以生新,善疗风而散结。性平和而活血,达于心肝。味甘苦以调经,不过专通于营分。丹参虽有参名,但不属类,补血之力不足,活血之功有余。为调理血分之首药,其所以疗风痹去结积者,因血行风自灭,血行积自消。

沙参:补肺阴之不足,甘苦微寒;降金令之有余,整肃上热。疏痰利咳。南沙参力薄形松,体润质坚。北沙参功优性滑。沙参生长山原沙地,古无南北之分。各本草有"其色白,其根多汁"等似指北参而言。若南参则质粗大而松,气薄味淡,甘寒入肺。就清养之功而言,北沙参逊于南沙参;但润降之性,南沙参不及北沙参。

元参:入肾滋阴,皆取咸寒归下;清咽利膈,都因润降浮阳。兼达肺经,除上焦烦热;潜消热毒,退时气之温邪。性滑色玄(即微带红色的黑),滞脾妨胃。元参一名黑参,色玄质润,甘咸而寒入肾经。元参功效不外乎壮水潜阳,使肺不受火邪所逼。用于温疫疹导致的热伤肾水。古有五参的五色配五脏,元参是其中之,近道山谷处处生长。

苦参:大苦大寒,纯阴纯降。达心脾而及肾,三经湿热尽蠲除;治疥癣与诸疮,下部火邪都涣散。梦遗精滑,皆缘湿火为殃;血痢肠红,并是阳邪作咎。治黄瘅积聚,宣泄中州;至于逐水杀虫,流通火腑。苦寒沉降之性,宜入肾脏血分。但多服则腰重不能行立,因其降性太过,伤及肾骨,非下焦湿火炽盛不宜用。能治风杀虫,是因热生风湿、生虫所致,常用洗方,煎方不可多用。

苍术:辛苦气温,燥湿强脾能发汗;芳香质壮,宣中解郁并驱邪。破水结之囊,浊痰尽化;平胃中敦阜,瘴疠全消。苍术汉代名赤术,处处山谷皆生长,而以江苏茅山所产为上。其形较白术小,切片内有朱砂点。味辛苦,气香烈。燥散之性有余,补助之功不足。专入脾胃,阴虚血燥忌用。

白术:补脾燥湿。法干健之功能。冬采野生。随坤土而运用。化水痰于胃脘。腰脐血结并能搜。进饮食于太仓。妊妇胎元均赖固。脾虚久泻。温燥多灵。痹着诸邪。苦甘有力。白术产浙江安徽等处,以祁门野生者为上,特称祁术。现多人工种植。冬采者为冬术,冬令精华汇聚于根。为补脾要药,脾喜温燥。白术性气温而燥,能补脾而资其健运,脾健运化正常疾病愈。白术虽燥,但其中有膏汁,日晒后即复还软。脾阴不足者,蜜炙服用。白术补脾燥湿当与陈皮茯苓配伍,否则恐有滞性。因其中含津液能闭气,宜土炒炮制。

甘草:味甘性平,和中解毒。生用退虚热补中寓泻;炙服助脾元守内有常。缓急多能济诸病;协和群药宜各方。医肿毒疮痈疽;止阴茎痛淋浊。甘草色黄味甘属土,为脾胃正药。能补诸虚,善解百毒。诸药遇甘则补,百毒遇土则化。凡甘药皆能缓中,甘草味极甘,故热药得之缓其热,寒药得之缓其寒。同补药则补,同泻药则泻。缓一切火,止一切痛。惟中满因于邪滞者,不宜用。外科方中最宜。但甘草味过于甘,若多服单服,则中气喘满,令人呕吐。

黄芪:固卫气而实皮毛,敛汗托疮,宜生乃效;补中州以资脾肺,阳虚血脱,当炙为良。味甘性温,色黄气浓。简称:黄。黄,耆者老之意,为补药。生者补中而善行卫分,能益气固表。得防风则补而不滞,行而不泄效更大,同当归则和营达卫;炙用则大补中气,有阳生阴长之理。黄之补,善达表益卫,温肉分,肥腠理。使阳气和利,充满流行,生津生血,故为外科圣药。因营卫气血太和则无瘀滞。

远志:开心窍而泄热搜邪,味属苦辛,兼能散肿;通肾气以安神益志,性含温燥,并可疗忘。远志苦辛而燥,专入心肾二经。所谓远志以肾藏志。远志能宣泄肾邪,邪着则志不定,邪去而志自远大。能通肾气上达于心,使肾中之水上交于离,成既济之象,故能益智疗忘。然毕竟宣泄之品,无补益之功,故一切痈疽外证,若因七情内郁,气血不调者,外敷内服均可治。

玉竹:补脾润肺可填阴,有金玉威仪之象;散热搜风不碍补,具甘平润泽之功。玉竹根多节多须,如缨络下垂之状有威仪,故又名葳蕤。色白微黄,味甘微苦,气平质润,长于培养脾肺之阴。搜风散热,非质润味甘之物可取效。如风热、风温之属虚者,亦可用玉竹。性味功用与黄精相似,因风温、风热之证,最易伤阴,而养阴之药又易护邪,惟玉竹甘平滋润,虽补而不护邪。

知母:退肾脏有余之阳,能壮水清金,甘苦微辛质浓滑;清阳明独胜之热,治风消燥咳,沉阴且降气纯寒。知母味苦,微带辛甘。气寒质润,气味俱浓。沉即阴,故能入足少阴肾经。清有余之相火,因其色白味甘,清肺火、除胃热。但阴寒润滑之品,过用则有妨脾胃。用知母,须肺胃肾三经火盛阴亏之证或热中消渴者,不能只知滋阴功而忘损阳害。

贝母:甘寒润肺可消痰,当求川种;解郁宽胸且散结,应采其虻。川贝之功,治咳解表;浙中所种,疏痰消痈。为肺燥之神丹,清心涤热;乃脾湿之禁剂,微苦兼辛。贝母川产野生者良,性味甘寒微苦,色白而润,专入心肺,解胸中郁结。因郁生热,热生痰。贝母治火痰燥痰有效,郁解则热退,热退则痰除,肺咳自除。贝母以其有解郁散结化痰除热之功,故一切外证疮疡有效。所谓毒者,即火结气郁所致,火解气舒,何毒之有。

秦艽:养血祛风,和营利水。疏肌解表,苦平略带微辛;散热润肠,入肝又能达胃。湿胜风淫之证,赖以搜除;筋痹骨瘘诸邪,仗其宣利。秦艽出秦中,根如罗纹相交故名。味苦而辛,性平质润。虽有养血之能,毕竟散邪之品,风邪在表宜用。解表者非其所长,只可于营血中,搜除风寒湿三气痹闭之邪。秦艽苦胜于辛无甘味。苦能泄、辛能散。故本经称其能散风逐湿。然散风湿之药多燥,本品独偏润,故为风药中润剂。观其质润、罗纹相交,即知其祛风逐湿、和营血、行经络。

白藓皮:气寒善行,味苦能降。清脾胃之湿热,导水宣邪;治癣癫与疯疮,行皮达肺。白藓皮苦寒,直清肺脾湿热下行。治女子淋沥,阴中肿痛等证,因其下行祛湿热功效。

肺主皮毛、脾主肌肉,肺脾之湿热清,皮肉疮疡自愈。药味兼微咸,能行血分,但药性沉阴,下部虚寒不可用。根部有膻浊之气,易败胃。

升麻:升至阴于下极,达胃疏风;鼓脾土以上行,入肠治利。辟邪解毒,辛甘发散为阳;治痘消肿,宣透松肌有效。带下脱肛等证,陷者举之;阴虚火动诸方,又当禁使。升麻辛苦甘温,气味俱薄。升,阳也。入脾胃二经,能升脾胃中清气,使之不陷。解散脾胃表邪,解表生用,升气蜜炙用。出川中,根色紫黑,削去外皮则现青绿色,故又称绿升麻。此药入阳明升散之力太过,当审慎用。

柴胡:禀春气以生升,转旋枢机,主少阳表邪之寒热;味苦寒而轻举,通调上下,治厥阴热蓄之谵狂。木郁达之,疏土畅肝散结气;银柴性似,凉瘀涤热理疳痨。柴胡得春初生发之气以生,气味虽微苦微寒,力甚薄。无降泄之性,而有生升之能,专入肝胆二经。能条达木郁,疏畅气血,解散表邪,如同补药。用以升举清气,从左而上,宜蜜炙用之。银柴别有一种,从来注本草者,皆言其能治小儿疳热与大人痨热。入肝胆凉血,性味与柴胡相似,古代不分彼此。柴胡之用在升散,若阴虚火炎、气升咳嗽呕吐等证不宜用,惟宜于春月时邪风温等证,内应肝胆者,最为相宜;银柴胡出银州,质坚色白,无解表之性,虽同是用根,性味相仿,但各有所宜。

前胡:辛能散风邪,苦以泄肺气。寒堪清上,降可除痰。前胡辛苦而寒,专入肺经。能解散外感风热,外邪解,肺气自降、痰火自除,又能降气下痰。前胡用于解表邪,惟肺胃结气有热者可用。

独活:芳香气散,辛苦性温。搜少阴之伏风,表邪可解;宣肾经之寒湿,痹病能除。可愈奔豚,并疗诸疝,因其有风不动,无风反摇,故能散以搜风,风以胜湿。独活一茎直上,不为风摇故名。羌活、独活,本一类二种,皆辛苦性温,解散肌表风寒湿邪之药。但独活入足少阴,羌活入足太阳。太阳与少阴为表里,经络相通。不过独活之性细而优治伏邪,羌活之性粗而劣治游邪。独活气香质细,属阴中之阳,沉而能升,缓而善搜,故入足少阴血分,从内至外,治奔豚、疝瘕、寒湿、痹痛等证。

细辛:性味辛温,能发少阴之汗;轻扬香烈,可宣肺部之邪。散心下之水停,蠲除呕咳;解肾经之热郁,从治咽疮。本品性纯阳,用宜审慎。细辛,根极细,味极辛,故名。香窜温热,气味俱浓,专入肺肾二经。解散风寒,宣利上焦诸窍浮热,蠲除心下停饮。伤寒入足少阴经,并用此发之。细辛与麻黄,犹独活与羌活。细辛产华山之北,其色黄、其中空,与麻黄相似。但麻黄用苗,细辛用根,细辛香而麻黄不香。所以,麻黄入足太阳气分;细辛入足少阴血分。表里各异。

防风:走太阳兼达肺通肝,表解风疏,甘辛温之力;得黄则寓宣于补,痹舒邪化,随所引俱宜。且为脾胃引经,风能胜湿;都道卑微卒伍,润可柔枯。防风能通行一身,防御外风,故名。为散药中润剂。太阳主一身之表,风气通于肝,肺主皮毛,故皆入之。补脾胃药,用防风为引,以疏风木而不郁,湿去土自健。非防风能补,防风本足太阳发汗疏风药,能去经络留湿,使湿从汗出。黄芪固表,防风泻表。黄畏防风,但黄芪配伍防风功效愈大。

羌活：辛温雄壮,散肌表八风之邪;独走太阳,利周身百节之痛。湿留于表,由汗能宜;病在于颠,惟风可到。羌活一说产自西羌胡地,其形较独活为状,其气较独活为猛。主治与防风相似尤过之。以防风之散风甘而润,羌活之散风辛而燥。其余同独活。羌活入足太阳气分,雄而善散治游风。独活之气香,入足少阴血分治伏风。辛苦温燥则同主治不同也。

桔梗：为诸药之舟楫,开提肺气散风寒;扫上部之邪氛,清利咽喉平咳逆。升而复降,宣胸快膈有功;苦且辛平,泄郁消痰多效。桔梗味苦而辛,性平入肺。一切肺部风寒风热,皆可以解散之从辛,降气下痰从苦。肺喜清肃,以下行为顺。外邪固束,则肺气不降,肺不降则生痰,桔梗能治。惟阴虚气升者不宜用。桔梗色白为肺之专药,凡一切肺痿、肺痈,寒热咳嗽皆可以治。

黄连：味苦性寒,体阴质燥。能化心脾湿热,蕴留之痞满全消;可除痢疫虫疮,粘腻之热邪悉去。伏梁成积,可破可宣;目赤攀睛,能清能降。瘀郁火邪均解退,口疮鼻尽蠲除。黄连味极苦、性极寒、质极燥,专入心脾,清有余之实火而化湿邪。治上焦则酒炒;治中焦用姜汁炒;治下焦以盐水炒。欲治何脏腑之湿火,则加各经引导之药。然苦降之性为多,用于治痢治目治痞等,非有湿热实火,不可轻用。出川中雅州者更优,气味俱浓。惟心脾有湿热瘀积者为宜。不特阳虚当禁,即阴虚有火邪也不宜用,恐苦燥之气反助火化。

胡黄连：沉寒入肝胆有功,治湿热稽留,小儿疳积;苦燥与川连相似,理伤寒劳复,男子黄瘅。胡黄连从胡地来,性与川连相似。而苦寒弱于川连。虽入肝胆二经,但苦寒之性,及于心脾者。治小儿疳热、成人劳复黄胆等病,即脾湿热。川连与胡黄连,如柴胡与银柴胡。银柴胡与胡黄连每每并用。胡黄连其根外黄中黑,黄连根纯黄,两者不同。胡黄连入肝胆之功较川连强。

黄芩：苦入心脾,坚肠胃而性燥;寒行肝肺,除湿热之功多。质虚而空者为枯芩,上达可治心肺肌表之郁火;色青而坚者为条芩,下行能除肝胆肠内之阳邪。同白术可以安胎,火退则胎安;合白芍又堪止痢,热除痢自愈。黄芩处处山原皆有,根中心皆腐去,外虽黄而内带黑色,均为枯芩、片芩。惟条芩子芩为新发根,中实有心兼青色。虽有治上治下不同,毕竟苦寒性燥之性伤脾败胃。非上中有湿热邪火症不可乱用。黄芩之苦寒性燥与黄连相似,而黄连味浓黄芩味薄,黄芩能入肝肺行肌表,黄连则不能。

天麻：定虚风,理眩晕,因有有风不动之称;达肝脏,味辛温,当知质燥偏阳之品。野生天麻根如大芋,旁有小子十余枚,离大魁数尺,周环卫之。其茎独枝,如箭叶生其端。有风不动,无风反摇,又名定风草。独入肝经,能治一切虚风眩晕之证。凡水亏肝虚阳虚土败者,易生内风,天麻能定内风而不能散外风,不同于羌防等,可内外风兼治。本品同补药则治虚风,同散药则治外风。总之一切诸风镇定,既不能发散又不能滋补。但天麻之性辛甘而温,升即阳,独入肝经气分,为定风之主药。不但阴虚之风可用,阳虚之风也可用。内风定,外风随可定,各随佐使而显效。

龙胆草:苦涩气寒,沉阴味劣。治淋治目,皆清肝胆之阳邪;消蛊消瘅,总退下焦之湿火。龙胆草味苦如胆汁,其性大寒。专清肝胆一切有余之邪火。蛊因湿热而生,瘅属湿热所致。因虚而致病不可用。本品直泄下焦,如下虚之人误服,每至遗滑不禁。胃虚者服生呕恶、伤阳败胃。

茅根:甘能益血,寒可凉瘀。导上热以下行,消瘅利水;去内心而外达,散热除风。止渴通淋,清胃兼能清肺;溃痈治衄,茅针效异茅花。茅根自本经以下诸家本草皆未言可发表,今方皆用于发表。究其性味气寒,味甘质润,怎能发表?清养肺胃、凉瘀涤热是其所长。用于除风,意为血行风自灭。古方茅针煎服医治溃脓;茅花煎服,可以止血。

延胡索:行血中之气滞,质属温香;使气顺而血调,味兼辛苦。入胃搜除瘀冷痛,达肝通治调月经。延胡索辛苦而温、色黄气香、形坚实,肝经血分用药。能行血活血,又能理血中气滞。气血阻滞作痛服用有效,如病不因气血阻滞而涉虚不宜用。延胡索木属肝经血分用药,能治因肝邪瘀滞乘胃作痛。

地榆:酸苦入营阴,肝与大肠皆可及;沉寒凉血分,火同湿热总堪除。且能散肿疏风,疮疹常用;并可疗崩治痢,痔漏多宜。地榆入肝凉血治痔痢等证。虽由于大肠,然皆出于血分中之湿热,地榆能除血中之热,热除则湿自去。地榆非疏风药,不过血热则生风,血凉则风自息。能治崩,因血为热妄逼而行所致,当炙黑用之。如因脾虚肝郁,非血热者不可用。

巴戟天:能入肾肝血分,起痿强阳;质属甘苦辛温,益阴固下。疝瘕香港脚,藉以温通;痹湿风寒,因其宣导。巴戟天其根状如牡丹而结细过之,外赤内黑,去心用。专治肝肾阳虚,补而不滞,宣而不燥。凡一切风寒湿痹于下焦腰膝诸证,皆可治之。气味甘温之中略带辛苦,色紫质重。巴戟天为下焦肝肾血分药,能补阴中之阳。阴中真水不足而相火旺者不宜用,因本品味辛苦气温,非纯静药性。

肉苁蓉:壮阳滋肾,甘咸中带微酸;补命通幽,温润犹显玄黑。锁阳之性,主治相同。肉苁蓉状柔软如肉,形有鳞甲如松枝。甘咸温润色黑,专入肝肾经益精壮阳。无峻补之效,却有滑肠之能。因此,虽肝肾不足而脾虚便溏者,不宜服。肉苁蓉与锁阳系一类二种。锁阳出处形质性味功用与苁蓉同,也是肾经血分药,能补下焦阳中之阴。与巴戟之补阴中之阳者略异。故凡老人阳中之阴不足而致大便结燥者宜用锁阳。

淫羊藿:助阳补火,辛味独专,甘香并至;强肾壮肝,寒淫所胜,痹痿咸宜。淫羊藿又名仙灵脾,其叶似豆藿,羊食之则喜淫。辛温之性,峻补命门之火,凡下焦一切风寒湿痹之病,皆可治之;惟阴虚阳胜者,不宜服。本品仅助火益阳,虽能补命门,毕竟香燥之药极易伤阴,较巴戟苁蓉更甚。

贯众:辟时行之疫疠,入血除邪;化痘毒与疹,散瘀解热。杀虫化哽方多效,入胃行肝苦且寒。贯众多生山阴近水处,味苦性寒有小毒。主治腹中邪热诸毒、杀虫,寒能胜热,以毒攻毒。所以治诸血病,因去血热结,实寒散之力。察其形性肝胃血分之药,一根能贯众枝,故名。皮黑肉赤血分药。其根丛生,虽苦寒而能解散,有小毒而能解毒。凡遇时疫盛行,痘疹窃发,以本品浸水缸中,饮喝辟疫。

金毛脊:苦甘有强筋骨之功,肾肝并补;温燥能利机关之疾,痹瘘皆瘳。金毛脊其根形如狗脊,或同狗形,有金黄毛。苦温性燥,治风寒湿痹。利机关、强腰膝,是其本功;益肝肾、壮筋骨,补性不足。本品苦中兼甘,性温而燥,色紫。肝肾虚而有风寒湿邪痹着关节最为相宜,如纯虚无邪非对症。

白芨:清金治嗽,苦辛甘涩性平寒;止血生肌,散结敛疮质腻滑。白芨色白,味甘苦兼辛,气平微寒性滑。有汁极粘腻,得秋金之气而主收敛。专入肺经血分,止血止嗽生肌治疮皆可用。然必虚而有热相宜对证。白芨虽禀秋金收敛之性,而仍具苦泄辛散之意与白蔹相近,常与白蔹相需而用。

黄精:甘可益脾,使五脏丰盈,精完神固;润能养血,从后天平补,辟谷充饥。黄精得土之精气而生,性甘平,补益脾胃。土为万物之母,母得其养,水火既济,金木调平,邪气去。滋腻之性久服令人不饥,如脾虚有湿,不宜服,以防腻膈。本品味甘如饴,性平质润,补养脾阴,无病患也宜服用。

白薇:苦入阳明,寒能胜热;香走血分,凉可除蒸。利水益阴,治癃淋成闭;产虚烦呕,医血热生风。白薇根色白,微细如丝故名。味苦咸、性寒香,能清解血分热邪。凡一切时邪温病,热传营分,下午更盛,最宜服用。之所以益阴利水,是因为热退阴生,阴生水利入阳明。金匮竹皮大丸方,用白薇治产虚烦呕等胃病。白薇花开于夏,果结于秋,采根于秋末,有由阳转阴之意。故治表热解风温。凡里阴不守而发,可用本品治愈。本品根似牛膝,能引热下行,由阳归阴。

参三七(又名山漆):散血和伤,入胃行肝,广产野生种不一;化瘀止痛,外敷内服,苦多甘少性偏温。(参三七甘苦而温,能合金疮,如漆之粘物。出广地山中,故名。功专散血,一切内服外敷因其散血功效。入阳明厥阴多血之经。家种品不及广东产品,广产参三七苦多甘少,形如参,谓参三七。无瘀者不宜用。

白头翁:苦泄辛疏,能治传里伤寒,蕴成协热痢;凉瘀解表,毋使外来温疫,扰乱少阳明。白头翁形似柴胡,春生苗叶,茎端有细白毛。根处有白毛丛生,性味相近柴胡,形质相近白薇,主治温疟寒热等证。苦寒寓升发,张仲景治协热下痢,用白头翁汤解表清里。

仙茅:补肾壮阳除癥冷,味辛蠲痹理风邪。仙茅叶如茅,温补精血、补命门助阳道功力颇强。但辛温有毒品性,可用于搜除下焦风痹癥冷,不可用于补阳添精。仙茅之热毒,能助下焦淫火,伤阴涸液,导致痈疽、消渴、强中等。

白前:藉苦辛以降气行痰,仗微寒而清金除热。白前其根形似北沙参,色白性寒,功用相似。专入肺经,长于降气下痰。非肺有壅实者不相宜。不如北沙参之养阴清热有补性。

紫参:色紫入肝,气寒散血。行瘀破积,皆因微苦微辛;治痢通经,却又能通能降。紫参性苦寒略兼辛,全无补益,只能入肝行血清血。凡血崩血痢、痈肿诸疮、胸腹积聚而有瘀热者,皆可用本品。又名牡蒙,五月结果,六月采根,色紫形同丹参,功用相近。但丹参性平有甘味,紫参寒苦辛无甘味。

山慈菇:杀蛊消痈,有毒而能解毒;行瘀散结,辛寒又带甘寒。山慈菇辛寒有毒,性散泻,只可用以外敷痈肿。疔疮各有成病之由,应当详审用药。虽卒中闭证,也不可浪投毒药取祸。金灯花根如慈菇,惟外科发散药多用。服食方内,只用玉枢丹。

(二)湿草类

地黄:生地甘寒入肾,凉血补阴;熟地温浓培元,填精益髓。细生地,柔细和营,在外证可以养阴不腻;鲜生地,新鲜散血,虽壮水实则清胃偏长。地黄出怀庆者佳,河南河内等处皆种之。根长四五寸,外赤内黄,得土正气,状如胡萝卜。晒之干而黑。今所用生地黄,得丙火炼,其寒性已退。本品养阴益血,不寒不腻洵为上品。细者即旁生小枝,功虽相似而无腻滞之性,有流动之机,治一切痘疹疮疡可用。生地未经蒸晒为鲜生地,色黄味甘性寒入脾胃、散血清热,热邪内干营分,胃阴告竭宜用。熟地即生地蒸晒极熟,色黑如漆,味如甘饴,寒转为温,能独入肾经填精补血,为培助下元之首药。但脾虚有湿不宜用。

麦门冬:养胃阴,具柔滑功能,疗金燥受戕之咳;润肺脏,兼苦甘性味,治上焦不戢之焚。若或拌入辰砂,惊烦可定;假使炒同元米,寒苦堪除。乳壅能通,便溏须禁。麦门冬生山谷中肥地丛生。其叶如韭,根如连珠形,一棵十余枚,去心用。甘苦而寒专入肺胃经。以其柔润多汁,能养阴退热。本品寒润,只可用治肺胃阴液不足而有热邪者;阳虚多寒,便溏多湿尤宜禁用。如连心用,根心如人脉络,一棵十余枚,个个贯通,能贯通经络,即生脉散所用本品不去心,能复生脉中津液。

牛膝:滋肝助肾,生者破血行瘀;盐炒酒蒸,熟则强筋健骨。具苦酸平和之性,治拘挛痹着之邪。怀产象若枝条,下行力足;川产形同续断,补益功多。牛膝今江淮闽粤等处皆产,惟以怀庆及川中所产者优。产地土各有异宜,功用有差别。熟用性善下行,制炒补益肝肾;生用专去恶血。怀牛膝根细而长,川牛膝根粗而大。怀产行瘀达下;川产补益肝肾。

紫菀:性温利肺,治风寒咳逆之邪;色赤和营,疗痿躄吐红之疾。皆为苦能降气,金肃则小便增长;因其辛可行瘀,结散则上焦无阻。紫菀根色紫软,入肺经血分,辛苦性,疏邪降逆是其长,宜一切风寒风热咳嗽痰血等证,属肺金之邪郁而不适可用本品。惟润养功力不足,紫菀根虽柔软非润药,以辛散苦泄为功,如属内无郁结,外无表邪,肺阴不足,虚火上攻即不可用。

川断:益肝肾筋骨能强,利关节劳伤可续。治带脉之郁结,暖子宫之虚寒。抑且补而能宣,味苦性温瘀可散;况复行而不泄,妇科外证两相宜。川断以其能接续断、绝筋骨诸伤损故名。而筋骨主于肝肾,故专入肝肾经。苦温之性及本经主治,毕竟行散力有余,补益功不足。妇人血脉因寒瘀阻,外科已溃未溃等均可治。川断性味主治与牛膝相近。但下行之力以牛膝为长,宜补即川断胜。肝肾不足,风寒痹于下焦血分更宜用。

车前子:清邪火下行,直达州都祛湿热;味甘寒降利,专清水道愈癃淋。治肝家有梦之遗精,精因火扰;导肾部诸般之留垢,垢尽虚回。滑可催生,黑能走血。车前子甘寒滑利,性专降泄,故有去湿热利小便的功效。色黑能走血分,治一切血淋胎产等证。皆因滑利之功。诗经"采采"即车前子,言妇人乐有子而取其易产之意。本品味甘略兼咸味,与苦劣之味不同。且性粘滑降而不泄,行中有补。肾虚有邪热患者宜用,阳虚有寒元气下陷患者禁服。

扁蓄:入膀胱主分消,降利功偏化湿浊;行脾肺疗疥疾,苦平性燥杀虫疮。扁蓄多生道旁又名扁竹,如竹形布地,节间有粉如花。性苦平同,善祛湿热,杀虫,主治浸淫疥、瘙、疽痔、杀三虫。

灯心:清心肺烦蒸,味淡性寒轻且白;导小肠湿热,通淋利水降而行。灯心色白体轻入肺经。寒能清热,淡可分消,能祛除湿热、通利水道。名为灯心又能入心,凡属上焦湿热致成癃淋等证,可用本品。

甘菊:味甘性寒,平肝疏肺。清上焦之邪热,治目祛风;禀金水之精英,益阴滋肾。甘菊其花禀秋金之气而生,能入肺。凡花皆散主疏风。风气通于肝又能入肝,治一切目疾。甘菊功用疏风而已,虽系疏风而性味甘寒。与羌麻等辛燥者不同,补肝肾药中可相需而用。菊花入肝经为特长,甘寒能清金壮水,水壮则木生,金清则木有所制,肝风可熄、肝火能平。一切肝病皆治,但各随佐使之药归经而用。

益母草:入肝行血,辛苦微寒;消水逐风,敷围散肿。花能外散兼行表,子则行中带补阴。益母草特长消瘀化水。产妇有瘀浊停留,本品能消而化之。邪去则母受益,故名益母草。凡花皆散可兼表,凡子皆润而带甘味可兼补。然总不过消水行血,进退而已,无瘀滞者不宜用。其子名茺蔚子,能明目。虽行中有补但只可用于肝血瘀滞及血灌瞳神之证。若无瘀滞而欲其补益,未必有效。需知祛风本意即血行风自灭。

麻黄:走太阳寒水之经,功先入肺;为发汗轻疏之剂,性则偏温。寒饮稽留,藉味辛而宣散;痰哮久痼,仗苦力以搜除。麻黄苗中空,味辛苦,气味俱薄。升即阳专入肺经卫分。疏散风寒,达表由汗而出。张仲景治寒伤,用麻黄汤内有桂枝领之入营分,宣肺发表,麻黄功能足以发挥。一切咳嗽宿哮等疾,凡属肺中有风寒痰饮均可用,不必耽心麻黄能出汗。入足太阳膀胱经主一身之表。寒邪轻而从口鼻入则伤肺,寒邪重而从表入则伤膀胱经,所伤不同而治则同。麻黄功效首先入肺,如肺中有寒痰宿饮之疾,麻黄达肺只能搜剔肺中痰饮,不能再发汗出表。犹如用兵,有一战见功再战不利,这是我临床的体会。

款冬花:治嗽化痰,性暖平和不燥;润金疏肺,味辛略带微甘。款冬花花开冬季,虽雪积冰坚,其花独艳。阴中含阳,故性温。凡花皆轻扬上达,故入肺。有邪散邪,无邪可润,温而不燥、润而不寒、散而不泄,无论虚实寒热,一切咳嗽属肺病可用。但本品性虽温润,有疏散力无补养功,肾阴虚火旺效不显。

冬葵子:滑利通淋,下乳催生悉主治;甘寒入胃,二肠水腑并分消。冬葵子甘寒滑利,入胃与大肠经。主治消乳痈、润大便、滑胎利窍。通淋渗湿可旁及小肠膀胱经。乳痈初起,冬葵子二两、酒、水各半煎饮即消。本品只可用于气血燥涩者而不可用于虚羸中寒体质,因其甘寒滑利,中虚气陷尤宜禁。

萱花:利水甘凉赖以和脾,忘忧香滑可供快膈。萱花又名宜男草、忘忧草,即黄花菜。性甘凉,善除湿热利水因其花能解散、利水去湿,且润而不燥、和中快膈。可供食用,治病非所长。

白蒺藜:行瘀破滞,搜肝风有走散之功;味苦兼辛,泻肺部而温宣可贵。催生下乳,退翳除星。白蒺藜状如菱形,三角有刺,色白甚小,布地而生。善行善破,专入肺肝。宣肺之滞,疏肝之瘀。治风痹、目疾、乳痈、积聚等。性温苦辛散,以祛逐为用,无补益功效。

沙苑:补肾固精,味苦多甘能摄下;益阴明目,性温滋水却生肝。沙苑产陕西潼关等地,又名潼蒺藜。形如豆、色青绿,嚼之微有腥气,味甘中带苦,性微温。属补肾药,治腰痛泄精等。虽力薄但性温固摄,命门火炽、湿热淋浊等证不宜用。

旋覆花:咸以软坚,蠲饮化痰都有效;苦能下达,通肠导水悉皆能。具宣行肺胃之功,噫气不除,赖其辛散;有斡旋胸中之力,肝邪痹着,借以温通。旋覆花又名金沸草,六月开细黄花,香如菊,中有白毛,宜绢包用。性咸温辛苦利大肠、软坚痰、散结气、搜肝泻肺、由胃及肠。旋覆功效在咸润,入肺经金令下行能及肝与肠经。

红花:色赤而温,心肝皆及;味甘且苦,辛散俱优。调血脉可去瘀生新,治折伤理胎前产后。红花行散之品,入心肝血分。主治破瘀活血。能消肿治风,理伤疗产。红花开于盛夏,味辛甘苦温色赤属心经正药。少用和血、多用行血,治风因凡花皆散,血行风自灭。

大小蓟:破血行瘀,入心肝苦凉无毒;通淋治浊,走太阳分利有功。大蓟则散力较优,消痈则功能为胜。小蓟功专破血治淋,属心与小肠膀胱之药;大蓟则略带辛味。虽能消痈,不过因其散血之效。苦凉性同,用根同,惟茎叶大小不同。大小蓟花叶皆相似,叶皆有刺。大蓟生山谷高阜处,小蓟生平泽低洼处。小蓟破血利水功效胜于大蓟。

夏枯草:纯阳气,辛苦寒。独走厥阴,能解肝家郁火;功专散结,堪医疗疮疡。夏枯草冬至后生叶,春开花,夏至即枯故名。各家皆言其苦寒散结气、治瘰,惟朱丹溪言其能补养厥阴血脉。夏枯草得春气多,得阳气生,得阴气死,禀纯阳之性,虽属阴寒而阴中含阳气。取用其花,有春木发陈条达之意。虽苦寒而不遏。

葫芦巴:补肾壮元阳,辛苦温通有效;入肝宣冷滞,疝瘕寒湿宜求。葫芦巴壮元阳,除下焦冷气。味苦辛、性热降。入肝肾二经,能治疝瘕香港脚等证,下焦阳虚有寒可用,阴亏不宜。

牛蒡子:苦辛入肺,散结清咽;润降松肌,消痰化热。解风温于上部,利膈疏邪;宣疹痘于周身,通肝达外。牛蒡子又名大力子,三月生苗,初夏开花,至结子,子得秋金气。辛胜于苦、性平专治肺病,兼通肝经宣散润降。一切咽喉痘疹等,凡属于肺症均宜。

艾叶:补命门暖子宫,香达肝脾寒湿化;理血气疗崩带,温通奇脉苦辛兼。可灸疮疽,能薰虫蚀。艾叶入肝脾肾三经,芳香可入血,辛热可解寒。生艾理血气,解散风寒湿邪。炒黑或揉熟能温暖下元,治妇人崩带瘕疝胎产等,属于寒湿皆宜。性纯阳,可杀虫辟恶。能灸疮,藉芳香辛热宣通气血。艾叶入下焦血分,能温阴中之阳,逐下焦血分寒湿浊气。生温熟热,生者能散,熟者能守,酷似干姜炮姜应用。艾叶辛苦而香用叶,干姜辛热而用根。

木贼草:平肝疏肺,解肌发汗散风邪;味苦性平,退翳除星行血滞。木贼草中空有节,能摩木入肝,摩积宣邪;中空色白能入肺,解肌发汗。炒黑能治诸血病:或血为风扰,或肝血瘀滞,血崩痔痢等因于风邪患病。木贼草肝经专药,肝藏血入血分,肝脏有风邪瘀滞宜,血虚禁用。

豨莶草:苦寒能除湿祛风,肾肝并入;制炼用酒蒸蜜拌,痹痿皆宜。入肝肾,主治祛风除湿。用于补益,必须取其枝叶洗净,用蜜酒拌透,多次蒸晒使苦寒浊恶之性除去,产生清香甘美之气味。凡痿痹瘫痪等疾,由肝肾虚而风湿内袭均可用。本品臊气专入肝经,生者苦寒,散血中风邪湿热;一经炮炼,则转为甘温用于祛风逐湿,补益肝肾。

青蒿:得春初少阳之气,味苦而香;行肝胆血分之经,气升且散。辛能解表,营中郁热叶相宜;寒可除蒸,尸疰疳瘰子可使。青蒿春生气香、味苦、性寒,能疏发肝胆血分热邪,由表而出。青蒿子,功用性味同青蒿,但无解表功效,仅润降,其治骨蒸尸疰虫疳等是由于血分郁热所致。青蒿苦多辛少,寒不伤脾胃因有芳香气,入肝胆血分,搜风逐热。治血中瘀郁,邪去血不郁。

茵陈:达表通水道,治湿热黄瘅;分消入阳明,味苦寒无毒。茵陈似青蒿而不香,叶背色白,经冬不死,至春更长生新苗所以称因陈。性味苦寒,能升能降。主治发汗利水,治湿病黄瘅要药。茵陈苦寒中兼有微辛微香,其形质性味与青蒿相似。但青蒿不能治湿,茵陈以治湿特长。一切表里湿热皆可治,唯虚寒黄瘅小便自利禁用。

海金沙:通淋利水,行太阳血分;性寒味淡,除胞宫瘀热。海金沙色黄赤如细砂,生长在草叶间。草高 50～60 公分,七月内收全草,于日中曝晒,用纸衬杖击,有细砂落纸上为本品。性下降甘淡而寒以血分,治小肠膀胱湿热瘀留血分,而成淋痛等证。此草不开花,气皆结于叶为砂,用于血淋石淋沙淋极有效。唯寒降之性,如肝肾虚寒,下元不固以致遗滑淋浊,茎中不痛患者禁用。

谷精草:金秋谷气生成,温可疏肝除目翳;甘淡中土胃阴,轻能治愈头风。谷精草系田中收谷后,得谷之余气而生,丛生细茎,茎头开小白花,其子亦白如椒实形。质轻浮之、性中和,能入两入厥阴阳明,疏肝和胃。凡一切头风目疾等均可用,治目疾翳障,疏中有补是特长。

青黛:清肝火结邪,丹毒虫疮,青碧寒归血分;治儿疳郁热,斑疹瘟疫,浮凉苦入肺经。青黛即靛青之沫,和锻石粉形成,功用与靛叶相近。色青入肝,性轻浮咸寒。能清火解毒,杀虫治疮。青黛本专入肝经治血分郁火。因其轻浮上达,所以又能入肺胃降瘀热、治温疫、斑疹、咽喉口舌等疾。如阴虚大便不实,脾胃不足禁用。

连翘:苦入心诸疮各毒,缘邪火游行;寒及肺气聚血凝,融通宣表里。连翘仁初生象,心似未开莲花,熟则四解象肺。去心用壳,轻浮解散,味苦性寒,入心肺经。肺主气心主血,所以能解散十二经血凝气聚,为痈疽疮疡要药。但外证风寒禁用。

马鞭草:肝胃两宜,破血通淋消肿胀;苦寒偏劣,杀虫散热愈痈疽。马鞭草苦寒入肝胃,破血杀虫。主治各证均在下部,如利湿通淋等。

葶苈子:苦降泻肺气行痰,水满上焦喘可愈;辛寒利二肠治咳,热从下导胀能消。葶苈子苦辛寒入肺经,泻肺脏水邪。凡仁皆降,能降气行痰。肺脏热结者宜用,寒饮阴水等及虚弱者禁用。本品有甜苦二种,苦者性急下泄,甜者性缓。大泻肺气,气降邪散。

王不留行:入阳明达血,苦辛平;通乳汁行肝,走不守。痹风淋痛,内服均除;痈肿金疮,外敷并效。王不留行多生麦田中,俗名翘摇子,甘苦辛平,入阳明血分。专长行血活血,能治风痹乳痈金疮等证,外治有散血功效。兼入肝经,因肝藏血,经闭赤浊等得此药滑利而治。

瞿麦:苦寒分消达膀胱,治淋利水;下降闭结通小肠,导浊行瘀。瞿麦色黑入心肝小肠膀胱血分,性苦寒,破血利窍性下降。逐血颇猛,如小肠膀胱无血热闭结,产后虚弱患者禁用。

地肤子:治太阳湿热癃淋,性味苦寒阳自降;化脾部阴淫晦疾,功能分利水潜消。地肤子苦寒性降入脾胃,下行膀胱,祛下焦湿热浊垢,利窍行水。亦治皮肤疮疡,因湿热所化。本经称本品补中益精气,久服耳目聪明,轻身耐老等,为邪去正安并非地肤有补益功效。

决明子:治水虚木实微寒无毒,疗赤肿羞明甘苦兼咸。决明子又名马蹄决明,其形如豆,色青黑,味甘苦咸寒,入肝肾二经,略有补性,本经尊为上品。益肾水清肝火,水生火退目自明。

青葙子:青碧入肝疗目疾,苦寒退热治风淫。青葙子又名草决明,即野鸡冠子。本经列为下品,主治仅有唇口青三字。唇口属脾,青色属肝,显肝邪侮土。本品性寒,青碧色而成于秋,能清肝火治目疾。青葙子只可治因热邪目疾,属虚者不宜用,不同决明子兼有补性。

紫草:透肌凉血,甘寒咸滑相兼;宣窍通肠,包络肝经并入。痘疮热结,清心导二肠;毒滞瘀凝,松夫解肌表。紫草味甘咸寒,入手足厥阴血分,凉血活血通水道,利大肠性极寒滑。痘疹不出,由于血热便闭患者宜用,阳虚便溏禁用。紫草三月种九月子熟,有藤色紫取苗即紫草茸,能松肌解表。

土牛膝根:生汁灌冲,可吐风痰喉闭;煎汤饮服,能除结热瘀留。入胃腑味辛苦而寒;有小毒可泻热散肿。土牛膝子名鹤虱,性味同根,治主驱虫。土牛膝根苦辛而寒有小毒,入胃经。破血下降,煎服与怀牛膝同效但无补性。生捣汁服能大吐风痰,其渣和醋调敷肿处,治喉风等效优。鹤虱即其子,性味相同,杀虫之功最优。或炒香为末。肉汁和服。本品又名臭花娘草,土牛膝即其根,其子如虱有毛刺,善黏人衣,有狐臭气盛于根叶。

芦根:性入阳明甘寒清热,功除烦呕润降和阴。茎则清肃上焦,肺痈可愈;笋乃解消鱼毒,膈热能清。芦根甘寒入胃清热。热则胃气逆而不顺,呕吐反胃。甘寒入胃解毒,芦根主降,茎与笋上升,肺痈肺痿宜用。芦根寒能清热,甘可养阴,凡胃阴不足而有火邪上逆患者最宜。胃寒便溏呕吐者禁用。

旱莲草:甘酸化阴凉血益肾,沉寒色黑乌须固齿。旱莲草甘酸而寒,折之中有汁出。其色黑入肾,凉血补阴,敛营止血。本品性沉寒,阳虚便滑患者禁用。

大青:治伤寒阳毒斑疹,入心胃肝经,兼行肌表;疗瘟疫时行热病,味咸寒微苦,直入营中。大青咸苦大寒、色青专入心肝胃三经血分,治时行温热斑疹丹毒等病,皆因大热入胃扰乱营血所致。散血分邪热是本品专长。

败酱:味辛苦排脓消肿治肠痈;性咸寒达胃行肝去瘀热。败酱辛苦咸微寒,又名苦菜,叶如芥,色青紫入血分。散血中瘀留结热,入手足阳明厥阴。金匮方用治肠痈,因其排脓破血。

马勃:辛平利肺部邪,散血治咽痛喉疮;轻淡解上焦热,疗瘟除口疳面肿。马勃属菌类,由地上湿热气熏蒸蕴结而成,能轻清解散上焦邪热,但湿热熏蒸,毒虫虺气在所难免,用宜懂。

苍耳子:上通脑顶能发汗祛风;外达皮肤可宣痹散湿。性苦降能治鼻渊头痛;味疏辛温润疥疾痒疮。苍耳子能升能降善发汗,辛苦温润专入肺脾经,治风湿痹痛死肌疥疮等疾,内外用均宜。鼻渊初起属上焦湿热患者,以本品辛散苦泄而治。

刘寄奴:辛苦微温破血行瘀逐水;肝脾两达和伤消肿调经。刘寄奴苦辛微温,入肝脾二经,专主破血下气。血化为水而成肿胀患者宜用,金疮折跌敷服效优。

板蓝根:入肝胃经辟瘟解毒凉血;降热苦寒逐疫祛邪杀虫。板蓝根即靛青根,功用性味与靛叶相同。能入肝胃血分清热解毒、辟疫杀虫。但叶主散、根主降,同中有异。

甘蔗根:入肺胃经性属阴寒,外敷消肿散热毒;味甘保阴津止消渴,内服清烦除躅闷。甘蔗根味甘大寒,又名芭蕉。即家种甘芦。主治消渴热狂,一切金石丹毒可捣汁服用。外敷痈肿结热,及疔毒走黄、喉痹实火等证。泻热解毒效优。

苎麻根:入心与小肠,甘寒退热祛瘀凉血;性下行安胎,益阴滑窍通淋无毒。苎麻根甘寒养阴,长于滑窍凉血。宜用于血分有湿热患者。安胎治胎动,因本品可治血热多,或因伤血瘀。

（三）蔓草类

天门冬:疗咳血除燥痰清金降火,苦寒味带余甘;愈痈痿杀三虫壮水强阴,润泽性偏在腻。天门冬甘苦而寒,色白润降化痰热,热退则病除。天冬较麦冬苦多寒盛,性更沉降。入肾经宜于阴不足而有火邪者,但肠滑胃虚禁用,即脾胃虚寒便溏患者不宜。

五味子:五味齐酸温多,收肺气耗散之金;喘嗽咳遗精滑,滋肾经不足之水。泻下承扶敛汗液耗亡,治瞳神散大回护元阴。表有风寒禁用,里多邪滞勿服。五味子虽有五味,毕竟酸味独专。故主治亦在酸敛;其性温,五脏皆可导引而入,不独肺肾。凡一切气血耗散脱竭之证,表里无邪,皆可同补药合用,肺肾虚寒咳嗽遗滑患者尤其适宜。

天花粉:清胸胃烦热除痰垢,解心肺炎蒸济苦甘。生津止渴宜金燥,行水消瘀治黄瘅。消肿排脓散结,泽枯润槁性寒。天花粉即瓜蒌根,色白甘苦寒,入肺胃经血分,专清上焦邪热。下降一切因郁热水血互结黄瘅肿毒。利水道,消瘀血。玉露霜即鲜天花粉,以水澄出粉晒干,性味主治同天花粉。

瓜蒌:性味同天花粉,治疗各有偏宜。润肺清肠,降痰火下行为顺;消瘀涤垢,治结胸上实颇灵。用仁则润滑肠中,用皮则清于肺部。瓜蒌润降性大于天花粉,凡上焦郁热、垢腻痰火咳嗽等证,皆可用。一切肺痈肠痈乳痈之属火者,尤相宜。但冷滑大肠,脾虚无火、大便不实患者不可用。

木通:通淋利窍入心小肠经,味苦性寒导湿行瘀热。催生下乳,关节皆通。木通性苦寒清湿热、利九窍,宣通上下气血。之所以治淋治乳,是因为清心宣窍使肺无热,气化之源清而淋浊愈。胃为气血之海,气血宣通乳病愈。但本品性极苦寒不可浪用。木通藤属绕树而生,吹之上下皆通,能降利又能宣通关节治痛肿等证。

通草:色白性寒清金肃降,通肺胃而导心经热邪;利湿分消体轻味淡,达膀胱可无闭癃阻滞。通草系草类,又名通脱,中心所结白瓤为心,可入心经。色白入肺,味淡性寒,与灯心草功用相似。能清心肺上焦之热,淡渗下行,通利水道。通利阳明经而下乳。

草薢:祛风湿入肝胃小肠经,厘清去浊;微苦温由膀胱通肾脏,行水宣瘀。本品苦平无毒,主治腰痛骨强,风寒湿痹。能入肝肾治阳虚湿浊,以治下焦风寒湿痹为长,治风次之,治寒则尤其次之。痿病多属阳明湿热,腰膝酸疼当审用。

金银花:气芳香入脾,味甘寒解毒;通经络用藤,治疖痈用蕊。金银花色赤白,凡花皆散,能解散宣通气血,且寒能解毒甘不伤胃。一切痈疽外证均宜,是祛风除胀、治痢疾、逐尸疰要药。

葛根:解阳明肌表邪,甘凉无毒;鼓胃气升腾上,津液资生。火郁发用其升散;痘疹起赖以宣疏。治泻熟用,主两阳合邪下利;解酒葛花,因有解表利便功能。葛根甘凉入胃,其根寓升发之意,故能解散阳明肌表之邪。凡一切风温热病,邪郁于表,热势内蒸,以致无汗口渴患者最宜。但本品气凉,如风寒在表,以及内不热而恶寒患者不宜。熟用无散性,由胃入肠,不入阳明表经而入阳明里经升清为用,如升麻熟用,即升而不散,以浓肠止泻,孕妇不宜。

何首乌:性禀中和益肾培肝,得土之纯悦颜黑发。固真阴而性涩医崩中遗滑,续后嗣以添精可坚骨强筋。祛风养血毒化疮消,豆制酒蒸延年却病。藤可夜交熟寐,味则甘苦微温。何首乌味甘苦略兼涩味,有赤白二种。夜则苗蔓相交,年久则其根成形,得土精气,补肝肾、固精髓。赤白交互养气血,气血和则悦颜黑发,风去而疮愈。首乌补肝肾阴血与地黄相同而无地黄凝滞,性固涩而流利血脉。生用流利,炮制固补。赤何首乌又名红内消,专用于外科。

马兜铃:轻浮象肺降痰嗽解散;清肃肺金苦寒平喘促。马兜铃藤蔓附木而生,叶脱时其实尚垂,状如马铃铛,果熟四开象肺,苦寒轻举而又性下降。清肺热、降肺气,凡一切咳嗽痰喘属于肺热患者均可用。兜铃虽主清热降气又能散肺中结气,因其苦而兼辛,根名青木香,苦冷有毒,可作吐药,不常用。

百部:治肺寒咳嗽甘苦微温;除虫积稽留性枯而润。百部其藤蔓生其根如天门冬,百十连属。但天门冬寒而百部热,故虽皆入肺治嗽,百部治寒嗽天冬治热嗽。杀虫以百部为擅长。

菟丝子:性温无毒味甘辛,扶赢续绝,凝正阳不动风可去;补肾水明目生津,坚骨强阴,精寒溺沥症能痊愈。菟丝子其藤蔓生田野中,初如细丝遍地,不能自立,缠绕他草根而生,其根渐离于地而寄空中。本品辛甘平无毒,主治续绝伤,补不足,益气力,肥健人。益肝肾、助筋脉、填精髓是其所长。肝主筋,其藤象筋。肾藏精,其子有归束之意,凡子皆润降,故先入肾。菟丝子能温养肾水补肝虚,下焦得温养之力,脾也受益,为平补足三阴药。

钩藤:归肝经凉血祛风退热疗惊,久煎无力;味甘寒除邪定搐治昏止眩,暂服为宜。钩藤甘寒色紫入肝经、清肝热,热平风息,风息惊痫蜒头旋目眩等证自愈。

覆盆子:味酸苦入肾经专治固摄;味甘平温益下经有封藏力。覆盆子,因此子形似覆盆得名,凡藤蔓子可并入肝肾,味甘而酸,皆能补而兼固。本品甘酸而温,能补摄肝肾,下焦固则遗滑等证自愈。覆盆入肾经血分,能温补命门益精固下,阴不足而相火旺者不宜。

防己:辛可散苦可行,气寒蠲热能宣通经络;湿可导性利下,行膀胱血疏皮中风水。防己出汉中,木防己即防己苗,味皆辛苦而寒,其根名汉防己。入下焦泻膀胱血分湿热,木防己偏于治上治风,凡属水支饮等证皆用木防己。本品瞑眩之药,其气颇恶,下咽则使人身心烦乱,饮食减少,如善用能拨乱反正,防己而御敌,虚弱患者禁用。

威灵仙:治痹疾,性急温、味辛散微咸苦;行痰湿,疏风邪、通经络可宣导。威灵仙味苦辛咸,气温善走,治风药。能宣通脏腑经络,治痹启闭。故一切胸腹冷滞,痰水症瘕瘀血湿邪等证,皆可用本品行散。但性疏利,如无风邪痰湿,恐损真气,宜慎。

紫葳花:入心肝凉散行瘀,能去血中伏火;走营分酸咸无毒,并疗血热生风。紫葳花甘酸而咸,性寒色紫,属手足厥阴血分药品,功专凉血,故能去血中伏火。妇科产乳疾患、症瘕血闭寒热等,由于血热者皆可治。凡花皆散,能治血中之风与血热生风等证。

使君子:入脾胃治虫疳,味甘温敛虚热。使君子味甘性温气香质润,虽为杀虫药而能益脾胃,服则或生或熟。凡小儿一切虫疳等证皆可用之。服时忌饮热茶,服本品同饮热茶使人泻。

山豆根:清肺经结热化痹宣痈味最苦;杀蛊毒诸虫通肠消胀气纯寒。山豆根苦寒入心经,泻热解毒。心火降肺金清即一切喉证之属于火者,得苦降之性,自然热除病退。

脾胃虚而大便不实禁用。

白蔹：辛疏邪性寒解利散结行瘀；苦泻热潜消毒火治痈敛口。白蔹苦辛而寒，散热结、疏邪滞，无酸敛之性。主治痈肿疮疽，散热止痛，皆因火毒滞留营分而肌肉不敛。

土茯苓：利湿分消，助土强脾，入胃经通肝肾制铅粉留邪；舒筋定痛，遗粮当谷，性平味淡甘治下疳伏毒。土茯苓又名仙遗粮，味甘淡平益脾胃，化湿邪，可当谷服不饥，故名遗粮。治杨梅恶疮毒窜筋骨、肌肉溃烂等证，因土茯苓味甘淡，能解毒分消又能益脾胃，致土旺湿除，病自愈非土茯苓可以治疮。

茜草：质禀咸温入肝破血，味兼辛苦行滞通经。茜草辛苦咸温，色赤性燥，入心肝经血分，长于破血行血而治黄瘅与蛊毒，无不皆因瘀血而成。故又名血见愁。

漏芦：归阳明下乳消痈，性苦寒无毒；清湿热杀虫凉血，祛积小儿疳。漏芦咸苦性寒，入阳明血分，性疏利，能下乳消痈，清湿热治疳积。

燕脂：解痘毒松肌甘平入血，吹耳疳蚀烂炙黑和营。燕脂即红花汁或紫草汁染帛而成，故功用与红花紫草相仿。长于活血行血，血活肌松，肌松毒解。耳疳痘毒，无论内治外治，均可用。入心肝经血分，性甘平。

牵牛：色形黑白宜分，泻肺行痰，消胀逐邪于气分；性味辛温有毒，搜风导滞，通肠利水达胞宫。牵牛味辛性热，泻肺气利大肠，逐痰癖饮，能治气分湿热坚结。但药性强劲，肺与大肠无水湿邪滞坚结患者禁用。

藤黄：散肿搜脓性毒烈，杀虫逐湿味酸温。藤黄系藤汁煎炼而成，酸涩有毒能杀虫，以毒攻毒外治用药。性酸涩收敛，束极则散，痈疽疮疡发散药中常外用。

青风藤：温达肝脾搜风胜湿，味归辛苦蠲痹舒筋。青风藤，凡藤蔓均可通经入络，本品味苦平善治风疾，故手指关节麻痹宜用，浸酒尤优。入肝经治风气通于肝，入肝风胜湿，湿气又通于脾。

（四）香草类

木香：疏肝燥脾，香利三焦破气滞，味苦辛散逆；解寒温痛，摩冲生用可理气，止泻煨熟用。木香苦辛而温，芳香而燥，入肝脾气分，宣散上下一切寒凝气滞。温中止痛，但纯阳之性，阴虚液涸者禁用。煨熟止泻，因木香气味俱浓，熟不走散，唯香燥而守实大肠，治泄泻常用。肝喜调达、脾喜温燥，木香固为两经所喜，但过于燥散，宜与补药同用。

川芎：解郁调经辛甘微苦，愈头风之偏正，性喜上升，温疏血分风寒；和营理气润泽且香，补肝燥之虚衰，善通奇脉，窜劫阴中元气。川芎又名芎，因出川地故名川芎，台芎、抚芎因产地而名。辛苦甘温，芳香润泽，为血中气药。但走散上升之性，唯血分有郁滞者最宜。如阴虚血少，宜静不宜动患者不可用。

当归：引血归经，养营止痛，甘苦辛温香润；理血调气，解表温中，心肝脾脏畅和。下行破血当归尾力强；补血守中当归身独得。调营血自然风灭，宣通诸痹；行脏腑旁及奇经，胎产受益。当归性味与川芎相近而甘味为多，不如川芎之走窜耗散。本品主治养血活血，理血中之气，同补药则补，同泻药则泻。虽为血病中之要药，但辛香走散，阴虚患者禁用，肠滑患者不宜。能调经但不可多服，因性滑，多服易成淋滞等病。

白芍药：平肝敛营治气逆汗多，安脾御木医疝疼腹痛。酸苦甘寒退营热除烦，芳香润泽补脾阴清肺。产后胎前通补奇经，里虚后重和调诸痢。赤芍功能行散，制炒随病相宜。白芍药味苦微甘微酸微寒，白而略带红色气芳香，入肝脾血分，至肺平肝益脾，敛虚热、护营阴，随佐使药取效。赤芍性味苦而不酸，色赤形槁，不如白芍润泽坚结，专行散无补益之功。凡痈疽疮疡一切血热血滞患者可用。赤白芍随其花而异，非别种。

荆芥：散疏袭血邪风，清利上部浮热。芳香之气。用穗则更可上升。炒黑宜营分妇科经产所需，味辛苦微温力可达肝及肺。荆芥辛温而香，疏风邪清头目。风寒初客于表者可用以解散之，炒黑能入血分故又能宣血中之风，产后痓溃、血虚感风最宜。但性辛香解散，阴虚无表邪患者忌用。

紫苏叶：宣脾肺温中辛香快膈，行经络解表紫赤和营。子可消痰定喘，茎能顺气安胎。紫苏叶辛温入脾肺，温中快膈，发表散寒，色赤气香入血分，宣滞气。与陈皮合用最为相宜。茎则专主顺气，气顺则一身通泰。紫苏子专主润降，能治嗽化痰，最宜风寒在表而咳痰患者。

薄荷：味辛温气芳香清入肺，清头目宣风热解利上焦。薄荷辛温香窜，入肺经轻浮上升，能解散上焦风热，为解表之药。利咽喉，辟口气，因其性凉而能治热证。但性辛散，阴虚有火者不宜。薄荷之性味功用与冰片相似。

白芷：祛寒燥湿胃经表药；散肿排脓宣肺风邪。入阳明、气升浮，味辛温能清头目；清湿浊、性香燥，治崩淋肠风脏毒。白芷辛温香窜、色白，入手足阳明手太阴三经。治因肌肉瘀邪之滞，祛风胜湿，泽面涂容，为三经表药。上至肺而下至肠，能上清头目，下治崩带肠风。因阳明主肌肉而白芷为阳明经主药，即本品能排脓散肿，治乳痈等肌肉病。

藁本：气香走太阳，辛能达表，解散风寒颠顶疼；色紫行血分，温可行经，宣除阴湿疝瘕疾。本品似川芎，色紫形虚，辛温雄壮，气香味烈，入足太阳经，兼通督脉。本品属发散风寒祛除寒湿之药，功用同羌活而香性独专，升性过之。因入督脉能治治妇科寒湿疝瘕等证。

香薷：味辛入肺疏寒解夏表邪，和脾利水行经温而无毒。香薷辛温气香，轻浮入肺，发表利水。辟口气，和中焦，为夏月解表之药。长夏湿气蒸腾，用本品芳香宣上彻下两相宜。但阴虚而感受暑热患者不宜服。其形似茵陈，功用相似，但性味各异：香薷解表为长利水次之，茵陈利水为长解表次之，因香薷温而茵陈寒。

藿香：辛解表疏邪入脾肺经，性微温能辟疫止呕；香宣中快膈醒胃清神，功善散防助火伤阴。藿香辛温入肺、芳香入脾、快膈宣中、止呕吐、平霍乱。因脾胃喜芳香，本品能开胃助脾同，但辛香宣散，如阴虚有火，虽有表证不宜用。能治口疮辟口气。藿香紫苏性味功用相似，但紫苏色紫行血分；藿香香气浓郁，理气功能胜于紫苏，行血之力不及紫苏。

香附：味辛甘苦，生服解表，入肝脾开郁，治血因气滞；质香燥温，炮制纯和，益胎产调经,使气顺血行。香附又名莎草根,其草可编织簑衣,香附即其根下子。芳香辛苦,气温入肝脾两经,兼入手太阴足太阳经。散一切气、解一切郁,气芳香入血分,又能理血中之气,实女科圣药,气病特效药。一切小腹膀胱冷痛疝瘕,以及胸胁闪气刺痛等皆可用本品。本品同参术则补气,同归地则补血;得姜艾能温气血之寒,得栀连能清气血之热。但香燥之性,阴虚气不滞者忌用。

白豆蔻:气香性热,入肺部宣邪破滞;质燥味辛,行胃经止呕除寒。白豆蔻辛热,气香色白入肺,理上焦一切寒凝气滞。兼入胃腑散逆气。凡呕吐呃逆等证,因于寒滞患病皆可用。本品辛热香燥,阴虚多火患者不宜用。

草豆蔻:药性猛于白豆蔻,芳香暖胃温中,疗心腹寒痛;味燥湿强脾利膈,治呕吐除陈腐,解郁痰肉毒。草豆蔻产闽,形如龙眼皮淡黄而薄,仁如砂仁,气馨香而略带甘味,性热专入脾胃。功效与白蔻相仿,但白豆蔻治肺为主,草豆蔻治胃为主。然而性辛香燥烈,阴不足不宜。

草果:辛温入胃祛太阴寒,破瘴疠疟邪之积;质燥气浓刚猛宣中,味浊恶利痰解郁。草果滇广所产,形如诃子,皮黑浓,仁粗大,气辛烈而臭,性热。功用虽与草豆蔻相似,但药性不同,能破瘴疠气、发脾胃寒,截疟除痰。体虚患者服本品易吐。

肉豆蔻:质香燥味苦辛,治虚寒浓肠止泻,温中散逆;逐冷滞祛胃邪,俱相宜脾肾两经,下气行痰。肉豆蔻形如草豆蔻,而肉浓皮皱,内有斑纹似槟榔状。味苦辛,性温无毒,入脾胃与肾经,宣导一切寒滞。煨熟又能实大肠,止泻痢,但有火邪患者禁之。平呕吐,降痰气因症相宜。

姜黄:入肝脾破气行瘀,片子横行肢臂;味苦辛躅痹散肿,气温解逐风寒。姜黄形似郁金,但色黄,性苦辛温入脾达肝。其苦能破气行血消痈肿治症瘕,辛能横行肢臂,又能逐风痹寒湿等疾。姜黄形扁者为片子姜黄,并非别种。姜黄色黄气香治血病,能宣通血中之气,使气行而血无壅滞。因行血理气治风痹等证,如风痹虚症忌用。

砂仁:辛温开脾胃宽中,香燥快气逐寒凝。治呕吐腹疼解化结滞冷痰,能导归肾部附根缩密收藏。砂仁形似龙眼而小,色黄专入脾胃,附根而生入肾经。辛温香窜,和中散逆,醒胃强脾,止呕吐,辟口气。凡中焦一切寒凝气滞之证皆可用。虽本品不似草蔻白蔻猛烈,但性辛香燥散,阴不足者不宜用。砂仁密藏于根,能引诸气归束于下,故有缩砂密之名。用本品制熟地,不但不腻且有归束密藏于肾的效果。

郁金:辛开苦降入心肺,味芳香、豁痰涩,解郁宽胸;血瘀能逐气能宣,疗癫痫、入肝经,性偏寒燥。郁金辛苦而寒,善宣善达,入上焦心肺二经。功专破血行气,气行血开郁自解、痰自降。之所以祛心窍痰涩恶血,实因辛散苦降香燥之效。广产者色黄,善行气而有功肺部;川产者色紫质坚,能破血而兼达营中。本品逐瘀行气效强,如病因虚而致不宜用。

莪术:破气行瘀磨积聚,辛苦入肝脾;除痰散滞逐寒凝,温香疏脏腑。莪术入肝经气分,能破气中之血,辛苦而温,性刚猛,善克削攻一切癥积聚。在治血凝气滞等证应用中,本品每每与三棱并用。若减其峻厉药性,可用醋炒。

三棱:磨积攻坚味苦平入肝经,破血中气消症化癖性克削。三棱肝经血分药,偏于伤正,防病里之虚,专于破血。行血中之气与莪术相辅而行。本品根形如鲫鱼有棱,产荆楚,性苦平,无毒。似莪术破血积症瘕等证。

补骨脂:甘温辛苦固精气兴阳事;补纳有权止肾泄愈腰疼。益火消阴治虚寒咳嗽,摄虚可赖医滑数便遗。补骨脂又名破故纸,辛热入肾,助火益阳。命门真火不足,五更泄泻,肾冷精流等病证均可服用。之所以治喘,是因为肾脏虚寒,真气上逆。但本品辛热香燥,善助湿热,如下焦有湿,阴虚有热患者禁用。即梦遗湿火当须禁,便约津枯切勿投。

泽兰:入肝脾解散辛香甘苦微温;消瘀逐湿行水消瘅治脾瘅(即糖尿病)。泽兰生泽旁,叶如兰香,苦辛而温,入肝脾二经消瘀行水。温而带甘不伤正气,妇科常用于治血治风,血行风自灭。另佩兰又省头草,辛平气香,入肺脾肝三经。佩兰能开郁,省头中垢腻,宣除陈腐,功用相似于泽兰,而辛香气过之。能解郁散结,杀蛊毒、除陈腐、濯垢腻、辟邪气。行水消瘀则二者相似,泽兰治水之性优,佩兰理气为胜。

益智仁:益火消阴缩泉止唾补心脾;气香性热固肾培元味辛苦。平呕止痛暖胃祛寒;滞宣导郁温中进食。益智仁味苦辛,性热气香入心脾肾,补火生土。能摄纳上下诸气,缩泉止唾。芳香之气独喜归脾,能启脾胃进饮食,开郁结,散寒邪。阴虚有火者不宜。

荜拨:除胃经沉寒,消冷滞止呕;治阳明浮热,愈头风齿疼。辛热下气治呃逆肠鸣;芳香宣中祛吞酸痰阻。荜拨大辛大热,味类胡椒,入胃大肠阳明经。温中散寒,破滞气,开郁结,下气除痰。又能散上焦之浮热,凡一切牙痛头风吞酸等证,阳明湿火可治。

良姜:味辛温,除寒止心腹疼;宜脾胃,散逆治呕清涎。良姜辛温入脾胃逐寒邪,止腹疼。燥而无香烈性。温脾暖胃平呕吐,治清涎。

蛇床子:祛除寒湿助阳暖下;辛苦性温入肾行脾。煎洗宜阴蚀虫疮;外敷治风淫疥癫。蛇床子辛苦温微毒,入肾经补下元,祛寒湿暖子宫,杀虫疥治阴痿囊湿等证。

丹皮:寒苦清少阳血分火邪;香辛散营分瘀留热结。色赤入心肝肾;能除无汗骨蒸。丹皮辛能散,苦能泄,寒能清,色赤能走血分。有香窜之性,入肝胆心肾三焦血分,能凉血散血。寒而散血分风热瘀滞。

(五)水草类、石草类

菖蒲:气芳香质燥治风痰痹闭;味辛苦性温开心窍祛邪。菖蒲辛苦温,芳香燥入心经。豁痰宣窍,治心积、伏梁、癫痫等证。宜产石上,其根一寸九节者良,出泥中不堪用。

泽泻:咸寒入肾。治相火之阳邪。甘淡通淋。渗膀胱之湿热。(泽泻甘淡咸寒。入肾与膀胱导下焦水湿垢浊,自然湿热除,相火降,邪去则正受益。故补肾药中,每每相兼用之。非泽泻真有补性也,不过一于利水而已。)

蒲黄:生用行熟用止破血凉瘀;瘀能散肿能消味甘性冷。蒲黄即香蒲花之心,色黄气香,入心肝脾三经血分,通经脉而治痛,性甘凉,凉血散血,血分瘀滞可用。本品轻香走散,尤以上焦病为宜,炒黑能止血。

海藻:咸软坚消瘰利水;寒入肾退热除痰。海藻生海中,叶如发水藻属。性咸寒润下软坚行水,瘰疬瘤顽痰胶结之证可用。本品咸走血,多食咸则血脉凝涩,生气日削,寒疾加重。

浮萍:味辛发汗利水;冷浮入肺祛风。浮萍生水中,浮水面。其叶小而背紫,叶下有根如须,飘流水中轻浮辛寒,入肺经。发汗同麻黄,但麻黄性温,浮萍性寒。且浮萍利水之性麻黄所不及。

石斛:味甘咸微寒,除阳明虚热;入肺胃肾经,能悦胃浓肠。鲜者治病除邪宜于时证,川产气轻味薄功用平常。

骨碎补:温可补虚,行瘀血以理劳伤;苦能坚肾,长须发并除风气。骨碎补又名毛姜,入肾补虚。肾主骨,称骨碎补。性苦温,能破瘀血,续绝伤。治风气,亦因肾虚痹着于骨。用本品浸水洗头能生发。

石苇:甘苦微寒下行火腑,导湿热以通淋;分消降浊直达州都,清肺金而利水。石苇生石上,其叶如布,甘苦微寒。上清肺热,下达膀胱,利湿热,通淋浊。

(六)毒草类

半夏:入阳明走心脾性温体滑;治呕吐消痰饮质燥味辛。通阴阳和胃医不寐,散逆气调中解忧郁。痰厥头疼当服,中风暴卒急求。辛润通肠,主津凝虚闭;温宣消痞,姜汁盐制服。半夏味辛,质滑、性温有毒,善劫痰水导大便,痰水去则土燥,脾喜燥而恶湿,病除。味辛善散逆结气,能解郁调中,本品为治呕吐蠲饮邪要药。但脾有湿邪宜用,阴虚血燥当禁。

天南星:逐风痰于肝脏温燥能行;散坚结于脾家苦辛有毒。性刚善走阳明,妊娠忌用;制法须藏牛胆,惊痫宜用。天南星又名虎掌,根大如掌,四围有子,形扁。苦辛温有毒,入太阴阳与明厥阴经,治风痰,散坚结。但性燥烈猛于半夏,能散血堕胎,用牛胆套制去燥烈性。善治肝胆经风痰,为小儿痫痉等证特效药。

附子:能回脾肾元阳味辛性热;可逐下中寒湿质燥气刚。斩关夺门痼冷何愁,善行疾走沉寒立解。温经发汗宣通痹病,益气调营补药更补。乌头即附子之母,性猛祛风;天雄乃乌附之长,形单无附。附子甘辛大温有毒,乌头如芋婆,附子如芋子,相附而生。入脾肾、助元阳、逐寒湿。药性刚猛剽悍,同表药则发散,同补药则温补。乌头与附子性味相同,但附子长于治寒,乌头长于治风。附子可用于补药中,乌头则不能。乌头燥散之性较附子为过。天雄乃乌头中形长而四围无附子品种,性味主治与乌头相同。皆出川中,土产种植。另有一种草乌,野生,虽能治大风顽痹,见效速但辛热大毒不可轻用。

白附子:辛甘苦入阳明治头面邪风;温散升性燥毒治胃经寒湿。白附子辛甘而温,有毒。不似川附刚猛,形似天雄而长,晒干则有节。入阳明经,治风痰,燥寒湿,宜用于上焦,能治头面游风。无川附达下焦功效,不及开南星散坚消肿,性善行疾走入肝脾。

蚤休：味苦寒散结痈毒能消；杀虫积通肝热瘀可化。蚤休苦寒有毒，其苗一茎直上，每层七叶，至顶而花。根如菖蒲之根，入肝经，凉血散瘀，能消痈杀虫毒。能治惊痰等证亦因可去郁热。

大黄：沉降下行，泻实热稽留，通肠涤胃；苦寒有毒，荡诸邪闭结，破积行瘀。大黄苦寒沉降气味俱浓，入脾胃大肠血分，能荡涤瘀留结热实邪。长驱直下，破坚积，除症瘕。如治寒滞积结患者，有温下之法；虚挟积患者，有补泻并行之法。温药补药均可相辅而行，相机而用。制炒能通小便，分消善导州都，若经酒制蒸炒，则专行小肠膀胱，治湿热癃闭等证。生熟异用。

商陆：入脾胃逐水通肠苦辛有毒；疏脏腑散坚消肿沉降偏寒。商陆味苦辛寒，沉阴有毒，入脾胃大肠，泻水消肿。本品药性毒烈与大戟甘遂相同，治阳水实邪。如脾肾虚寒而属阴水患者不宜用。有赤白二种，白走气赤走血。两者都能泻水，唯赤者可外敷痈肿。

芫花：味苦辛行脾肺肾三经血分；性毒温解癖伏湿化痰杀虫。蠲除窠囊水饮，通肠散瘀消肿。芫花色黄赤，专泻上下水邪，不象商陆药性沉降不能破血。但本品药性烈用宜细审对症。

大戟：味辛苦沉寒，通肠涤脏、泻水散结；入肝脾达肾，导水行瘀、发汗消痈。大戟禀天地阴毒气，根色紫黑带黄，其苗名泽漆，阴毒性类似大戟，服之刺喉，治蛊毒疫毒等证。苗叶更能治上部疾患，金匮有"治咳而脉沉者泽漆汤主之"。

甘遂：入肾通肠洁脏腑，宣经除滞达邪结。甘遂专于行水攻决为用，味苦能泄，寒胜热能直达水气所结之处，是泻水要药。肾主水本品入肾经能去痰，因痰本质水。但本品性过寒苦，能生成阴毒，不可轻用。

蓖麻子：宣风利窍辛温有吸引效；拔腐提脓苦毒为外敷药。蓖麻子辛苦微甘，性温有毒能吸引，用于外科提脓化腐、口眼斜、子宫下坠等证可用本品研涂。

射干：苦降辛开泻肺胃结邪；性平有毒利咽喉肿痛。射干辛苦平，微寒微毒。本品即扁竹根，专入肺兼达肝，能降火降痰、行瘀散结、消痰破血，且药力猛，能通利大肠。凡肺痈喉痹等属实火患者均可用。金匮鳖甲煎丸用本药应验。

常山：吐利劫肝胃痰蕴蓄；苦辛截疟疟病稽留。常山辛苦性寒，有腥气，常山苗名蜀漆，功宣发入肝胃，劫痰蠲饮，能吐能利。与甘草同用则吐，如痰饮在下部须同大黄并用，否则大便点滴而下如痢。总之，常山气属腥寒，虚羸当禁，不可轻用。用于截疟，因疟疾必有老痰宿饮留聚其间，宜用常山劫剂。

藜芦：涌吐特效、辛苦大寒、实沉阴有毒；善杀蛊虫、肺脾癣疥、宣胸胃风痰。藜芦，芦有黑皮包附，根如葱，辛苦大寒有毒，入肺胃经，入口即吐。凡风痰在膈、蛊毒等证及癫痫不愈，久疟久哮患者皆可用以吐。又能吹鼻取嚏，外敷疥癣。毒品用宜审。

续随子：荡涤气滞血瘀性辛温；消除水停积结质毒厉。入肝肺二肠，治疫邪浊恶。续随子又名千金子，辛温有毒，入肝肺二经，下水破血利大肠，治蛊毒，服之即泻，能下一切滞浊恶物。如用之不当损人最速。

玉簪花根：拔牙有毒味辛寒，消肿软坚功至速。玉簪花根辛寒有毒、入肾、软坚消肿、下骨哽、拔虫牙。乡牙医多用本品，但最易损齿，用之宜慎。

急性子：味苦性温、透骨软坚、催生滑窍；行瘀化哽、毒能消积、降可宽喉。急性子即凤仙花子，色黑，苦温，入肾。凡子皆降，此子降性尤急，所以称急性子。透骨软坚、催生滑窍因药性能入血分，行瘀降气。能治大人噎膈，小儿痞积等证，又能辟虫因凤仙花草虫不蛀、蜂蝶不过，即毒可知。

风茄花：止疮疡疼痛服食口麻；宣痹着寒哮辛温大毒。风茄花又名曼陀罗花，味辛性温入肺，有大毒。主治大风顽痹一切诸痛。研末热酒冲服 1 克即昏昏如醉。割疮火炙不知痛。

二、常用木部中药知识传播

（一）乔木类

槐花：凉血清肝凝天地阴气；祛风疗痔除下焦湿热。槐花与果实槐角性味虽同，主治略异：花色黄质轻，散而达表，入手足阳明血分，凉而带散，治肠风痔漏、痈疽毒疮、皮肤风湿等证，虚寒当戒；槐角降且通肠，色紫质重，入肝与大肠，下降治肠风痔漏，兼治崩带下血，下焦血分有热患者皆可用。

黄柏：泻相火制阳光苦寒坚肾；除湿热安下部辛燥入阴。黄柏用树皮，气味皆苦寒沉降，独入肾与膀胱，清泄下焦湿火，安肾水。清肺部上焦之热，治口疮。

杜仲：气温而浓，益肾培肝。治腰膝虚疼；味甘且辛，除寒胜湿，促筋皮连续。杜仲又名木绵，杜仲树皮，折之有丝不断，色紫入肝经，味辛甘温，祛逐下焦寒湿，邪去肝得温养，因药性生发，子实则母不虚而补肾。杜仲祛邪力有余；补养功不足。

芜荑：辛平无毒治肺经虫积疳痨；洗服均良去子脏风邪垢腻。芜荑树类似榆树，结果实似榆荚，芜荑是荚中子。辛平臭膻，入肺与大肠经杀诸虫，除一切郁热垢腻，杜生虫之源。

厚朴：平胃宽胸，温能疏畅，辛能达表，解风寒邪外客；苦可宣中，阴凝湿聚，燥可蠲除，破脘腹滞内留。浓朴产川中是朴树皮，皮甚浓故名。辛苦而温，性燥善散，入脾胃经气分，逐湿宣中，散胸腹阴凝滞气，疏肌表风寒湿邪。本品温燥破气，虚者禁用。

海桐皮：治痹疾味苦性平，羁留下部；入肾肝循经达络，宣导沉降。海桐皮生南海山谷中，树似桐，皮黄白色，有刺，又名刺桐。苦平无毒，沉降下行，入肝肾血分；循经达络，蠲除下焦风寒湿痹，性宣散。

合欢：功能夜合，调营止痛，安五脏以益心脾；智足神充，力主中和，味甘平而蠲忿怒。合欢又名乌树、又名夜合，树如枸橘形，叶如皂荚叶，至夜即合。用皮用花，各随所便，皮可行皮，花能养血。甘平之性入脾胃、长肌肉、续筋骨，补而不滞。益神智蠲忿怒。不寐一证，各有成病之由，不可因夜合而滥用。

秦皮：味苦气寒，色青性涩，主少阳协热痢疾；逐水行皮，祛风明目，洗厥阴湿火阳邪。秦皮浸水色青，书纸不落且不沾水。入肝胆二经，性寒。清肝胆湿火，主治一切由肝胆湿火所致疾病。能益精，因热去精自益。

西河柳：性温味甘咸，宣表松肌，解酒利便；浴化毒风痒，透发痧疹，入脾胃经。西河柳遇天将雨，有郁蒸气以应，微温，行肌肉，通肢节。能透发痧疹，蠲除风痒。

榆白皮：皮能入肺，性粘滑导滞通肠；榆令人瞑，味甘平和脾消水。榆白皮香性极粘滑，胜于胶漆，性甘平无毒，入脾胃经利二肠，滑胎导滞。但降下的药性，不可因稽康有榆令人瞑一语，而常用于蠲忿忘忧。榆白皮药性甘平无毒，但毕竟滑降性多，恐耗津液。古人传说榆羹、榆面等服食法，可充饥与辟谷。

大风子：味辛性热能杀虫劫毒；燥湿除风宜搽癣涂疮。大风子，辛燥有毒，能祛风杀虫，外治有奇效，但不宜非内服。

巴豆：荡涤阴凝锐利难当，攻消坚积直前无阻。辛热以宣通沉寒痼冷，制膏丹化腐祛瘀。脾胃大肠皆可入，刚雄有毒勿轻尝。巴豆辛热有毒，荡涤脏腑内沉寒痼冷、留伏坚积、破血烂胎。生用药效更猛，炒黑性缓。用少用缓攻法，不伤正气，运用得宜：如与大黄合用泻力反缓，因巴豆畏大黄。用之得宜则效佳，用不得宜，即参术也为害，何况巴豆。有用吐法如仲景三白散，病在膈上必吐，在膈下必利。用巴豆混油蘸纸燃火，吹息使烟熏鼻，能治喉风痰闭。

棕榈皮：苦平性涩，达肝肺经治吐血肠红，入营止截崩中带下，炒黑更效。棕榈皮，皮有丝，纵横如织似人之经络。味苦涩性平，炒黑能入血分止血。本品主治鼻衄吐血，肠风崩带，内无邪热患者宜用。

皂角：导滞宣风开关利窍，涤垢行痰杀虫化食。搐鼻取嚏、探吐稀涎。外敷医疮毒、焚气避疫疠。性味窜通脏腑，辛咸温润下毒。角刺纯辛力尤锋锐，搜风杀虫功同皂角；溃痈散毒功能独擅，角子烧灰能通闭结。皂角辛咸温有毒，攻散峻厉入肺与大肠，无邪不散，无坚不破，开关导滞。辛能宣风利窍，咸可润下豁痰。邪在上可用以取吐，如喉痹喉风；邪在下可以攻下，如食积痰结。外治杀虫治癣、敷肿毒、止牙疼。角刺辛而不咸，其锋锐之力能直达病处。治治溃散角子咸温性降，善导大肠风闭燥结，可咸温肠风疏通一切滞气。皂有三种：形如猪牙者为牙皂，形长三四寸；肉浓多脂为肥皂，形长七八寸；无肉而瘦者为皂荚。

诃子：敛肺除痰，降逆温通下气，大肠有湿热者忌投；固肠治痢，酸收苦泄各随，肺部有火邪者勿用。诃子苦降之力有余，酸涩之性不足，故能下肺气，除胸膈痰食结气。仲景用以治气痢，治气。主治敛肺涩肠，除痰下气。常与乌梅、五味子合用，则敛；同陈皮浓朴并用，则泄。各随其宜。性温，宜寒病不宜热病。

川楝子：利小肠清肝火，湿热疝瘕；味苦寒性有毒，专疗热厥痛。川楝子树处处有，以川中者为佳。有雌雄两种，雄者无子，根皮色赤不可用；雌者有子，根皮色白可用，据说其子鸟不食不可用。性苦寒入心肝小肠膀胱经，能导热下行，治热厥心痛，疝气虫疳等证因湿热所致可用。根皮专杀虫积,洗服皆效。如煎服当去粗皮以近泥有毒。

樗白皮:性燥寒固下有功,治痢疗崩愈带浊;味苦涩入肠奏效,凉瘀逐湿愈风虚。樗白皮即臭椿树根皮。此树有两种:香者名椿,臭者名樗,苦寒性涩,入大肠能断下。凡肠澼痢疾因于湿热留结久而不愈患者可用。椿皮色赤而香,入血分,性涩。樗皮色白而臭,入气分,性利。主治虽同,而涩利之性各异。诸家本草皆未言及,录之以备参考。

郁李仁:顺气搜风,燥结立开津易耗,平和润降;通肠导水,肿浮顿退胀全消,辛苦甘酸。郁李仁辛苦微甘微酸,性平,专主润降,通大肠,润燥结,导一切水闭风闭气闭等证。但降利之性太过,恐结去而津耗。

苏木:味甘咸性平,活血行瘀;入心肝达脾,消风散肿。苏木专走血分,活血行血,虽味甘咸平无毒,然血中无滞者不宜。能治,血行风自灭。

（二）灌木类

五加皮:苦辛咸温治下焦痹湿风寒;入肝肾经强腰膝虚羸痿。五加皮其树一枝五叶,辛苦温无毒,祛散下焦风寒湿痹,治腰膝疼痛,香港脚痿弱等证。邪去则肝肾强,筋骨利,益精补虚。本品无纯补功效,也无损正之害,有久服轻身之说,但肝肾虚,下部无风寒湿邪而有火者禁用。

蔓荆子:清利头目,宣肺经风热于上焦;味苦辛平,散肝脏湿淫于肌表。蔓荆子虽属子而体质轻浮,入肺经上行宣散,清利头目,解表疏搜肝风,治湿因风能胜湿。

桑白皮:降逆消痰嗽泻肺火之有余;疏邪利水胀性甘寒而无毒。桑椹子养血生津质甘润;桑枝祛风活络味苦而平。桑白皮为根刮去近土粗皮,取纯白者用,甘寒微苦微辛,色白性寒,入肺经降利大小肠,泻肺中之火,降气行水。治水肿痰嗽风气等。桑椹子,味甘色红,熟则紫黑入肝经血分,养血补肝,血活散风。桑枝能达四肢、行经络、利关节,祛风效优。

桑叶:搜肝络风邪,甘寒治眵泪羞明;泄少阳气火,疏利医豆风目眩。桑叶经霜者佳,凡叶皆散,其纹如络入络。疏风通肝达肺,为入肝搜风要药,肝胆相连又能疏泄少阳气分之火。治因风热目疾头风等症。

女贞子:甘凉纯静,入肾脏以益阴,目昏复见;桢干不雕,达下焦而退热,发白重乌。女贞子即冬青树之子,色紫黑,味甘苦平。此树凌冬不雕,禀少阴之精,故能入肾益阴。水足则目明热退,五脏可安,精神可养。神农本草经列为上品。

蕤仁:降气升、宣肝经风热,治目疾;性滑阴、甘寒散结痰,顺心腹。蕤仁本经称其甘温,主治心腹邪热结气,目赤肿痛等证,非温性所宜。故认为别录言性寒有据,润降之性,由肺经达肝。

金樱子:酸涩性温,达肝脾入肾,涩精固气;闭蛰封藏,虚无火即宜,有邪慎用。采药当及时,宜采八成熟金樱子,太熟色红味甘,失涩味。因其效在固涩,久痢遗精,大小便不固,无邪热宜用。

山茱萸:固精补肾性敛温,壮水生肝味酸涩。山茱萸酸温无毒入肝肾,肝主疏泄肾主闭藏。疏泄太过，则滑脱不禁，当用酸涩之剂收之。何况遗精便滑，小便不固，虚汗等证属虚，使元气固则精血充即为补。本品如五味酸味太甚，使气血不甚相宜，虚脱患者宜酌用，有邪火为患者尤当禁用。

山栀：导热归肠寒胜火，味苦通心，山栀仁解胃中郁热；炒焦入血黑平红，气轻达肺，山栀壳退皮部阳邪。山栀形尖圆，色赤象心，质轻浮入肺，苦寒性降，能清心肺上焦之邪热，使屈曲下行，从小肠膀胱而出。炒黑则能清血分郁热，如邪热在胸膈蕴结不下，则生用。栀仁亦能取吐，山栀不是吐药，不过引吐以顺病势。

枳壳：辛苦性寒破气滞，利膈宽胸；和中化食入阳明，行痰逐水。枳壳，橘类产淮北为枳，南为橘，地道使然。因此性味主治各异，枳壳性寒，主破气，气顺则胸膈利，痰行水消三焦通泰，邪热蠲除。炒黑用制其燥性，可助其消导。

枳实：泻痰破积治痞坚，承气赖之以先声；导水行瘀攻气分，金匮取之而下达。枳实即枳壳未熟者，如青皮陈皮，性味主治同功效颇猛，能破积行血，消食消痰承气。

石楠叶：苦辛平有毒，入肾宣风气；利达筋骨肉，助阳胜湿邪。石楠叶生山谷间石上，树皆向阳。有毒，民间称为风药，能治风。其叶类枇杷叶而背无毛，光而不皱。本经称养肾气，别录言女子久服思男，因本品功效助阳。但辛苦有毒，只可用之以治风寒痹着之邪，邪去则筋骨利、肝肾安，不可因补而滥用。

木芙蓉：敷围一切痈疽，消肿排脓能止痛；凉散诸般瘀热，味辛质滑性平和。木芙蓉味辛性寒入肺经，凉血散热质粘滑。治痈疽疔毒，无论已溃未溃均可敷，极能消肿止痛，凉血解毒。

山茶花：色赤入营凉血，味甘微苦散瘀。山茶花花开冬月，性寒色赤入血分。

密蒙花：入肝胆性甘寒，能涤热疏风；营润燥除障邪，治因火目疾。密蒙花，色紫入肝，甘寒无毒，能润肝燥、养肝血，散肝经风热，风热去，肝血得养，疾皆除。

枸杞子：养肝补肾益真阴性平色赤；明目添精退虚热质润味甘。枸杞子以甘肃甘州产为上，味甘，子少润泽有脂。本品性平，不寒不热，凡子皆降，能入肝肾，生精养血，精血充则目自明、渴可止、筋骨坚利、治虚劳等证。

地骨皮：下归肾部，退伏热除蒸，深入黄泉；清肃金经，降肺火定喘，甘寒色白。地骨皮即枸杞树根，入土最深故名。去外粗黑皮，取白皮用。味甘、大寒、性降，入肺肾，退伏热。肺热降，喘咳除；肾热除，骨蒸盗汗等病愈。

酸枣仁：疗胆怯无眠，入肝脏藏魂镇摄，味属甘酸；可治表疏有汗走心经敛液固虚，性颇平滑。酸枣仁入心经，酸可入肝，酸甘平，敛液固虚，但善滑大肠。炒熟治胆虚不眠，生用治胆热多眠。

川槿皮：味苦性凉，润燥和营；质粘色赤，杀虫治癣。川槿皮川产者佳，俗名槿茄、土槿皮。皮浓色红，性极粘滑，味甘苦平，微寒，入心肝经血分。能润燥活血，治肠风血痢等证，但内服之少，以杀虫治癣外治为主。

（三）香木类

肉桂：补命门助火消阴，辛甘大热，温导腹痛疝瘕；益肝肾通经行血，紫赤多香，宣散风寒痹湿。肉桂产南方粤西安南等地。种类多，以色紫肉浓味甜有油者佳，甜中带辛，自有一股香窜温暖之气。入心肝脾肾四经血分，温散血分寒邪，破血结，除症瘕。同补肾药用，能补命门元阳不足，例如治格阳、戴阳等证。能引火归原补心阳，益脾阳，均可各随佐使。肉桂水炒白芍平肝效优。肉桂宜于内寒外寒在于营分患者。

桂枝：由卫入营宣腠理通四肢；温经达络散风寒能入血。桂枝即桂树枝，性味与肉桂同而主治略异。能走四肢、通经络、解散营分风寒，使汗由出表，较肉桂轻清气味薄。

松节：燥湿宣风，治肢痹痪，可去骨强筋利病，能除味苦温。松香止痛，性甘温，消肿和营；松节质坚性燥，味苦而温，能治骨节间风湿，痹痛及香港脚等证。

柏子仁：味甘辛，补心脾，畅中快膈；性香润、定惊悸，益智安神。柏子仁味甘辛平，芳香润。入心经，能益智安神、疗惊悸、治健忘；入脾经又能快膈调中、美颜色、泽肌肤。

侧柏叶：入肺通肝，凉血消瘀，芳香且燥，治脏毒之难痊；宣风胜湿，除崩止痢，甘苦而寒，医肠风而易愈。万木皆阳，而侧柏叶独西指，西方气有贞德，入药取叶扁而侧生优。本品甘苦而寒，芳香而燥，入肝肺大肠血分。功长于凉血燥湿，吐血、衄血、血痢、血崩、肠风、脏毒等血中有湿热瘀结者均可用。

辛夷：开窍于肺部鼻塞堪通，春阳气味薄辛；清上焦助胃头风亦愈，香窜能气温散。辛夷又名木笔花、玉兰花蕊，本品初生如笔，重重有毛，当去净药用，否则毛射肺中，令人咳嗽。禀春初气生发轻浮上升，辛温香散。入肺胃二经，肺气通于鼻，胃脉行于面，主治头风鼻塞、开窍解肌。纯解散上部风寒药物，虚而无邪患者不可用。

丁香：味辛温宣中暖胃，能疗呕吐呃逆；气香苦达肾壮阳，可医癖奔豚。香有公丁母丁两种，公丁是花，母丁是实，公小而母大。丁香树有两种，性味皆同，母者即鸡舌香，古方多用；今也常用为公丁香耳。辛温芳香，色紫而润，上温脾胃，宣中辟恶。治呕吐呃逆等证。能下及肾肝，导气祛寒，下焦奔豚癖瘕疝，肾阳不足，有寒患者均可用。

沉香：味芳香、入脾胃，畅达和中，宣行脾困寒凝湿滞；性补火、健下焦，辛温入肾，降纳肾虚气逆痰升。沉香出南越等处，以色黑质坚沉水者佳。辛温香烈，入肺脾肾三经，上至天而下至泉，三经气分药，主治脾肺气逆、中恶腹痛及寒滞胸膈而呕吐等证。宣导气分，痰行水消，性沉降能壮肾阳、助命火，下焦虚寒以致气不归元，上逆而喘急患宜用。

檀香：除邪辟恶气香无毒，辛温入肺胃之经；畅膈宽胸质燥色白，宣发理上中之气。檀香出南洋，本土所产檀树，虽类似但不香。味辛而温，入肺胃上焦气分，专治上焦滞气逆气。因辛温芳香而和中、开胃、辟邪。

苏合香：味苦甘主治心脾各病，宣窍辟邪；性香烈能疗中风痰闭，解滞开窍。苏合香，味甘而略带辛苦，较诸香为甚。性温无毒，入心脾二经。凡一切中风中痰中气属邪陷内闭患者宜用，若属虚脱患者不可用。

乳香：活络舒筋，和营定痛；香窜入心，辛温兼苦。乳香是波斯等地一种树脂。入心脾营分,活血定痛。

没药:性利能宣活血,味平而苦行瘀。没药也属树脂。活血与乳香相仿,而行瘀散血止痛不如没药擅长。

血竭:行瘀止痛色赤入营,性收敛口和血生肌。平润甘咸,入心肝经血分。血竭色纯赤味甘咸,性平无毒。行瘀活血,是其所长。

冰片:温而凉,味辛而带苦;香达窍,能透骨搜风。辛温香烈,散可疏邪,外可通经宣毒,宣窍散气,治一切风痰诸中内闭等证。宜短期用以开闭搜邪,但辛香走窜性极强不适长期使用。

樟脑:芳香外治燥湿,辛热搽疮杀虫。樟脑用樟木煎成,辛热气香,能通关窍、散寒湿、杀虫。专外治疥癣香港脚,或洗或熏,或掺用以杀虫收湿。

芦荟:润下性味苦寒除邪退热,杀虫消除疳积明目凉肝。

安息香:温宣气血芳香开窍,畅达心脾辛苦辟邪。安息香辛苦微温,芳香无毒,入心脾二经。本品性芳香温散能开窍辟恶,使气血宣行,通身通泰,安神而息魅蛊毒,治卒中暴厥,心腹痛等。

（四）寓木类

茯苓:导膀胱利水,宁心安神,疗忧郁惊悸不安;清痰结顺气,甘淡入肺,治痰饮呕吐怔忡。茯苓,多年大松树经樵斫后析出树脂,附根而生为茯神,连绵不绝结成本品。色有赤有白,白者优。色红者为赤茯。入营导赤利水。味甘淡、性平和,上入肺脾,下达小肠膀胱肾经。益元气,能清肺脾虚热下行;淡渗燥利之性,能化胸中痰饮,导下部湿邪。茯神、赤茯等,主治气味相同,但安神利水略有区别。

琥珀:摩翳生肌,通心窍安神定魄;行瘀燥湿,降肺金导水分消。琥珀乃松脂入土年久而成,质坚色赤,平和甘淡,入心肺小肠膀胱四经血分。能消瘀利窍,清肺渗湿,镇心定魄。治小肠膀胱血分湿,致成淋浊癃闭等证。

桑寄生:补肝肾壮骨强筋,性苦甘平润,和营通络;养血疏风舒关节,治痹风痛着,安胎治产。桑寄生即桑树上所附之藤,种类不一,以桑树上者为佳。藤类像筋能入肝又及于肾,又能治风兼治湿。风能胜湿,治筋骨间风寒湿痹。本品祛邪力有余,补养功不足。补虚羸益血脉因邪除正受益。

猪苓:淡渗分消,自肠下导治癃淋;甘平赤黑,釜底抽薪去湿热。却能从。猪苓生枫树下,得枫根之余气结成,状如猪屎故名。外黑内赤,甘淡性平,入小肠膀胱血分,分利湿热。湿热下降,祛上焦热而渴止,里和表解解表部温疫。本品性淡渗燥利,耗亡津液,阴血不足禁用。

（五）竹类

雷丸:得竹余气,苦寒能清热杀虫;感雷成苓,阴毒可入肝达胃。（雷丸竹之苓,生于竹下土中,如猪苓茯苓之类。形如丸,苦寒有毒,杀虫辟邪。）

竹茹：入胃清烦止呕逆，行皮达络埽邪氛。竹茹是竹表第二层青皮。竹种类颇多，以淡竹竹茹为佳。味甘淡，性甘寒入肺胃，散逆气、清烦热，凡一切呕哕痫痿噎膈等，属上焦有热均可用。

竹沥：祛豁痰清热，皮间膜外尽搜除；治类中偏枯，经络四肢都走遍。竹沥甘寒滑利，入胃腑、达大肠、功主清热豁痰。本品为竹中津液，凡经络四肢及皮里膜外痰热壅滞患者非此莫属。卒暴中风等经络中有痰涎患者，宜配伍姜汁使用，热以制寒，姜汁能开痰宣散，一开一降，相辅而行。

天竹黄：治惊痫因风淫，肃肺邪扰；性甘寒能清热，镇心豁痰。天竹黄，大竹中脂膜结成黄片，积久而成。甘凉上入心肺，清热豁痰。性味功用与竹沥相似，但本品不能滑润，不能祛搜经络皮膜中痰，唯镇心定惊治小儿惊痫。

淡竹叶：降心肺火邪甘淡微寒；消太阳湿热轻浮上达。淡竹叶甘淡性寒，轻浮上达，解散上焦风热，清心肺炎蒸，导小肠膀胱湿热下降。清上导下，可升可降，阳中之阴也。

三、常用果品中药知识传播

莲子：滋泽容颜安宁神智；蕴交肾水平补心脾。甘可调中，浓肠止泻。涩能固脱，治遗浊以藏精。莲蓬苦涩偏温炙血室崩淋，生藕消瘀涤热，熟汤和血养阴。花须甘涩固精可敛脱。荷叶苦平散水并升清，鲜者可解暑邪，用边尤效，干者能宣脾胃，炙为良。荷叶蒂上升，举清阳之下陷。茎节能止涩，固失血。莲子甘涩性平，入心脾肾三经，补而兼固，补中治泻，安神固遗，使水火相交，中土受益，去心药食两用。

橘皮：燥消痰理气滞入脾胃和中，留白宣补中州；温快膈逐寒凝味苦辛散逆，去白流通肺部。核入肝疗疝，理寒滞颇灵；叶治乳消痈，味苦平无毒。络甘寒通络，瓤酸冷生痰。橘皮种类多，广产者优、陈者良。味苦辛性温气香质燥，入脾胃气分，燥湿理气，散逆和中。同补药则补，同表药则表，同泻药则泻，用盐水炒极能治痰，能燥湿理气，治痰。橘白去外一层红皮，味甘，效不如橘皮，但用于补脾胃药中无燥散副作用。橘红去除内白，性轻浮能入肺。橘核苦温，色青入肝，形类肾丸，能宣散治因寒疝疾。橘叶苦平气香，轻扬上达，入肝胃，宣胸膈逆气，消肿散毒治乳病。橘络甘寒入络，可清络中余热。橘瓤性寒甘可润肺。同一物，部位不同主治不同，应细分研究。

青皮：辛发汗入肝经破滞削坚，疏下焦肝气；苦宣邪治疝疾辟寒理气，解胸胁郁痰能。青皮是未成熟的小橘，色青气烈，味苦辛，性温燥，性味同橘皮，醋水炒煎效更高，入肝胆经，能发汗散寒，行气破积。本品似壮盛少年气剽悍，肝胆经疝气痰滞积聚均可用。

大枣：甘缓中、温养血、补脾益胃，益气调营；润中州，和百药、止渴生津，强神助脉。枣，种类较多，总之以肉浓、多脂、味甘、核小者为佳。红枣功效不及黑枣，但和营效力胜黑枣。

芡实：治水同气相求扶脾止泻；性味甘平无毒固肾益精。芡实生于水而能治水，甘平性涩，邪水去而真水固。味甘入脾，水属入肾，扶土利水。本品同山药等则补，同苡仁等则利,同金樱子等则涩,各随其用。

乌梅:因温涩疗虚痢敛汗,酸入肝及肺络脾经,伏蛔厥;酸能收可开噤化风痰,黑走血治肠红嗽疾,除恶疮。乌梅是青梅半黄时用火熏黑而成。白霜梅即青梅用盐水浸,日晒夜浸附霜而成,味酸咸性平,入肝达胃,善豁顽痰治中风喉痹、牙关紧闭等证。因其咸能润下、酸能涌泄。开牙噤是因齿得梅,肝气使津液上泄,但本品伤肾多食损齿,豁痰涎,梅核膈宜含咽。本品味酸性温入肝经血分旁及脾肺大肠,能收敛止涩治久咳久利、虚汗亡血等证,能治蛔虫。

柿:甘寒可口解肺热生津;红润归营滋肠燥而凉血。柿霜化痰宁嗽清肃轻扬,柿蒂平呃除寒苦温降纳。柿甘寒微涩红熟涩味尽去方可食。入肺胃大肠血分,清胸中烦热,止渴生津;润心肺治咳血吐血,极能凉大肠,痔漏便血等由于血分有热宜用。柿霜,柿饼上所结之霜,甘寒轻清上入心肺,清热化痰,治咽喉口舌热证。柿蒂苦温性降入胃经,治因寒呃逆。

荸荠:甘寒退热消痰食,冷利除风驱铜毒;行血达肠顺胸膈,除胸热痰止消渴。荸荠甘寒滑利,入肺胃大肠血分,消风消食,治黄瘅,除肺胃丹毒,治血痢等证。

枇杷叶:清肺消痰定喘嗽,苦降和阴;除烦下气退阳邪,甘平散逆。枇杷叶苦平入肺经,性能降气,气降则痰下。痰下则不逆不呕,不渴不咳,气降火降,除烦润燥。

甘蔗:能清金润上,止渴解酒导下;入中焦和胃,甘寒消痰滋燥。甘蔗甘平入脾胃,微寒、清肺、润燥、化痰、和中、散逆,为解渴佳品,但多食滑大肠。蔗汁冷食,热去寒生。蔗汁煎成赤沙糖,性温和血,虽然主治与甘蔗相同但能入血分和血脉,多食能助湿热、损齿、生虫。

桃仁:味苦甘,破留肝络瘀;性平润,通结肺肠燥。桃仁味苦兼甘,性平而润入肝经,兼入肺与大肠,破血润燥。杀虫是因虫裹血而生;祛风因血行风自灭。能治肝疟鬼疰疼痛等证,均为肝病血结导致。

杏仁:治咳搜痰、温润下行,降大肠燥结;宽胸降气、苦辛宣壅,疏肺部风寒。味甘平性温润降,入肺经气分降气,气降则痰消嗽止。能润大肠,大肠气闭患者宜用。杏仁无辛味,只润降而无解散之力,但风寒外束,肺气壅逆,不得不用此苦降药品,使气顺解表,即麻黄汤杏仁。甜杏仁非本品,味甘性平,供食用,主治与杏仁相似,宜用于虚劳咳嗽。

梨:性寒润味甘酸解渴止酒;清心肺上焦热消痰快膈。梨味甘微酸,入肺胃经清烦热,利大肠治热咳燥咳,除胸中热痰,解酒毒。热极生风,能治风消等证。生用清热,熟用养阴,如地黄生熟功效不同。

橄榄:味酸涩香甘,专化鱼豚哽毒;入肺胃清肃,并疗酒食烦蒸。橄榄又凉果,味甘涩香甜,性温,多食能壅气。因香甜清郁最能开胃气,解酒毒,解热除痰。

胡桃:甘温敛肺润肾燥,润肺疗虚寒喘咳。胡桃入肾与命门,能温补下焦,摄纳元气,泽肌黑发,主治虚寒喘嗽久不愈患者。

龙眼肉:性平微温无毒,益胃气足心培脾;养心益智安神,治思虑惊悸健忘。龙眼肉味纯甘,皮黄肉赤,益心脾。心脾足可使思虑忧愁等证全愈。

山楂:消磨克化走脾达胃,酸苦甘温治疝行瘀。山楂味酸甘气温色赤,入肝脾血分,能克化饮食,行瘀破血。因性温入肝经,故能治疝气等疾。血活松肌易于透表,能消导化肉积。

榧子:味甘气温,杀虫润肺。榧子肺经果,味甘平微温质润,善杀虫能润肺。多食滑大肠,适用于肺脏性咳嗽痔漏患者。杀虫药味苦,但本品与使君子甘润不伤脾胃。

石榴皮:甘涩治顽痢血虚,固肾摄肠;酸温医虚寒久咳,保金敛肺。石榴皮味酸涩微甘性温,入肺肾大肠血分,须炒黑用。本品功效固摄,烧灰服治虚寒肠红吐血,煎水医无邪热带下崩中。石榴花色赤入心经,炙黑使用散心郁,治吐血衄血;炙黑吹鼻中治衄血;擦齿涂须,能变白为黑。但与五倍子相似,能涩气血枯肠胃,不可多用。

荔枝核:治肝经疝疾散滞祛寒;医胃腑瘀疼味甘性热。荔枝核散滞、祛寒、行血,治寒疝及寒凝血滞的心痛胃痛等证。

瓜蒂:苦寒入胃,吐膈上蓄聚热痰热痰;研散纳鼻中,治头内蕴留水湿。瓜蒂即甜瓜蒂,待瓜熟后,连蒂晒干。用于消水化热、治黄瘅、杀虫毒、能降能涌,但非上焦有风痰实热水蓄患者不可用。

西瓜:凉利祛烦蒸,解除六腑燥渴;甘寒解暑热,顿使小便清长。西瓜性甘寒,能解暑。解暑首在清心,利小便;能解烦渴。

槟榔:消积消痰破上焦郁;入肠入胃攻下焦瘀。槟榔有两种:一种形尖长,称尖槟榔,又名鸡心槟榔;另一种形圆扁,称大腹槟榔即大腹子。两者性味主治虽同,但尖者优。性苦辛而温,质坚刚而峻,能降一切气,破一切滞。气降则痰行水消,滞破则积除食化,杀虫截疟。味辛苦温,降气宽胸;性坚刚峻。能治沉寒香港脚、消除瘴邪蓄饮、疝气。本品宽胸膈除虫患瘴毒,专主降气。凡体内脏腑气凝滞不宣患者均可用,不拘肠与胃。

大腹皮:行脾达胃宣胸腹郁,逐水宽中散肺肠滞。大腹皮即槟榔树皮,辛苦而温,其皮有毒。性味主治与槟榔同,但无槟榔降气功能,只有行皮宣发效果。主治皮肤水肿、温疟伏邪等证。

木瓜:利筋脉、通经络,疏和霍乱转筋;味酸收、入肝肺,宣达风寒痹湿。木瓜处处皆有,以宣城产为佳。味酸涩、性温、气香,入肝脾二经。专治筋脉为病,急者舒因其香;驰者治以其固。主治因肝脾不和与筋脉病变:霍乱、痹病、香港脚等证。

栗:益气厚肠,耐饥补肾;生食难消,熟食滞气。

香橼皮:宣脾肺辛平快气宽中,耗阴津香苦消痰导滞。香圆皮,辛苦平入脾肺,下气消痰宽中快膈。虽无橘皮性温但气香燥,阴虚血燥患者禁用。同类药品佛手,理气消痰,温燥并兼酸苦,畅中散逆,辛香直达肝脾,但肝脾气滞、阴血不虚者不宜。

金橘皮:解酒止渴快膈和中,畅达理气辛香不燥。金橘皮甘酸性平辛。

杨梅:味甘酸行血活血,性温热可散可升。杨梅甘酸可口,达肝经能但多食气升上壅,易致头汗鼻衄。(因其性热痢者,亦升散之意也。)

四、常用谷菜类中药知识传播

谷类药食两用,品种繁杂,味气不同,如不辨各自异宜性味,长期食取不知损益,不利于健康。

山药:甘平入脾、滋白归肺、养阴益气,清肺脾余热;纯养中州、止泻固精、性濇宜肾,治风气虚劳。山药又名薯蓣。各地有产,以怀产者优。色白、味甘、性平、略苦涩,养胃健脾,益肺阴、固肾脱。本品治脾虚泄泻、肺虚咳嗽、肾虚遗滑等证。不寒不燥补虚羸,但性偏腻涩,脾虚湿胜患者不可用。

薏苡仁:甘清上焦邪滞,或生或炒,能治痈痿、拘挛、胸痹、咳喘;清寒益脾降肺,因病因方,可导水湿、黄瘅、脚气、浊淋。薏苡仁甘淡性寒,入肺胃脾经,功能健脾益胃但不如山药性补。清热利湿是苡仁所长,故上则肺痈肺痿,中则肿满黄瘅均可治。也可用于因肺热胃湿,致筋脉受病而导至拘挛、香港脚痿等证。

百合:甘寒微苦,清心保肺,止咳驱余热;宁神定魄,清降邪热,益阴利二便。百合味甘平,微寒微苦,入心肺经补虚清热。质味浓清咳止肿消。用于因病后热留肺部所致病患。

胡麻:祛风养肝益血泽枯,润燥滋肾填阴导肠。本品又名脂麻、巨胜子,甘平入肝肾,润燥滑肠。本品有黑白两种,入方以黑者为优。麻为木谷,能入肝治风,治肝肾阴亏血燥或肢体风淫癣癫等疾,以渗入筋骨润燥可润。但外来真中风,不可用本品。

麻仁:治脾约与津伤甘平养肝血;能泽枯而润燥宣利导肠风。本品又名苎麻,与胡麻作用相似,治风润燥药效大抵相同。临床凡津亏脾约风燥便结等用麻仁;麻风癣癫等用胡麻。

饴糖:甘温健脾缓中补虚,熬焦行瘀止衄;养金润肺治咳除痰,含服止渴化哽。饴糖用糯米麦芽制成,味甘性温,多食助湿热伤肾气,生虫损齿。

黑豆:色黑似肾归肾经益阴利水;除烦解毒性甘平活血宣风。黑豆味甘性平,生用性平、炒食则热、煮食则寒、豆豉则冷。能除风使阴血足,行而不滞。方书中常用于解毒。

豆豉:甘苦微温行肺胃宣疏,发汗解肌治风寒时疫。豆豉用黑豆蒸熏而成,性寒,但经蒸熏味甘者变苦,入肺胃行上焦,宜用于发升散。适用于时温、温疟、内有伏邪表里不解患者,吐邪而化腐。即所谓在表汗发之、在上越之,因豆豉能化胸中陈腐,解表宣里。

豆卷:舒挛筋脉逐水邪,甘平解毒宣风湿。方剂中豆卷即黑豆浸水中长出的嫩芽,性味功用同黑豆。生发能解表,入肾水,治上下表里水湿邪气,宣风、解毒、舒筋,因可祛水湿所困。

赤小豆:味甘微酸,行瘀利水入心小肠;性平无毒,排脓散肿消瘴行血。赤小豆即赤豆,以紧小色赤者为佳,药店有赤小豆半红半黑为相思子即红豆,有毒不能用。赤豆性甘酸平,消水。主治水鼓血鼓、香港脚、痈疽肿毒,内服外敷有效。但消水行血,多食令人消瘦。

绿豆：性寒味甘行水归胃，清热解毒除热和脾。

扁豆：性甘平消暑益脾解毒，扁豆花治痢疏邪；入胃经升清降浊和中，扁豆皮解饥行水。扁豆养胃健脾愈吐利，能解暑。赤扁豆入血分宣瘀；白扁豆入气分行气。

麦芽：味甘咸能阻浊温胃助脾；消谷食化面停乳积瘀留。麦芽味甘咸、性温、入脾胃，能消能磨化一切米面谷食积。凡瘀留浊垢等皆可化之。若无积患者服用本品有伤元气，孕妇不宜。

酒：御风寒、通经络，味苦甘辛性热；通血脉、壮心神，气雄刚猛升散。酒用糯米和酒曲酿成，种类多，味各异、性烈。少饮可行经络壮神活血，过饮耗散气血，助湿生痰。酒性虽去而渣滓日积留聚胃中，粘腻不化，饮食渐少，多致脾胃日虚成噎膈反胃患者。烈性酒大辛大热，用以散寒开郁速效，但毒烈性较前者尤盛。

浮小麦：清冷调心津，甘咸除虚热。浮小麦是水淘浮起的小麦。味甘咸性凉入心经，退虚热养心使津血不为火扰，治自汗盗汗。

荞麦：甘平逐湿益脾元，降浊宽胸除积垢。荞麦甘平无毒，养胃助脾，炼除脏腑滓秽浊垢及滞浊痔漏。因湿淫沉积肠胃患者，均可用本品宣导，降气宽胸。但脾胃虚者不宜长期。

刀豆子：治呃逆温中下气，甘无毒益肾归元。刀豆子味甘性温入肾，温暖下焦。治肾虚气不归元，虚寒呃逆。

秫：性甘凉治阴虚不寐，质粘腻利肺壅以通肠。秫即细米粟，又名粱米，粟之粘者为秫，粳者为粟。类同黍稷粘者为黍，不粘者为稷。秫为肺谷，肺病宜食。秫性甘寒，养肺阴，利大肠。主治阴虚不眠等证，能益阴退阳。

蒲公英：入肠胃散热疏邪解毒，味甘苦性寒滑窍消痈。蒲公英即黄花地丁生长平泽田园，茎叶如苦苣，中心抽出一茎，茎端开花，色黄如金钱如单瓣菊形。味苦甘性寒滑入阳明胃与大肠经。散热结消痈毒及乳房疾病。

紫花地丁：味苦性寒泻疔疮毒壅；通营破血入心包络肝经。紫花地丁即地丁草茎，色紫开紫花，性味主治与蒲公英相同。入手足厥阴血分，行瘀活血主治疔疮毒壅。

莱菔子：定喘止嗽，下气消痰，生服性升能涌吐；宽中化食，消胀利肠，炒香气降味辛温。莱菔子辛甘温，入肺胃主治痰。生用能升能散，吐胸膈风痰。炒熟性降，气降痰消治喘嗽因痰患者。病在上在下、用生用炒、或吐或消，其根主治相同。

干姜：味辛热、逐寒散冷，肾邪痹着重能轻；入脾胃、燥湿温中，肺饮蓄痰嗽可愈。干姜即生姜之宿根老母姜，流水中浸三日，刮净皮晒干，又名军姜，辛热性燥不如鲜姜散表。干姜热燥入脾胃，逐寒燥湿，与肺肾药同用能入肺肾。例如小青龙治饮邪咳嗽，肾着汤治寒湿腰痛。本品炮黑则辛少苦多性和，燥散性减，温守之力独优，能入血分血药用为引导，协助补药药效。因此营血虚寒而欲温补用干姜炮黑，即纯虚而无寒也可使用。

生姜：散肺部风痰咳嗽，化痰散逆，治中焦腹痛虚寒；达肺经发表除寒，辛热去秽，入胃经温中止呕。生姜味辛性温入肺胃，散寒发表，宣胸膈逆气。生姜能治呕，解半夏南星药毒，祛邪辟恶。但本品辛散过盛，多食耗气血，助火邪，宜慎用。姜汁豁痰通络，姜皮散水和脾，煨熟则缓而性降，蜜炙后润兼疏，发散性减，但能温中降逆，治寒滞腹痛更有效。例如，治肺受风寒咳嗽，欲其散又惧其辛热伤肺，可用生姜蜜炙。

　　葱白：味辛气温入肺胃，性热通阳宣发汗。葱白即大葱近根处白茎，味辛性温，升浮上达入胃肺二经。本品能外散风寒，内通阳气；又能行血散瘀、止腹痛、消肿毒。因葱白能行气通三焦，通则不痛，但本品耗散昏目、损志伤神，虚弱患者审用。

　　大蒜：辛温气臭入脾胃，能解暑治蛊，破积散寒除症瘕，治阴疽癣。大蒜辛热臭烈，辟恶气、散寒邪、化肉积。可火灸捣贴外敷。但性刚猛多耗散，耗阴损目。外用效佳，少食开胃。

　　韭菜：韭叶益肝肾元阳，性味甘温，生韭菜汁辛热，治血瘀噎膈、脘内留邪；韭根须通络行瘀，下行降浊，韭菜子固精暖肾，治带疗淋。韭菜又名起阳草，叶味辛而酸、性温入肝经血分，助阳气，暖下元，药力行散但固补不足；行瘀散血以韭汁为优；暖下固精应首选韭子。根须与叶药效相同，但临床更适用于病后康复及下部瘀浊阻滞患者。

　　薤白：祛胸痹痰血辛滑通阳，治泄痢邪氛苦温散气。薤白，叶如韭、根似小蒜，色白用根，味辛苦，性温滑。入胃大肠经，因辛苦温滑，能通胸中阳气，散胸中痰血。能治赤白痢，也因本品能调阳气不宣、祛痰血交滞。

　　马齿苋：苦滑性寒，利肠消肿；酸辛色赤，散血行肝。马齿苋又名五方草、酱板草，叶细细对生，叶青、梗赤、花黄、根白、子黑，因此称五方草。味酸、微辛、微苦，性寒质滑。一般用于外治敷搽，较少煎方服。入肝与大肠，能行血滑窍利大肠。

　　丝瓜络：凉血祛风通经络，化痰解毒性甘寒。丝瓜络味甘性寒，入经络解热邪。热除风去，使络中津液不致结为痰，转成肿毒诸证而解毒。

　　木耳：滋养营阴，治吐衄性甘平，善疗痔漏止肠红质凉黑；务宜知有毒无毒之不齐，当省察良木朽木之互异。木耳生于朽木，得湿热而生，受阴晦之气，味甘色黑。虽能治痔漏肠红等证，毕竟非治病良药，仅供蔬食。

　　吴茱萸：辛苦疏肝降冷浊，散厥阴之寒；芳香治呕愈寒疼，燥脾经之湿。吴茱萸辛苦温、芳香而燥，为肝经主药，兼入脾胃经。脾喜香燥，胃喜降下，本品药性下气速，能宣散郁结，治肝气郁滞，寒浊下踞以致腹痛疝瘕等疾患。也宜于疝瘕、香港脚、郁结饮邪、吞酸胸满等，能温散导癖奔豚、呕吐吞酸胸满下行。本品辛苦香燥，宜治肝治胃及中下寒湿滞浊。

　　茶叶：涤垢除烦，清心入胃，芳香清肃；解酒止渴，消食行痰，甘苦阴寒。茶叶种类较多，以嫩而色香味美为佳，性苦甘寒，入心肺脾胃四经。能蠲除上焦，郁热垢腻，除痰化食，清头目、利二便，令人少睡。若虚寒患者久服，即戕败脾胃，易成痰饮等证。

　　芫荽：辛温宣肺胃寒凝，散寒快气辟秽恶。芫荽又名胡荽。血气闻香顺、闻臭逆，痘疹不起,用本品宣发。

茴香:理胃宣中治腹痛呕吐,辛甘香燥疗疝瘕疏肝。茴香有大小二种,形如八角者为大茴香,形如蛇床子者为小茴香。食料入药均大茴香。本品辛甘温,入肝与脾胃经,治寒湿疝瘕小肠膀胱冷气。药性辛香温暖,可宣中辟恶、开胃止呕,祛寒湿暖肾。

五、常用动物类中药知识传播

乌骨鸡:适产孕虚劳,补肝经血亏,治肺肾虚羸;能动风发毒。可消食宽中,填血液不足,安脏养心神。鸡的种类较多,药用以白毛黑骨鸡为优。性味甘平,肝虚者宜食,肝肺肾三脏血液不足者最宜。但本品能动风发毒,一切外证、风气患者不适。鸡内金即鸡硬肫内层黄皮,能化食,炙黑入药可消磨水谷食物,治淋浊,止遗尿。孵壳研末治臀敷疮。鸡蛋生凉熟温,内黄外白,入心肺经,宁神定魄,补益脾胃。

鸭:甘咸入肺肾养金治嗽,扶久病虚劳退热滋阴。鸭血性味咸寒、解毒。

五灵脂:治肝经摩臀杀虫,通肝破血,咸酸温痛滞均瘳;疗寒瘀崩淋漏带,消积除风,腥秽浊虚人当禁。五灵脂即寒号虫排泄物,甘苦咸温,腥臭浊恶,入肝破血消积,治一切疝瘕血滞诸证。但仅适于寒症,用于风木郁滞引起的臀与虫病患。本品极易伤胃,虚弱患者禁用。

燕窝:平和甘淡,养肺胃阴津;补润安宁,治虚劳痰嗽。燕窝味甘淡,蠲除虚热。但胃虚食少及脾肾阳虚者不宜。

夜明砂:气感阴精,其目夜明善治臀,能理儿疳;性禀咸寒,其砂辛苦可行瘀,堪摩腹积。夜明砂即蝙蝠屎,蝙蝠善食蚊而睛不化,蚊食血能入肝破血。蝙蝠昼伏夜飞,目夜明,能治雀目退臀膜。药性辛苦咸寒,入肝破血消滞。

鸽:性咸平益血脉,解药毒补虚羸;鸽屎辛治虫疮,稀痘疮用鸽卵。鸽,咸平无毒,益精补虚,鸽卵解疮疡痘疹疥癣等毒。

麝香:治卒中闭经,惊痫风痰,涣散肿疡蛊邪除;能开窍搜邪,辛温香苦,尽消辟恶解酒毒。麝香,性辛温香窜,通关开窍除邪,治脏腑经络属邪闭患者及消外证肿毒。

牛黄:清心肝烦热,祛喉瘅,味甘苦微凉;达窍搜邪,疏风解毒,治惊痫痰迷。本品因牛病而成黄,结于肝胆之间,杀病牛而得。主治风痫寒热,安魂定惊等肝胆病。

阿胶:涤垢行瘀治嗽,味甘咸平性润燥化痰;补阴益血祛风,入肝肺经治痿弱虚劳。阿胶,用黑驴皮以阿井水煎成。阿井出山东阿城,济水所伏流之处,水清而重,以少许用搅浊能立清。黑驴皮可入肺入肾,补养血液。肝藏血,血足肝木荣,风邪息。本品为治虚劳咳嗽一切血证要药,味甘咸平。以清脆明亮、不腥秽、不柔软为上品。

熊胆:入肝胆性苦寒,退热明目除虫;治惊痫牙疳疼,疗耳鼻蚀痔漏。熊胆种类多,真伪不一,据说熊胆辟尘,试以净水一盏,以尘撒水上,投胆少许,能使尘豁然而开为真品。熊胆苦寒无毒,清心肝胆热,明目、杀虫、治痔。

鹿茸:补精髓壮元阳,甘咸入肾;气纯阳通督脉,健骨扶羸。鹿茸是鹿初生之嫩角,长不过一二寸,色紫而嫩,糜茸炮制更可强阴;鹿角味甘咸、性温,大补肾脏精血,补虚赢,生角酒摩能散血;鹿角截成寸断,洗净,用烈火煮三日夜,角自酥而膏生,去渣再煎成鹿角胶,专长于补血;如煎至角酥软,尚未出膏,取出为鹿角霜,性咸温力薄,性味功用与鹿茸相近,能温补督脉,添精益血,若仅阳虚而不耐受滋腻患者,用鹿角霜更好。

羊肉: 入肝胃味甘补血,治虚劳壮阳活血。羊肉味甘气膻,性热无毒,入脾胃肝三经。虚寒瘕疝腹中急痛等证,脾胃未衰,能于运化患者可服,但本品膻浊油腻,最能动风发毒,有外证风毒患者不可用。羊血咸平无毒能行血,治产后血闷血攻血瘀等证,羊肝、羊胆治目疾等。

犀角: 入心经治血热咸苦大寒,清胃腑退痘疹火郁吐红。犀角味咸性寒,入心胃血分。凡心胃血分有火邪焚灼,以致吐血衄血阳毒发狂乱热极等皆可用。本品性寒轻清透发,治痘疹痧麻等因内热不透发患者。

羚羊角: 清肝胆热狂,明目除邪;治厥阴风痉,咸寒解毒。羚羊角独入肝胆经,解毒辟邪,性咸寒专清肝胆火。主治因肝胆火,导致目疾、惊痫、肝风、肝火患者,透发痘疹等功效同犀角。

牡蛎: 退热潜阳味咸寒,燥湿软坚治瘰结散痰;疗崩敛汗性涩固,益阴补水疗骨蒸遗滑。牡蛎,海产,形如大螃,壳只有一片无对偶又名生蚝,能益阴潜阳、退虚热、软坚痰,燥而涩,又能固下焦、除湿浊、敛虚汗。

龟板: 咸寒补肾水、退骨蒸,治症瘕痔漏;宣导通任脉、潜虚阳,调胎产崩淋。龟有数种,以水龟龟板为良,色黑味甘咸,性寒入肾经。其首常藏在腹专通任脉,导引胎息。龟板柔中刚,主治壮肾水、退骨蒸、通任脉、潜虚阳,煎胶更优;能破症瘕,治疗属肾阴不足所致的崩淋、痔漏、阴蚀、难产等任脉为病。

鳖甲: 入肝达络性咸寒,退热潜阳行瘀癖。鳖甲色青入肝,咸寒无毒通经络、散瘀血入厥阴血分。本品属水族介类能益阴潜阳。

鲫鱼: 甘温宜脾胃。利水解风毒。鲫鱼属土和脾养胃,病后虚弱宜食鲫鱼。去风毒,用于外敷消肿毒。

珍珠: 定惊祛痰泽面,清热益阴解毒,生肌退翳;镇心定悸疗狂,入肝明目养容,甘淡咸寒。珍珠甘咸寒无毒,质坚刚,能镇心坠痰,安魂定魄。咸寒润泽能退翳膜、治痘疮、生肌泽面。

乌贼骨: 入肝经血分,治带下崩中下痢;去湿浊虫疳,退翳摩星清目。乌贼骨又名海螵蛸,味咸性温,质燥,主治崩带淋浊、下部虫疳等疾病。祛肝经湿浊,点目翳,贴疮可燥脓收水。

瓦楞子: 寒行瘀结治胃痛;咸可软坚祛陈痰。瓦楞子又名魁蛤产海中,形似蛤,壳背如瓦屋楞。味咸性寒入肺胃,软坚痰,消瘀血。宜用于有陈痰瘀血胸胃痛患者。

石决明: 明目潜阳平肝除热,味咸性寒通淋益肾。石决明生长海中石崖上,形如长小蚌而扁,外皮甚粗,内则光曜,背则一行有细孔,或七孔,或九孔,唯一片而无对偶。味咸性寒入肝经,软坚清热。本品能清肝经湿火,潜阳入肾、明目通淋。因肝主疏泄,邪热去即淋自愈。

蟹:通经络、散瘀血,解热行胎;续筋骨、驱漆疮,动风发毒。蟹咸寒有小毒,能横行经络解散瘀血。治折伤、续筋骨,内服外敷有效。蟹黄能化漆毒,动风发毒,风疮患者不可食。

蛤蚧:性咸平益精固下,虚劳并起奏全功;补肺肾纳气归元,喘促顿平仗尾力。蛤蚧产山间或树穴间,形如壁虎,首如蟾蜍,背有细鳞,尾修长。雄为蛤、雌为蚧,善交常相抱负,味咸性平有小毒,入肺肾二经。补虚劳、助阳,能摄纳元气下归肾部。主治肺虚咳嗽,肾虚喘逆患者可宜用。本品尾部更有效。

淡菜:补阴益阳味咸温,填精养血治虚劳。淡菜产海中,形如小蚌,中有短毛少许。味甘咸性温,能入肾益阴,治精血衰少,养阴中之阳。

田螺:甘寒降热,治香港脚上攻并明目;利水通淋,治疗痔疮止痛及解酒。田螺甘寒无毒,清热利水,引热下行。治香港脚上冲,疗目热赤痛,解酒治痔。取田螺肉外敷内服均有显效。

五倍子:乌须黑发、止汗固肠、治痢、痔漏,治金疮癞风疳蚀;酸涩咸寒、苦降敛肺、化痰、生津,清心肺降上焦火。五倍子生盐肤木上,因虫食树汁,老则结球于枝叶间,遗种于内,其形圆长不一。味酸涩带余甘微咸、性寒入肺肾大肠经。收敛化痰退虚热。百药煎:五倍子粗末一斤、茶叶一两,煎浓汁入酵糟四两拌和,置糠缸中密窨,待发起如发面状即成。其性味与五倍子相仿。但经造酿后,质轻虚味甘,能治上焦心肺咳嗽痰饮热渴等证。

蜂蜜:滋大肠通燥结甘平润肺;悦胃气泽肌肤香滑和中。蜂蜜白者优良,甘平无毒甘润,调五脏利二肠,和中缓急解毒、止痛。生则性凉,解毒止痛;熟则性温,缓脾补虚。

蜡:甘淡微温且涩,色白入肺治虚淋咳痿肺虚;久痢滑遗可固,护膜安胎疗金疮止血生肌。蜡有虫蜡、蜜蜡两种,入肺养胃气治因虚脱而咳嗽泻痢遗精带浊疾患。外科用本品护内膜、敷金疮。

露蜂房:咸苦味性平治癣癞风,附骨痈疽制方可采;质毒入阳明治疗疮瘰,风虫牙痛水漱为良。露蜂房生山林树木间,大小不一,得雨露气,名露蜂房。微甘微辛,性平有毒,入阳明经,去风痹,杀虫治疮。外治附骨疔疽乳岩等证。

桑螵蛸:和血强阴咸平无毒,固摄疗遗益精壮肾。桑螵蛸即螳螂子,又名赖尿郎,以桑树上者为优。甘咸平无毒,入肾经血分。功效益肾固精,治小儿肾气不足,夜多遗尿,宜炙研服用。本品能行血活血,内服治血闭淋沥,外敷可消痈肿治痔漏。

蜈蚣:有毒性走散肿行瘀,攻毒搜风味辛温;入肝治痫疗惊定搐,杀蛇辟蛊先行胃。蜈蚣性辛温有毒善走善窜,行瘀血搜风散肿毒。能毒杀虫敷治外证。

地龙:利水通经通血瘀,咸寒退热治囊肿。地龙即蚯蚓其食土善窜穴下行,咸寒无毒入脾胃二经,治大热狂乱,大腹水肿,小便不通及因湿热香港脚上攻等。蚯蚓泥即蚯蚓排泄物,外敷搽能清解毒除热。

僵蚕:味咸豁痰入肺,辛散风邪,宣疏攻托疗惊通乳;化结开痹利咽,温行肝络。清开顽痰消肿除疳。僵蚕即病蚕,死后僵而不腐,味辛咸治风,性温火散结气。治上焦头目风热,入肺经治喉风喉痹等疾。又行肝胃两经攻托宣行疗乳痈痰沥患者。蚕砂即蚕排泄物,燥湿祛风,性味辛温能治渴,祛风胜湿风痹,洗瘾疹。

斑蝥:行血室,辛寒通淋逐积味,治疯犬毒邪;走精宫,性毒腐肉堕胎,达下窍而泻。斑蝥生豆叶上,八九月间捕获时尾后有恶气射出,气臭辛咸性寒有大毒,走达下窍至精溺处,能蚀下人体内陈败物,使块烂肉粉片使从肠道排出;能破石淋,堕胎腐胎、拔瘰根、疯犬毒、蚀死肌、溃痈肿;可用于搽疯涂癣。

蟾酥:性毒质粘辟邪开窍,味辛气热拔毒消痈。蟾酥即癞蛤蟆分泌汁,阴干用。味辛性温有毒,外用伤肌,鼻闻引嚏。蟾皮性味甘凉,行脾肺,治小儿疳积,脾肺湿热蕴结,行湿气除热,杀虫积。服之能使体内蕴蓄邪气发于外,自脾及肺病愈。本品用于闭证救急方中开闭,宜谨慎。少量于肌肤顿时起泡蚀烂,研末鼻闻即嚏不止。疗疳积、疮疹,散痈疽、消疔毒、杀虫疮。

水蛭:味苦咸消肿胀,入肝经破血行瘀;寒毒堕胎元,寻经络搜邪摩积。水蛭又名蚂蟥,种类甚多,以水中短小腹有血者入药优。主治症瘕积聚,折伤月闭等血瘀疾患。极易堕胎,孕妇禁用。

地鳖虫:性味咸寒,补接折伤通乳脉;通经行络,搜索癖积达肝家。地鳖虫中药名简称虫,咸寒有小毒入肝经。主治血积,折伤续筋骨。

蝉壳:性寒,治夜惊啼,解风热、惊痰、乳痈;味咸,化上焦邪,退翳膜、胞阻、产难。蝉壳夏月自土中出,沿树上退壳于地,得风露清虚气,咸寒入肺。主治皮肤风热,宣发痘疹,治上部咽喉头目口齿疾患,治小儿夜啼。

蝎:味辛咸入肝经搜风,全蝎定搐疗惊;性阴毒达经络蠲痹,蝎尾愈痫治疳。蝎味辛咸有毒,其力在尾,有单用尾,有全蝎。本品走脏腑行经络,治大人中风,小儿惊痫等实邪症。能治疳治疟及带下阴脱等肝经风气导致疾患。

第二节　常用中药用法原则与药性

一、常用中药应用法原则

1.五味:①辛者能散、能达横络;②苦者能降、能泄;③甘者能补、能缓中;④酸者能收敛;⑤咸者能润下软坚。应知各药性,然后合于病情用药。

2.用药须审质之轻重、性之有毒无毒、气之寒热温凉平,然后才可以决定用剂量。

3.用药须知药材五色五臭,青入肝、黄入脾、赤入心、白入肺、黑入肾、臊入肝、焦入心、香入脾、腥入肺、腐入肾,然后可知药材所归经络。

4.用药须知药材升降沉浮,能浮能升,可以上入心肺;质之重者,能沉能降,可以下行肝肾;中空者发表,内实者攻里,为枝者达四肢,为皮者达皮肤,为心为干者,内行脏腑;枯燥者入气分,润泽者入血分,酸咸无升,辛甘无降,寒无浮,热无沉,然后可定其升降浮沉,对症用药。

5.用药当知配伍禁忌,有相反、相畏、相恶、相使、相须之别,惟相反不可合投,其余即无从顾虑。故特将相反之药,列于药品之末,然后可知用药宜忌。

6.用药须知炮制方法各有所宜。如酒炒升提,姜炒温散,用盐制可入肾而软坚,用醋则注肝而收敛,童便除劣性而降下,米泔去燥性而和中,乳能润枯生血,蜜能甘缓益元,土炒藉土气以补中州,面煨抑酷性勿伤上膈,黑豆甘草汤浸能解毒和中。羊酥猪脂涂烧,使其渗骨易脆,去穰者免胀。去心者除烦。明白制炒方法目的,可以准确用药治病。

7.用药有宜陈久药材,有宜新鲜药材。陈者取其烈性渐减,火性渐脱;新者取其气味全,功效速。

中医应用中药重中之重是要通晓中医基本理论与中药理论及中药药理药性,应当因地、因时、因人、因症制宜,然后针对病证、病机,对症确定用药与处方。

二、常用中药药性归类

1.解表药　能发散表邪,解除表证的药物叫解表药。此类药物一般味辛,辛能发散,通过发汗散表。表证有风寒与风热两类,解表药也可分为辛温与辛凉两种:①辛温解表药:麻黄、桂枝、紫苏、荆芥、防风、白芷、藁本、细辛、生姜、香薷、葱白、辛夷等;②辛凉解表药:柴胡、菊花、薄荷、牛蒡子、蝉蜕、蔓荆子、升麻、西河柳等。

2.止咳化痰平喘药　能减轻或解除患者咳嗽、痰、喘的中药叫止咳化痰平喘药。咳嗽、痰、喘三者关系密切,一般咳嗽有痰居多,痰多又能引起咳嗽,因而祛痰多能止咳。咳嗽与喘往往同时出现,因此止咳可以平喘,平喘也能止咳。引起咳嗽、痰、喘的原因有外感和内伤两种。外感引起咳嗽、痰、喘,宜与解表药配伍;由内伤产生的咳嗽、痰、喘,一般根据气虚、阳虚、阴虚的不同而分别选用药性不同的补养药。咳嗽、痰、喘药分为如下三种:①温化寒痰药:半夏、天南星、白芥子、旋覆花等;②清化热痰药:瓜蒌、贝母、葶苈子、天竺黄、竹茹、胖大海、昆布、海藻等;③止咳平喘药:杏仁、白前、桔梗、前胡、苏子、紫菀、款冬花、百部、枇杷叶等。

3.清热药　药性寒凉,具有清热降火的中药。药性的热与火是查对的,质经为热、质重为火,热为火之渐、火为热之极。清热中药性凉者能清热,性寒者能降火,有的直熄实火,有的滋阴清火。此类中药一般具有抗菌、抑菌作用,主要用于发热、痈疮肿毒及内火炽热的里证治疗。分为四类:①清热泻火药:大多能入气分,对气分实热直析其火。清热与泻火兼备,凡能清热也能泻火,适用于高热、口渴、神昏、脉象洪实有力、苔黄燥等气分实热证及目赤肿痛等实火证。此类药物常用有石膏、知母、决明子、竹叶、卢根等。②清热解毒：能解火、热毒，大多具有抗菌、抑菌作用，适用于温病、痢疾、痈疮、肿痛等实火证。常用药物有金银花、连翘、大青叶、板蓝根（马兰的叶是大青叶，根是板蓝根）、蒲公英、紫花地丁、白头翁、马齿苋、鱼腥草、青箱子、鸭舌草、金荞麦根、天名精、葎草、山豆根、青果、射干等。③清热凉血药：专入血分，针对血分实热有凉血清热还有养阴兹液功用。适用于血热逆行引起吐血、衄血、血热发斑与阴虚发热等。常用药物有犀角、鲜地黄、丹皮（用根皮）、赤芍药、地骨皮、白薇、青蒿等。④清热燥湿药此类药物性味多苦寒，苦燥湿、寒清热，适用湿热并存如阳黄、痢疾、淋浊、疮痈等。常用药物有黄芩、黄连、黄柏、栀子、龙胆草、夏枯草、秦皮等。

4. 温里药　性温或性热可以治疗里寒的药物叫做温里药。中医认为里寒证有两种：一是寒邪内侵而呕吐泄泻、腹中冷痛、食欲缺乏等脏寒证，治疗必须温中散寒；一是元阳衰弱，阴寒内生而冷汗怯寒、四肢厥逆、呕吐泄泻、脉微欲绝的亡阳证，治疗应回阳救逆。还有部分温里药具有健脾运胃的功效。温里药大多辛温，久服或不对证会阴精。热证或阴虚内热患者禁用，剂量不宜大，除肉桂、丁香、吴茱萸外一般不超过 5 克。常用药物有附子、肉桂、干姜、吴茱萸、高良姜、丁香、艾叶等。

5. 祛风湿药　祛风胜湿解除风湿痛的药物叫祛风湿药，其中部分有补肝肾、强筋骨的作用。这类药物有祛风、除湿、散寒、活络、止痛的作用，适用于风寒湿有肌肉、经络、筋骨引起的关节、肢体疼痛、麻木不仁、肌肉拘挛等症。本类多数为辛温药物，阴虚与血虚患者慎用。这类药物应用时，应根据病的部位与相应的药物配合，如病在表与解表药同用，病在筋骨与活血通络药同用，用于血虚气弱要补养气血药同用。常用祛风湿药有羌活、独活、威灵仙、秦艽、木瓜、豨莶草、海风藤、六月雪等。

6. 芳香化湿药　具有芳香、辟浊、化湿作用的药物，叫芳香化湿药。这类药物辛温香燥，适用于口甜多涎、食少体倦、呕吐泛酸胸腹胀满、舌苔白腻而脉滑等湿证，也可用于治疗暑湿与湿温。慎用于阴虚血燥及气虚。常用药物有藿香、佩兰、苍术、白蔻仁、砂仁等。

7. 利尿逐水药　具有通利小便，渗利水湿的药物叫利尿药；峻逐水饮使从二便排出的药物叫逐水药。这两者都能去湿消肿除水，中医讲的人体内湿与水形式不同，但体质查同。水流弥散为湿，积聚为水，按病情轻重用利尿与逐水药治疗。这两类药物都易伤阴，阴虚患者慎用。①利尿药：常用有茯苓、猪苓、泽泻、车前子、茵陈、薏苡仁、冬瓜皮、大腹皮、防己、萹蓄、瞿麦等；②逐水药：常用有牵牛子、甘遂、大戟、芫花等。

8. 理气药　能调理气分、疏畅气机，治疗气滞的药物叫理气药。按气滞轻重部位不同，其症状由轻至重有满、胀、痛、痞块等。常用理气药有陈皮、青皮、枳实、香附、木香、厚朴等。

9. 理血药　中医把止血、流通血脉、消散瘀血改善血液循环状态的药物称为理血药。这里分止血药和活血化瘀药，传播基本应用知识。①止血药：止血药大多具有收敛作用,适用于咯血、咳血、尿血、便血及外伤出血等各种出血症状。使用时应当根据出血原因,与病因药物配合。如出血是因血热妄行,应与清热凉血药组方;是阴虚阳亢出血应与养阴药同用;由于气虚不摄血应与补气药同用。常用止血药有仙鹤草、三七、白芨、大蓟、茜草、地榆、槐花、侧柏叶、白茅根、棕榈炭等。②活血化瘀药:本类药物适用于创伤、瘀痛、痛经、经闭等证。因气血相互联系,气行血行、气滞血滞,活血化瘀药与理气配伍效果更好,但这类药物不适合用于月经过多、血虚无瘀滞患者,更不能用于孕妇。常用活血化瘀药有川芎、延胡索、丹参、鸡血藤、郁金、姜黄、乳香、没药、三棱、益母草、泽兰、桃仁、红花、蒲黄、王不留行、水蛭等。

10. 芳香开窍药 气味芬芳走窜,通关开窍的药物。适用于惊风、癫痫、中风等突然昏迷或发热性疾病引起的神志昏迷。本类一般为急救用药不能久用。对于汗吐引起的虚脱、失血及老年人气虚晕厥不适宜用。常用药物有麝香、冰片、菖蒲等。

11. 安神药 中医镇静安神药物分重镇安神药和养心安神药两类。①重镇安神药多为金石介壳类质量较重的药物,适合于心神躁动力不安等实证的治标。常用药物有朱砂、琥珀、磁石等。②养心安神药多为滋阴益血植物药,调整阴血不足导致的心神不安等虚证。常用药物有酸枣仁、柏子仁、远志、合欢、夜交藤等。

12. 平肝息风药 风有外风与内风两种,外风宜疏散,内风要平息。入肝经平息内风的药物叫平会熄风药,这类药物分别为具有清肝、镇痉、潜阳的作用,适用于肝风内动的疾患。肝风的主要症状是头晕、目眩、抽搐,甚至角弓反张,一般由阳虚血少或邪热所致。阴虚血少者,以滋阴潜阳为主;邪热所至应用平肝息风使肝风平息。平肝息风药主要治标,还应与治本药配伍。例如,因热引起者要与清热泻火药配伍;因风痰引起者应与化痰药合用;因肾虚导致肝风,宜与滋肾药配伍;因血虚者与补血养肝同用。本类常用药物有天麻、钩藤、白僵蚕、全蝎、白蒺藜、蚯蚓、蜈蚣、石决明、羚羊角、徐长卿等。

13. 补养药 中医认为能补养人体气血阴阳的不足,以达成气血充足,阴阳平衡,治疗各种阴虚的药物叫补养药。虚证有气虚、血虚、阴虚、阳虚四种,分别有对应的补养药。①补气药:适用于脾气虚与肺气虚,也学用于血虚,使气旺生血。常用补气药有人参、党参、太子参、黄芪、山药、白术、扁豆、大枣、甘草、黄精等。②补血药:主要用于血虚入心肝脾三经,大多药性粘腻,湿潮胀满、食少便溏患者不宜多服。脾胃虚弱者应与健脾胃药同用。补血药中不少兼有补阴作用。常用补血药有熟地黄、当归、白芍、龙眼肉、阿胶等。③补阴药:具有养阴、增液、润燥功能,用于阴虚液亏患者。补阴药一般甘寒滋腻,脾肾阳虚、中气不足、痰饮湿浊、食欲缺乏、大便溏泻患者禁用。常用补阴药有沙参、玄参、麦冬、天冬、石斛、百合、玉竹、枸杞子、女贞子、旱莲草、何首乌、山茱萸、牛膝、龟板等。④助阳药:以补肾阳为主,具有壮阳、补精髓、强筋骨作用。常用药物有鹿茸、肉苁蓉、补骨脂、益智仁、杜仲、狗脊、续断等。

14. 固涩药 以收敛固涩为主要作用的药物。此类药物具有敛汗、止泻、固精、缩尿、止血、止带、止咳的作用。适用于自汗、盗汗、久泻、脱肛、遗精早泄、多尿、遗尿、失血带下等症,但只能治标,应针对病因配以治本药。常用药物有浮小麦、金樱子、麻黄根、覆盆子、五味子、莲子、牡蛎、芡实、乌梅、肉豆蔻等。

15. 消导药　助消化、促食欲、导积滞的药物叫消导药。常用的有建曲、山楂、麦芽、谷芽、鸡内金、萝卜子等。

16. 泻下药　能引起腹泻润肠排便的药物。常用的有郁李仁、火麻仁、大黄、番泻叶等。

17. 灭毒驱虫药　能驱除和杀灭肠内寄生虫的中药,此类药物中有一些还具有抗癌作用。常用的药物有使君子、苦楝子及根皮、芜荑的果仁、雷丸、石榴皮、榧子、南瓜子、苦参子、半边莲等。

第六章　中医疾病治疗常用方剂应用传播

　　方剂是单味药物治疗疾病的发展,应用中医整体原理和君臣佐使的系统原理,对证组合成具有相互协同、相互制约的比单味中药更有效,毒副作用更小的处方。我祖辈经常说,德才兼备的医者非但处方严谨公开,其用药剂量也不应该保密。基于父亲教导及祖辈传承给我的中医理论与临床实践资料,结合我曾在农村担任赤脚医生的工作实践,当时我在民间收集大量的用于常见病、多发病治疗的中医秘方与验方,结合我几十年来的医药所学与临床分析核审,重在对于临床实践确之有效而科学的方剂,进一步整理,尽量以通俗语言,进行基于中医理论与中医文化的、健康与常见病防治信息的应用传播。

第一节　常见病的中医药治疗

一、伤风感冒

　　伤风感冒四季都有发生,每于气候交替或失常之际,春冬尤为多见。一旦流行,常常严重影响人们健康。伤风感冒成因以风邪外感为主,但常兼寒、热、暑、湿、邪交相为患。患者每因体质虚弱,奏理疏松,外卫不固,劳逸不节,冷暖失调,风邪乘虚入侵而发病。伤风之病,本由外感,邪轻而浅者,止犯皮毛,即为伤风。"风之伤人,必从俞入,俞皆在背,故背常固密,风弗能干"。一般轻症即称伤风感冒,重症即称重伤风或流感。伤风感冒以头痛、形寒、发热、鼻塞、咳嗽等为主症,总治则不外解表达邪,但因时气不同,体质各异,虚实不一,症脉异常有别,亦须辩证施治,方较合宜。

　　伤风的常见脉证,大体可分以下四种类型,症治分述如下,以供临床参考。

　　1.风寒:形寒发热,头痛,有汗或无汗,鼻塞流涕,肢节酸楚或兼喉痒咳嗽,舌苔薄白,脉浮,治宜辛温解表。常用:麻黄汤,桂枝汤,荆防范毒散,香苏饮等加减。

　　2.风热:发热恶风,汗出不畅,头涨口干,咳呛频作,喉中赤痛,鼻便秘,舌苔薄黄,脉浮数,治宜辛凉解表。常用:桑菊饮,银翘散等加减。

　　3.夹暑:身热有汗不解,心烦口渴,胸闷尿赤,舌苔微黄而腻,脉濡而数,治宜清暑利湿。常用:黄连香薷饮、藿香正气散等加减。

4. 夹湿：发热不扬，恶寒声重，头胀如裹，口淡胸闷，恶心呕吐，腹胀便薄，舌苔厚腻，脉濡，治宜疏表化湿。常用：羌活胜湿汤、胃苓汤等加减。

以上证治仅举其常，若有所传化或挟虚挟实等异常见症，即应全面照顾，灵活变通，慎防拘执延误。盖风为百病之长，善行而数变，切勿以伤风为小而忽视。应当本着治未病的理念，对伤风感冒重在预防。中医认为伤风感冒的预防，除应加强体质锻炼、注意劳逸结合、增强抗病能力外，在药物疗法方面也积累了一些行之有效的经验，如常用以预防伤风的姜汤、葱豉汤、贯众汤、板蓝根汤等。

[附方]

麻黄汤：麻黄、桂枝、杏仁、甘草。

桂枝汤：桂枝、芍药、炙甘草、生姜、大枣。

荆防败毒散：荆芥、防风、羌活、独活、柴胡、前胡、枳壳、川芎人参、茯苓、甘草、桔梗（原方可去人参，加薄荷、生姜同煎）。

香苏饮：香附、紫苏（感冒轻者用之）。

桑菊饮：桑叶、菊花、杏仁、甘草、桔梗、芦根、连翘、薄荷。

银翘散：银花、连翘、桔梗、薄荷、牛蒡、甘草、竹叶、荆芥、豆豉。

黄连香薷饮：黄连、香薷、厚朴、扁豆。

藿香正气散：藿香、厚朴、苏叶、陈皮、大腹皮、白芷、茯苓、白术、半夏曲、桔梗、甘草、生姜、大枣。

羌活胜湿汤：羌活、独活、川芎、蔓荆子、甘草、防风、藁本。

姜糖汤：生姜、红糖。

葱豉汤：葱白、豆豉。

板蓝根汤：

A. 板蓝根一两、葛根五钱、鲜芦根五钱。

B. 板蓝根一两、大青叶五钱、连翘五钱、蚤休五钱。

贯众汤：

A. 贯众三钱。

B. 大青叶、板蓝根、贯众等量，水煎代茶。

二、咳嗽

"肺主咳"，咳嗽主要与肺有关。人体是一个辩证的统一体，肺的病变可以累及其他脏腑，其他脏腑的病变也可以影响及肺而产生咳嗽，所以有"五脏六腑皆令人咳"的说法。但是咳嗽主要还是与肺有关，其他脏腑之所以能令人咳嗽是通过肺而起作用的。引起咳嗽的原因，不出外感、内伤两大类。外感咳嗽病程短，又称新咳，多由感冒外邪所引起，以实证居多；内伤咳嗽病程长，又称久咳，多为虚证。外感治疗不当，可以形成内伤，内伤咳嗽往往由外感诱发。

中医学对咳嗽的治疗,在长期实践的基础上积累了不少可贵的经验,为我们进一步研究更好的防治方法提供了有利条件。如《刘完素六书》提出:"内伤之咳为阴病,治宜甘平养阴,阴气复而咳自愈也","其有元阳下亏而为喘促。凡脉见虚弱,症见虚寒,而咳嗽不已者,皆不必治嗽,但补其阳而嗽自止"。

辩证施治:

外感咳嗽,风寒初起,头痛鼻塞,发热恶寒而咳嗽的,治宜辛温宣肺,用三拗汤或止嗽散加减;风热咳嗽,脉数,烦渴欲饮,咽痛音哑,痰稠,鼻出热气,身热头痛,治宜辛凉解表宣肺,用桑菊饮或桑杏汤加减;痰热咳嗽,咳嗽痰多,色黄而稠,舌苔黄腻,脉滑数。治宜清化热痰,用桑白皮、竹沥、半夏、黄芩、瓜蒌皮、陈皮等。若咳吐脓血,痰液腥臭者,称为"肺痈"。治宜清肺排脓,用苇茎汤加减。

湿痰咳嗽:咳嗽痰多,早起为重,痰色白腻,舌白脉濡。治宜燥湿化痰,用二陈汤、三子养亲汤加减。

风燥咳嗽:咳呛痰少,口干咽燥,舌质红少津。治宜清肺润燥。用清燥救肺汤,痰中带血加仙鹤草、墨旱莲、茅根、藕节等。

内伤咳嗽:阴虚咳嗽,病程较久,咳嗽无痰,咳声较低、口干、舌质红、脉细数。治宜滋养肺阴。用沙参、麦冬、甜杏仁、款冬花、功劳叶等。

气虚咳嗽:咳嗽气短、咳声无力,神疲倦怠、舌质淡、脉细弱。治宜补益肺气。用党参、茯苓、山药、白术、黄芪等。

[附方]

三拗汤:麻黄、杏仁、甘草。

治嗽散:桔梗、荆芥、紫苑、百部、白前、甘草、陈皮。

桑菊饮:(见伤风)。

桑杏汤:桑叶、杏仁、象贝、沙参、栀子皮、生梨皮、香豉。

苇茎汤:芦根、生薏仁、冬瓜子、桃仁。

二陈汤:半夏、陈皮、甘草、茯苓。

三子养清汤:白芥子、苏子、莱菔子。

清燥救肺汤:沙参、麦冬、桑叶、胡麻仁、甘草、杏仁、生石膏、阿胶、枇杷叶。

三、流行性感冒

典型症状:起病急骤,头痛,发热,畏寒,全身酸痛等。实验室检查有白血细胞计数减少,淋巴细胞相对增加,嗜酸性粒细胞消失,即属中医"时行感冒"或"风温"范畴。

基本方:羌活 12 克、蒲公英 30 克、陈皮 4.5 克、生甘草 3 克。

对症加减:热偏盛,加黄芩 9 克、鲜芦根 30 克;寒偏盛,加生姜 6 克。羌活加量至15 克;湿偏盛,加苍术 9 克、生苡仁 18～30 克;热毒重,加板蓝根 30 克、制大黄 9 克;高热口渴,加生石膏 30～60 克(先煎);咳嗽频繁,偏热加鱼腥草 18～30 克,偏寒加制半夏

9克,咯痰不爽加光杏仁 10 克、冬瓜子 12 克,腹泻腹痛加焦山楂 12 克、焦神曲 12 克、木香 9 克。

处方分析:基本方中以羌活疏散风邪、祛湿止痛,蒲公英清热解毒为主药。辅以陈皮健脾和胃,调和蒲公英之苦寒;生甘草泻火解毒,并缓和羌活气味之辛烈。患者由于气候冷暖失常,时邪与病毒从口鼻入侵肺系所致。偏热则咽喉肿痛、口干口渴。小便短赤、苔黄、脉浮数;偏寒则口不干渴、鼻涕清流、舌苔薄白、脉浮紧;偏湿则肢体兼见沉重、胸闷纳呆、舌苔白腻、脉浮滑;热毒盛则喉痛、口渴引饮、目赤、大便秘结、舌红苔焦黄、脉浮数有力。治法以疏邪、清热、解毒为原则。疏散药如防风、荆芥、紫苏(风寒),柴胡、葛根、淡豆豉、蝉衣、薄荷(风热);消热解毒药如银花、连翘、大青叶、七叶一枝花;化痰药如牛蒡子、桔梗、浙贝母;化湿药如藿香、佩兰、茯苓等均可选用。羌活、防风、麻黄、桂枝、紫苏、蒲公英、贯众、野菊花、一枝黄花、七叶一枝花、板蓝根、银花、柴胡、鱼腥草、牛蒡子、黄连、知母、葛根、大叶桉、马鞭草、射干、桔梗、虎杖等均有抗流感病毒的作用。

常用方有桂枝汤、麻黄汤、荆防败毒散(辛温解表)、银翘散、葛根芩连汤(辛凉解表)。成药如感冒退热冲剂(辛凉),午时茶(辛温)。柴胡注射液或复方柴胡注射液等,于煎药不便时亦可使用。

流行性感冒的预防:

1. 食醋熏蒸。睡前关闭门窗,食醋 3～5 毫升/每立方米空间、倒入饭盒或小锅内慢火烧煮,醋蒸发完移开,留熏约 30 分钟,连用六个晚上。

2. 蒲公英 30 克、桑叶 15 克,水煎服,连用 3～5 天。

3. 贯众、板蓝根各 12 克,生甘草 3 克。水煎服,连用 3～5 天。

四、上呼吸道感染

典型症状:喷嚏、鼻塞、流涕、咽部干痒作痛、声音嘶哑或咳嗽,可有低热、乏力、纳减、全身酸痛等症状。化验有红细胞升高,白细胞多正常,如合并细菌感染者可增高。属中医"伤风"、"重伤风"、"感冒"、"喉痛"等范畴。

基本方:藿香 10 克、板蓝根 18 克、一枝黄花 30 克、甘草 3 克。

对症加减:偏风寒,加荆芥 9 克、防风 9 克;偏风热,加黄芩 9 克,淡豆豉 9 克;夹湿盛,加苍术 9 克;夹暑邪,加香薷 9 克;挟食滞,加焦山楂 9 克、焦六曲 9 克;鼻塞明显,加辛夷 6 克;头痛明显,加白芷 9 克。

处方分析:基本方用藿香疏表;一枝黄花泄热而兼辛散,配板蓝根清热解表、凉血解毒;甘草调和一枝黄花与板蓝根之苦寒。由于天时冷暖无常,风寒、风热外侵卫分而成,每有夹湿、夹食、夹暑等因。治宜疏解外邪为主,兼用化湿、消食、消暑等解表疏邪药如紫苏、羌活、葱白头(辛温),薄荷、柴胡、大豆卷(辛凉),清热解毒药如银花、蒲公英、四季青、鱼腥草、连翘、射干,化痰药如半夏、橘红、贝母、桑白皮、枇杷叶,化湿药如厚朴、佩兰、米仁、通草,消食药如山楂、炒麦芽、莱菔子、鸡内金等,均可辩证选用。常用方有葱豉汤(微辛轻解),葱豉桔梗汤(辛凉散邪),杏苏散(辛温散邪)等。

五、急性扁桃体炎

典型症状:起病急,发热,畏寒(寒战),头痛,咽痛,吞咽时加重。扁桃体红肿,有滤泡或渗出物。

实验室检查:血白细胞升高。

本病多属中医"乳蛾"、"喉蛾"等范畴。

基本方:蒲公英30克、板蓝根15克、挂金灯9克、制川军9克、甘草3克。

加减法:发热,加柴胡6克;内热,加生石膏18克(打、先煎);痰多,加桔梗4.5克,牛蒡子9克。

处方分析:基本方用蒲公英、板蓝根清热解毒、凉血消肿,挂金灯清热化痰,制川军、甘草泻火泄热。

本病多因外感风热,或感受风寒,化火上炎;亦有过食辛辣肺胃内热上熏而致。治以清热解毒为主,佐以化痰、消肿。清热解毒药如银花、连翘、山豆根、苦甘草、马勃、西青果、一见喜、一枝黄花,化痰利咽药如浙贝母、射干等均可选用。常用方有疏风清热汤(疏风散表、清热解毒),清咽利膈汤(清热解毒、利膈消肿)等。外用冰硼散(红肿),或锡类散(溃烂)频吹患处。

六、慢性咽喉炎

典型症状:咽部不适,声嘶,咽喉部干痒及异物感,分泌物增加,恶心及反射性咳嗽。本病多属中医"阴虚喉痹","虚火乳蛾"等范畴。

基本方:大青叶30克、生地15克、玄参15克、麦冬12克、马勃4.5克、甘草3克。

加减法:低热,加川石斛9克;痰多,加瓜蒌皮12克,或川贝粉3克(吞服);内热重,加黄芩9克;声音嘶哑,加胖大海9克、木蝴蝶4.5克。

处方分析:基本方用生地、玄参、麦冬滋阴凉血、润肺生津;大青叶清热解毒而利咽喉;马勃,甘草清肺开郁,消乳蛾之红肿。本病多因素体阴虚,虚火上炎,或痰热蕴结,日久耗伤肺阴,肾阴而致。治以养阴清肺为主,兼用化痰利咽等法。养阴清肺药如北沙参、柿霜、玉竹、知母、桑叶、女贞子、旱莲草、野百合,化痰利咽药如桔梗、桑白皮、地栗梗、光杏仁、西青果等均可选用。用方有养阴清肺汤(滋养肺阴),二至丸(益肝肾阴血),知柏地黄丸(滋养肾阴)等。

七、哮喘

哮喘是一种常见多发病。呼吸急促称为"喘",喘而有哮鸣声叫做"哮"。哮证一般都兼有喘,而喘证则不一定伴有哮。如谓"喘以气息言,哮以声响名"。造成哮喘病的原因一般不外乎外感、内伤两个方面,尤与肺、脾、肾三脏的关系较密切。所谓其病之标在肺,病之本在脾、肾。哮有热哮、冷哮之分,冷哮多属肺中有寒,热哮则为膈上有热。喘可分为虚、实两类。"实喘者有邪,邪气实也;虚喘者无邪,元气虚也"。或者说"在肺为实,在肾为虚"。

哮喘症状:典型症状是起病突然,胸闷不适,呼吸困难伴哮鸣,咳嗽,咯痰。

实验室检查:嗜酸性白细胞增多。

多属中医"哮症"或"哮喘"范畴。

基本方:蜜炙麻黄9克、银杏肉9克、干蟾皮6克、光杏仁10克、地龙干9克、甘草3克、白石英15克(先煎)。

加减法:发热,麻黄不用蜜炙,减量为6克,加鱼腥草18～30克;肺热,去白英石,加桑白皮12克;胸痛,加白芥子6克;胸闷,加瓜蒌仁9克;咳痰难出,加葶苈子12克;内寒较盛,加局方黑锡丹9克(吞服);有外源致病因素,加蝉衣6克。

哮喘发作控制后巩固方:党参90克、鹿角粉90克、制半夏60克、陈皮30克、紫河车粉90克、海蛤粉60克、地龙干90克、甘草15克,体质虚寒者加熟附片60克。上药研粉,每日2次,每次3～6克,空腹时温开水调服。

处方分析:基本方用蜜炙麻黄宣疏肺气,光杏仁、甘草、银杏肉、干蟾皮、地龙干化痰平喘,白石英温润肺气而兼镇逆。

2. 辩证施治

冷哮:呼吸急促、喉中有哮鸣声、咳嗽痰少、色白而稀、胸闷、面色灰暗、舌苔薄白、脉浮而紧、或有发热、恶寒、头痛无汗等表象。治宜辛温散寒、宣肺平喘,用射干麻黄汤、小青龙汤加减。如经治疗,表解而喘渐平,宜顺气化痰,用苏子降气汤加减调理。

热哮:呼吸急促、喉中有哮鸣声、咳嗽痰黄而稠、口渴喜饮、舌质红、苔黄腻、脉滑数、或兼发热、头痛等表象。治宜辛凉清热,宣肺化痰。用定喘汤加减。

喘症有虚实之分,实证主要由外感风邪引发,虚证则有肺虚、肾虚之别。

实喘:咳嗽气喘,心烦口渴,舌苔腻黄,脉数而滑,治宜疏泄泄热,用麻杏石甘汤加减,若痰热重者可酌加瓜蒌皮、桑白皮、象贝等。如咳呛口干、气喘烦热、口渴欲饮,脉数,此为火邪乘金,用泻白散加知母、黄芩等以泄肺火。

虚喘:喘咳交作、气短声低、自汗、畏风,脉虚无力。治宜养肺平喘。用生脉散加沙参、玉竹、贝母、苏子等。

呼吸喘促,丹田以上气道如阻,呼吸不能接续,此为肾不纳气,宜用六味丸去丹皮、泽泻,加牛膝、五味、补骨脂、胡桃肉之类以摄肾气。若身动即喘,足冷面赤,脉微弱,此为真元虚惫,下虚上盛,治宜肾气丸或黑锡丹以镇之。哮喘缓解时,可常服河车大造丸、保金丸、玉屏风散等丸散,同时适当加强锻炼,以增强体质,可收预防哮喘之效。

[附方]

射干麻黄汤:射干、麻黄、细辛、半夏、紫苑、款冬花、五味子、生姜、大枣。

小青龙汤:麻黄、桂枝、细辛、半夏、干姜、甘草、芍药、五味子。

苏子降气汤:半夏、苏子、炙甘草、肉桂、前胡、厚朴、陈皮、当归。

定喘汤:白果、麻黄、桑皮、冬花、半夏、苏子、杏仁、黄芩、甘草。

麻黄石甘汤:麻黄、杏仁、石膏、甘草。

泻白散:桑白皮、地骨皮、甘草、粳米。

生脉散:人参、麦冬、五味子。

六味地黄丸:地黄、淮山药、山萸肉、丹皮、茯苓、泽泻。

金匮肾气丸:六味丸加附子、桂枝。

河车大造丸:紫河车、麦冬、天冬、杜仲、龟板、生地党参、黄柏、淮牛膝、五味子。

保金丸:麻黄、制半夏、川贝母、白术、茯苓、甘蔗、韭菜、荸荠、藕、莱菔、白蜜。

玉屏风散:黄芪、防风、白术。

八、支气管扩张

典型症状:长期反复咳嗽、咯痰、咯血;痰液静置后分三层:上层为泡沫、中层为浆液、下层为脓块。

实验室检查:胸部 X 线摄片见纹理增多、紊乱,或见环状、条状透明阴影;支气管造影:扩大的支气管呈囊状、梭状或柱状扩张。

本病多属中医"痰嗽"、"喘证"、"吐血"等范畴。

基本方:丹参 12 克、生米仁 12 克、甜杏仁 10 克、炙款冬 9 克、野百合 12 克、白芨片 6 克、柿霜 6 克。

加减法:痰多,加天竺黄 9 克;合并感染,加鱼腥草 30 克;痰咯不爽,加冬瓜子 12 克;咳嗽较频,加炙枇杷叶 12 克(包煎);口干气喘,加炙马兜铃 9 克;津少舌燥,加北沙参 12 克、麦冬 9 克;咯血量多,加生侧柏叶 15 克、花蕊石 12 克。

处方分析:基本方用丹参活血、凉血、祛瘀;百合、炙款冬、杏仁润肺化痰;白芨片宁络止血;生米仁清肺健脾;柿霜润燥宁嗽。

九、鼻炎

典型症状:鼻痒,间接或持续鼻塞,鼻内间有分泌物。

实验室检查:鼻分泌物及血中嗜酸性粒细胞增多。

本病多属中医"鼻塞"、"鼻渊"、"脑漏"等范畴。

1. 过敏性鼻炎

基本方:防风 9 克、乌梅 4.5 克、五味子 4.5 克、路路通 9 克、蝉衣 4.5 克、甘草 3 克。

加减法:头胀头痛,加菊花 9 克、白蒺藜 12 克;容易感冒,加炙黄芪 12 克、白术 12 克;涕多,加金樱子 12 克;鼻甲肥大增生,加川芎 6 克、丹皮 9 克。

处方分析:基本方有防风、路路通祛风通络;乌梅、五味子敛肺;蝉衣、甘草散风热、和脾气,并有镇静、脱敏作用。此病多由肺脾功能失调,卫表不固所致。治以祛风敛肺为主。

疏风解表药如葛根、桂枝、蔓荆子、柴胡（有外感时），健脾益肺药如山药、麦冬、百合等均可选用。

常用方有清鼻丸。

2. 慢性鼻炎

基本方：藿香9克、荆芥9克、辛荑4.5克、苍耳子9克、龙胆草6克、薄荷3克（后入）。

加减法：头胀头痛，加桑叶9克、藁本9克；寒邪偏盛，加细辛2.4克、川芎6克；内热偏盛，加炒山栀9克、黄芩9克；涕浊腥臭，加白芷4.5克、鱼腥草18克。

处方分析：基本方用藿香芳香化浊；荆芥、辛荑、苍耳子、薄荷祛风散热，兼通鼻窍；龙胆草降肝胆上逆之火。本病多因风热久郁而致。治宜祛风化浊、清降肝胆之火。

祛风散热药如蝉衣、葱白头、牛蒡子、蔓荆子、石菖蒲、羌活，清热降火药如淡竹叶、丹皮、银花等均可选用。常用成药有清肝保脑丸（即藿胆丸）。基本方亦治化脓性上颌窦炎。

十、支气管炎

1. 急性支气管炎

典型症状：鼻塞、流涕、咽痛、声嘶，轻度畏寒、发热、头痛、咳嗽，伴胸骨后疼痛，初时痰不易咳出，1～2日咳痰松动，由黏液转成黏液脓性痰。听诊呼吸音粗糙，并有干、湿性啰音。

实验室检查：X线见肺纹影增粗。

本病多属中医"外感咳嗽"范畴。

基本方：蜜炙麻黄9克、光杏仁10克、制半夏9克、茯苓12克、橘红9克、冬瓜子12克、甘草3克。

加减法：寒重，去冬瓜子，加细辛3克、生姜二片；热重，去制半夏、橘红，加生石膏30克、瓜蒌皮12克，或加桑白皮12克；湿重，去冬瓜子，加苍术9克、厚朴6克；发热，寒证麻黄减量为6克（不用炙）、桂枝6克；热证去制半夏、橘红，加鱼腥草30克、银花10克，黄芩9克；干咳，舌红，去制半夏、橘红，加川贝粉3克（吞服）；咽喉红痛，去制半夏、橘红，加牛蒡子9克，板蓝根12克。

处方分析：基本用麻黄解表宣肺；制半夏、橘红燥湿化痰；杏仁止咳顺气；茯苓、甘草健脾和中；冬瓜子清肺滑痰。本病多由外受风寒或者风热引起，但因气候与病人素质各异，每有挟湿、挟燥。治以疏表散邪、宣肺化痰。解表宣肺药如荆芥、防风、紫苏、生姜、葱白头（辛温），薄荷、牛蒡子、桑叶、豆豉（辛凉），健脾化湿药如苍术、厚朴（辛温），生米仁、车前子（甘寒），化痰止咳药如白芥子、桔梗、炙款冬、紫菀（辛温），贝母、竹茹、前胡、瓜蒌皮、枇杷叶（甘寒），清肺药如鱼腥草、黄芩、白茅根等均可选用。常用方有杏苏散

（散寒、宣肺、止咳），二陈汤（燥湿化痰），小青龙汤（温肺散寒、化痰止咳），金沸草散（发散风寒、化痰止咳），三拗汤（宣肺化痰），平咳合剂（燥湿化痰），麻杏石甘汤（宣肺清热），桑杏汤（疏风润肺）等。

2. 慢性支气管炎

典型症状：慢性咳嗽、咳痰，多为黏液泡沫痰，晨晚则剧；听诊见鼾声，湿性啰音和哮鸣音。

实验室检查：支气管阻力增加。

本病多属中医"久咳"、"痰饮"、"痰啸"、"痰喘"等范畴。

基本方：苍术9克、白术9克、制半夏9克、茯苓12克、补骨脂12克、光杏仁9克、炙款冬12克、陈皮9克。

加减法：痰多泡沫，加白芥子9克；痰少黏黄，去陈皮，加桑白皮12克；咳嗽气喘，加净麻黄6克、炙苏子9克；中气不足，加党参9克、炙黄芪12克；脾胃虚寒，加干姜3克、炙甘草3克；肾阳不足，加熟附片6克（先煎）、肉桂3克（后入），或加紫河车12克。

处方分析：基本方用苍术、白术、茯苓健脾化湿，补骨脂补肾助阳以治本，制半夏、陈皮理气燥湿化痰，炙款冬、光杏仁化痰止咳以治标。

十一、肺气肿

典型症状：呼吸困难，劳累或活动后即发，甚则静卧时亦可出现，易有反复呼吸道感染，每于继发感染时症状加剧；桶状胸；肺部叩诊呈高清音，肝浊音界下移，心浊音界缩小或消失；肺部听诊呼吸音减低，呼气延长。

实验室检查：血红细胞增多，血红蛋白增高；肺功能降低；X线检查见肺部透明度增大，肺纹纤细。

本病属中医"咳喘"、"肺胀"范畴。

基本方：党参10克、北沙参12克、平地木12克、广郁金10克、麦冬10克、桃仁9克、五味子3克。

加减法：咳嗽较频，加炙款冬9克、光杏仁9克；咳痰稠黄，党参改用太子参10克，加黄芩9克、川贝粉3克（吞服）；动则气喘，加参蛤散6克（分2次吞服）；肾阳不足，去沙参、麦冬，加仙灵脾12克、仙茅9克；唇甲紫绀：参阅"慢性肺源性心脏病"。

处方分析：基本方用党参补益肺气；桃仁、广郁金、平地木活血祛瘀，行气解郁，疏通脉络；北沙参、麦冬协同党参以益肺气，润肺养阴；五味子上敛肺气，下滋肾阴，又可止咳平喘。

十二、肺炎

典型症状：畏寒、发热、咳嗽、胸痛，痰呈脓性，夹血痰，呼吸急促。

实验室检查：血白细胞显著增加；X线检查见肺纹增多，有淡薄、均匀或大片均匀致密的阴影。

1. 细菌性肺炎

基本方:麻黄 6 克、天浆壳 9 克、生石膏 30 克(先煎)、黄芩 9 克、鸭跖草 30 克、杏仁 9 克、桃仁 9 克、七叶一枝花 30 克。

加减法:高热,加柴胡注射液 4 毫升(肌注),每日 2～3 次;胸痛,加瓜蒌 12 克,或丝瓜络 9 克;咳频,加桑白皮 12 克,或炙款冬 9 克;痰黏,加冬瓜子 12 克,或生苡仁 12 克;痰带血丝,加茅针花 9 克(包煎),或鲜茅根 30 克;肺炎双球菌所致,加桔梗 6 克、射干 6 克;金黄色葡萄球菌所致,加鱼腥草 30 克,或一枝黄花 30 克;肺炎杆菌所致,加板蓝根 12 克、败酱草 30 克。

2. 病毒性肺炎

基本方:大青叶 30 克、蒲公英 30 克、银花 12 克、连翘 10 克、生米仁 12 克、杏仁 9 克、桃仁 9 克、鲜芦根 30 克。

加减法:头痛骨楚,加羌活 9 克;痰黏痰黄,加干竹茹 9 克;干咳气喘:加桑白皮 12 克、炙枇杷叶 12 克(包煎)。

3. 中毒性肺炎

基本方:生地 15 克、玄参 15 克、黄连 3 克、银花 15 克、连翘 10 克、丹皮 10 克、水牛角 60 克(先煎)。

加减法:抽搐,加僵蚕 12 克、钩藤 15 克(后入);烦躁较甚,加紫雪丹 1 克(吞服),每日 2 次;神志不清,加安宫牛黄丸 1 粒(化服),每日 1～2 次。

处方分析:细菌性肺炎基本方中用麻黄宣肺;光杏仁、天浆壳化痰止咳;生石膏、黄芩清泄肺热;桃仁解血分郁结;七叶一枝花、鸭跖草清热解毒,退热消肿之内胀。病毒性肺炎基本方中用大青叶、蒲公英、银花、连翘清热、解毒、凉血,杏仁止咳定喘,桃仁解血郁,苡仁、芦根清肺、健脾、祛痰。中毒性肺炎基本方中用生地、玄参、丹皮清热、滋阴、凉血散瘀,银花、连翘、黄连清热泻火,凉血解毒,水牛角代犀角,凉血解毒,清热止痉。本病多由风寒、风温之邪从卫表口鼻犯肺,邪热蕴结,蒸液成痰,肿失宣肃,气血郁滞而致。治宜宣肺化痰,清热解毒。如热入心营,则宜凉营解毒;如肝风内动,兼与镇痉熄风。

清热解毒药如半枝莲、四季青、野荞麦根、白花蛇舌草、一见喜、山海螺、马鞭草,化痰平喘药如贝母、天竺黄、葶苈子、江剪刀草、胡颓叶,凉血祛瘀药如赤芍、虎杖根、广郁金等均可选用。

常用方有银翘散(辛凉宣解),麻杏石甘汤(宣肺、清热、平喘),千金苇茎汤(清肺、化痰、逐瘀),沙参麦冬汤(益气养阴、清化热痰),清营汤(清心、凉营、开窍)等均可加减使用。桔梗、虎杖、平地木、侧柏叶、厚朴、苏木、艾叶有抗肺炎双球菌的作用;鱼腥草、野菊花、芙蓉花、一枝黄花、牛蒡子、紫苏叶、芍草、马鞭草、鸭跖草、贯众、龙葵、蛇果草有抗金黄色葡萄球菌的作用;射干、板蓝根、桔梗、败酱草、瓜蒌、五味子有抗肺炎杆菌的作用。

4. 中医防治肺炎理论与实践的体会

中医温病学是现代医学热性病的一个大类,它是包括多种急性热病的一个总称,在《温病条辨》原文中:"温病者,有风温,有温热,有瘟疫,有温毒,有暑温,有湿温,有秋燥,有冬温,有温疟"。其中有以四时主气定名的,如风温、暑温、湿温,有以季节与主气结合定名的,如秋燥;更有以发病或流行特点而定名的,如瘟毒、瘟疫等。虽温病类型很多,但它们具有共同的临床特点,一般多发病急速,初起即是热像偏盛而易于化燥伤阴。

风温是发生在冬春两季的温热疾病,因感受风热病毒而引起的,故定名风温,初起以发热,微恶风寒,咳嗽,口微渴等肺卫见症为其特征。因为感受春季或东令风热病毒而成,以春季风木当令,阳气升、发,气候温暖多风,素禀不足之人腠理失于致密,或因起居不慎,触冒风热,极易感受病毒,着而成病。叶天士说:"风温者,春月受风,其气已温"。吴鞠通说:"风温者,春初阳气始发,厥阴行令,风夹温也",即是指此而言。如冬令气候反常,应寒反温,人或正气有亏,亦可感受风热病毒,发为本病,因其发生于冬季,又名冬温。

发病机能初起以邪在肺卫为病变中心,因温热病毒多从上受,肺位最高,邪必先伤。由于肺合皮毛,卫气通乎肺,皮毛又是卫气散布之处,所以病毒入肺,卫气必先首当其冲,而出现发热,恶风咳嗽口微渴等肺卫症候,如肺卫之邪不介,其发展趋向大致有两种情况:一是顺传于胃,一是逆转心包。叶天士谓:"温邪上受,首先范肺,逆转心包。"不仅明确了风温初起的病变所在,而且指出了风温的演变规律,凡邪热顺传于胃,多呈阳明热盛症象,如阳明热邪不能及时清介,每易深入下焦,劫烁肝肾之阴,而成邪少虚多之候;温邪逆转心包,则必现昏愦、谵妄等神志症候。此外,在演变过程中,易于外发红疹,及出现痉厥动风,痰热喘急等症。治疗方案是,初起邪在肺卫,宜辛凉宣解以祛邪外出;如邪传气分,则宜辛寒攻下,内陷心包,则必须清心开窍。初因发热喘嗽,可用清凉清肃上焦,若色苍,热胜,烦渴用石膏、竹叶辛凉清散,芩连凉膈亦可用,至热邪逆传膻中,神昏目眩,鼻窍无涕液,诸窍欲闭,其势危急,要用至宝丹或牛黄清心丸;病减后余热只甘寒清养胃阴足矣。

辩证施治:为了对风温病的辩证论治能有进一步的认识,试将现代医学中的大叶性肺炎作为一个例子来加以叙述,从该病的病因及一系列临床表现来看,用风温病的理法方药治疗大叶性肺炎,确能获得良好的疗效,因此一般认为大叶性肺炎应包括在风温病范畴中。

① 风热初客肺卫(表证)肺主皮毛,皮毛主表,故外邪在表多肺经症。

邪郁在表(表热症重者)

主症:发热为主,微恶风,口渴,咳嗽,苔薄白微黄,脉浮数。

病机:温邪外束,故以发热为主,温邪袭肺故咳嗽、口渴、苔白微黄均为热像。

治疗:宜辛凉解表——银翘散(见伤风)。

加减法:渴甚:热甚伤津加花粉,清热生津。

发热甚:加黑山栀、板蓝根、清热解毒。

项肿咽痛:风热上冲加马勃、元参,解毒消肿。

发疹:热窜营血,去荆芥、豆豉,加丹皮、生地、大青叶,凉营清热。

发痦:挟湿之症,加杏仁、滑石、通草。甘淡利湿。

② 邪郁肺络(表热症轻者):

主症:但咳,身不甚热,微渴。

病机:风热初袭于肺尚未化燥,由于病势较轻,病机重心在肺,肺气失宣,所以见证以咳嗽为主,其他如发热,口渴等症较微轻。咳——热伤肺络,身不甚热——病不重,渴而微——热不甚也,恐病轻药重,故另列轻剂方。

治疗:辛凉轻剂——桑菊饮(见伤风)。

加减法:肺热较盛,咳嗽重加杏仁、枇杷叶、黄芩。清肺止咳。咽红咽痛加牛蒡子、山豆根。

大叶性肺炎体征方面,早期阶段(充血期),起病一两天日内,病变部叩诊呈轻度浊音,呼吸音稍减弱,或可听到细小湿啰音。中医认为邪在上焦、太阴、卫分,《内经》:"其在表者,汗而发之"。温病在表,采用"疏表宣肺",祛邪外达,使肺部炎症在充血期就得到控制,不再向实质期发展或加重。温为阳邪,禁用辛温峻剂,强其发汗。

③ 邪入气分(里症邪盛期)因温邪火化,故入里时大多表现为热证。太阴气分(热在肺经)。

主症:高热、口渴、汗出、心烦、咳嗽、气喘、脉数、苔黄。

病机:热邪燔灼气分——热灼于肺,津液耗伤,肺气宣降失常。

治疗:麻杏石甘汤(见哮喘)。

④ 阳明气分(热在胃肠):里症(无形热盛)。

主症:大热,大渴,大汗,脉洪大,舌质红苔黄。

病机:外邪由表入里,里热已盛,故高热不恶寒,里热迫津外泄故汗出,热伤津液,故口渴思饮,里热炽盛,故见苔黄,脉洪大而数。

治疗:白虎汤,为清泄阳明里热之主方,舌红少津者加鲜石斛、芦根濡养胃津。腑症(有形热结)。

主症:高热或午后潮热,大便秘结,腹部胀满,甚或头痛,烦躁谵语,舌苔黄燥或灰黑起芒刺,脉实有力。

病机:邪热与肠中有形糟粕相结,伤津灼液,故见上症。

治疗:宜荡涤实热,用调胃承气汤(大黄、芒硝、甘草)。

肠热下利:凡热移于腑,下利色黄热臭,肛门灼热腹不硬痛,苔黄,脉数。此用邪热不从外解又不内结而下移大肠。宜用葛根芩连汤,苦寒清热以止利。新感温病初起,热势随盛,恶寒未罢慎用;阴虚发热者禁用;湿热蒸郁,须兼化湿不可单投寒凉清热。

这一阶段气分证,相当于大叶性肺炎现代病理学的实变期阶段(即红色和灰色肝变期),体征方面在起病后约 7 天内,病变部语音震颤增强。但有少数患者,在肺炎的整个过程中仅有呼吸音微弱症状。

⑤ 热入营(血)分

主症:高热以夜晚为甚,烦躁,谵语,嗜睡,斑疹,神志昏迷。

病机:气分邪热不介而陷营分,营阴耗损,则身热夜甚而脉形细数。营热蒸腾,则见舌绛无苔。营气与心血相通,热在心营或心包,故烦躁谵语,重者神志昏迷。

治疗:宜清热凉营开窍,用清营汤加减:生地、麦冬、竹叶、黄连、银花、连翘、竹叶,轻宣泄热,使营分邪热转出气分而解。

高热可配用紫雪丹:犀角、羚羊角、射香、石膏、寒水石、滑石、灵磁石、沉香、公丁香、青木香、升麻、元参、甘草、元明粉、朱砂、马牙硝。神昏谵语用安宫牛黄丸、牛黄、犀角、黄连、黄芩、射香、珍珠、雄黄、梅片、郁金、黑山栀、朱砂。

至宝丹:犀角、朱砂、琥珀、玳瑁、牛黄、麝香。

加减法:如热盛动风,手足躁扰,甚则加用羚羊钩藤汤,凉肝熄风。

方药:羚角、钩藤、桑叶、川贝、鲜生地、生甘草、鲜竹茹、滁菊花。

如温邪内传,肝肾阴伤症见身热面赤手足心热,口干,舌燥或神倦耳聋,脉象虚大等此为下焦真阴欲渴,邪少虚多之候宜加减复脉汤:炙甘草、干地黄、白芍、麦冬、阿胶、麻仁。本方由《伤寒论》炙甘草汤去参、桔、姜枣、加白芍组成,为湿热病毒深入下焦,肝肾阴伤之治疗主方。热邪深入,或在少阴,或在厥阴,均宜复脉。方用地黄、阿胶、麦冬、白芍磁阴补血、炙甘草、麻仁扶正润燥,以奏滋阴退热,养液润燥之效。在热入营血分阶段,相当于大叶性肺炎中毒症比较严重和出现合并症阶段,如中毒性心肌炎,或中毒性肺炎,除见上述症状与体征外,同时可出现呼吸浅表,面色苍白,四肢冰凉,出冷汗,血压下降,脉转细数等休克症,甚至昏迷。中医认为郁热闭遏于内,所以体灼而四肢厥冷,内陷灼液为痰,痰热阻闭包络神志被蒙,则为神昏谵语,或昏聩不语。

我从临床实践认识大叶性肺炎,包括在中医温病中的风温病范畴,诊断温病,虽然也是利用四诊八纲等方法,但是由于温病在发展过程中的某些特点以及温病学说中有一套自成体系的辩证纲领,所以除了诊断一般热性病应用的常规之外,更要善于运用这种自成体系的诊断纲领,才能与温病的某些特点相适应。

白虎汤:生石羔、知母、粳米、甘草。

葛根黄芩黄连汤:葛根、黄芩、黄连、生甘草。

清营汤:犀角、生地、元参、竹叶心、麦冬、丹参、黄连、银花、连翘。

紫雪丹:金箔、寒水石、磁石、滑石、石膏、犀角、羚羊角、青木香、沉香、元参、升麻、甘草、丁香、朴硝、硝石、麝香、朱砂。

牛黄丸:牛黄、朱砂、黄连、黄芩、山枝、玉金、犀角、雄黄、冰片、珍珠、麝香、金箔。

至宝丹:犀角、牛黄、玳瑁、龙脑、麝香、朱砂、琥珀、雄黄、安息香、金银箔。

羚羊钩藤汤:羚羊角、桑叶、川贝母、鲜生地、钩藤、菊花、茯神、生白芍、生甘草、淡竹茹。

加减复脉汤：炙甘草、白芍、阿胶、生地、麦冬、麻仁。

第二节　心、脑血管疾病的中医药治疗

一、眩晕

眩是眼花，晕是头晕。轻者闭目即止，重者如坐舟车中，旋转不定，似欲跌扑，更可伴见恶心呕吐、出汗等症状。眩晕发生原因，历代各家学说颇不一致，如内经指出"诸风掉眩皆属于肝""上气不足""髓海不足"，刘河间认为由于风火所致，朱丹溪则偏主于痰，而张景岳又强调"无虚不作眩"等。按之临床实践，一般是虚者居多，如阴虚则阳亢，肝风内动，血虚则脑失滋养，肾虚精亏则髓海不足，均易导致眩晕，中医强调辩证施治。

1. 肝阳上扰

主症：眩晕每因疲劳或恼怒而加剧，急躁易怒，面时潮红，舌苔黄质红，口苦或干，脉弦数。

治法：平肝潜阳。

方药：龙胆泻肝汤、天麻钩藤饮加减、龙胆草、黄芩、黑山枝、石决明、钩藤、天麻、菊花、真珠母。

2. 阴虚阳亢

主症：眩晕而见耳鸣，心烦心悸，夜不安寐，咽干口燥，舌质红，脉细数。

治法：育阴潜阳、滋水涵水。

方药：杞菊地黄丸加减。熟地、萸肉、丹皮、枸杞子、菊花、牡蛎、元参、麦冬、芍药。

3. 气血亏虚

主症：眩晕而兼见面色皎白，唇甲不华，心悸少寐，食减体倦神疲，舌质淡，脉细。

治法：补益气血。

方药：归脾汤加减。党参、白术、茯神、黄芩、熟地、当归、杏仁、炙甘草。

4. 肾精不足

主症：眩晕而见精神不振，心悸健忘，腰膝酸软，遗精耳鸣，甚至两耳失聪，偏于阳虚者，烦热咽干，舌质红，脉细数。

治法：偏于阳虚者宜补肾助阳；偏于阴虚者宜补肾益阴。

方药：补肾助阳用右归丸（肉桂，附子，熟地，萸肉，山药，枸杞子，菟丝子，当归，杜仲，鹿角胶）；补肾益阴用左归丸（熟地、山药、萸肉、枸杞子、菟丝子、牛膝、鹿角胶、龟板胶）。

5.痰浊中阻

主症:眩晕而简见头重如蒙,胸闷,恶心泛吐,少食多寐,舌苔白腻,脉象濡滑。

治法:化湿祛痰。

方药:半夏白术天麻汤。半夏、天麻、白术、陈皮、茯苓、甘草。

〔附〕:痰郁化火,症兼头目胀痛,心烦口苦,舌苔黄腻,脉象弦数者,宜温胆汤加味:竹茹、枳实、半夏、桔红、茯苓、甘草、黄连、黄芩。

二、中风

中风是一种发病急骤,而且又是很严重的病证。它以卒然昏仆,偏瘫失语,口语涡邪等为主症。

病因病机:本病在唐宋以前,都认为是"风邪乘虚入中"而以外风为因。迨金元之世,始以内因立论,至明代张景岳更明确指出:"本皆内伤积损,颓败而然,原非外感风寒所致",倡立"非风"之说,确实是一个很大的进步。

按本病来时虽暴,其源实渐,根据临床观察,皆系平素气血亏虚与内脏阴阳失调,再加上情绪、饮食、房事、劳累等不知谨慎,骤而肝阳暴涨,化风内动,引致气血逆乱,痰火壅盛,加上蒙清窍则卒然昏仆,不省人事或横窜经络则口眼㖞斜,半身不遂,形成上盛下虚,阴阳互不维系的危急症候。辩证论治:

(一)中脏

中脏为气滞九窍,得中五脏,要鉴别闭、脱二证。闭证为风动痰逆,属实症。脱证为真气暴绝,属虚证。

1.闭证

主要病在心肝,又当鉴别阳闭与阴闭。

主症:突然昏倒,不省人事,目瞪口呆、两手握固,牙关紧闭、痰声曳锯,气促面赤,舌苔黄腻,脉来洪大而劲,或洪滑而数,是为阳闭(偏热)。如静而不燥,昏仆口噤,握拳,面白唇紫,痰涎壅盛,四肢不温,苔白滑腻,脉象沉滑,是为阴闭(偏寒)。

治法:闭者宜开,先用通关散,开窍通络,搐鼻得嚏,并刺人中、失宣、丰隆、太冲等穴,以清神识,如果牙关紧闭,可用乌梅肉擦牙开噤。

(1)阳闭:随用至宝丹,以辛凉开窍,继用羚角钩藤汤或镇肝熄风汤加入菖蒲、猪牙皂角,开痰醒神。

(2)阴闭:用苏合相丸,以温通开窍,继用青州白丸子或涤痰汤加全蝎、地龙、赭石、牡蛎等。

2.脱证

主要病在心肾,为阴竭阳越危候。

主症:卒倒昏仆,目合口开,手不握固,鼻鼾气促,而青舌痿或面赤如妆,二便自遗,冷汗痰壅,手足厥冷,气息俱微,脉浮不见或豁大无根。

治法：脱者宜固，当益气回阳，如属肾阴大亏，虚阳浮越，又当摄纳真阴，与潜镇虚阳之法并进，大剂参附汤以回阳就脱，兼灸脐下关元、气海等穴或地黄饮子加潜降类药物，浓煎频灌。如痰塞喉间，欲咯无力，可配用局方黑锡丹以堕痰定逆。

（二）中腑

常由中脏苏醒后转轻，或中经络者转重，或因瘀血淤阻，气机不畅而成。

主症：神情（或未完全清醒）肢体瘫痪，失语或舌强语蹇，口眼㖞斜舌歪或颤或痿，二便难解或失禁未复，如舌红、脉弦，或弦数，为肝阳亢盛；如舌胖嫩，边有瘀斑，脉浮大或细涩，为气虚血瘀；如舌黄厚腻，脉弦滑，为风痰阻滞。

治法：

（1）肝阳元盛，以镇肝熄风汤加减。

（2）气虚血瘀，以补阳还五汤加减。

（3）风痰阻滞用贝母瓜蒌散，或指迷茯苓丸加减。

上述症状变化比较错综复杂，应随症状加减使用。

（三）中经络

主症：口眼㖞斜，舌强语蹇，兼见头痛昏晕，舌红脉弦，为肝阳偏亢；若兼见肢体重着，或手足麻木，舌白腻，脉弦滑是偏于风痰。

治法：肝阳偏亢，可用阿胶鸡子黄汤；偏于风痰，用导痰汤合正舌散或配指迷茯苓丸。如中风后遗，舌窘足痿，半身不遂，属肾虚，宜地黄饮子，温养下元，舌红，口燥，当去附桂；如气虚用补中益气汤少加附子；若气血俱虚，可用十全大补汤，挟痰加半夏、南星、竹沥、姜汁等。

恢复期的治疗，可结合针灸或按摩，同时加强体质功能的锻炼，如舌强语蹇，则更需予以言语的训练。

预防：中风的发病，虽似猛捷，但其由来本渐，皆有先兆，兹就临床所见，约有下列几点：

① 其脉必弦硬而长，或寸盛尺虚，或大于常脉数倍，而毫无缓和之意。

② 头目常晕，或痛或胀，时有脑中昏愦欲扑之状。

③ 心中常觉烦躁不宁，或性躁激愤，或梦寝恍惚。

④ 手指麻木，或半身似有不仁，或脚踏不稳，飘忽欲跌。

⑤ 颜面眼目微挚，或舌胀语蹇。

⑥ 胃中时觉有气上升，饮食易噎，或作呃逆等等。

以上的中风先兆症状不一定全部，或仅一两项出现，就应按预防为主的精神，加以措施，务必使心情愉快，注意饮食，适当安排体力活动，或可辅以药物针灸，给予合理调适。

[附方]

1. 通关散：开窍通络，搐鼻得嚏。南星、皂角、细辛、薄荷、生半夏。

2．至宝丹：(见风温)。

3．羚角钩藤汤：(见湿温)。

4．镇肝熄风汤：镇肝熄风。牛膝、赭石、龙骨、牡蛎、生龟板、白芍、玄参、天冬、川楝子、麦芽、青蒿(一种茵陈)、甘草。

5．苏合香丸：解郁温开。白术,青木香、犀角、附子、朱砂、檀香、安息香、沉香。

6．青州白丸子：中风开痰。生半夏、南星、白附子、川乌。

7．涤痰汤：痰迷心窍,舌强不能言。半夏、胆星、橘红、枳实、茯苓、菖蒲、人参、竹茹、甘草、姜枣。

8．地黄饮子：滋肾阴,补肾阳,安神开窍。地黄、巴戟天、萸肉、石斛、苁蓉、五味子、官桂、茯苓、麦冬、附子、菖蒲、远志。

9．参附汤：回阳,益气,救脱。人参、附子。

10．局方黑锡丹：温壮下元,镇纳浮阳。硫磺、黑锡、金铃子、葫芦巴、木香、附子、肉蔻、补骨脂、沉香、茴香、阳起石、肉桂。

11．补阳还五汤：补气活血,行瘀散滞。黄芪、归尾、赤芍、川芎、桃仁、红花、地龙。

12．贝母瓜蒌散：润肺化痰。贝母、瓜蒌、茯苓、桔红、天花粉、桔梗。

13．指迷茯苓丸：行气化痰。半夏、茯苓、枳壳、风化硝、姜汁。

14．阿胶鸡子黄汤：养血滋阴,柔肝熄风。阿胶、白芍、石决、钩藤、生地、炙甘草、茯神木、鸡子黄、络石藤、牡蛎。

15．导痰汤：祛痰宁神。二陈汤去乌梅,加胆星、枳实。

16．正舌散：舌强语蹇。全蝎、茯苓。

17．补中益气汤：益气补中。黄芪、人参、炙甘草、白术、陈皮、当归、升麻、柴胡、姜、枣。

18．十全大补汤：气血双补。

三、肝风

肝风标证,大多从火化成;肝风本证多由阴亏血少,阴亏则阳盛,风从阳化,血虚生热、生风,上冒巅顶,导致血虚,则旁走四肢发麻发战,两者互为因果。

1．头晕头痛,目眩耳鸣,甚则猝然昏仆,半身瘫痪。

基本方：山羊角 30 克(先煎)、生石块 30 克、天麻 10 克、甘菊花 10 克、桑叶 10 克、白蒺藜 12 克。

处方加减：

①耳鸣：加磁石 18 克(先煎)、石菖蒲 12 克、蝉衣 4.5 克。②目糊：石斛 10 克、枸杞子 10 克。③血阴虚：加生地 12 克、熟女贞子 12 克。④如舌苔白腻：去山羊角菊花、桑叶,加制半夏 9 克、茯苓 12 克、陈皮 9 克。

2．旁走四肢：即四肢麻木,筋惕肉紧或肢体拘急,脉细弦。

基本方:制首乌 12 克、当归 10 克、生白芍 10 克、桑枝 15 克地龙干 10 克、钩藤 15 克(后入)。

处方加减:

① 大便干:加黑芝麻 18 克;②失眠:加熟枣仁 10 克、柏子仁 10 克;③手足颤抖:加全蝎末 0.15 克(吞)、天麻 18 克。

3. 血风、骨节疼痛、手足麻痹腹胯沉重、肢体牵拽不随。

何首乌、羌活各 7 克、威灵仙 15 克、当归 8 克、羚角 4 克、防风 10 克(去芦)、赤箭 4 克、附子 4 克(去皮)、桂心 5 克、赤芍药 6 克、川芎 6 克。以上共研末为散,以豆捞和服。

四、冠状动脉粥样硬化性心脏病

(一)冠状动脉硬化性心脏病

1. 典型症状:有心绞痛或者心肌梗死,而无主动脉病变、严重贫血或冠状动脉其他病变者;心脏增大、心力衰竭、有缺血性心电图改变成严重心律失常,而无明显高血压或其他原因。

2. 实验室检查:血胆固醇、甘油三酯、脂原蛋白电泳测定异常,心电图负荷试验阳性。

3. 本病属中医"心痹"、"心劳"、"心损"等范畴。

基本方:丹参 15 克、枸杞子 12 克、制首乌 12 克、川芎 10 克、红花 10 克、生山楂 12 克。

加减法:胸闷,加郁金 10 克、沉香末 2.1 克(吞服),舌苔白腻者用瓜蒌 12 克、薤白头 6 克;气阴虚,加党参 12 克、麦冬 10 克;肾阴虚,加生地 12 克、熟地 12 克、熟女贞 12 克;肾阳虚,加熟附片 6~9 克(先煎);脉结代,加磁石 18~30 克(先煎)、炙甘草 6 克;脉迟缓者,用桂枝 9 克、炙甘草 6 克;血压高,加葛根 6 克、珍珠母 30 克、钩藤 15 克(后入);胆固醇高,;加泽泻 12 克、虎杖 15 克。

处方分析:基本方用制首乌、枸杞予以补肝肾,益精血,缓解冠脉硬化的形成;丹参、川芎、红花、生山楂活血祛瘀。

(二)心绞痛

典型症状:胸骨后或稍左的紧窄或压迫样疼痛,可呈定向放射,历时短暂,休息或含硝酸甘油片后可缓解。多发生在体力活动、情绪激动、饱餐、受寒时。

实验室检查:心电图检查房室或室间传导障碍、左心室肥大、陈旧性心肌梗死或非特异性 ST-T 段变化等图形。

本病属中医"厥心痛"、"心痛"、"卒心痛"、"瘀血心痛"等范畴。

基本方:丹参 15 克、郁金 12 克、川芎 6 克、赤芍 15 克、红花 10 克、炒玄胡 12 克、失笑散 15 克(包煎)。

加减法:寒证,加桂枝 9 克;热证,加麦冬 12 克;气虚,加党参 12 克;血虚,加当归 10 克;服药前先含服苏冰滴丸(2～4 粒),或麝香保心丸(2～4 粒),或冠心苏合丸(1 粒);症重者用苏合香丸(1 粒),或麝香保心丸(4 粒)含吞。

处方分析:基本方用丹参、赤芍、红花、失笑散活血祛瘀;川芎、郁金、炒玄胡通脉、行气、止痛。

（三）心肌梗死

典型症状:胸骨后或心前区突然出现持续性疼痛,持续时间较长,休息或硝酸甘油铡剂不能缓解;可伴呕吐,大汗淋漓、发绀、四肢厥冷、血压降低、心律失常、休克或心力衰竭。

实验室检查:血沉加快,血清谷草转氨酶与乳酸脱氢酶升高;心电图示 Q 波异常(坏死型),ST 升高(损伤型),以后 T 波对称倒置(缺血型)。

本病属中医"真心痛"范畴。

基本方:黄芪 20 克、丹参 18 克、麦冬 15 克、当归 10 克、三七 10 克、五味子 4.5 克、红参 10 克、炒水蛭 10 克(红参、水蛭研粉,分 3 次吞服)。

加减法:心悸,加柏子仁 12 克、生龙骨 18 克(先煎);心阳不足,去麦冬,加桂枝 9 克、熟附克(先煎)、干姜 4.5 克;心阴不足,去当归,加生地 15 克、山萸肉 12 克;阴虚阳亢,去当归,红参改为生晒参,加生石决 30 克(先煎)、钩藤 15 克(后入)、熟女贞 12 克;胸痛持续,加郁金 12 克、苏合香丸 1 粒(化服);浮肿气喘,去当归,加茯苓 15 克、桑白皮 15 克;痰浊内蕴,去麦冬,加瓜蒌 15 克、薤白头 6 克、制半夏 10 克;内闭外脱,去五味子,加熟附片 9 克(先煎)、肉桂 4.5 克(后入)、细辛 3 克、石菖蒲 12 克。

处方分析:基本方用生脉散、黄芪以补益元气,护阴生脉;当归、丹参、三七活血养血,祛瘀定痛;炒水蛭通经络,破瘀血,具有抗血栓作用。

（四）高血压性心脏病

1. 典型症状:长期或严重高血压,伴有左心室肥大,重者心脏扩大;心悸,胸闷,呼吸困难,重者阵发性心源性气喘、咳嗽、咯血、急性肺水肿。

2. 实验室检查:尿比重低而固定,心电图示左心室肥大。

3. 本病属中医"心悸"、"胸痛"、"喘证"、"劳损"等范畴。

基本方:制首乌 12 克、郁金 10 克、茺蔚子 12 克、丹参 15 克、葶苈子 12 克、桑寄生 15 克、广地龙 10 克。

加减法:胸痛,加制乳香 3 克、炒玄胡 12 克;心悸,加磁石 18 克(先煎)、硃灯芯 2.4 克;气喘,加水炙桑白皮 12 克、五味子 3 克;头晕头痛,加川芎 6 克、钩藤 15 克(后入);面足浮肿,加白术 12 克、赤小豆 18 克;尿少再加车前子 20 克(包煎);目暗头胀,加生石决 30 克(先煎)、夏枯草 12 克;舌红心烦,加生地 15 克、麦冬 12 克;肢冷畏寒,加熟附片 9 克(先煎)、仙灵脾 12 克;胆固醇高,加泽泻 12 克、茶树根 30 克;血压较高,加葛根 9

克、草决明 18 克;动脉硬化:加槐米 18 克、生山楂 12 克。

处方分析:基本方用制首乌、桑寄生补益肝肾,丹参、茺蔚子、广地龙祛瘀通络;郁金、葶苈子理气行水。

（五）高血压病

典型症状:头痛、头晕、失眠、记忆力减退、烦闷、乏力、心悸,甚者左心室肥大兼有劳损、心律失常、高血压脑病、肾毒症等。

实验室检查:舒张压超过 12.7kPa(9.5 毫米汞柱),收缩压高于 30.7kPa(160 毫米汞柱),二者有一项即可确诊,甚者出现尿蛋白,血中非蛋白氮、尿素氮增高,心电图示左心室肥厚,酚红试验异常,眼底属 Ⅱ～Ⅲ 级,血脂增高。

本病属中医"眩晕"、"头痛"、"肝火"、"肝阳"、"肝风"等范畴。

基本方:珍珠母 30 克(先煎)、夏枯草 15 克、钩藤 15 克(后入)、山羊角 30 克(先煎)、淮牛膝 12 克、广地龙 12 克、车前子 15 克(包煎)。

加减法:颈项强,加葛根 6 克;目糊,加菊花 10 克、草决明 12 克;火盛,加黄芩 9 克、炒山栀 9 克,或龙胆草 9 克;失眠,加熟枣仁 10 克;便秘,加制川军 9 克,体虚用肉苁蓉 12 克;心悸,加磁石 18～30 克(先煎);嗜睡,加石菖蒲 12 克;痰多,加瓜蒌皮 12 克、川贝粉 3 克(吞)(热痰用),干竹茹 9 克、炒山栀(痰火用),制南星 9 克,苍术 9 克(湿痰用);心火旺,加炒川连 3 克,或莲子心 9 克;肾阴虚,加山萸肉 10 克、炒黄柏 9 克,或生地 12 克、熟女贞 12 克;肾阳虚,加仙灵脾 12 克,鹿含草 15 克;胆固醇高:加生山楂 10 克,泽泻 12 克;有高心病史,加丹参 12 克、红花 6 克;目衄鼻衄,加槐花 12 克、白茅根 30 克;脑动脉硬化,加川芎 6 克、海藻 15 克;经前血压高:加茺蔚子 12 克。

处方分析:基本方用珍珠母、山羊角、夏枯草、钩藤平肝潜阳;淮牛膝引火下行;车前子、地龙干清肝利尿,舒通经络。

（六）高脂血症

典型症状:脑力、体力衰退,眩晕、头痛,消化不良,便秘与腹痛。

实验室检查:胆固醇、甘油三酯增高,脂蛋白电泳图异常。

基本方:桑寄生 15 克、制首乌 12 克、生山楂 12 克、茵陈 30 克、生麦芽 12 克、泽泻 18 克、槐米 18 克。

加减法:湿盛,加生米仁 15 克、陈皮 9 克;火盛,加炒山栀 9 克、菊花 9 克;气滞,加莪术 12 克、郁金 9 克;血瘀,加茺蔚子 9 克、三七末 1 克(吞服);气虚,加党参 12 克、炙黄芪 12 克;血虚,加当归 9 克;肾阴虚,加楮实子 12 克、杞子 10 克;肾阳虚,加补骨脂 12 克、仙茅 10 克;肝阳上亢,加珍珠母 30 克(先煎)、钩藤 12 克(后入)。

处方分析:基本方用桑寄生、制首乌益肾;生麦芽健脾;山楂祛瘀;茵陈、泽泻、槐米清利肝胆湿热。

第三节　肝、胆、肾系统疾病的中医药治疗

一、黄疸

黄疸是一症状,可见于多种疾病,其发病原因不外乎外邪、内伤两个方面,见于多种疾病,必须用"分析的方法就是辩证的方法。所谓分析,就是分析事物的矛盾"这一观点,进行辩证施治,才能获得理想效果。黄疸,以身黄、母黄、小便黄为主症。黄疸在《内经》里就有记载,中医分为阳黄、阴黄两大类。

(一)阳黄(又分两种类型)

1. 热重于湿

主症:身目发黄,色泽鲜明,初起形寒发热,心烦口渴,欲饮,胸闷泛恶,胃纳减退,右肋隐痛,腹部胀满。大便秘结,小便短赤不利。舌苔黄腻,脉象弦数。

治法:清热利湿佐以泻下。

方药:茵陈蒿汤加味,方中茵陈清热利湿,为除黄之要药,用药宜重;山栀、大黄清热泻下。酌加茯苓、猪苓等渗湿之药,使湿热之邪从二便出。

2. 湿重于热

主症:身目色黄,其色泽不如热重者鲜明,发黄较慢,不烦不渴,身重困倦,胸脘痞满,食欲不好,腹胀便溏,小便不利。舌苔厚腻微黄或白腻,脉象濡缓。

治法:利湿化浊,佐以清热。

方药:茵陈五苓散加减。方中以茵陈为主,配以五苓散化气利湿,使湿从小便出。可酌加藿香、蔻仁等芳香化浊之品,以宜气机而化湿浊。

阳黄辩证加减:①初起表证者,可用麻黄连乔赤小豆汤加茵陈或甘露消毒丹加减;②阳明热盛,大便不通用大黄硝石汤,泻热去实;③寒热起伏往来,加柴胡、黄岑、青蒿;④兼有呕逆加竹茹、半夏、陈皮等降逆止呕;⑤纳呆食滞不化,加枳实、鸡内金、谷麦芽消食健胃;⑥心中烦闷、胁痛,加玉金、衄血加茅根、丹皮、旱莲草;⑦瘀热,舌质紫暗者加桃红、红花。

(二)阴黄

主症:病久体弱,身目皆黄,色黄紫晦暗,低热或无热,悉寒肢冷,精神萎顿,语言低微,纳少脘闷,或见腹胀,大便不实,偏寒小便较清,偏湿小便较黄。舌淡苔腻,脉象沉迟。

治法:健脾和胃,温化寒湿。

方药:茵陈术附汤加味。方中茵陈,附子并用温化寒湿;白术、干姜、甘草健脾温中。

并可加茯苓、泽泻等渗利之药。若阳黄迁延日久或治疗不当转为阴黄者,用同法治疗;若见木郁土虚,肝脾两病,扶脾疏肝法,用逍遥散等方。

兼证加减:①右胁疼痛,固定不移,舌红脉弦细加柴胡、赤芍。白芥子配用硝石矾石散,以化湿浊,兼化瘀软坚。②肝脾肿大(症块):有血瘀凝结之症用鳖鱼煎丸活血通瘀。兼用健脾化湿,如六君子汤。③体弱气虚,可加黄芪、党参、地黄等。④腹水已成,可加半枝莲、平地木、车前草、马鞭草等。

(三)急黄

急黄为阳黄之重症,起病急躁,病情险恶,危及生命。主要由于热毒炽盛,灼伤津液,内陷营血,邪入心包所致。

主症:两目深黄如金,或肌肤出现斑疹,高热烦渴,烦躁不安,胸腹胀满,时有神昏谵语,衄血便血,大便秘结,小便深黄如酱汁,舌质红绛,苔黄而燥,脉象弦滑而数。

治法:清营凉血,解毒。

方药:犀角地黄汤为主方。如见舌乾津涸者,元参、生地、麦冬、花粉、石斛等养阴生津之药不可少。车前子、竹叶、滑石、黄柏、茯苓等清利小便药物因随时加入。

加减:①痉厥动风加羚羊角二分(吞),石决明、钩藤、紫雪丹一钱(吞服)。②神昏谵语不改善者,加神犀丹一粒,或安宫牛黄丸一粒。③腹胀便秘,加大黄、元明粉二钱至三钱。④腹大有水者加沉香、琥珀、甘逐、蟋蟀各二分吞服。⑤牙齿鼻窍出血加白茅根,丹参等,或用犀角尖水磨二分冲服。⑥便血者加地榆炭、槐花炭。

(四)虚黄

虚黄与黄疸有所不同,是由于劳伤过度,饥饱失常,脾胃虚弱,致使水谷不能化为精微,无原料以生气血,造成气血不足,不能营养脏腑,不能滋润皮肤肌肉,引起虚黄。此外,失血过多,大病久病失养,气血亏损,气血不足,亦能产生本病。

主症:两目不黄,周身肌肤呈淡黄色,皮肤干萎无光泽,小便通畅而色不黄,疲乏无力,眩晕耳鸣,心悸少寝,或大便不实,舌淡苔薄,脉象虚软无力。

治法:调理脾胃,益气补血。

方药:小建中汤或补中益气汤、人参营养汤。

(五)黄胖

黄胖病,俗名脱力黄,可能系《金匮》所称"男子黄"。本病由于脾胃虚弱,滋生湿热,因虫积或食积而发黄,它与黄疸不同,表现为皮肤胖肿,色黄中带白,眼目不黄,而黄疸遍身发黄,眼目亦黄,以此为别。黄胖本不属黄疸范围。历来中医文献已习惯列入黄疸中论述,便于对照区别。

主症:面色黄胖,口淡怔忡,耳鸣脚软。虫积者,或吐黄水,毛发焦稀,肌肤不泽;或好食生米,土炭之类。

治法:运脾健胃,杀虫去湿。

方药：皂矾、针砂二味常用药物。皂矾有燥湿杀虫作用，针砂可利水退肿。含有此种成分的伐木丸、绛矾丸可选择使用，另外小温中丸验方雷榧丸都可使用。气血不足可用十全大补汤，脾虚泄泻者用香砂六君子汤，胃痛用良附丸，杀虫可用化虫丸等。

现就传染性肝炎、胆囊炎等出现黄疸的疾病进行讨论。

（一）传染性肝炎

1. 黄疸与传染性肝炎

传染性肝炎之有黄疸型，以黄疸为主证，称之为黄疸型肝炎，祖国医学所谓黄疸，包括传染性肝炎黄疸这一型。肝炎黄疸可能与《金匮》五疸中谷疸相似。典型的传染性肝炎发病规律为寒热、胃肠道症状及黄疸，其经过与谷疸的寒热不食，心胸不安，久久发黄者颇相似，据此，祖国医学中之谷疸相当于黄疸传染性肝炎。用茵陈蒿汤治疗谷疸可为佐证。

黄疸型传染性肝炎之黄疸大多属湿热引起之阳黄。肝炎之黄疸大多为感受外邪湿热或饮食不节，脾失健运，内生湿热所引起，其黄鲜明如橘子色，有发热恶呕，纳食不佳，胸腹胀闷，大便秘结，尿赤，苔黄腻等阳黄症状，故传染性肝炎之黄疸多属阳黄。而暴发型肝炎则属急黄犯畴。毛细胆管型肝炎则相当于阴黄。

传染性肝炎黄疸的传染性自古即有所记载，巢氏《诸病源候论》说："夫时气病，湿毒气甚，蓄于脾胃，脾胃有热，则新谷郁蒸，不能消化，大小便结涩，故身而发黄，或如橘油，或如桃枝色。"又如《伤寒论》曰："阳明中风，脉弦浮大而短气，腹部满，胁下及心痛，身及面目悉黄，小便难。"这里除指出黄疸的起因，又说明了黄疸的传染性。

黄疸的迁延和再发，《金匮要略》称："黄疸之病，当以十八日为期，治之十日以上瘥，反剧为难活。"

黄疸的迁延不愈，一方面由于湿热壅盛；另一方面也可能由于脾胃的虚弱，或有嗜酒，使湿热根深蒂固。如果黄疸迁延过久，脾胃阳气受伤，转为阴黄。慢性肝炎或肝硬变之黄疸属阴黄者，属脾胃阳虚造成。

2. 传染性肝炎的辩证论治

传染性肝炎除了与祖国医学"黄疸"一证有关外，尚见于其他如"胁痛"、"瘕"、"积聚"等证中，祖国医学虽无此专有名词，但长期以来已积累了不少丰富经验，其辩证分型如下：①阳黄型（相当于急性黄疸型传染性肝炎）主证及治疗参照"黄疸中阳黄辩证论治"。②肝郁型（相当于无黄疸型传染性肝炎）主要由于肝失条达，湿阻气滞，邪毒郁肝所致。主症：发病缓急不一，症状转轻，可见胁痛腹胀，口苦纳呆，困倦无力，舌苔白腻或微黄腻，脉象弦而有力。治法：理气解郁，清热利湿。方药：以逍遥散为主方，可酌加青陈皮、郁金、香附等药及夏枯草、败酱草、板蓝根、米仁、苍术等清热化湿之药，如出现气郁化火之象，宜用清肝饮以清肝调气。③肝脾两虚型（相当于慢性肝炎）：主要由于病久体虚，邪毒郁肝未除，精血不足，邪实正虚。主症：病程较长，面色白，疲乏无力，精神不振，右胁隐痛，食欲缺乏，脘腹胀闷，舌苔薄黄，质淡，脉象弦细或细无力。治法：补脾养肝,扶正祛邪。方药:用香砂六君子汤,方中人参养心益脾、白术健脾益气,茯苓健脾渗湿,甘草和中补土,陈皮、半夏、木香、砂仁均能调解脾胃,正实则邪去。此外,可加当归、熟地养血柔肝,肝区痛可加川楝、玉金、延胡,纳呆可加谷麦芽等药。多梦夜眠差,可加用夜交藤、潼蒺蒙特利尔藜、牡蛎。

（二）传染性肝炎的新针及单方治疗

1. 新针

黄疸型取穴腕骨、阳陵泉、支沟、丘墟、足三里。胁痛加日月或期门。热盛加合谷、大椎。尿短赤加阴陵泉、太冲。腹胀加天枢、中脘。

无黄疸型取穴:期门、阳陵、肝热、膈腧等,足三里、三阴交、天枢、中脘用于消化不良。

2. 单方

①毛茛适量捣敷内关发泡退黄;②夏枯草一两、小蓟五钱、蒲公英一两煎服,每日一次,退黄降转氨酶;③茵陈一两、平地木一两、徐长卿一两煎服,每日一次,退黄改善症状;④石大穿一两、糯稻根二两,水煎服,每日一次。

（三）胆囊炎、胆石症

1. 黄疸与胆囊炎、胆石症

祖国医学对胆病的记载颇多,如《内经》说:胆足少阳也是动则病,口苦,善叹息,心胁痛不能转侧。《金匮要略》说:"诸黄,腹痛而欧者,宜柴胡汤。"在生理功能上胆属六腑,又谓"奇恒之腑"、"中精之腑"宜清利疏通。

胆囊炎、胆石症发生之黄疸属祖国医学中"胆黄","胆黄"的发生大致有两种原因:一种因各种原因引起胆涨,胆汁淤滞而发黄;一种因惊吓伤胆,胆汁散泄而发黄。因胆涨发黄疸兼有腹痛,呕吐或胁下胀痛,胸闷、口中苦,善叹息等,本症应以疏肝利胆治疗。若大便通者用小柴胡汤,大便便秘者用大柴胡汤,两方中可加理气之药。因惊而发黄者,见心烦不宁,起卧不安,谵语狂乱,内火重者可见口舌干燥,生疮壮热。因恐而发黄者,见心悸胆怯,或嗔怒无恒,沉默寡言。总之,祖国医学对胆囊炎、胆石症所发现"黄疸"早有认识,并为现在用中药治疗提供了依据。

胆囊炎、胆石症发生原因,不外乎急、怒、惊恐的情志刺激及过饮甘肥厚味、醇酒辛辣等,饮食不节,致肝胆食郁,脾胃运化失常,肝胆疏泄无权,而发生"不通则痛"。中焦湿热滞结,出现黄疸、发热、腹痛、呕吐等症状。如气滞淤阻不散,内蕴湿热不清,会造成慢性反复发作。

2. 辩证论治

（1）湿热型:主要表现为右胁持续胀痛,腹满纳乏,寒热,出黏汗,头昏目眩,心烦喜呕,口渴不饮,苔黄腻,舌红,脉弦数或弦滑。

治法:清热利湿及利胆排石。

方药:茵陈蒿汤,龙胆泻肝汤加减。疑有结石者,可用三黄排石汤加减:黄连、黄芩、广木香、枳壳、大黄、芒硝、金钱草。

(2)气滞型:主要表现为右胁痛、绞痛或胀痛,牵及肩背,伴有腹胀、呕吐、纳减。舌苔薄白或微黄,脉象弦或弦细。

治法:疏肝理气。

方药:柴胡疏肝散,逍遥散或金铃子散加减。有胆石者,用大排石汤加减:柴胡、白芍、广木香、大黄、黄芩、制半夏、枳实、川连、吴萸、芒硝。日久血瘀不化者,酌情加以丹参、赤芍、桃仁、红花。

(3)实火型:主要表现为右胁痛,性质可为绞痛或脘痛、腹胀,痛重拒按。热高气粗,口渴,口苦,头晕目眩,心烦恶呕,重症发生神昏谵语或热厥,便秘尿赤,脉弦数,苔黄燥。

治法:清热泻火。

方药:大柴胡汤或龙胆泻肝药加减,便秘可加芒硝,恶心呕吐可加陈皮、半夏、竹茹,痛剧加木香、元胡索等药。

3.新针及单方治疗

(1)新针:胆俞、中脘、足三里,阳陵泉。取穴:高热加血池、合谷,呕吐加上脘。

(2)耳针:胆,肝,神门,交感。

(3)单方:

① 金钱草2～4两煎服,每日一次。

② 利胆丸:茵陈、龙胆、郁金,枳壳、木香共研细末,加猪或牛、羊胆汁一斤,用蜜和匀为丸,每次三钱,每日三次,可用于胆总管结石及胆囊炎。

③ 广郁金、元胡索、鱼脑石各等量,研粉,每服一钱,每日三次。

④ 排石汤:大黄、黄芩、黄连、广木香、枳壳水煎服,每日一剂。

除传染性肝炎、胆囊炎、胆石症等疾病外,其他出现黄疸的疾病,尚有急性胰腺炎、肿瘤、蚕豆病、败血症、钩端螺旋体等病,均可按中医辩证施治原则进行观察和治疗。

[附方]

1.茵陈蒿汤:(见湿温)。

2.茵陈五苓散:茵陈、桂枝、茯苓、白术、泽泻、猪苓。

3.麻黄连翘赤小豆汤:麻黄、连翘、赤小豆、桑皮、杏仁、桂枝、生姜、甘草、大枣。

4.甘露消毒丹:茵陈、山栀、条芩、石菖蒲、藿香、白豆蔻、薄荷、滑石、木通、枳壳、板蓝根。

5.大黄硝石汤:大黄、硝石、黄柏、栀子。

6.茵陈术附汤:茵陈、白术、附子、干姜、甘草。

7.逍遥散:当归、白芍、白术、甘草、柴胡、茯苓、薄荷、生姜。

8.硝石矾石散:硝石、矾石。

9. 鳖甲煎丸:鳖甲、乌扇、黄芩、柴胡、鼠妇、干姜、大黄、芍药、桂枝、葶苈、石苇、厚朴、牡丹皮、瞿麦、紫葳、半夏、人参、地鳖虫、阿胶、蜂巢、赤硝、蟅螂、桃仁。

10. 六君子汤:人参、白术、茯苓、甘草、陈皮、半夏。

11. 犀角地黄汤:犀角、生地黄、芍药、牡丹皮。

12. 紫雪丹:(见风温)。

13. 神犀丹:(见暑温)。

14. 安宫牛黄丸:(见风温)。

15. 小建中汤:桂枝、炙甘草、大枣、芍药、生姜、阿胶。

16. 补中益气汤:(见眩晕)。

17. 人参养营汤:人参、黄芪、白术、茯苓、炙甘草、当归、白芍、熟地、陈皮、桂心、五味子、远志、生姜、大枣。

18. 伐木丸:苍术、绿矾醋拌。

19. 绿矾丸:针砂、绿矾、五味子、神曲。

20. 小温中丸:苍术、香附、针砂、川芎。

21. 雷榧丸:雷丸、绿矾、榧子肉、苍术、厚朴、陈皮、甘草、槟榔。

22. 良附丸:高良姜、制香附。

23. 化虫丸:胡粉、鹤虱、槟榔、苦楝根、白矾。

24. 香砂六君子汤:木香、砂仁加六君子汤。

25. 龙胆泻肝汤:(见眩晕)。

26. 柴胡疏肝散:柴胡、炙甘草、枳实、芍药、川芎、枳壳、香附。

27. 金铃子散:金铃子、延胡索。

28. 大柴胡汤:柴胡、黄芩、芍药、半夏、生姜、枳实、大枣、大黄。

二、水肿(急、慢性肾炎)

水肿是人体组织间隙有过多的水液积蓄,泛滥肌肤,引起全身浮肿的一种疾病。临床以遍体浮肿,小便短少为特征。《内经》说:"水始起也,目窝上微肿,如新卧起伏,其颈脉动,时咳,阴股间寒,足胫肿,腹乃大,其水已成矣"。这些论证描述,从现代医学看来,相似于急慢性肾炎,由此这类疾病就包括于中医所称的水肿范畴。

1. 病因病机

"外因是变化的条件,内应是变化的根据,外因通过内因而起作用",人与自然界气候环境等变化与体内正常心理活动是息息相关的。水肿病的发生原因常由于风邪外袭,水湿内侵,劳倦不节、脾肾内伤。这三者是相互作用、互相影响而造成疾病。

风:风邪是六淫之首,较多急性疾病之发生,都与风邪有关,风为阳邪,其势急骤,侵袭人体发病较快,关于水肿的形成,《金匮》说:"风水得之,内有水气,外感风邪,风则从上肿,故面浮肿"。风邪亦与寒邪相合致病,《灵枢》说"肤胀者,寒气客于皮肤之间空空然不坚,腹大身尽肿"。因为寒为阴邪,性属收引凝闭,寒邪入侵最易阻遏阳气,阳气不能宣通,水液不得行散,便积为水肿。又肺合皮毛,风邪与寒邪侵袭于里,必然要影响肺的功能。

水湿:凡居处卑湿或冒雨涉水,感受水汽,常可使人浮肿,湿为阴邪,其性重浊而黏腻,湿本于水,湿盛浸淫于里,甚则影响脾的功能。"诸湿肿满皆属于脾",这就说明水湿与脾的病理影响造成水肿的密切关系。

劳倦内伤:如人体劳累不节,精气势必耗伤过多,就要影响肾的功能,肾主水而藏经,肾虚则水液气化不利,就能造成水肿,这是主要原因。

综合以上因素可归纳为肺、脾、肾的功能失职,导致水湿泛滥,溢于肌肤,成为水肿。其发病机理中医认为:水液在脾胃、肺、三焦、膀胱、等脏腑的气化,都受肾的支配,在肾气虚的情况下,外邪乘袭,使体内水液气化功能失常,平衡失调,对于水肿的形成,关键是在气化。现分述如下:

(1)外邪客于皮毛,肺气失其宣肃。肺主气、肺合皮毛,肺朝百脉。风寒外邪侵袭肌表,皮毛奏理闭塞,肺气不能宣通、又不能肃降,治节失司,影响肺的通调水道功能,是水液不能下输膀胱,以致风水相搏,遏阻于里,流溢肌肤,形成水肿。

(2)三焦气化失利,绝渎无权。水液在上、中、下三焦的气化是互相联系的过程,上焦肺与皮毛的气机发生阻滞,可波及下焦膀胱而致小便不利,外邪随经入脐引起水肿。所以"上、中、下三焦之气有一不化,则不得如决渎之水而出矣"。

(3)肾气失其常度,脾虚不能制水。肾中阴阳主宰着三焦之气化,肾阳虚则水无所主而妄行,水不归经,则逆而上犯,传入于脾。脾阳虚则土不能制水、而四肢肌肉或全身浮肿。若水湿泛滥,甚则可以逆射于肺,并发喘急,就如《素问》所述:"其本在肾,其末在肺",扼要地说明水肿病的病机变化。

2. 辩证

水肿的辩证,概括分为阴水、阳水两大类。阳水多属实,阴水多属里属虚。阳水包括风水相搏、水邪壅塞,阴水为肾脾阳虚所致。

阳水:面目上身先浮,渐及四肢和全身,恶风发热,腰酸骨节疼痛、小溲赤涩不利,或有喘咳,苔薄白,脉浮紧或浮数。

阴水:面色苍白,遍地浮肿、腹满怯冷,小溲清白短少、大便自调或溏泻,舌苔薄腻或薄白,脉象细软或沉迟。

3. 治法

根据疾病的不同阶段、邪正的相互影响,阴阳的转化关系,按照具体病症作出具体对策,水肿甚者,以消肿为主,水肿消退后以图本为主,临床一般应用的大体有发汗、利尿、逐水、健脾、温肾、补火等六大法,按标本缓急分别施治,但这些方法之间互相联系,常须参悟应用。

4. 阳水类

（1）风水相搏（疏风利水为主）

主症：浮肿自眼睑开始，继而四肢腹部皆肿，皮色光亮，按之凹陷，来势较速，颜面尤为明显，颈项粗张呼吸气粗或有咳喘，或有恶风发热，苔薄白，脉浮紧或数。

方药：

① 越婢加术汤：麻黄、石膏、生姜、红枣、甘草、白术。

② 芩桂浮萍汤加减：紫背浮萍、川桂枝、猪茯苓、羌活、防己风、泽泻、车前子、连翘、赤小豆。

加减法：恶风发热、咳嗽痰多加麻黄、杏仁、去浮萍。咽痛发热苔黄口干加麻黄、石膏、射干、玄参、桔梗，喘急痰嘶加甜葶苈、桑白皮。

③ 五皮饮：大腹皮、桑白皮、陈皮、茯苓皮、水姜皮。

④ 五苓散（见湿温）。

（2）水邪壅塞（峻泻逐水法）

舟车丸（黑丑、大黄、甘遂、芫花、青皮、桔红、木香、轻粉）。

注意：攻逐法只能因情施用，得手即止，肿退十之七八，应即转入培补。

5. 阴水类

方药：真武汤（偏肾阳虚）：制附子、白术、茯苓、赤芍、生姜。

第四节　消化系统疾病的中医药治疗

一、胃痛

胃痛其病痛在心下，故又称"心口痛"，病势有急有缓，病程亦长短不一，但常伴有恶心、嗳气，泛吐清水等症。

胃为水谷之海，位于中焦，禀中和之气，泄而不藏，其作用在于和降，引起不能和降之因素甚多，有寒、有湿、有热，有瘀血、有饮食不调、情志郁结及本体虚衰等。其病理性质分虚实两类，实证以上述寒、湿、热、瘀血、饮食不调等因导致胃气失降、气血受阻；虚证为胃气虚寒，气血不能温养所致。

现将几种比较常见的胃脘痛的辩证论治，概述如下：

实症：特点：发病急，缓解快，病程短，反复发痛少。

1. 胃气痛

胃脘胀痛攻冲，胸闷痞窒得嗳气稍疏，有时呕吐或伴腹胀，大便溏结不调，舌苔薄白，脉沉弦。

病机：气滞互阻，中运失职。

治疗:理气疏中。

方药:良附丸加味:制香附、高良姜、广木香、青陈皮、淡吴萸、制金甘、炙鸡金、山楂、神曲,舌苔白腻湿重者加制半夏、制川朴,剧痛不休加肉桂末、沉香末,开水调服,泛吐酸水加炙瓦楞壳,舌苔黄腻口苦,加槟榔、莱菔子、麻仁丸,腹胀而无泛恶者,加小茴香、金铃子、乌药。

2. 胃寒痛

骤然胃脘懊脓作痛,痛无休止,喜手按及饮热汤,伴见呕吐清水,胃寒,手足不温,舌苔白腻,脉象沉迟。

病机:寒客中焦,气道窒痹。

治法:温中镇逆。

方药:荜拨、淡干姜、淡吴萸、公丁香、旋复花、代赭石、制半夏、青陈皮、茯苓、制香附、广木香。

3. 中虚胃痛

痛失常在空腹,得食或温暖则缓减,畏冷喜暖,舌质淡,苔薄白,脉象沉细无力,或虚弦,大便溏多结少。

病机:中虚气滞,键运违常。

治法:温中解寒。

方药:小建中汤(见黄疸)。

4. 阴虚胃痛

痛发隐隐,脘部作胀,口干少液,舌尖绛或舌中光剥,裂纹较多,脉象细或软。

病机:津液不充,胃失和养。

治法:养阴和中。

方药:川石斛、生白芍、清炙草、陈皮、竹茹、茯苓、炙鸡金、绿萼梅、代赭石、陈佛手、生谷芽。

二、泄泻

泄泻之证,颇为常见,就字义言,大便溏薄称为泄,下如水样称为泻。总之,大便之富于水分而次数频繁者,统称为泄泻。

1. 病因

泄泻发病,分下列数因:

(1) 感受外邪:如寒、热、湿等因。

(2) 饮食不慎:其中有饱食过量,不能运化而引起的;有恣食生冷多饮寒浆而引起的;也有嗜食腥脓,及误食不结之物引起的。

(3) 脾胃虚寒:脾胃是腐熟水谷,运化精微的脏器,虚寒则水谷不能腐熟,精微不能运行,因而水液糟粕混杂而下。

（4）肾阳不振：命门火衰，不能温暖脾胃，腐熟水谷，所谓"火不暖土"引起泄泻。

（5）肝木乘脾：都由情志乖违，肝气横逆则乘脾胃，发为腹痛泄泻。

热泻：发热口渴，多引饮，尤喜冷饮，兼有泛恶，腹痛阵泻，肛门有灼热感，所下黄糜粪液，气息触鼻，小便短赤或涩痛，苔黄脉滑。

寒泻：肠鸣切痛，喜按喜温，怕凉，口不渴，便下稀水或完谷不化，小溲清长，舌白脉沉迟。

暑泻：时当夏秋，便泻如水，烦热口渴汗出，舌质绛，苔薄黄，脉虚。

湿泻：头昏肢体重滞，胸腹痞满，口粘乏味，腹不痛鸣响而直下如水，舌苔厚腻，脉濡细。

伤食泻：胸腹饱闷，暖腐吞酸，腹痛而泻，痛随泻减，泻下，多稀粪或夹杂未消化物所凝成的小块，气臭，且多矢气，舌黄腻，脉滑。

肾虚泻：腹痛洞泄数阵，每在天明时（称为五更泻），所下粪便，色淡而软溏，多由于久病或房劳过度，肾阳衰微，故兼见下肢畏寒，舌白根腻，脉濡细。

肝木乘脾泻：多见于情志抑郁易于动怒之人，平时常有胸胁痞闷，嗳气食少，每随情绪改变而发泄泻，泻而不畅，腹胀攻痛，肠鸣矢气，舌苔薄白，脉弦。

以上八种病因的泄泻，可归纳为两类：热泻、暑泻、伤食泻多为急性发病，属于实证、热证；脾虚泻、肾虚泻多为慢性病，属于虚证、寒证。肝木乘脾致泻，肝强而脾弱，本虚标实。偏寒者多，偏热者少。泄泻往往同暑泻、热泻或寒泻相伴随，故暑湿泻，湿热泻则归之于湿热证，寒湿泻则归之于虚寒证。

2. 治法

治疗之法，应知暴泻多实，忌用温补；久泻多虚，禁投分利。寒泻宜温化，湿泻宜渗利，暑泻、热泻宜清，伤食泻宜消导，脾土薄弱用健脾温中或益气生清，肾阳不振，当温阳固涩，肝木乘脾宜抑肝和脾，此为治泻之概要。具体选用方剂如下：热泻、暑泻，因热致泻者解表清理，用葛根芩连汤或黄芩汤。受暑致泻者，法当清暑利湿，如香连丸、六一散加味。

寒泻：宜温中祛寒，轻者用理中汤，重者用附子理中汤。

湿泻：宜温中分利，如胃苓汤，夹表邪者用藿香正气散。

伤食泻：去食积宜疏导食滞，选用保和丸、枳实导滞丸等方。

脾虚泻：宜补中健脾，如参苓白术散、补中益气汤、香砂六君子汤等。

肾虚泻：宜温肾，用四神丸，久泻泄滑者宜收敛肾气。

肝木乘脾泻：宜抑木和脾，用痛泻要方和四逆散加减。

一般实热性泄泻的预后大多良好，虚寒性泄泻延久不愈，而胃气不复，阴液告乏者预后不良。

[附方]

1. 葛根黄芩黄连汤：（见风温）。

2. 黄芩汤：黄芩、芍药、炙草、大枣。

3. 香连丸：黄连（吴茱萸同抄去萸）、木香。

4. 六一散：滑石、甘草。

5. 理中汤：党参、白术、干姜、甘草。

6. 附子理中汤：（理中汤加附子）。

7. 胃苓汤：猪苓、茯苓、白术、泽泻、桂枝、厚朴、陈皮、苍术、甘草。

8. 藿香正气散（见伤风）。

9. 保和丸：山楂、神曲、半夏、茯苓、陈皮、连翘、莱菔子。

10. 枳实导滞丸：大黄、黄连、黄芩、茯苓、白术、枳实、六曲、泽泻。

11. 参苓白术散：党参、白术、茯苓、炙草、陈皮、淮山药、扁豆、砂仁、苡米仁、莲心、桔梗。

12. 补中益气汤：（见黄疸）。

13. 香砂六君子汤：（见黄疸）。

14. 四神丸：破故纸、吴萸、肉豆蔻、五味子、生姜、大枣。

15. 诃子散：诃子、木香、甘草、黄连。

16. 痛泻药方：防风、白术、白芍、陈皮。

17. 四逆散：柴胡、炙甘草、枳实、白芍。

三、脾泻

脾泻一证，其特点是大便溏泻，时轻时重，比较顽固难治，有的病程甚至长达三四年或八九年之久。

本病以脾虚为主证。临床上每见患者面色萎黄或苍白，舌黄腻或薄白、脉细，便泄次多，辟辟不爽，临圊腹痛所下溏粪夹有脓血或白冻。脾泻延久不愈，心神消瘦，食欲不佳，四肢乏力，肠鸣腹胀，虚膨浮肿。其原因为饮食不节，寒暖失常，疲劳思虑过度，皆可伤损脾元，脾虚则湿胜，湿甚则濡泻。故脾泻者，其本为脾虚，其标为寒、湿、食滞为患。多数患者在患病初期尚能坚持工作，因自知病久体虚而自行增加营养以继体力，如多食些鱼肉、牛乳、鸡蛋、水果、菜类等滑肠之品，致脾泻更甚，所谓"饮食自倍，肠胃乃伤"者是也。迁延日久，虚者更虚，而又往往是虚中夹实，故初诊不得滥投滋补，当现以疏邪介表，佐以运湿化滞之品，标而本之，以冀便泄次减，腹胀痛减缓，再以健脾助运，标本兼治之方为宜。待大便逐能成形，腹部胀痛渐减，胃纳转佳，再继以健脾和中，为丸调理，以图根除。在治疗过程中，必须要求患者注意节制饮食，少食多餐，除以图之，则疗效更显。

对脾泻的辩证施治：

风邪积滞：形寒腹痛，便泄次多，纳呆，舌白或微黄垢腻、脉弦。常用藿香正气散、木香槟榔丸、保和丸加减。

脾虚湿胜：腹痛不显，便稀溲少、面浮腹膨、舌苔白腻、脉濡。常用升阳除湿汤、胃苓汤、二陈汤加减。

劳倦伤脾：中气不足，心下痞满，身重纳少，形瘦便溏。常用补中益气丸，香砂枳术丸加减。

脾泻及肾：常于五更时分，腹痛肠鸣，大便溏而弗甚，甚者完谷不化，舌质淡、脉细。常用附子理中汤、四神丸加减

总之脾泻之因不一，传导变化亦多，求其大要虽然总不外乎脾肾两脏，但往夹虚夹实，故治泻之法，亦须辩证施治，标本两顾，注意驱邪不伤正，扶正不碍邪。待诸恙痊可，宜常服参苓白术丸之类丸散，缓以图之，作日就月将之计，至于平素饮食起居应加以调摄，更属不待赘言了。

[附方]

藿香正气散：（见伤风）。

木香槟榔丸：木香、槟榔、青皮、陈皮、莪术、黄连、黄柏、大黄、香附、牵牛、枳壳。

保和丸：（见泄泻）。

二陈汤：（见咳嗽）。

补中益气丸：（见眩晕）。

香砂枳述丸：木香、砂仁、枳壳、白术。

附子理中汤：（见泄泻）。

四神丸：（见泄泻）。

参苓白术丸：（见泄泻）。

四、痢疾

痢疾是夏秋季节常见病之一，由于外感时邪，内伤饮食，如因热贪凉，过食生冷，肠胃既伤，暑湿热毒乘虚侵入，与肠道与气血相结，酿成痢疾。

1. 分型及治疗

痢疾的主要症状为腹痛，里急后重，痢下赤白黏冻，轻者一日数次，重症往往达数十次之多。临床可分以下三种类型：

（1）湿热痢：湿热并重者下痢赤白相杂，腹痛阵作，里急后重，发热恶寒，渴不思饮，胸闷口黏，舌苔黄腻，脉濡数。

热重于湿者，发热重，下痢赤多白少，肛门灼热，口渴思饮，小便短赤，舌苔黄微腻，脉数。

湿重于热者，发热轻，痢下白多赤少，口黏不渴，舌苔腻微黄，脉濡。

湿热之孰轻孰重，根据寒热轻重，渴饮与否，舌苔之黄多或腻多，以及痢色赤白相比，辩证不难明确。

治法：清热利湿，理气和血为基本原则，热重者着重清热，湿重者着重利湿。有表证

者兼顾解表。

湿热并重,用芍药汤加减:白芍、黄芩、黄连、大黄、木香、茯苓、银花、薏苡仁。

热重于湿者,用白头翁汤加味:白头翁、秦皮、广木香、黄连、黄柏、银花、当归、赤芍。

湿重于热者,用胃苓汤加减:苍术、厚朴、陈皮、薏苡仁、茯苓、黄连、广木香。

腹痛里急后重甚者,着重调气行血,可加枳实、山楂、莱菔子。所谓血行则便脓自愈,调气则后重自除。

(2)急性暴痢:中毒型痢疾属于本型,病发骤急是特点,初期往往只有高热,口渴、头疼、烦躁,甚至昏迷惊厥,腹部剧痛,继则便下紫色脓血,里急后重显著,舌质红,苔黄,脉数或细数。

治法:大剂清热解毒,葛根黄芩黄连汤、白头翁汤是基本方,加银花、连翘、枳壳或枳实。

兼有呕吐不能进食者称"噤口痢",加姜半夏三钱,生大黄三至五钱,后下。

嗜睡或昏迷烦躁等热毒入营者,加神犀丹一粒,化服。

抽搐昏厥等热甚动风者,汤剂中加菖蒲二钱,钩藤四钱,另用紫雪丹五分,化服。

(3)休息痢:慢性痢疾属于本型,下痢时发时止,或轻或重,发时腹痛里急后重,下脓血便,平时大便或溏或结,稍有受凉或饮食不慎即发,倦怠怯寒,或有脱肛,舌质淡,苔白,脉弱。

治法:发作时以健脾益气为主,佐以清热化湿疏滞,用理中汤加减:党参、白术、干姜、黄连、广木香、神曲等。

便脓血多者加银花、白头翁,脱肛者加柴胡、升麻,便痢次多滑泄者加诃子肉、赤石脂。

平时用理中丸、四神丸交替服用。

以上各种类型痢疾恢复后均适用参苓白术散调理脾胃。

2.简易方和针灸

(1)鲜马齿苋一二两,洗净捣烂绞汁加温开水服下,一日分三次服。

(2)生大蒜蒸熟,内服一次一个,每日三次(以上适用于湿热痢)。

(3)针天枢、气海、足三里、长强。适用于湿热痢及急性暴痢。

(4)针中脘、胃俞灸关元。适用于休息痢。

[附方]

1.芍药汤:白芍、黄芩、归尾、黄连、大黄、木香、甘草、槟榔、官桂。

2.白头翁汤:白头翁、秦皮、黄连、黄柏。

3.胃苓汤:(见泄泻)。

4.葛根黄芩黄连汤:(见风温)。

5.神犀丹:(见暑瘟)。

6.紫雪丹:(见风温)

7. 理中汤：(见泄泻)。

8. 四神丸：(见泄泻)。

五、胃炎

(一)急性单纯性糜烂性胃炎

1. **典型症状**：细菌感染所致的急性肠胃炎有上腹部不适、疼痛、食欲减退、恶心、呕吐、水样腹泻，严重者有发热、失水、酸中毒休克等中毒症状。

2. **实验室检查**：血白细胞总数有轻度增高，粪检或培养可见葡萄球菌、沙门氏菌、嗜盐菌。

3. 本病属中医"胃脘痛"、"呕吐"、"吐泻"等范畴。

基本方：苏梗 9 克、藿香梗 9 克、制半夏 9 克、陈皮 9 克、厚朴 6 克、炒竹茹 6 克、黄芩 9 克、生姜 4.5 克。

方义：基本方用苏梗、藿香梗、生姜散寒化湿，行气宽中；制半夏、陈皮、厚朴理气健脾，和中降逆，佐以竹茹、黄芩以清热和胃。

加减法：

(1) 发热：加葛根 6 克。

(2) 湿盛：加苍术 9 克。

(3) 腹泻：加煨葛根 6 克，或灶心土 30 克(煎汤代水)。

(4) 食欲减退：加焦山楂 9 克、焦神曲 9 克。

(5) 呕吐不止：加玉枢丹 1.5 克，吞服。

(6) 腹痛明显：加木香 9 克。

(7) 内热枳盛：加炒黄连 3 克。

参考：

(1) 本病多由饮食不节，或饮酒过量，或误食污染食物，导致运化失常，升降失司而起。治宜辛开苦降，清热和胃，消导化湿等。

(2) 辛温药如吴茱萸、高良姜、草果，苦降药如川楝子、炒山栀，清热化湿药如芦根、连翘、白术、茯苓，消导药如枳实、枳壳、炒莱菔子、炙金鸡等均可选用。

(3) 常用方有藿香正气丸、暑湿正气丸(芳香化浊，和中止呕)保和丸、四七汤、平胃散、左金丸等。

(二)急性出血性糜烂性胃炎

1. **典型症状**：口服腐蚀剂后，口腔、胸骨后及上腹部剧痛，吞咽疼痛或困难，呕吐频繁，吐血样黏膜腐片。

2. **实验室检查**：化学分析呕吐物及剩下的腐蚀剂。

3. 本病属中医"胃脘痛"、"吐血"等范畴。

基本方:红藤 18 克、败酱草 15 克、大蓟 15 克、白芍 12 克、炒黄连 3 克、白芨片 10 克、甘草 3 克。

方义:基本方用红藤、败酱大蓟清热解毒,凉血止血,活血行瘀;白芨收敛止血,消肿生肌;黄连清胃火,解热毒;白芍、甘草柔肝滋阴,缓急定痛。

加减法:

(1)吐血多:加参三七粉 3 克(分二次吞服),或云南白药 1 瓶(分三次吞服)

(2)黑粪多:加地榆炭 12 克,或灶心土 30 克(煎汤代水)。必要时,亦可用云南白药。

(3)胃痛明显:加制乳香 4.5 克、没药 4.5 克

(4)软弱头昏:加党参 12 克、炒白术 10 克。

(三)慢性浅表性、萎缩性胃炎

典型症状:中上腹部饱闷感或疼痛、食欲减退、恶心、呕吐、嗳气;萎缩性胃炎兼见消瘦、贫血、腹泻。

实验室检查:萎缩性胃炎的胃液中游离酸减少,并在注射组胺后亦不升高。胃镜检查:浅表性胃炎示灰白色或黄白色脓样黏膜,黏膜充血,水肿或有出血点及糜烂;萎缩性胃炎示灰色或灰绿色黏膜,黏膜变薄,黏膜下血管分支清晰可见。

本病属中医"胃脘痛"、"脘胀"、"痞满"、"痰饮"等范畴。

基本方:丹参 12 克、蒲公英 15 克、川楝子 9 克、炒玄胡 12 克、生山楂 12 克。

方义:基本方用丹参活血行瘀;蒲公英清热解毒,消痞散结;白芍、甘草柔肝缓急,和胃定痛;川楝炒玄辛苦泄热,梳理肝气,以增强止痛之力;生山楂增加胃酸以消食。

加减法:纳差,加炒谷芽 10 克、炒麦芽 10 克;嗳气,加郁金 10 克、旋复花 12 克(包煎);脘胀,加枳壳、砂仁粉 2.1 克(吞);腹泻:加焦六曲 12 克;舌破,加炒黄连 3 克;便血,加地榆炭 12 克;阴虚明显,加北沙参 12 克、麦冬 10 克;久痛不止:加失笑散 9 克(包煎);脾气虚弱:加党参 12 克、山药 12 克;癌变趋向,加铁树叶 15 克、半枝莲 15 克。

(四)肥厚性胃炎

1.典型症状:除有浅表性胃炎的症状外,食物及碱性食物疼痛暂时缓解,有上消化道出血。

2.实验室检查:胃酸用加量组胺试验测定示游离酸减少;胃镜示胃黏膜皱襞粗大,不规则,可见横裂,有小结。

3.本病属中医"胃脘痛"、"脘胀"、"痞满"、"痰饮"等范畴。

基本方:桂枝 6 克、白术 12 克、茯苓 15 克、炙黄芪 12 克、制半夏 9 克、海螵蛸 12 克、陈皮 9 克。

方义:基本方用桂枝、黄芪、茯苓健脾养胃,通阳化气,和中燥湿,制半夏、陈皮消痞理气;海螵蛸收敛制酸。

加减法:疼痛明显,加肉桂末 3 克(吞服);食后胀腹,加木香 9 克、砂仁粉 2.1 克(吞服);隐痛持久,加煅九香虫 4.5 克、炒刺猬皮 9 克;时有便血,加地榆炭 12 克、泡姜炭 2.1 克;湿重苔腻,加苍术 9 克。

六、虚证

老人或久病,声低沉,面苍白,脉细,烦躁不安,气血、阴阳不足,五脏机能减退。

1. 气虚:面色淡白倦怠乏力,语言低微,舌苔薄白,舌边有齿痕,脉软弱;肺气虚,气短气促自汗。

脾气虚:食少,腹胀,大便时溏,有浮肿。

兼阳虚:怯寒肢冷,腹鸣喜温。

基本方:虎兰 12 克、白术 12 克、茯苓 12 克、陈皮 6 克、炙甘草 3 克。

加减:脾气虚,加山药 12 克、木香 9 克、砂仁 3 克(吞入);肺气虚,加炙黄芩 12 克、喘促加热地 12 克、紫苑 10 克、五味子 4.5 克;自汗,加麻黄根 9 克、牡蛎 30 克;兼阳虚,加熟 9 克、干姜 5 克;肾阳虚,加肉桂等。

2. 血虚:面无华,苍白,头晕眼花,手足发麻,唇舌淡,细脉无力。

基本方:熟地 12 克、当归 10 克、川芎 6 克、白芍 10 克、红枣 4 个。

加减:心血虚、心悸怔忡、健忘、失眠、心神不宁,加柏子仁、龙眼肉 12 克,心神不安加远志 6 克、青龙齿 30 克(先煎),失眠加熟枣仁 12 克;肝血虚、头晕、惊惕或血瘀,加制首乌 12 克、杞子 10 克、血瘀丹参 15 克;兼阴虚主要症状为心烦、口干、盗汗,肾阴亦虚,即耳鸣耳聋,两足痿弱,腰膝酸软,咽燥虚烦,去川芎,熟地改用生地,麦冬各 10 克、玄参 12 克,盗汗加浮小麦 30 克、牡蛎 30 克,肾阴虚加楮实子、女贞子、旱莲草、龟板、鳖甲等。

第五节　其他疾病的中医药治疗

一、震颤麻痹

症状:双手震颤不能随意控制,激动时加剧,肌肉强直,行动障碍,面表情呆滞,上肢及下肢股膝关节略弯曲,咀嚼吞咽有困难,起病缓,逐加剧,属中医"颤振"、"振掉"、"颤证"、"肝风"等范畴。

基本方:制首乌 15 克、生石决 30 克、龙齿 30 克、钩藤 15 克(后入)、天麻 10 克、陈胆星 10 克、全蝎末 3 克(分二次吞服)。

处方加减:气血虚,加炙黄芪 12 克、当归 10 克、生白芍 10 克;肝肾虚,加生地 12 克、熟地 12 克、山萸肉 12 克、潼蒺藜 12 克;虚火上亢,加知母 12 克、炒黄柏 9 克;脾虚生痰,白术 12 克、淮山药 12 克、陈皮 6 克。

治疗实践分析:通过几十年来治疗此类疾病的实践,认识到这类疾病基本上归因于肝肾阴亏、气血不足、筋脉失养、虚风内动、痰滞络脉所致。经典方剂文献关于"战掉,振掉,颤动"等治疗方剂归纳如下:

1.通治手足战掉:麻黄去节,人参去节,黄芩、芍药、甘草炙、川芎、杏仁(去皮尖)、防己。

2.四肢曳不随:

方一:麝香 3 克、桂心 12 克、甘松(去土)、川乌(生用)、白芥子、五灵脂、白茯苓、晚蚕砂各 8 克苍耳子、乳香、地龙、草乌各 5 克牛膝、肉苁蓉各 12 克、附子 4 克。

方二:手足不陡,挛缩,屈伸艰难(有效药集合):用于汤剂组合:夜交藤、桑枝、柏枝、石榴皮、防风、羌活、天麻、丹参、天南星、独活、五加皮、酸枣仁、石膏、白术、柴胡、当归、羚羊角 10 克、犀牛角 3 克、薏苡仁、车前子、木通、青皮、陈皮、枳实、牵牛子、乳香、川乌、没药、半夏、槟榔、侧柏叶 30 克、白附子 3 克、白僵蚕 8 克、微炒汉防己、乌蛇肉、牛黄、麝香、黑小豆 20 克、牛膝(生用)15 克、沉香 10 克、天麻(生用)15 克、宫桂去皮 15 克、肉苁蓉 15 克、紫巴戟 12 克。

方三:手足不遂:防风、乳香(另研细)、羚羊角末(另研)、麝香、天麻、羌活、独活、琥珀。

方四:手足潮搐:鸟犀角 10 克白术、白芷、干姜、枳壳、麝香、独活、乌蛇、白僵蚕、石斛、川芎、肉豆蔻、牛黄。

3.治手足曳:人参、地榆、川乌、木香。

4.中风偏枯(一侧手足不收,麻木不仁,筋脉拘急,不能运动)牛膝(浸酒)30 克、秦艽 18 克、天冬 20 克、(去芯)、薏苡仁 15 克、独活 15 克、细辛 8 克(浸酒)。

二、糖尿病

1.中医论糖尿病机理

中医理论认为糖尿病属于瘅类的脾瘅、消瘅。脉实大者,病久可治,脉悬小坚者,病久不可治。消瘅,三消总称,内热消,肌肤消瘦,邪热在内。脉当实大者为顺,故病虽久犹可治;若脉悬小,则阳实阴虚,脉证逆不可治。五脏皆柔弱者,善病消瘅,又热则消肌肤,亦为消瘅也。热消中,不可多吃高热量食物。多饮尿频,称热中。多食数溲,称消中。多怒曰癫,多喜曰狂。热中、消中者,以富贵人居多,即今之称"富贵病"。食适清淡。热中、消中者,即内热病也,惟富贵之人多有之。富贵者以肥甘为事,肥者令人内热,甘者令人中满,气积成热;则转为消中、消渴之病,热气悍,药气亦然,二者相遇,恐内伤脾。脾阴中至阴,阳胜则伤阴,故二热合气,伤脾。脾土恶水,脾伤者畏木。

消瘅、消中者,即三消症。凡多饮而渴不止者为上消,消谷善饥者为中消;溲便频而膏浊不禁者为下消。如肺消、膈消、消渴,即上消也;瘅成为消中,胃中热则消谷令人善饥，即中消也；肾脉，肝脉微小，皆为消瘅，肝肾在下，即下消也。消渴即湿寒之阴气极衰，燥热之阳气太盛故也，治当补肾水阴寒之虚，泻心火阳热之实，除肠胃燥热之甚，济身中津液之衰，使谷道散而不结，津液生而不枯，气血和而不涩，则病愈。

若饮水多而小便多，名曰消渴；若饮食多不甚渴，小便数而消瘦者，名曰消中；若渴而饮水不绝，腿消瘦而小便有脂液者，名曰肾消。皆以燥热太甚，三焦肠胃之腠理脉络怫郁壅滞，虽多饮于中，终不能浸润于外，营卫百骸，故渴不止而小便多而数。

五脏心为君火正化，肾为君火对化，三焦为相火正化，胆为相火对化，得其平则烹炼饮食，糟粕去；不得其平则燔灼脏腑，津液竭。而数心火，甚于上为膈膜之消，甚于中为肠胃之消，甚于下为膏液之消，甚于外为肌肉之消。上甚不已，则消及于肺；中甚不已，则消及于脾；下甚不已，则消及于肝肾；外甚不已，消及于筋骨。四脏皆消尽，心衰而亡。故有消瘅、消中、消渴、风消、膈消、肺消之说。消之症不同皆归于火。人身之有肾，犹木之有根，故肾脏受病，必先形容憔悴，虽加以滋养，不能润泽，故患消渴者，皆是肾经为病，由壮盛之时不自保养，快情恣欲，饮酒无度，食脯炙，饵丹石等药，遂使肾水枯竭，心火燔盛，三焦猛烈，五藏渴燥，由是渴、利生焉，此又皆本于肾也。

又二阳之病发心脾，传为风消，以阳明为十二经之海，土衰而木气乘之，故为肌肉风消也，心移寒于肺为肺消，饮一溲二，死不治。此言元阳之衰，而金寒水冷，则为肺、肾之消也，五脏之脉微小者，皆为消瘅，此言寸口之弱见于外，以血气之衰而消于内也。患者口甘，名曰"脾瘅"。

瘅，热病五味所化，五味入口，藏于胃，脾为之行其精气，津液在脾，即口甘。五味入胃则津液在脾，脾属土，其味甘，脾气通于口，故能令人口甘也。此肥美之所发也，肥甘太过，故发为病。此患者必爱食甘美而多肥的食物。肥者令人内热，甘者令人中满，气上溢，转为消渴。肥者，味浓助阳，故能生热，甘者，性缓不散，故能留中。热留不去，久必伤阴，其气上溢，故转变为消渴之病。治之以兰，除陈气。兰草性味甘寒，能利水道，辟不祥，除胸中痰癖，其气清香，能生津止渴，润肌肉，故可除糖尿病陈积蓄热。有病口苦，名曰"胆瘅"，取阳陵泉穴。阳陵泉，足少阳胆经穴。口苦者病在胆，故名曰"胆瘅"。肝者，决于胆，咽为使。谋虑在肝，无胆不断，故为中将而取决于胆。又足少阳之脉上挟咽，足厥阴之脉循喉咙之后，上入颃颡，是肝胆之脉，皆会于咽，故咽为之使。患者谋虑不决，胆虚气上溢而口苦，治之以胆募、俞。数谋虑不决，则肝胆俱劳，劳则必虚，虚则气不固，故胆气上溢而口苦。阳陵泉等六穴可治。

2. 主要治疗方法

消渴者，渴而不小便，使人下焦虚热肾燥，多饮而不小便。其病，多发痈疽。因热气留于经络，经络不利，血气壅涩，故成痈脓也。诊脉数大者生，细小浮者死；沉小生，实牢大死。厥阴病消渴，气上冲，心中疼热，饥不欲食甚者则欲吐下不止。千金论：夫消渴者，凡积久饮酒，无有不成消渴病者。酒性酷热，脯炙盐咸，酒客多嗜，不离其口，三杯过后，不由己制。积年长夜，酣典不懈，遂使三焦猛热，五脏干燥，木石犹且焦枯，在人何能不渴？疗之愈否，属在病者，若能如方节慎，旬月而愈，不自爱惜死不旋踵。方书医药，实多有效，其如不慎者何。其所慎者有三：一饮酒、二房室、三咸食及面，能慎此者，虽不服药，而自可无他。不知此者，纵有金丹，亦不可救。深思慎之，凡消渴之人，愈与未愈，常须虑患大痈。

消渴之人，必于大骨节间，忽发痈疽而卒，所以戒在大痈也，当预备痈药以防之，宜服麦门冬丸，除肠胃热。实兼消渴方：麦门冬（去心）、茯苓（坚白者）、黄连（八分）、石膏（碎）、葳蕤（八分）、人参、龙胆、黄芩以上各3克，升麻3克、栝蒌4克、枳实（5克炙）、生姜屑、地骨皮、茅根以上各8克，上十五味以水六升，煮茅根及粟米令烂，余十三味捣末，蜜和丸如梧子，以前茅根粟米汁作饮，服十丸。日二，若渴则与此饮至足。大麻亦得。忌猪肉酢物。

基本处方：党胡15克、生地15克、知母12克、淮山药15克、天花粉12克、春蚕茧12克、生黄连20克。

处方加减原则：

（1）偏渴：加生葛10克、石膏3克、麦方冬12克、紫苑10克、乌梅10克、瓜娄干10克、五味子12克。

（2）血糖、尿糖偏高：加生黄芪20克。

（3）偏胃实热多食：加石斛15克、麦方冬12克。

（4）偏阴虚，尿多：加五味子10克、山萸肉15克。

（5）视力减弱：加蕤内12克、枸杞子15克。

三、痛风

痛风即遍身骨节，尤其是小关节走注疼痛，也称白虎历节风。因血气风湿痰火，或劳力寒水相搏；或酒色醉卧当风取凉；或卧潮湿之地；或雨汗湿衣蒸体而成痛风。在上者多属风，在下者多属湿。治用活血疏风，消痰去湿。羌活汤加减。凡治痛风，用苍术、羌活、酒芩三味，散风行湿之妙药耳。

一切痛风，肢节痛者，痛属火，肿属湿。不可食肉。肉属阳，火能助火，食则下遗，遗溺，内有痞块。虽油炒热物，鱼面切宜戒之。所以膏粱之人，多食煎炒炙，酒肉热物蒸脏腑，故患痛风、恶毒痈疽者最多。肥人多是湿痰，瘦人多是痰火。

浸酒方：七轮鳖甲（醋炙）、净菊花、防风、杜仲、丹皮、石菖蒲（去芦根）、牛蒡、人参、枸杞各一两，白术、萸肉、白茯苓、桔梗、黄僵蚕、远志（去心，甘草汁煮）、牛膝、苍耳、熟地、白芍草、石蟹、花粉、荆芥、白附、天麻、白星、独活、陈皮、苍术（米泔浸）用无灰酒二斗浸之，春夏二七，秋冬三七，固毋泄气，每日空心三次，各饮一杯，药渣焙干研细，好酒和丸，如梧桐子大。每服七十丸，空心好酒下。昔窦中书方中年患此，四肢不举者五载，累医罔效。偶遇李让有此秘方，修合服之，半月身轻目清，病遂除。因求此方，骨节风痛：川乌大者三十枚（生用）、全蝎二十个（生用）、生黑豆二十一粒、地龙（去泥土，酒洗净）五

钱为末,入麝香一分,糯米饭和丸,绿豆大。每服七丸,夜卧酒下,微出冷汗,一、二服即愈。(《赤水玄珠》)

五汁膏(治风痛,不拘久近,立时见效。)姜、葱、韭、白萝卜各五斤,打汁;菜子半斤,打汁,煎成膏,滴水成珠,外加麻油、东丹锻石收炼,如汁多加多,汁少加少,做膏药贴愈。(采抄本)

左经丸(治手足不遂,筋骨诸痛,遍身风疮)大草乌(去皮脐)木别(去壳)白胶香五灵脂各三两五钱,斑蝥五枚(去头足,醋炒磨细用)生黑豆(去皮为末)一升醋和丸,如芡实大。每服一丸,温酒磨下。治筋骨痛未经针刺者,三、五服见效。此方曾医一人,软瘫风,不能行,十日见效。(《赤水玄珠》)

痛风以老姜凤仙叶香油川椒末共捣擦痛处。或凤仙子煎汤洗亦效。

神应膏(治骨节疼痛):乳香没药各 10 克。

治两手痛风麻木:当归、川芎、白芷、酒芩、(炒)黄连、羌活、苍术(米泔制)、防风、桔梗、南星、半夏(俱姜汁制)、桂枝、甘草、各等份,生姜三片,水煎服。(《万病回春》)

痛风遍身骨节走痛:油松节、晚蚕砂蒸酒,每日常服愈。(《秘方集验》)

大羌活汤:羌活升麻各 10 克、独活 6 克、苍术、防风(去芦)、威灵仙(去芦)、白术、当归、白茯苓(去皮)、泽泻各 5 克、上十味一服。水 500ml 煎至 100ml,去渣温服,食前一服,食后一服。忌酒面生冷硬物。

附　中医常用基本方剂

	方名	组成药物	主要适应证
解表剂	麻黄汤	麻黄、桂枝、杏仁、甘草	太阳伤寒(表实证),恶寒,发热,头痛,身痛,脉浮紧,无汗而喘
	桂枝汤	桂枝、白芍、甘草、生姜、大枣	太阳中风(表虚证),发热,汗出恶风,脉浮缓
	桑菊饮	桑叶、菊花、杏仁、连翘、薄荷、桔梗、甘草、芦根	风温,但咳,身不甚热,微渴
	银翘散	银花、连翘、桔梗、薄荷、竹叶、生甘草、荆芥穗、淡豆豉、牛蒡子、芦根	温病初起,发热无汗,或汗不多,头痛,口渴,咽痛,脉浮散,舌尖红,苔薄黄
止咳化痰平喘剂	三子养亲汤	紫苏子、莱菔子、白芥子	咳嗽痰盛,喘满懒食
	清气化痰丸	姜半夏、胆星麸炒、枳实、瓜蒌仁、杏仁、酒炒黄芩、茯苓、橘红	热痰胶结,呕恶胸痞,发热惊悸,苔黄,脉滑数
	青州白丸子	天南星、白附子、半夏、川乌	寒痰壅盛,呕吐涎沫,小儿惊风
清热剂	白虎汤	生石膏、知母、甘草、粳米	阳明病,大热,大渴,大汗脉洪大
	黑连解毒汤	黄连、黄柏、黄芩、栀子	一切火热,表里俱盛,烦躁谵语,吐血衄血
	犀角地黄汤	犀角、生地、芍药、丹皮	胃火热盛,吐衄便血,心烦口渴
	白头翁汤	白头翁、黄柏、黄连、秦皮	热利下重,大便脓血,心烦口渴

续附表

	方名	组成药物	主要适应证
温里剂	理中汤	人参、干姜、甘草、白术	太阴病自利不渴,脉沉细,腹痛呕吐
祛风湿剂	独活寄生汤	独活、桑寄生、秦艽、防风、细辛、当归、芍药、川芎、熟地、杜仲、牛膝、人参、茯苓、甘草、桂心	腰膝作痛,冷痹无力,屈伸不利
芳香化湿剂	藿香正气散	藿香、紫苏、白芷、大腹皮、茯苓、土炒白术、陈皮、半夏曲、厚朴、桔梗、生草、生姜、大枣	外感风寒,内伤湿滞,寒热头痛,胸膈满闷,凡感岚瘴不正之气,均可加减治之
利水尿剂逐	五苓散	茯苓、泽泻、猪苓、白木、桂木	太阳病水蓄膀胱,脉浮,小便不利,烦渴水逆
理气剂	越鞠丸	香附、苍术、川芎、神曲、栀子	胸膈痞闷,吞酸呕吐
理血剂	十灰散	大蓟、小蓟、侧柏叶、荷叶、茅根、西草根、大黄、栀子、棕榈皮、丹皮	治呕血、吐血、咯血、咳血
	失效散	五灵脂、蒲黄	产后恶露不行,心腹疼痛
芳香开窍剂	万氏牛黄清新丸	牛黄、川连、黄芩、生栀子、郁金、朱砂	温病热入心包,神昏谵语,及小儿急惊风等
	安宫牛黄丸	牛黄、川连、黄芩、山栀、郁金、犀角、冰片、麝香、珍珠、雄黄、金箔、朱砂	温病,邪入心包神昏,语难言
	至宝丹	犀角、玳瑁、琥珀、朱砂、雄黄、麝香、冰片、牛黄、安息香、金箔、音波	中暑、中风、及温热病痰热内闭、神昏、谵语,身热烦躁,舌赤苔黄
	紫雪丹	黄金、寒水石、石膏、滑石、磁石、升麻、元参、甘草、犀角、羚羊角、沉香、木香、丁香、朴硝、朱砂、麝香	热邪内陷,神智昏糊,昏狂谵语,热甚烦躁,舌赤无苔,及小儿青厥之因为热者
安神剂	生砂安神丸	朱砂、川连、甘草、生地、当归头	心经血虚,心乱烦热,惊悸征忡,癃寐不安
	天王补心丹	人参、茯苓、元参、桔梗、远志、当归、五味子、麦冬、丹参、酸枣仁、生地、柏子仁	心血不足,神志不宁,健忘征忡
平肝息风剂	镇肝熄风汤	怀牛膝、生赭石、生龙骨、生牡蛎、生龟板、生白芍、元参、天冬、川楝子、生麦芽、茵陈、甘草	类中风肝阳上,昏眩欲仆者
补养剂	四君子汤	人参、白术、茯苓、甘草	气虚脾胃削弱,食少便溏等
	四物汤	熟地、当归、川芎、白芍	营血虚滞,妇女经水不调
	六味地黄丸	熟地、山萸肉、干山药、泽泻、丹皮、茯苓	真阴亏损,腰痛足酸,自汗盗汗、遗精、便血。消渴等
	金匮肾气丸	六味地黄丸加附子、桂枝	肾气亏乏,下元虚冷,脐膜疼痛,夜多小便,消渴而小便反多
固涩剂	牡蛎散	牡蛎、麻黄根、黄芪、浮小麦	体常自汗,久而不止

续附表

	方名	组成药物	主要适应证
消导剂	保和丸	山楂、神曲、茯苓、半夏、陈皮、莱菔子、连翘、麦芽	食积停饮，腹痛泄泻，痞端下利等症
泻下剂	大承气扬	大黄、厚朴、枳实、芒硝	阳明病、脉沉实，苔黄燥起刺，大便不通，转矢气绕脐痛，潮热谵语
	小承气扬	大黄、厚朴、枳实	阳明病，腹满大便硬，潮热谵语，脉滑而疾
	调胃承气汤	大黄、甘草、芒硝	阳明病、蒸蒸发热，腹满微烦
	麻仁丸	麻仁子、杏仁、枳实、大黄、厚朴、芍药	润肠通便，适合于习惯性便闭
驱虫剂	乌梅丸	乌梅、细辛、干姜、黄连、当归、附子、蜀椒、人参、桂枝、黄柏	手足厥冷，呕烦吐蛔，又治久痢

第七章　中医文化健康传播

中医文化发展的历史,实质上就是中国的健康传播史。仔细研读《黄帝内经》原文,通篇强调疾病预防与人的健康,再三强调治未病的基本前提,保健、不药而愈的论述约占《黄帝内经》主旨的 70%。在以《黄帝内经》等中医药经典为主体的中医文化中,更是反复倡导养身、健身,以预防为主的,胜于现代健康传播观念与健康方法。中医养生学是中华民族优秀文化的一个重要组成部分,它历史悠久,源远流长。在漫长的历史过程中,中国人民非常重视养生益寿,并在生活实践中积累了丰富的经验,创立了既有系统理论、多种流派、多种方法,又有民族特色的中医养生学,为中国人民的保健事业和中华民族的繁衍昌盛作出了杰出的贡献。

第一节　中医文化养生学简介

一、概述

养生就是根据生命发展的规律,采取能够保养身体,减少疾病,增进健康,延年益寿的手段,所进行的保健活动。养生(又称摄生、道生)一词最早见于《庄子》内篇。所谓生,就是生命、生存、生长之意;所谓养,即保养、调养、培养、补养、护养之意。养生是通过养精神、调饮食、练形体、慎房事、适寒温等各种方法去实现的,是一种综合性的强身益寿活动。

中医养生学是在中医理论的指导下,探索和研究中国传统的颐养身心、增强体质、预防疾病、延年益寿的理论和方法,并用这种理论和方法指导人们保健活动的实用科学。自古以来,人们把养生的理论和方法叫做"养生之道"。例如《素问·上古天真论》说:"上古之人,其知道者,法于阴阳,和于术数,食饮有节,起居有常,不妄作劳,故能形与神俱,而尽终其天年,度百岁乃去"。此处的"道",就是养生之道。能否健康长寿,不仅在于能否懂得养生之道,而更为重要的是能否把养生之道贯彻应用到日常生活中去。历代养生家由于各自的实践和体会不同,他们的养生之道在静神、动形、固精、调气、食养及药饵等方面各有侧重,各有所长。从学术流派来看,又有道家养生、儒家养生、医家养生、释家养生和武术家养生之分,他们都从不同角度阐述了养生理论和方法,丰富了养生学的内容。在中医理论指导下,养生学吸取各学派之精华,提出了一系列养生原则,如形神共养、协调阴阳、顺应自然、饮食调养、谨慎起居、和调脏腑、通畅经络、节欲保精、益气调息、动静适宜等等,使养生活动有章可循、有法可依。例如,饮食养生强调食养、食节、食忌、食禁等;药物保健则注意药养、药治、药忌、药禁等;传统的运动养生更是功种繁多,如动功有太极拳、八段锦、易筋经、五禽戏、保健功等,静功有放松功、内养功、强壮功、意气功、真气运行法等,动静结合功有空劲功、形神桩等。无论选学哪种功法,只要练功得法,持之以恒,都可有健身防病、益寿延年之效。针灸、按摩、推拿、拔火罐等,亦都方便易行,效果显著。诸如此类的方法不仅深受中国人民喜爱,而且远传世界各地,为全人类的保健事业作出了应有的贡献。

二、中医养生学的性质和特点

中医养生学是从实践经验中总结出来的科学,是历代劳动人民智慧的结晶,它经历了几千年亿万次的实践,由实践上升为理论,归纳出方法,又回到实践中去验证,如此循环往复不断丰富和发展,进而形成一门独立的学科。从内容上来看,中医养生学涉及现代科学中预防医学、心理医学、行为科学、医学保健、天文气象学、地理医学、社会医学等多学科领域,实际上它是多学科领域的综合,是当代生命科学中的实用学科。

中医养生学以其博大精深的理论和丰富多彩的方法而闻名于世。它的形成和发展与数千年光辉灿烂的传统文化密切相关,因此具有独特的东方色彩和民族风格。自古以来,东方人、西方人对养生保健都进行了长期的大量的实践和探讨,但由于各自的文化背景不同,其养生的观点也有差异。中医养生学是在中华民族文化为主体背景下发生发展起来的,故此有它自身特点,现略述其概要。

1. 独特的理论体系

中医养生理论都是以"天人相应"、"形神合一"的整体观念为出发点,去认识人体生命活动及其与自然、社会的关系,特别强调人与自然环境以及社会环境的协调,讲究体内气化升降,以及心理与生理的协调一致,并用阴阳形气学说、脏腑经络理论来阐述人体生老病死的规律,尤其把精、气、神作为人体之三宝,作为养生保健的核心,进而确定指导养生实践的种种原则,提出养生之道必须"法于阴阳,和于术数""起居有常"。即顺应自然,保护生机遵循自然变化的规律,使生命过程的节奏,随着时间、空间的移易和四时气候的改变而进行调整。

2. 和谐适度的宗旨

养生保健必须整体协调,寓养生于日常生活之中,贯穿在衣、食、住、行、坐、卧之间,事事处处都有讲究,其中一个突出的特点就是和谐适度,使体内阴阳平衡,守其中正,保其冲和,则可健康长寿。例如,情绪保健要求不卑不亢,"不偏不倚",中和适度;又如,节制饮食、节欲保精、睡眠适度、形劳而不倦等,都体现了这种思想。晋代养生家葛洪提出"养生以不伤为本"的观点,不伤的关键即在于遵循自然及生命过程的变化规律,掌握适度,注意调节。

3. 综合、辩证的调摄

人类健康长寿并非靠一朝一夕、一功一法的摄养就能实现的,而是要针对人体的各个方面,采取多种调养方法,持之以恒地进行审因施养,才能达到目的。因此,中医养生学一方面强调从自然环境到衣食住行,从生活爱好到精神卫生,从药物强身到运动保健等,进行较为全面的、综合的防病保健;另一方面又十分重视按照不同情况区别对待,反对千篇一律、一个模式,而是针对各自的不同特点有的放矢,体现中医养生的动态整体平衡和审因施养的思想。历代养生家都主张养生要因人、因时、因地制宜,全面配合。例如,因年龄而异,注意分阶段养生;顺乎自然变化,四时养生;重视环境与健康长寿的关系,注意环境养生等。又如传统健身术的运用原则,提倡根据各自的需要,可分别选用动功、静功或动静结合之功,又可配合导引、按摩等法。这样,不但可补偏救弊、导气归经,有益寿延年之效,又有开发潜能和智慧之功,从而收到最佳的摄生保健效果。

4. 适应范围广泛

养生保健可与每个人的一生相始终。人生自妊娠于母体之始,直至耄耋老年,每个年龄阶段都存在着养生的内容。人在未病之时,患病之际,病愈之后,都有养生的必要。不仅如此,对不同体质、不同性别、不同地区的人也都有相应的养生措施。因此,养生学的适应范围是非常广泛的。它应引起人们的高度重视,进行全面普及,提高养生保健的自觉性,把养生保健活动看作是人生活动的一个重要组成部分。

三、中医养生学在健康传播中的应用

中医养生学的基本思想是强身防病,强调正气作用,防微杜渐治未病;把握生命和健康的整体观念及辩证思想;重视心理因素,贯穿始终;把人类、社会和环境联系起来,去理解和对待人体的健康和疾病。当代医学模式已由生物医学模式演变为"生物-心理-社会医学模式",主要任务是控制和降低慢性病的发病率。其特征是从治疗扩大到预防,从生理扩大到心理,从个体扩大到群体,从医院扩大到社会。当前首先要处理好医疗和预防的关系,把整个卫生事业纳入预防的轨道,推行"三级预防"。在"三级预防"中,一级预防是最积极的预防,是社会预防的主干,是预防的前沿,其基本思想防患于未然,采取主要手段是增进健康和采取特殊的预防保健措施。中医养生学的思维方式与现代科学发展的思维方法是一致的,中医养生学将在今后人类防病保健事业中占有重要地位。

中医养生学是着重研究和指导常人的保健问题,它的基本任务概括起来有三个方面:一是以科学的观点和方法,全面地、系统地发掘、整理、研究、总结、提高传统养生理论和方法;二是结合现代科学手段,对传统的行之有效的方法进行分析研究,探讨其实质;三是针对当前人们面临的新问题,结合现实情况,提出新理论,创立新方法,进行更大范围的推广,使之成为个体养生和群体保健的指导原则。

中医养生学是一门古老而又新兴的学科。由于历史条件的限制,它并非完美无缺,如何运用现代科学技术成果,使其内容更加完整、更加科学化,尚须作深入的探讨。此外,还有很多散在民间的养生经验方法和措施,有待进一步收集、整理和提高。所以,我们不仅要把古人养生的宝贵遗产很好地继承下来,并且在养生实践中,运用现代科学知识与方法,进一步充实、丰富、发展中医养生学,把它提高到一个新的水平。

四、中医文化养生理论概述

(一)《内经》奠定了养生学理论基础

《内经》总结了先秦时期医药学的丰富的实践经验,先秦道家、儒家、杂家的养生思想为《内经》养生理论的形成做出了重要贡献。而《内经》则是集先秦诸子理论及医药学实践之大成,为中医养生学的形成奠定了理论基础。现将其要点归纳如下:

1. 对生命起源的认识

《内经》认为生命与自然界息息相关,《素问·宝命全形论》指出:"天地合气,命之曰人",认为自然界的阴阳精气是生命之源,这种认识是符合实际的。

2. 天人相应,顺应自然

《内经》把人与自然界看成一个整体,自然界的种种变化都会影响人体的生命活动,即天有所变、人有所应。因而,强调要适应自然变化,避免外邪侵袭。如《灵枢·本神篇》指出,要"顺四时而适寒暑",《素问·四气调神大论》则提出了"春夏养阳,秋冬养阴"的四时顺养原则。《素问·上古天真论》又明确指出"虚邪贼风,避之有时",从而开辟了中医防病养生的先河。

3. 对生命规律的阐述

《内经》对人体生、长、壮、老、已的生命规律有精妙的观察和科学的概括,不仅注意到年龄阶段的变化,也注意到了性别上的生理差异。如《素问·上古天真论》中,男子八岁为一生理阶段,女子七岁为一生理阶段的生理阶段递变规律,《灵枢·天年》以十岁为一阶段的递变规律,分别详细阐述了人的生理变化特点。

4. 对衰老的认识

《内经》详细论述了衰老的变化过程及衰老表现,并指出情志、起居、饮食,纵欲、过劳等一方面调节失当,是导致早衰的重要原因,并提出要"法于阴阳,和于术数,饮食有节,起居有常,不妄作劳,故能形与神俱,而尽终其天年,度百岁乃去"(《素问·上古天真论》),初步建立了抗老防衰及老年病防治的理论基础。

5. 明确提出养生原则和方法

《内经》不仅提出了许多重要的养生原则和行之有效的养生方法,如调和阴阳、濡养脏腑、疏通气血、形神兼养、顺应自然等原则,以及调情志、慎起居、适寒温、和五味、节房事、导引、按跷、针灸等多种养生方法,而且特别强调"治未病"这一预防为主的原则,将养生和预防疾病密切结合在一起,这一点具有极其重要的意义。

综上所述,《内经》集先秦诸子之说,参以大量医疗实践,形成了中医理论体系,为中医养生学奠定了坚实的理论基础,做出了极其重要的贡献。总之,先秦时期是我国从原始时代进入文明时代的重要转折时期。在这一时期里,生产的发展、社会的进步,使人类更好地认识自然,认识生命。长期的医疗实践,为医学的发展积累了丰富而宝贵的经验。先秦诸子的"百家争鸣"为中医理论体系的建立打下了初步的基础,而《内经》则是这一时期内医学发展的系统总结和结晶,它为中医养生学理论体系的建立奠定了基础。

下述本章中医养生的主要理论构架与实务,汲取学习了王玉川教授主编的教材《中医养生学》,推荐健康传播的广大受众学习此教材。作者对教材的参编者刘占文、袁立人、张湖德等教授的辛勤劳作致以衷心感谢。

（二）道家学说与道教养生术

西汉初期,统治阶级很重视清静无为的黄老哲学,即指托名黄帝,渊源于老子的新道家学派,这时的道家思想,已经将阴阳、儒、墨、法等各家思想批判地吸收进来。如司马迁在《史记·太史公自序》中"论六一要旨"云:"凡人所生者,神也,所托者形也。神大用则竭,形大劳则敝,形神离则死。……神者生之本也,形者生之具也""形神骚动,欲与天地长久,非所闻也"。可以看出,这是承袭了先秦道家贵生、养神的思想,同时,也是对汉武帝追求长生不死、得道成仙思想的有力批判。汉武帝既崇尚儒术,又崇信神仙,然当时黄老之学声望甚高,于是,方士们逐渐将黄老之学与神仙术结合,形成为具有宗教色彩的黄老道,宣称他们的那套"养神保真"之法,可以长生不死,得道成仙。然而人不能永远活下去,死亡是不可避免的,因此,养生学应摒弃其荒谬的成仙思想,而取其养生之术。事实上历代道家养生名家几乎都是以其养生术而传世的。

道教所行养生之术很多,如外丹、内丹、服气、胎息、吐纳、服饵、辟谷、存思、导引、行蹻、动功等等,这是将古代所流行的养生之术皆吸取进来,加以发挥。

由于道教注重养生,崇信神仙,故而将诸子之说,兵、农诸家之书及占星、阴阳、五行医经医方等数术方技诸家之书广为收集而为道教经籍。因而,道教经书之中,内容广泛而丰富,有关养生的书籍多收其内。

东晋医家葛洪,精研道教理论,在养生方面做出了很大贡献。他从预防为主的思想出发,首先提出"养生以不伤为本",认为良好的生活习惯有利于长寿。葛洪对于导引、吐纳等养生术也十分重视。在他所著的《抱朴子释滞》中指出:"行气可以治百病,……或可以延年命,其大要者,胎息而已"。首次提出了"胎息"功法,并详述其要领。葛洪对炼丹之术也进行了研究,他在《仙药》中论及的植物如灵芝、茯苓、地黄、麦冬、巨胜子、楮实子、黄精、槐实、菊花等,经现代研究分析证实,确有抗衰防老、益寿延年的作用。当然,他的金丹长生之论在养生方面并不足取,但在化学上却是一大贡献。

南朝的著名养生家陶弘景,精于医学,通晓佛、道,"十岁得葛洪神仙传,昼夜精研,便有养生之志"（《梁书·处士传》）。他辑录了"上自农黄以来,下及魏晋之际"的许多养生文献,而成《养性延命原》一书,为现存最早的一部养生学专著。全书共两卷,分为教诫、食诫、杂诫、服气疗病、导引按摩、御女损益等六篇。书中论述的养生法则和方术甚多，概括起来大致有顾四时、调情志、节饮食、宜小劳、慎房事、行气吐纳等几个方面。《养性延命录》收集了先秦及两汉时期的养生文献，也反映了陶弘景的养生学思想，这本养生专集对于推动养生学发展，有着重要的研究价值。

（三）佛家养生思想的传入

佛教传入中国的具体时间很难考定，但一般都以汉明帝永平七年（公元64年），印度僧人迦叶摩腾和竺法兰入中国，明带始建白马寺为据。随着佛教的传入，大量经论被翻译过来，当时传译的僧侣学者大都利用老、庄之学的概念来译解佛经，由文字"格义"到思想会通，经过长时间的消化和吸收，佛学理论在我国得到了很大发展。公元六世纪末至九世纪中叶的隋唐时期，是中国佛教的极盛时期。

佛学的传入，对我国医药学的发展也有一定促进作用，仅据隋唐史书记载，传来的医书和方药书就有十余种。佛学本身所追求的最终目标是"彻悟成佛"，然而没有健康的身体就不能进行修炼，所以佛学中也含有与佛教教义结合在一起的有关养生健身的思想、观点和方法，汉唐时期的养生家们汲取其养生作用之长，纳入中医养生思想之中。例如：参禅，禅是禅那（dhyana）的简称，汉译为静虑，是静中思虑的意思，一般叫做禅定。此法是将心专注在一法境上，一心参究，故称参禅。在修习禅定的过程中，有调身、调气、息心静坐的方法，静坐气功，只是修禅的形式或基础，并非修禅目的，但初学静坐的人必须懂得这些调身调气的方法，使身心保持健康状态，以保证修禅的顺利进行。这种方法是有强健身体、祛病延年作用的。养生家则将此融入吐纳导引健身功之内，成为以静坐为特点的健身功法。又如达摩《易筋经》原为佛门养生健身功法。达摩又称菩提达摩，是中国佛教禅宗的创始者，相传《易筋经》是他译写的，故称《达摩易筋经》后传于世，成为中医养生学中的健身术之一。唐代《千金要方》中记载的天竺国按摩法，也是由当时印度传入的佛教徒常作的一种体操式的按摩法。

佛学认为人体也是由自然界构成物质的四大元素——地、水、火、风和合而成。地为骨肉，水为血液，火为人之体温、热量，风为呼吸。一般说来，"四大调和"，人方可使田，一大不和，生一百一病，四大不调，生四百四病。所以，佛家也强调身体的和谐统一，这一思想与中医理论近似。孙思邈将其收入《千金要方》之中。

佛学讲求调理人与自然、社会的"互存关系"，因而十分重视环境调养，植树造林，行医施药等公益事业。特别是植树造林，尤为突出。而寺院地址的选择，也是十分讲究的，多为环山傍水，山清水秀之处，环境清幽，景色宜人，既是佛教修行之处，又是养性怡人之环境，以宁静、空气清新、环境幽美为特点，为养生调摄增添了不少内容。

佛家有很多戒律，如五戒、十戒、普萨戒等。这些戒律多是对佛教信徒修行时的纪律约束，具体地说是对酒、色、食、财等诸方面欲念的节制和约束，以使人专心修禅，提高道德品质的修养。这种思想被吸收而融入养生学中，充实了养生学中"养神""固精""节欲"等方面内容。

佛家的经典著作十分浩瀚,一部《大藏经》即有 1076 部 5048 卷之多,后世又续有增加。其中,有关养生的论述十分丰富。此外,隋代智(岂页)法师著的《六妙门》(即《小止观》)、《摩诃止观》(即《大止观》),以及阐述心理修养的《百法明门论》、《妙云集》等等,均是论述养生的佛教典籍。不仅对佛学发展产生很大影响,而且对于养生学的发展也产生了很大影响,值得进一步发掘、整理,以使其为社会、为人类做出更大贡献。

（四）道、儒、佛、医养生保健思想的汇通

汉唐时期,道、儒、佛思想盛行,三家之说影响着当时整个社会,并且互相渗透、融合。当时的道家思想——黄老哲学,已经融进了儒、墨、法、阴阳等诸家之说。而佛教的传入,也并非全部照搬,而多利用老、庄学说来译解佛经。实际上,被翻译过来的佛学理论,在一定程度上已经融合了中国的哲理。这种融合、渗透,自然也影响到中国医学。这一时期的著名医家之所以在学术上有所创新、发展,也往往是受其影响。不少医家于道、儒、佛之说有精深的研究,他们据自己的理解和认识,从不同角度、不同方面吸收、融合、汇通了道、儒、佛的理论观点,使之成为医学理论的组成部分之一,充实、丰富和发展了养生学内容。

在这一方面,最有代表性的医家即是唐代的孙思邈。孙思邈精通道、佛之学,广集医、道、儒、佛诸家养生之说,结合自己多年丰富的实践经验,著成养生专论。不仅在《千金要方》中有大量养生论述,还著有《摄养枕中方》,内容丰富,功法众多,在我国养生发展史上,具有承前启后的作用。其在养生学方面的贡献,大要有五:第一,继承和发展了《黄帝内经》"治未病"的思想,以此为养生原则,提出了"养性"之说,在《千金要方·养性序》中反复强调"善养性者,则治未病之病,是其义也","是以圣人消未起之患,治未病之疾,医之于无事之前,不追于既逝之后"。第二,奠定了我国食养学的基础。他说:"安身之本,必资于食""不知食宜者,不足以存生也"。孙氏认为饮食是养生防病的重要手段,他在《千金要方》中,列食养、食疗食物 154 种,分谷米、蔬菜、果实、鸟兽四类,多为日常食品,并论述其性味、功效,以供人们酌情选用。此外,他还提出了老人饮食的具体要求。孙思邈的食养、食疗学术思想,对后世产生了重大影响。第三,强调房中补益。在《千金要方·房中补益》中指出:"凡觉阳事辄盛,必谨而抑之,不可纵心竭意,以自贼也",强调不可纵欲。为防止性生活不当而诱发某些疾病,在《千金要方·养性禁忌》中指出:"男女热病未差,女子月血,新产者,皆不可合阴阳"。这些观点,都是很科学的性保健内容。第四,重视妇幼保健。在《千金要方》一书中,他破历代医书之惯例,首例妇科三卷,次列儿科二卷,除疾病治疗外,对妇幼保健的论述甚详。算得上是世界上从社会角度强调妇幼保健的第一人。第五,融道、佛、儒、医于一体,收集、整理、推广养生功法,由于孙思邈用于道、佛之学,对其养生之理论及养生之术皆有精研,故在他的《千金要方》中,既有"道林养性""房中补益""食养"等道家养生之说,也有"天竺国按摩法"等佛家养生功法。不仅丰富了养生内容,也使得诸家传统养生法得以流传于世,是我国养生发展史上有价值的医学文献。

第二节 中医文化养生基本理论

中医养生学继承了传统中医学的理论和古代哲学思想的精华,以"天人相应"和"形神合一"的整体观为出发点,主张从综合分析的角度去看待生命和生命活动。养生方法以保持生命活动的动静互涵、平衡协调为基本准则,主张"正气为本",提倡"预防为主",强调辩证思想,要求人们用持之以恒的精神,自觉地、正确地运用养生保健的知识和方法,通过自养自疗,提高身体素质和抗衰防病的能力,达到延年益寿的目的。

一、生命

生命是具有生长、发育活力,并按自然规律发展变化的过程。"生、长、壮、老、已"是人类生命的自然规律。探索生命的规律,对于中医养生学来说,有着极为深远的意义。

1. 生命的起源

有关生命起源的命题,究竟是先有鸡还先有鸡蛋? 是时至今日还在争论不休的命题,还是一个没有从科学上结题的命题。《内经》认为,生命物质是宇宙中的"太虚元气",在天、地、日、月、水、火相互作用下,由无生命的物质演变化生出来的。天地之间所以有品类无限多样的物种,都是物质自己的运动和变化,在时间进行中形成的。《素问·天元纪大论》所说:"太虚廖廓,肇基化元……生生化化,品物咸章",就是这个意思。人是最高等的动物,但也不过是"物之一种",是从万物群生中分化出来的,所以《素问·宝命全记沦》说:"人以天地之气生,四时之法成"。"人以天地之气生",是说人类生命的起源,源于天地日月,其中主要源于太阳的火和地球的水。太阳是生命能量的源泉,地球的水(凡其所溶解的各种营养物质)是生命形质的原料。有生命的万物必须依靠天上的太阳和地上的水才能生存,人类当然也不例外。"四时之法成",是说人类还要适应四时阴阳变化的规律才能发育成长。因为人生天地之间,自然界中的一切运动变化、必然会直持或间接地对人体的内环境产生影响,而人体的内环境的平衡协调和人体外界环境的整体统一,是人体得以生存的基础。在正常情况下,通过人体内部的调节可使内环境与外界自然环境的变化相适应,保持正常的生理功能。如果人的活动违反自然变化的规律,或外界自然环境发生反常的剧变,而人体的调节功能又不能适应时,人体内、外环境的相对平衡都会遭到破坏而产生疾病,这说明"适者生存"仍是生物界不可逾越的客观规律。人类只有认识自然,才能更好地适应自然,改造自然,成为自然的主人。

2. 生命的运动形式

《庄子·知北游》说:"人之生,气之聚也,聚则为生,散则为死"。这就是说,生命活动是自然界最根本的物质——气的聚、散、离、合运动的结果,生命是物质运动的形式。

活着的人体,是一个运动变化着的人体。《素问·六微旨大论》进一步指出物质运动的基本形式是"升降出入","出入废则神机化灭,升降息则气立孤危,故非出入,则无以生长壮老已;非升降,则无以生长化收藏,是以升降出入,无器不有"。这就说明,只有运动,才能化生万物,宇宙间的一切物质,尽管有大小和生存的时间长短不同,但运动是一致的。

升降出入运动是人体气化功能的基本形式,也是脏腑经络、阴阳气血矛盾的基本过程。因此,在生理上人体脏腑经络的功能活动无不依赖于气机的升降出入,如肺的宣发与肃降,脾的升清与胃的降浊,心肾的水火相济,都是气机升降出入运动的具体体现。在预防疾病方面,同样要保持人体气机升降正常,才能抗御邪气侵犯,免生疾病。

3. 生命的维持和死亡

《素问·生气通天论》里说:"生之本,本于阴阳",这就是说,生命的根本,就是阴阳。究其原因,是由于"阳化气,阴成形",而生命过程就是不断的化气与成形的过程,即有机体同外界进行不断的物质交换和能量交换的过程。化气与成形,是生命本质自身中的矛盾,两个对立面是不断斗争的,又是统一的。化气与成形,互为消长;任何一方的太过或不及,均可导致另一方受损。但二者又结合于生命的统一体内,互相依存,互相转化。阳气化为阴精,阴精又化为阳气,否则"孤阳不生,独阴不长"。

人之所以有生命,在于构成人体的"气"具有生命力,人体生命力的强弱,生命的寿夭,就在于元气的盛衰存在;新陈代谢的生化过程,称之谓气化生理;生命的现象,本源于气机的升降出入等等。这都反映出气既是构成人体的基本物质,又是人体的生命动力。正因为气是生命活动的根本和动力。宋·《圣济总录》提出:"万物壮老,由气盛衰"的观点,并认为"人之有是形也,因气而荣,因气而病"。张景岳则反复强调气在防病延年中的重大意义,指出气是人体盛衰寿夭的根本。他说:"盖以大地万物皆由气化;气存数亦存,气尽数亦尽,所以生者由乎此,所以死者亦由乎此,此气不可不宝,能宝其气,则延年之道也"。同样,精、血、津液亦是构成人体及促进人体生长发育的基本物质,如《灵枢·经脉》篇说:"人始生,先成精,精成而脑髓生,骨为干、脉为营、筋为刚、肉为墙、皮肤坚而毛发长",这就说明人体的产生必先从精始,由精而后生成身形五脏、皮肉筋骨脉等。不仅如此,人出生之后,犹赖阴精的充盈,从而维持人体的正常的生命活动,故《素问·金匮真言论》说:"精者,身之本也"。若阴精充盈,则生命活动旺盛,身健少病;若阴精衰虚,则生命活动减退,早衰多病。还有,生命的维持还依赖于神的健康,《灵枢·天年》说:"失神者死,得神者生"。可见,神的得失关系到生命的存亡。从人体来说,神是机体生命活动的总称,整个人体生命活动的外在表现无不属于神的范围,它包括精神意识,运动、知觉在内,以精血为物质基础,是气血阴阳对立的两个方面共同作用的产物。

综上所述,人体的生命活动是以体内脏腑阴阳气血为依据的,脏腑阴阳气血平衡,人体才会健康无病,不易衰老,寿命才能得以延长。这就是《素问·生气通天论》中"阴平阳秘,精神乃治;阴阳离决,精气乃绝"的理论。但有生必有死,这是不以人们的意志为转移的客观规律。恩格斯说:"生命首先就在于:生命在每一瞬间是它自身,但却又是别的什么。所以生命也是存在于物体和过程本身中的不断自行产生和自行解决的矛盾;这一矛盾一停止,生命亦即停止,于是死就来到"。

二、天年

1. 天年的概念

"天年",是我国古代对人的寿命提出的一个有意义的命题。天年,就是天赋的年寿,即自然寿命。人的生命是有一定期限的。古代养生家、医家认为在百岁到百二十岁之间。如《素问·上古天真论》:"尽终其天年,度百岁乃去",如《尚书·洪范篇》:"寿、百二十岁也",《养身论》亦说:"上寿百二十,古今所同"。此外,老子、王冰也都认为天年为120岁。西德著名学者 H.Franke 在 1971 年提出:"如果一个人既未患过疾病,又未遭到外源性因素的不良作用,则单纯性高龄老衰要到 120 岁才出现生理性死亡"。事实上,120 岁的天年期限与一般的长寿调查资料相符,自古至今超过这一生理极限的例子也是不少的。

2. 寿命

寿命是指从出生经过发育、成长、成熟、老化以至死亡前机体生存的时间,通常以年龄作为衡量寿命长短的尺度。一般计算年龄的方法又可分为两种,一种是时间年龄,又称历法年龄,是指人出生以后经历多少时期的个体年龄,我国常配以生肖属性,以出生年份来计算其岁数,一般由虚岁或足岁计算年龄。另一种是生物学年龄,是表示随着时间的推移,其脏器的结构和功能发生演变和衰老情况。在生物学上又可分为生理年龄与解剖年龄。国外在确定退休准则时,设想应用生理年龄作为指标,可能比时间年龄更胜一筹。因为时间年龄和生物年龄是不完全相同的,前者取决于生长时期的长短,而后者取决于脏器功能及结构的变化过程。由于每个人的先天性遗传因素与后天性环境等因素不同,因此时间年龄和生物学年龄有时不完全相同。此外,还有"心理年龄",所谓"心理年龄"是指由社会因素和心理因素所造成的人的主观感受的老化程度,即主观感受年龄,也称"社会心理年龄",用以表示随着时间的推移,机体结构和功能的衰老程度。由于人与人之间的寿命有一定的差别,因此在比较某个时期、某个地区或某个社会的人类寿命时,通常采用平均寿命。平均寿命常用来反映一个国家或一个社会的医学发展水平。

随着时代的发展,社会的进步,人类的寿命不断增长,但人类的寿命值究竟是多少,还是一个尚未彻底解决的问题,因为它与先天禀赋的强弱,后天的给养、居住条件、社会制度、经济状况、医疗卫生条件、环境、气候、体力劳动、个人卫生等多种因素的影响有关。

三、健康人的生理特征

迄今为止,人们发现,影响人类尽终其天年的因素虽然很多,但有两个是非常重要的:其一是衰老;其二是疾病。那么,推迟衰老的到来,防止疾病的产生是延年益寿的重要途径。因此,研究健康人的生理特征就显得很有必要。一般地说,一个健康无病、没有衰老的人,应该具备下列生理特征:

(一)生理健康特征

1. 眼睛有神　眼睛是脏腑精气汇集之地,眼神的有无反映了脏腑的盛衰。因此,双目炯炯有神是一个人健康的最明显表现。

2. 呼吸微徐　微徐,是指呼吸从容不迫,不疾不徐。《难经》认为:"呼出心与肺,吸入肝与肾",说明呼吸与人体脏腑功能密切相关。

3. 二便正常　《素问·五脏别论》说:"魄门亦为五脏使,水谷不得久藏",是说经过肠胃消化后的糟粕不能藏得太久,久藏则大便秘结。而大便通畅则是健康的反映。小便是排除水液代谢后糟粕的主要途径,与肺、肾、膀胱等脏腑的关系极为密切。小便通利与否,直接关系着人体的功能活动。

4. 脉象缓匀　此指人的脉象要从容和缓,不疾不徐。"脉者,血之腑也",气血在脉道内运行,所以脉象的正常与否,能够反映气血的运行。

5. 形体壮实　指皮肤润泽,肌腠致密,体格壮实,不肥胖,亦不过瘦。因为体胖与体瘦皆为病态,常常是某些疾病带来的后果。

6. 面色红润　面色是五脏气血的外荣,而面色红润是五脏气血旺盛的表现。

7. 牙齿坚固　因齿为骨之余,骨为肾所主,而肾为先天之本,所以牙齿坚固是先天之气旺盛的表现。

8. 双耳聪敏　《灵枢·邪气脏腑病形篇》说:"十二经脉,三百六十五络……其别气走于耳而为听。"说明耳与全身组织器官有密切关系,若听力减退、迟钝、失听,是脏器功能衰退的表现。

9. 腰腿灵便　肝主筋、肾主骨,腰为肾之腑,四肢关节之筋皆赖肝血以养,所以腰腿灵便、步履从容,则证明肝肾功能良好。

10. 声音洪亮　声由气发,《素问·五脏生成篇》说:"诸气者,皆属于肺",声音洪亮,反映肺的功能良好。

11. 须发润泽　发的生长与血有密切关系,故称"发为血之余",同时,又依赖肾脏精气的充养。《素问·六节胜象论》说:"肾者……其华在发"。因此,头发的脱落、过早斑白,是一种早衰之象,反映肝血不足,肾精亏损。

12. 食欲正常　中医学认为,"有胃气则生,无胃气则死",饮食的多少直接关系到脾胃的盛衰。食欲正常,则是健康的反映。

（二）心理健康特征

1. 精神愉快　《素问·举痛论》说："喜则气和志达,营卫通利",可见良好的精神状态是健康的重要标志。七情和调、精神愉快,反映了脏腑功能良好。现代医学亦认为,人若精神恬静,大脑皮层的兴奋与抑制作用就能保持正常状态,从而发挥对整体的主导作用,自能内外协调,疾病就不易发生。

2. 记忆良好　肾藏精、精生髓,而"脑为髓之海"。髓海充盈,则精力充沛,记忆力良好;反之肾气虚弱,不能化精生髓,则记忆力减退。

四、衰老

衰老是人类正常生命活动的自然规律,人类的机体在生长发育完成之后,便逐渐进入衰老(或称衰退)的过程。探讨衰老的概念、原因和衰老时的生理、病理改变,以至防止衰老的措施,是十分重要的。

衰老可分为两类,即生理性衰老及病理性衰老。生理性衰老系指随年龄的增长到成熟期以后所出现的生理性退化,也就是人体在体质方面的年龄变化,这是一切生物的普遍规律。另一类为病理性衰老,即由于内在的或外在的原因使人体发生病理性变化,使衰老现象提前发生,这种衰老又称为早衰。

1. 衰老的原因

中医学在对衰老原因的认识上,非常重视脏腑功能和精气神的作用,又很强调阴阳协调对人体健康的重要意义。①肾阳亏虚:肾为先天之本,人的生长发育衰老与肾脏的关系极为密切。《素问·上古天真论》中"女子七七"、"丈夫八八"的一段论述,即是以肾气的自然盛衰规律,来说明人体生长、发育、衰老的过程与先天禀赋的关系,从而提示衰老的关键在于肾气的盛衰。肾属水,主藏精,为元气之本,一身阴阳生化之根。肾的盛衰影响着元气的盛衰和生化功能的强弱,肾虚则元气衰,元气衰则生化功能弱,人的衰老就会加速到来。②脾胃虚衰:脾胃为后天之本,水谷皆入于胃,五脏六腑皆禀气于胃。若脾胃虚衰,饮食水谷不能被消化吸收,人体所需要的营养得不到及时补充,便会影响机体健康,从而加速衰老,甚至导致死亡。《内经》明确指出阳明为多气多血之经,而"阳明脉衰,面始焦、发始堕"是衰老的开始表现。脾胃属土,为一身气机升降之中枢,脾胃健运,能使心肺之阳降,肝肾之阴升,而成天地交泰。若脾胃虚损,五脏之间升降失常,就会产生一系列的病变,从而影响健康长寿。③心脏虚衰:心藏神,主血脉,《素问·灵兰秘典论》称其为"君主之官"。心为生命活动的主宰,协调脏腑、运行血脉。心气虚弱,会影响血脉的运行及神志功能,从而加速衰老,故中医养生学尤其重视保护心脏,认为"主明则下安,以此养生则寿,……主不明则十二官危"。④肝脏衰惫:肝藏血,主疏泄,在体为筋,关系到人体气机的调畅,具有贮存和调节血量的作用。如《素问·上古天真论》说:"七八,肝气衰,筋不能动",即说明人体衰老的标志之一——活动障碍,是由肝虚而引起的。⑤肺脏衰弱:肺主一身之气,《素问·六节藏象论》说:"肺者,气之本"。肺气衰,全身机能都会受到影响,出现不耐劳作,呼吸及血液循环功能逐渐减退等衰老表现。⑥精气衰竭:精气是人体生命活动的基础,人的四肢、九窍和内脏的活动以及人的精神思维意识,都是以精气为源泉和动力的。因此,尽管人体衰老的因素繁多,表现复杂,但都必然伴随着精气的病变,精气虚则邪凑之,邪势猖獗则精损之,如此恶性循环则病留之。《素问·阴阳应象大论》曰:"年四十,而阴气自半也,起居衰矣;年五十,体重、耳目不聪明矣;年六十,阴痿、气大衰、九窍不利、下虚上实、涕泣俱出矣",具体阐述了由于阴精阳气的亏损,人体会发生一系列衰老的变化。⑦阴阳失调:阴阳的盛衰是决定寿命长短的关键,保持阴阳运动平衡状态是延年益寿的根本。《素问·阴阳应象大论》中就明确指出人的衰老同阴阳失调有关,即"能知七损八益,则二者可调,不知用此,则早衰之节也"。可见,阴阳失调能导致衰老,而调节阴阳就有抗衰老的作用,人到中年以后,由于阴阳平衡失调,机体即可受到各种致病因素的侵袭,从而疾病丛生,出现衰老。

  2. 早衰的原因

  ① 社会因素:《素问·疏五过论》指出:"故贵脱势,虽不中邪,精神内伤,身必败亡"。社会地位的急剧变化会给人带来精神和形体的衰老。现代医学研究表明,很多精神疾病和躯体疾病都与激烈的竞争、过度紧张的社会生活有直接关系。如美国综合医院门诊部对病人进行随机研究,发现 65%的病人,与社会逆境、失业、工作不顺利、家庭不和等因素有关。不合理的社会制度、恶劣的社会习俗、落后的意识形态,以及人与人之间种种斗争矛盾等,都可使人体代谢功能紊乱,导致早衰。②自然环境因素:《素问·五常政大论》中指出:"高者其气寿,下者其气夭"。高,是指空气清新,气候寒冷的高山地区;下,是指平原地区。因为"高者气寒",生物生长缓慢,生长期长,寿命也就长;而"下者气热",生物生长较快,寿命就相应短促。现代研究认为,自然环境对人体健康影响很大。当有害的环境因素长期作用于人体,或者超过一定限度,就要危害健康,促进早衰。如空气污染造成空气中过氧化物增加,衰老是和体内过氧化脂质的生成同时发展的。此外,污染的空气中含有多种的致癌物质,如苯胼芘、朕苯胺、α-萘胺等。有些工业废水上百万吨倾入江湖,以致出现鱼类大量死亡;严重水污染造成人慢性铅、砷、镉中毒等。③遗传因素:大量事实证明,人类的衰老和遗传有密切关系,因遗传特点不同,各人衰老速度也不一样。正如王充在《论衡·气寿篇》中所说:"强寿弱夭,谓禀气渥薄也……夫禀气渥则其体强,体强则寿命长;气薄则其体弱,体弱则命短,命短则多病寿短""先天责在父母",先天禀赋强则身体壮盛,精力充沛,不易变老。反之,先天禀赋弱则身体憔悴,精神萎靡,变老就提前或加速。④七情太过:此指长期的精神刺激或突然受到剧烈的精神创伤,超过人体生理活动所能调节的范围,就会引起体内阴阳气血失调,脏腑经络的功能紊乱,从而导致疾病的发生,促进衰老的来临。我国民间有"笑一笑,十年少""愁一愁,白了头"的谚语,就是这个道理。正如《吕氏春秋》中所说的:"年寿得长者,非短而缓之也,毕其数也。毕数在乎去害。何谓去害?……大喜、大恐、大忧、大怒、大衰,五者损神则生害矣"。⑤劳逸失度:《素问·上古天真论》曰:"以妄为常……

故半百而衰也"，这里明确指出，把妄作妄为当作正常的生活规律，只活到五十岁就已显得很衰老了。所谓妄作妄为，是指错误的生活方式，它包括范围很广，如劳伤过度，房劳过度，过于安逸等等。

[附录　近代衰老学说]

早在古希腊，希波克拉底对衰老问题就作过研究。自十九世纪以来，至今已有数以百计的学说，但衰老之谜至今仍未完全解开。近年来，随着科学技术的发展，尤其是免疫学、分子生物学、蛋白质化学的飞速发展及其测试手段的现代化，使抗衰老有关学说探讨进入一个新的阶段，提出很多理论学说，下面仅例举其中主要 11 种。

1. 中枢神经系统功能减退学说　人的大脑大约有 140 亿个神经元，从出生直到 18 岁左右，脑细胞的数量变化不大，但从成年起，脑细胞由于退化而逐渐死亡，到 60 岁左右将失去一半。同时，运动神经的传导速度和感觉神经的传导速度也都随年龄增加而降低，开始影响智力和体内环境的平衡。所有生理系统都显示与年龄有关的改变，但中枢神经系统的改变在衰老的行为方面和其他几种功能改变方面起主要作用。现已知其中许多功能受下丘脑-垂体系统调节。

2. 自身免疫学说　自身免疫学说从细胞间、脏器和个体水平解释衰老原因。大量资料证实以下两点：①老年期正常免疫潜能减少；②自身免疫活动增加。沃尔弗德等人1962 年根据衰老过程中发生变异细胞能激发免疫反应，又能使机体的实质细胞发生损害，提出了自身免疫学说，并以此解释衰老。在正常情况下，机体的免疫系统不会与自身的组织成分发生免疫反应，但机体在许多有害因素（如病毒感染、药物、辐射等）影响下，免疫系统把某些自身组织当作抗原而发生免疫反应。这种现象对正常机体内的细胞、组织和器官产生许多有害的影响，使机体产生自身免疫性疾病，从而加速机体的衰老。

3. 自身中毒学说　这个学说认为，衰老是由于各种代谢产物在体内不断积聚，导致细胞中毒死亡造成的。人体肠道中寄居着大量的细菌，尤其是大肠菌类更多，这些细菌在肠道中通过分解发酵作用，可以产生大量毒素，这些毒素对于分化最明显，结构较复杂的细胞和器官危害最大，最后因自身中毒而死亡。

4. 自由基学说　这个学说认为，生命活动过程中必然会产生一些自由基，并与体内某些成分发生反应，对机体造成损害，引起人体衰老。自由基是在外层轨道上拥有不成对电子的分子，它们一般都非常活泼、存在时间短暂，它参与正常生化过程，只有当自由基反应异常或失控才会引起组织的损害或机体的衰老。其危害主要如下：①氧化人体内大量的不饱和脂肪酸，使脂肪变性，形成过氧化脂质，并进一步分解产生醛，而醛能交联蛋白质、脂类及核酸；②引起核酸变性，影响它们传递信息的功能以及转录、复制的特性，导致蛋白质合成能力下降，并产生合成差错；③引起蛋白质的变性，导致某些异性蛋白的出现，从而引起自身免疫反应；④引起细胞外可溶成分的降解，如可使关节滑液中的黏多糖发生氧化降解，结果滑液失去滑润作用，对关节发生明显的损害。

5. 生物钟学说　在下丘脑中存在着"生物钟样调控机构",控制细胞分裂的速度和次数不同。如美国学者海弗利克发现,一个中年人大约由 50～60 万亿个细胞组成,这些细胞从胚胎开始分裂 46～50 次后,就不再分裂,然后死亡,根据这个细胞分裂次数推算,人类的寿命应是 120 年,这就说明,衰老在机体内类似一种"定时钟",即衰老过程是按一种既定程序逐渐推进。凡是生物都要经历这种类似的生命过程,只是不同物种又各有其特定的生物钟而已。

6. 内分泌功能减退学说　这种学说认为,人体内分泌系统的调节在动物的生长、发育、成熟、衰老与死亡的一系列过程中具有重要作用,这些作用主要是通过内分泌腺分泌的活性物质——激素来完成。有人提出,垂体定期放出"衰老激素",该激素使细胞利用甲状腺素的能力降低,从而影响细胞的代谢力,是衰老死亡的原因。内分泌功能减弱尤以性激素分泌水平降低最为明显。

7. 体细胞突变学说　这种学说认为,当生物在某些化学因素、物理因素、生物因素的作用下,生物细胞中的遗传物质发生了突然的改变,引起细胞的形态与功能失调,从而导致机体的衰老。例如,物理学家西拉德曾提出:"放射线可使遗传物质发生突变"。他指出,在高剂量放射线环境中的机体所发生的加速变性,同衰老过程十分类似。其基本假设是,就像生殖细胞会发生自发突变那样,体细胞也可能发生突变。一定的突变会使体细胞功能发生变化,进而造成组织或器官的功能衰退——这就是机体的衰老。

8. 差错灾变学说　这一学说首先由梅德维德夫提出。此学说认为在蛋白质合成过程中很可能发生差错,例如会发生氨基酸的错插现象。蛋白质中的氨基酸原来都按严格的顺序排列(这取决于 DNA 与 RNA 的遗传信息),如果合成过程的某一环节发生了随机的差错,使一种氨基酸的位置被另一种氨基酸所占据,这就是错插。如果错插的部位恰好是蛋白质发挥功能最关键的区域——酶类的催化活性中心,就会发生严重后果,酶的活性会减弱、专一性降低,甚至完全丧失原有功能,带有差错的酶可以合成大量有差错、有缺陷的蛋白质,这些有缺陷的蛋白质积累在细胞中,积累到一定程度细胞就会衰老和死亡。

9. 衰老色素学说　这个学说形成于上世纪初。1892 年汉诺涕在动物神经细胞内发现一种褐色自发荧光的不溶性颗粒,1911 年博斯特将它命名为脂褐素。这种脂褐素在动物及人体组织内分布广泛,且随增龄而逐渐增加,因而有人称之为"衰老色素",并认为是衰老的原因。如老年人体衰的色素斑,神经和心肌、骨骼肌细胞中出现多量脂褐素,会使胞质 RNA 持续减少,终致 RNA 不能维持代谢需要,使细胞萎缩或死亡。

10. 交联学说　这个学说由鲁齐卡于 1924 年最早提出。此学说认为,胶体异常的交联随年龄而增多,促使细胞丧失整体性。细胞与组织中存在着大量发生交联反应的成分,因而容易发生多种交联反应。交联反应是所有化学反应中的一种,在体内的生物化学反应过程中,只要发生了极小量的交联干扰,就可以对机体产生严重的损伤作用。生物体内大分子中发生异常的或过多的交联,影响细胞功能导致衰老。

11. **遗传学说**　衰老的遗传学说,就是指寿命的长短有代代相传的现象。统计资料也表明,人的寿夭有遗传因素的作用。科学家推测,一个人的寿限,有一种预先计划好的信号,从亲代的生殖细胞精子与卵子,带给子代。这种信号称"寿命基因"或"衰老基因",它存在于细胞核染色体 DNA 小段中。如果这种基因充足,细胞就不易衰老。人体细胞一般分裂 50 次左右即不再分裂,似乎这种基因在起作用。

第三节　延缓衰老的若干理论与分析

抗衰老研究是目前医学生物领域中和保健科研机构中的一个综合性的尖端课题。多少年来,世界上许多科学家正在从事多种研究。研究的目的在于弄清衰老的生理机制,取得预防衰老的方法和措施。下面简单概述一下这方面的研究情况。

一、延缓衰老的理论研究

衰老的学说总的可分为两大类,一类是中医学的延年学说,如先天禀赋论,后天失调论以及"肾气亏损说""脾胃虚衰说""心神亏耗说""脏腑虚衰说""阴阳失调说"等;另一类是近代的各种衰老学说,可归纳为三个方面:第一,遗传论。认为衰老过程是由遗传所决定的,生物的生长、发育、成熟、衰老和死亡,都是由自身的遗传程序展开的必然结果。如生物钟学说(又叫程序学说)、细胞分裂学说等。第二,环境论。其主要观点认为,遗传虽有一定作用,但主要是强调环境因素的影响,认为环境中的不良因素,如污染、药物、疾病、辐射等,会造成细胞的损伤,而损伤的积累导致衰老,如"中毒学说""交联学说""自由基学说""免疫学说""体细胞突变学说"等等。第三,综合论。它综合了各种衰老学说的有关内容,从代谢失调或细胞信息受损等角度出发而形成的衰老学说,如"内分泌功能减退学说""中枢神经系统衰退学说""差错灾难学说""衰老色素学说"等等。这些学说虽然都无定论,但从不同角度和深度反映了衰老这一复杂的生命现象的某一侧面或层次的部分真理。衰老和健康长寿是密切相关的。衰老得早,就会短寿;衰老得晚,就有长寿的可能。故有的科学家从预防衰老的角度出发,提出防衰方法分为"初次预防"和"二次预防"两种。所谓初次预防就是中医的"未病先防",防患于未然;所谓二次预防,即中医的"既病防变",如果机体发生了某些生理和病理变化,或者出现了一些衰老退化的现象后,要及时采取防护措施,防其进一步发展,尽快恢复到正常的健康水平,达到防衰健体的目的。

二、延缓衰老实验研究

当前,科学家们正从不同角度,采用不同方法,进行多方面的实验研究、探索,以揭开人类寿命之奥秘。

（一）从生物学途径的研究

根据美国学者海尔弗利克所提出的细胞分裂次数决定寿命之长短的学说理论，科学家们实验研究设法采取某些措施，如用抗衰老药物或其他药物，增加细胞分裂次数或延长细胞分裂周期，从而达到长寿。经实验初步证实，在实验培养的人肺细胞的培养基中添加维生素 E，就可使这细胞的分裂次数增加到 120 次以上。又如用氢化考的松等药物可使细胞的分裂次数由 50 次增加到 70 次。有的科学家认为，延长胸腺功能，人的寿命也会延长。实验证实，将新生小鼠的胸腺切除，其生存期便从原来的三年缩短为六个月，而垂体退化的侏儒鼠在注射一次淋巴细胞后，则可使它们的寿命延长三倍。故目前有的学者实验，将年轻人的胸腺 T 细胞取出冰冻储存起来，过 40～50 年以后，当这个年轻人衰老之后，再将解冻的胸腺 T 细胞注射进去，这样会恢复其青春的活力，提高免疫力，抵抗老年病，寿命就会延长。科学家还对限食延寿进行了研究。20 世纪 40 年代马凯伊曾用雄大鼠做过一系列实验，证明限食可以延长哺乳动物的寿命，并在不同种类及品系的动物实验中得以证实，限食延寿的机理尚在研究中。虽然限食延寿已属公认，但还未较普遍地应用于人类。

（二）从物理学途径的研究

许多物理因素，如温度、射线、不同频率的光、声以及电磁场等，都会在一定程度上影响人体的健康长寿，尤其是温度对人体的影响更为密切。人们发现比较，变温的动物（冷血动物），在低温条件下寿命较长，因此认为这类动物在低温条件下改变体温，使代谢变慢，从而延长寿命。对于体温恒定的哺乳动物，环境温度与寿命的关系正进行着有关研究，如何找出适当的办法来降低体温，使新陈代谢变缓慢而延长寿命。另外，有的学者研究发现老年鼠接受小剂量的辐射有延寿的倾向。据分析可能是由于小剂量的辐射对某些疾病有防治作用，抑制了恶性肿瘤、感染和寄生虫的生殖所致。也有人认为小剂量照射的延寿倾向似乎是一种称作"毒物兴奋效应"（hormesis）的表现。

（三）从化学途径的研究

有的学者在自由基学说的实验中试用一些抗氧化剂，例如巯基乙胺、乙氧喹、丁化羟基甲苯（BHT）、维生素 E 等，实验表明后两种都有一定的延寿作用，但对其机理尚有不同的解释。有人认为抗氧化剂抵消了自由基的损伤，这样有利于保证健康长寿；有人认为抗氧化剂影响了饮食或同化作用，达到与限食延寿同样的结果，还有人认为抗氧化剂诱导某些酶的活性，从而刺激了一些导致长寿的反应等等。

国内外不少学者对溶酶体膜稳定剂作用进行了研究。膜学说认为溶酶体膜稳定性下降会使溶酶体膜内的水解酶超常释放，给细胞带来严重后果，故需要探求膜的稳定剂。有人试验了 40 种合成的及生物来源的膜稳定剂对果蝇及小鼠寿命的影响，有一定保护作用。根据衰老"残渣"学说，即脂褐质累积学说，俗称废产物论的观点，人体细胞的萎缩和死亡主要是由于代谢产物有害物质积累的结果。豚鼠与小鼠神经细胞中的脂褐素的蓄积量,随着年龄的增加而增多,如对这些动物中的老年动物使用氯酯醒,可使其神经细胞中的脂褐素明显减少。霍奇斯查尔等人的研究报告说,给小鼠使用氯酯醒,可使雄性小鼠的平均寿命增长 27%,使雌性小鼠的平均寿命增加了 5.9%。另外,遗传学家们指出,人体极有可能存在着衰老与死亡基因,若证实了这种设想,就能使用遗传工程的技术关闭这些基因,或者导入年轻人的基因来置换,不断修复那些已经衰退的关键性基因,则可延长人的寿命。

除此而外,不少学者倡导抑制肠道毒素延寿。20 世纪初叶,俄国科学家梅奇尼科夫认为衰老的根源在于大肠内细菌产生的毒素吸收后对人体的危害,因自体中毒而致衰老。近年来,很多专家提出以服用酸牛奶(含乳酸杆菌)来抑制肠道毒素的方法延寿,实践证明长期服用酸牛奶确有祛病健体延年之效。

总之,很多专家和学者从不同角度和层次探索和研究人类衰老的理论和抗衰老的方法。随着细胞生物学、免疫学、生物化学、遗传学、分子生物学、老年医学等学科的不断发展,新的抗衰老的理论和方法还将不断涌现。中医的延年学说将会更加科学化和现代化,各种各样的衰老学说会殊途同归,提出更有针对性的抗衰老的方法和措施。

三、中医文化的天人相应论

人生天地之间、宇宙之中,一切生命活动与大自然息息相关,这就是"天人相应"的思想。

(一) 生气通天论

人与自然具有相通、相应的关系,不论四时气候,昼夜晨昏,还是日月运行,地理环境,各种变化都会对人体产生影响。

1. 四时变化与人体的关系

自然界四时气候变化对生物和人体的影响是最大的,而且是多方面的:①四时与情志:人的情志变化是与四时变化密切相关的。所以《素问》有"四气调神"之论。《黄帝内经直解》指出:"四气调神者,随着春夏秋冬四时之气,调肝心脾肺肾五脏之神志也"。这就明确告诉人们,调摄精神,要遵照自然界生长收藏的变化规律,才能达到阴阳的相对平衡。②四时与气血:《素问·八正神明论》说:"天温日明,则人血津液而卫气浮,故血易泻,气易行,天寒日阴,则人血凝泣而卫气沉"。《灵枢·五癃津液别篇》说:"天暑腠理开故汗出……无寒则腠理闭,气湿不行,水下留于膀胱,则为溺与气"。这说明,春夏阳气发泄,气血易趋向于表,故皮肤松弛,疏泄多汗等;秋冬阳气收藏,气血易趋向于里,表现为皮肤致密少汗多溺等。③四时与脏腑经络:自然界四时阴阳与人体五脏在生理和病理上有密切关系,故《内经》有"肝旺于春""心旺于夏""脾旺于长夏""肺旺于秋","肾旺于冬"之治。《素问·四时刺逆从论》又指出:"春气在经脉,夏气在孙络,长夏在肌肉,秋气在皮肤,冬气在骨髓中",说明经气运行随季节而发生变化。所以,要根据四时变化,五行生克制化之规律,保养五脏,进行针灸保健治疗。④四时与发病:四时气候有异,每一季节各有不同特点,因此除一般疾病外,还有些季节性多发病。例如。春季多温病、秋季多疟疾等。《素问·金匮真言论》说:"故春善病鼽衄,仲夏善病胸胁,长夏善病洞泄寒中,秋善病风疟,冬善病痹厥"。此外,某些慢性宿疾,往往随季节变化和节气交换发作或增剧。例如,心肌梗死、冠心病、气管炎、肺气肿等常在秋末冬初和气候突变时发作,精神分裂症易在春秋季发作,青光眼好发于冬季等。掌握和了解四季与疾病的关系以及疾病的流行情况,对防病保健是有一定价值的。

2. 昼夜晨昏与人体的关系

一天之内随昼夜阴阳消长进退,人的新陈代谢也发生相应的改变。《灵枢·顺气一日分为四时》说:"以一日分为四时,朝则为春、日中为夏、日入为秋、夜半为冬"。虽然昼夜寒温变化的幅度并没有象四季那样明显,但对人体仍有一定的影响。所以《素问·生气通天论》说:"故阳气者,一日而主外,平旦人气生,日中而阳气隆,日西而阳气已虚,气门乃闭"。说明人体阳气白天多趋向于表,夜晚多趋向于里。由于人体阳气有昼夜的周期变化,所以对人体病理变化亦有直接影响。正如《灵枢·顺气一日分为四时》说:"夫百病者,多以旦慧、昼安、夕加、夜甚……朝则人气始生,病气衰,故旦慧;日中人气长,长则胜邪,故安;夕则人气始衰,邪气始生,故加;夜半人气入脏,邪气独居于身,故甚也"。现代科学实践证明,正常小鼠血清溶菌酶含量和白细胞的总数,表现为白天逐渐升高、夜晚降低的昼夜节律性变化,这正是中医的生气通天说的内容之一。根据此理论,人们可以利用阳气的日节律,安排工作、学习,发挥人类的智慧和潜能,以求达到最佳的效果。同时,还可以指导人类的日常生活安排,提高人体适应自然环境的能力,使之为人类养生服务。

3. 日月星辰与人体的关系

人体的生物节律不仅受太阳的影响,而且还受月亮盈亏的影响。《素问·八正神明论》说:"月始生,则血气始精,卫气始行;月郭满,则血气实,肌肉坚;月郭空,则肌肉减,经络虚,卫气去,形独居",这说明人体生理的气血盛衰与月亮盈亏直接相关,故《素问·八正神明论》又指出:"月生无泻,月满无补,月郭空无治"的原则。这是因为人体的大部分是由液体组成,月球吸引力就象引起海洋潮汐那样对人体中的体液发生作用,这就叫做生物潮,它随着月相的盈亏对人体产生不同影响。满月时,人头部气血最充实,内分泌最旺盛,容易激动。现代医学研究证实,妇女的月经周期变化、体温、激素、性器官状态、免疫功能和心理状态等都以一月为周期。正如《妇人良方》中指出的:"经血盈亏,应时而下,常以三旬一见,以象月则盈亏也"。婴儿的出生也受月相影响,月圆出生率最高,新月前后最低。月相变化为何对人体产生影响呢?美国精神病学家利伯解释为:人体的每个细胞就象微型的太阳系,具有微弱的电磁场,月亮产生的强大的电磁力能影响人的荷尔蒙、体液和兴奋神经的电解质的复杂平衡,这就引起了人的情绪和生理相应变化。

4. 地理环境与人体的关系

地理环境的不同和地区气候的差异,在一定程度上也影响着人体的生理活动。例如,南方多湿热,人体腠理多疏松;北方多燥寒,人体腠理多致密。若一旦易地而居,需要一个适应过程。《素问·异法方宜论》以:"东方之域……其民皆黑色疏理。其病皆为痈疡,其治宜砭石。……西方者,……其民华食而脂肥,故邪不能伤其形体,其病生于内,其治宜毒药。……北方者,……其民乐野处而乳食,脏寒生满病,其治宜灸。……南方者,……其民嗜酸而食,故其民皆致理而赤色,其病挛痹,其治宜微针。……中央者,……其民食杂而不劳,其病多痿厥寒热,其治宜导引按蹻"。这些论述的基本精神是:由于地域环境的不同,人们的体质和疾病情况也不一样。因此,要根据具体情况,做出不同的处理。

综上所述,中医养生学在"生气通天"的观念指导下,把人体看成是与天相应相通的,精气神三位一体的、以五脏为核心的有机整体。人的生命活动与天地大自然是密切联系在一起的。

(二)顺应自然和主观能动作用

天地、四时、万物对人的生命活动都要产生影响,使人体产生生理或病理的反应。在这个自然界的大系统中要想求得自身平衡,首先是顺应自然规律,利用各种条件为自身服务。顺应自然包括两方面的内容:一是遵循自然界正常的变化规律,二是慎防异常自然变化的影响。

顺应四时气候变化规律,是养生保健的重要环节,故《灵枢·本神》指出:"智者之养生也,必顺四时而适寒暑,和喜怒而安居处,节阴阳而调刚柔,如是僻邪不至,长生久视",《吕氏春秋·尽数》亦指出:"天生阴阳寒暑燥湿,四时之化,万物之变,莫不为利,莫不为害。圣人察阴阳之宜,辨万物之利,以便生,故精神安乎形,而寿长焉"。这就是说,顺应自然规律并非被动的适应,而是采取积极主动的态度,首先要掌握自然变化的规律,以期防御外邪的侵袭。因此,中医养生学的"天人相应"观体现了以人为中心的环境观念和生态观念的思想。它一方面强调适应自然,另一方面则强调天人相分,突出人的主观能动作用。

古代哲学家最早揭示人的卓越位置的是老子,他在《道德经》中说:"故道大,天大,地大,人亦大。域中有四大,而人居其一焉"。荀子更进一步指出:"水火有气而无生,草木有生而无知,禽兽有知而无义,人有生有知亦且有义,故最为天下贵也"(《荀子·王制》)。"有义",指思想行为符合一定的标准。这是人类所特有的,所以人"最为天下贵"。《素问·宝命全形论》亦说:"天覆地载,万物悉备,莫贵于人",《灵枢·玉版》则指出:"人者,天地之镇也"。万物之中,只有人类最为宝贵,只有人类能够征服自然。它把《白虎通》中说的"天之为言镇也,居之理下,为人镇也"的观点做了明确的修正,突出了人的主观能动作用。正是这种思想文化环境为养生实践提供了认识方法和思想基础。例如道教经典《太平经》反复论及重命养身、乐生恶死的主张,指出:"人居天地之间,人人得壹生,不得重生也",所以要珍惜生命。"人最善者,莫若常欲乐生",为此又提出了"自爱自好"的养生说,"人欲去凶而远害,得长寿者,本当保知自爱自好自亲,以此自养,乃可无凶害也"。只有通过自我养护和锻炼。才能得到长寿。应该承认,这是一种积极的养生观念。它与那种将生死寿夭归结为"天命"的观点比较起来,充满了可贵的奋斗精神,为中国养生学的发生、发展提供了良好的基础。

道家很多经典著作中都提出修身养性、延年益寿为第一要旨的思想,正是在这一思想基础上,提出了中国古代养生史上一个响亮的口号——"我命在我不在天"(《抱朴子内篇·黄白》),强调生命之存亡、年寿之长短,不是决定于天命,而是取决于自身。这一口号包含着一种积极主动的人生态度,在养生史上产生过巨大的影响和深远的意义。后世的养生家在这种充分发挥人的主观能动性,以主动进取的精神去探索和追求人类的健康长寿,争取把握自身生命自由的思想影响下,促使他们多方采撷、创造了许多养生方术,如食养、服气、外丹、内丹、房中术等。尽管有时走入歧途,但为探索延年益寿积累了一定经验。以人为核心的生态观念,有一个鲜明的思想特征,事实上,人不仅可以认识自然,更可以利用、改造、保护自然,建立起更加有利于健康长寿的自然环境,造福于人类。

(三)人与社会的统一观

《内经》主张:"上知天文,下知地理,中知人事,可以长久",这里明确把天文、地理、人事作为一个整体看待。人不仅是自然的一部分,而且是社会的一部分,不仅有自然属性,更重要的还有社会属性。人体和自然环境是辩证的统一,人体和社会环境也是辩证的统一。所谓社会环境,包括社会政治、社会生产力、生产关系、经济条件、劳动条件、卫生条件、生活方式以及文化教育、家庭结交等各种社会联系。社会环境一方面供给人们所需要的物质生活资料,满足人们的生理需要,另一方面又形成和制约着人的心理活动,影响着人们生理和心理上的动态平衡。一旦人体—社会稳态失调,就可以导致疾病。因此,医学和疾病与社会状况有密切关系。社会的各种因素都可以通过情绪的中介和机体功能的失调引起疾病。随着医学模式的演变,社会医学、心身医学都取得了长足的进步,越来越显示出重视社会因素和心理保健对人类健康的重要性。当代社会的人口结构正在发生着重大变化,健康的标准有了新的改变,疾病谱也发生了变化。目前危害人类生命的是心血管病、脑血管病、癌症和意外死亡(车祸、自杀等),这四项的死亡人数占全年死亡人数的80%以上。国内外大量的资料分析说明,这些病的致病与死亡原因多与社会因素、心理因素密切相关,这充分说明人类的疾病和健康是随着社会的发展变化而出现相应的变化,因为人是生活在社会中,社会的道德观念、经济状况、生活水平、生活方式、饮食起居、政治地位、人际关系等,都会对人的精神状态和身体素质产生直接影响。就人类寿命而言,历史发展的总趋势是随着科学的发展和社会的进步而增长。可见,防病保健并非单纯医学本身的问题,而是需要用社会学的基本理论和研究方法结合医学全面认识疾病,防治疾病,才能从根本上提高人类的健康水平。

四、形神合一论

形神合一主要在于说明心理与生理的对立统一、精神与物质的对立统一、本质与现象的对立统一等。所谓形,指形体,即肌肉、血脉、筋骨、脏腑等组织器官是物质基础;所谓神,是指情志、意识、思维为特点的心理活动现象,以及生命活动的全部外在表现,是功能作用。二者的辩证关系是相互依存、相互影响,密不可分的一个整体。神本于形而生,依附于形而存,形为神之基,神为形之主。

(一)形神合一的生命观念

1. 神为生命之主

"形神合一"构成了人的生命,神是生命的主宰。人的生命活动概括起来可分为两大类:即以物质、能量代谢为主的生理性活动;另一类是精神性活动。在人体统一整体中,起统帅和协调作用的是心神。只有在心神的统帅调节下,生命活动才表现出各脏器组织的整体特性、整体功能、整体行为、整体规律,故《素问·灵兰秘典论》说:"凡此十二官者,不得相失也。故主明则下安,……主不明则十二官危,使道闭塞而不通,形乃大伤"。也正如张景岳说:"神虽由精气化生,但统权精气而为运用者,又在吾心之神"。人体不但自身各部分之间保持着密切的相互协调关系,而且与外界环境(自然环境、社会环境)也有着密切的联系。保持机体内外环境的相对平衡协调,也是靠"神"来实现的,故《素问·至真要大论》说:"天地之大纪,人神之通应也"。神动则气行,神注则气往,以意领气,驱邪防病,又是气功健身的道理所在。如《灵枢·本脏》所说:"志意者,所以御精神,收魂魄,适寒温,和喜怒者也。志意和则精神专直,魂魄不散,悔怒不起,五脏不受邪矣。寒温和则六腑化谷,风痹不作,经脉通利,肢节得安矣",神在机体卫外抗邪中起着主导作用。

人类的精神活动是相当复杂的,中医用"五神"(神魂魄意志)、"五志"(怒喜思忧恐)等概念加以概括,并在长期的生活实践和医疗实践的基础上,用"五行学说"与五脏联系起来,认为这些精神活动是脏腑的功能表现,而且都是在"心神"的主宰下进行的,所以张景岳在《类经》中说:"人身之神,唯心所主,……此即吾身之元神也。外如魂魄志意五种五志之类,孰匪元神所化而统乎一心"。

2. 形为生命之基

神以形为物质基础,"形具"才能"神生"。战国思想家荀况在《荀子·天论》中说:"天职既立,天功既成,形具而神生"。这里的"天",是指自然界;"形"指人之形体;"神"指精神。其意为,人的形体及精神活动都是自然界的规律在起作用,自然界物质变化的必然结果,只要具备了人的形体结构,才能产生精神活动。《内经》对形体与精神关系的论述,如《灵枢·本神》说:"肝藏血,血舍魂""脾藏营,营舍意""心藏脉,脉舍神""肺藏气,气舍魄""肾藏精,精舍志"。这不仅阐明了精、气、营、血、脉是"五神"的物质基础,而且说明了五脏的生理功能与"五神"活动的关系。五脏藏精化气生神,神接受外界刺激而生情,神活动于内,情表现于外,这就是五脏与神、情的密切关系。

中医养生学把精气神视为人生"三宝",强调精、气、营、卫、血、津液等精微,是"神"活动的物质基础。《素问·上古天真论》指出:"积精"可以"全神",陶弘景《养性延命录》说:"神者精也,保精则神明,神明则长生",精的盈亏关系到神的盛衰,李东垣《脾胃论》说:"气乃神之祖,精乃气之子。气者,精神之根蒂也,大矣哉!积气以成精,积精以全神",说明精气足才能使神的活动健全。《素问·八正神明论》说:"血气者,人之神,不可不谨养",《灵枢·平人绝谷》说:"血脉和利,精神乃居"。以上这些论述,都是强调血气精微是神活动的基础。人体的物质基础充盛,人之精神旺盛,故《素问·上古天真论》说:"形体不敝,精神不散"。因为精神思维活动需要大量的气血精微来供应,所以临床上认为劳神太过,则心血暗耗;心血亏虚,则神志不宁。神志不宁,则出现各种心理活动异常。

3. 生命存在的基本特征

从本原上说,神生于形,但从作用上说,神又主宰形,形与神的对立统一,便形成了人体生命这一有机统一的整体。《灵枢·天年》篇说:"血气已和,营卫已通,五脏已成,神气舍心,魂魄毕具,乃成为人"。只有血气、五脏、精神、魂魄毕具,才会表现出生命力,才会是一个活体的人。同篇又说:"五脏皆虚,神气皆去,形骸独居而终矣",明确指出了死亡的概念就是形神分离。张景岳在《类经》中,进一步阐发了"形神合一"的生命观,他说:"人禀天地阴阳之气以生,借血肉以成其形,一气周流于其中以成其神,形神俱备,乃为全体"。可见,人体生命运动的特征,即是精神活动和生理活动的总体概括。

人体的生命活动是十分复杂的,以物质、能量代谢为特征的脏腑功能活动,和以脏腑的生理活动相应的高级精神活动(意识、思维、情感等)的协调统一,是在"心神"主导作用下完成的。现代研究表明,社会—心理因素并不是人类情绪变化的唯一刺激因素。自然现象的变化同样可以引起情绪发生相应变化。如四时更迭、月廓圆缺、颜色、声音、气味、食物等,都可作用于人体,使之发生情绪改变,进而影响人体生理活动。这说明人体的生理、心理活动是随时随地互相转化,相互影响,有机地统一在一起的。"形神合一"的生命观的具体内容,为中医养生学奠定了坚实的理论基础,并长期有效地指导着中医的临床实践,且为现代科学进一步弄清生命的本质提供了可贵的线索。

(二)形神共养

形神共养,即不仅要注意形体的保养,而且还要注意精神的摄养,使得形体健壮,精神充沛,二者相辅相成,相得益彰,从而身体和精神都得到均衡统一的发展。中医养生学的养生方法很多,但从本质上看,归纳起来,不外"养神"与"养形"两大部分,即所谓"守神全形"和"保形全神"。

1. 守神全形

在形神关系中,"神"起着主导作用,"神明则形安",故中医养生观是以"调神"为第一要义,养生必须充分重视"神"的调养。调神摄生的内容很丰富,可以从多方面入手。

①清静养神：精神情志保持淡泊宁静状态，减少名利和物质欲望，和情畅志，协调七情活动，使之平和无过极。②四气调神：顺应一年四季阴阳之变调节精神，使精神活动与五脏四时阴阳关系相协调。③气功练神：通过调身、调心、调息三个主要环节，对神志、脏腑进行自我锻炼。④节欲养神：虽说性欲乃阴阳自然之道，但过度则伤精耗神、节欲可保精全神。⑤修性怡神：通过多种有意义的活动，如绘画、书法、音乐、下棋、雕刻、种花、集邮、垂钓、旅游等，培养自己的情趣爱好，使精神有所寄托，并能陶冶情感，从而起到移情养性、调神健身的作用。总之，守神而全形，就是从"调神"入手，保护和增强心理健康以及形体健康，达到调神和强身的统一。

2. 保形全神

形体是人体生命存在的基础，有了形体，才有生命，有了生命才能产生精神活动和具有生理功能。因此，保养形体是非常重要的。张景岳说："形伤则神气为之消""善养生者，可不先养此形以为神明之宅；善治病者，可不先治此形以为兴复之基乎"。这着重强调神依附形而存在，形盛则神旺，形衰则神衰，形体衰亡，生命便可告终。如何做好保形全神呢？人体形体要不断地从自然界获取生存的物质，进行新陈代谢，维持人体生命活动。"保形"重在保养精血，《景岳全书》说："精血即形也，形即精血"，《素问·阴阳应象大论》指出："形不足者，温之以气，精不足者，补之以味"。阳气虚损，要温补阳气，阴气不足者，要滋养精血。可用药物调剂及饮养，以保养形体。此外，人体本身就还是自然界一个组成部分。因此，保养身体必须遵循自然规律，做到生活规律、饮食有节、劳逸适度、避其外邪、坚持锻炼等，才能有效地增强体质，促进健康。

养神和养形有着密切的关系，二者不可偏废，要同时进行。"守神全形"和"保形全神"是在"形神合一"论推导下，对立统一规律在养生学中的运用，其目的是为了达到"形与神俱，而尽终其天年"。

五、动静互涵

（一）基本概念

动和静，是物质运动的两个方面或两种不同表现形式。人体生命运动始终保持着动静和谐的状态，维持着动静对立统一的整体性，从而保证了人体正常的生理活动功能。《周易》说："一阴一阳之谓道""刚柔者，立本者也"。宇宙间的一切事物的变化，无不是阴阳相互对应的作用，在阴阳交错的往来中，阴退阳进，阳隐阴显，相互作用，相反相成，生化不息。王夫之《周易外传》说："动静互涵，以为万变之宗"。辩证法认为，孤阳不生，独阴不长。故阴阳互涵互根是宇宙万物的根本法则，也是生命活动的要谛。《思问录》谓："太极动而生阳，动之动也；静而生阴，动之静也""方动即静，方静旋动，静即含动，动不舍静""静者静动，非不动也"。又《张子正蒙注》说："动而不离乎静之存，静而皆备其动之理，敦诚不息，则化不可测"。这就是说"动"不离"静""静"不离"动""动静"相对立，而又相互依存。因此，无论只承认运动或者只承认静止的观点都是不对的。所以王夫之又说:"流俗滞于物以为实,遂于动而不返,异端虚则丧实,静则废动,皆违性而失其神也"(《张子正蒙注》)。只承认一方面而否认另一方面,把运动和静止割裂开来,都是违反事物运动变化的本质的。朱熹亦明确指出:"静者,养动之根,动者所以行其静"。动与静互为其根.无静不能动,无动不能静,阴静之中已有阳动之根,阳动之中自有阴静之理,说明动静是一个不可分割的整体。古代哲学认为,既无绝对之静,亦无绝对之动。"动静"即言运动,但动不等于动而无静,静亦不等于静止,而是动中包含着静,静中又蕴伏着动,动静相互为用,才促进了生命体的发生发展和运动变化。

(二)生命体的动静统一观

生命体的发展变化始终处在一个动静相对平衡的自身更新状态中,事物在平衡、安静状态下,其内部运动变化并未停止。当达到一定程度时,平衡就要破坏而呈现出新的生灭变化。正如《素问·六微旨大论》所言:"岐伯曰:成败倚伏生乎动,动而不已,则变作矣。帝曰:有期乎?岐伯曰:不生不化,静之期也。帝曰:不生不化乎?岐伯曰:出入废则神机化灭,升降息则气立孤危。故非出入,则无以生长壮老已;非升降,则无以生长化收藏"。这里清楚论述了动和静的辩证关系,并指出了升降出入是宇宙万物自身变化的普遍规律。人体生命活动也正是合理地顺应万物的自然之性。周述官说:"人身,阴阳也;阴阳,动静也。动静合一,气血和畅,百病不生,乃得尽其天年"(《增演易筋洗髓·内功图说》)。由此可见,人体的生理活动、病理变化、诊断治疗、预防保健等,都可以用生命体的动静对立统一观点去认识问题、分析问题、指导实践。

从生理而言,阴成形主静,是人体的营养物质的根源;阳化气主动,是人体的运动原动力。形属阴主净,代表物质结构,是生命的基础;气属阳主动,代表生理功能,是生命力的反映。就具体的脏腑功能亦是如此,例如心属火,主动;肾属水,主静。只有"水火既济""心肾相交",才能保持正常生理状态。实际上,人体有关饮食的吸收、运化、水液的环流代谢、气血的循环贯注、化物的传导排泄,其物质和功能的相互转化等,都是在机体内脏功能动静协调之下完成的。因此,保持适当的动静协调状态,才能促进和提高机体内部的"吐故纳新"的活动,使各器官充满活力,从而推迟各器官的衰老改变。

从病理而讲,不论是"六淫"所伤,还是"七情"所致的病理变化,都是因为人体升降出入的运动形式发生障碍,导致体内阴阳动静失去相对平衡协调,出现阴阳的偏盛偏衰的结果。

(三)动静结合的健康传播

运动和静养是中国传统养生防病的重要原则。"生命在于运动"是人所共知的保健格言,它说明运动能锻炼人体各组织器官的功能,促进新陈代谢可以增强体质,防止早衰。但并不表明运动越多越好,运动量越大越好。也有人提出"生命在于静止",认为躯体和思想的高度静止,是养生的根本大法,突出说明了以静养生的思想更符合人体生命的内在规律。以动静来划分我国古代养生学派,老庄学派强调静以养生,重在养神;以

《吕氏春秋》为代表的一派,主张动以养生,重在养形。他们从各自不同的侧面,对古代养生学做出了巨大的贡献。他们在养生方法上虽然各有侧重,但本质上都提倡动静结合,形神共养。只有做到动静兼修,动静适宜,才能"形与神俱"达到养生的目的。

1. 静以养神

我国历代养生家十分重视神与人体健康的关系,认为神气清静,可致健康长寿。由于"神"有易动难静的特点,"神"有任万物而理万机的作用,常处于易动难静的状态,故情静养神就显得特别重要。老子认为"静为躁君",主张"致虚极,宁静笃",即要尽量排除杂念,以达到心境宁静状态。《内经》从医学角度提出了"恬淡虚无"的摄生防病的思想。后世的很多养生家对"去欲"以养心神的认识,无论在理论和方法上都有深化和发展。三国的嵇康、唐代的孙思邈、明代的万全等都有精辟的论述。清代的曹庭栋在总结前人静养思想的基础上,赋予"静神"新的内容。他说:"心不可无所用,非必如槁木,如死灰,方为养生之道""静时固戒动,动而不妄动,亦静也"。曹氏对"静神"的解释使清静养神思想前进了一大步。"静神"实指精神专一,屏除杂念及神用不过。正常用心,能"思索生知",对强神健脑会大有益处。但心动太过,精血俱耗,神气失养而不内守,则可引起脏腑和机体病变。静神养生的方法也是多方面的,如少私寡欲、调摄情志、顺应四时、常练静功等。就以练静功而言,其健身机制却体现出"由动入静""静中有动""以静制动""动静结合"的整体思想。带练静功有益于精神内守,而静神又是气功锻炼的前提和基础。

2. 动以养形

形体的动静状态与精气神的生理功能状态有着密切关系,静而乏动则易导致精气郁滞、气血凝结,久即损寿。所以《吕氏春秋·达郁》说:"形不动则精不流,精不流则气郁",《寿世保元》说:"养生之道,不欲食后便卧及终日稳坐,皆能凝结气血,久则损寿"。运动可促进精气流通,气血畅达,增强抗御病邪能力,提高生命力,故张子和强调"惟以血气流通为贵"(《儒门事亲》)。适当运动不仅能锻炼肌肉、四肢等形体组织,还可增强脾胃的健运功能,促进食物消化输布。华佗指出:"动摇则谷气得消,血脉流通,病不得生"。脾胃健旺,气血生化之源充足,故健康长寿。动形的方法,多种多样,如劳动、舞蹈、散步、导引、按跷等,以动形调和气血,疏通经络、通利九窍、防病健身。

3. 动静适宜

《类经附翼·医易》说:"天下之万理,出于一动一静"。我国古代养生家们一直很重视动静适宜,主张动静结合、刚柔相济。动为健,静为康,动以养形,静以养气,柔动生精,精中生气,气中生精,是相辅相成的。实践证明,能将动和静、劳和逸、紧张和松弛这些既矛盾又统一的关系处理得当、协调有方,则有利于养生。

从《内经》的"不妄劳作",到孙思邈的"养性之道,常欲小劳",都强调动静适度,从湖南马王堆出土竹简的导引图中的导引术,华佗的五禽戏,到后世的各种动功的特点,概括言之就是动中求静。动净适宜的原则,还突出了一个审时度势的辩证思想特点。从体力来说,体力强的人可以适当多动,体力较差的人可以少动,皆不得疲劳过度。从病情来说,病情较重,体质较弱的,可以静功为主,配合动功,随着体质的增强,可逐步增加动功。从时间上来看,早晨先静后动,以便有益于一天的工作;晚上宜先动后静,有利于入睡。总之,心神欲静,形体欲动,只有把形与神、动和静有机结合起来,才能符合生命运动的客观规律,有益于强身防病。

六、协调平衡

所谓"协调",是指调节人体自身的生理功能状态,及其与外在环境之间的相互关系。所谓"平衡"有两层意思:一是指机体自身各部分间的正常生理功能的动态平衡;二是指机体功能与自然界物质交换过程中的相对平衡。协调平衡是中医养生学的重要理论之一。

(一)协调平衡与生命活动

中医文化养生学从阴阳对立统一、相互依存的观点出发,认为脏腑、经络、气血津液等等,必须保持相对稳定和协调,才能维持"阴平阳秘"的正常生理状态,从而保证机体的生存。正如恩格斯所说:"物体相对静止的可能性,暂时平衡的可能性,是物质分化的根本条件,因而也是生命的根本条件"。为了求得这种"暂时平衡状态"的"生命的根本条件",保持人体阴阳的协调平衡就成为一条重要的养生法则。无论精神、饮食、起居的调摄,还是自我保健或药物的使用,都离不开阴阳协调平衡,以平为期的宗旨。

人体生命运动的过程也就是新陈代谢的过程。在这个过程中,人体内的多种多样的新陈代谢,都是通过阴阳协调完成的。体内的各种矛盾,诸如吸收与排泄、同化与异化、酶的生成与灭活、酸碱的产生和排泄等等,都在对立统一的运动中保持相对协调平衡,而且贯穿生命运动过程的始终,从而使体温、血糖、血脂、血中 pH 值等内环境因素都相对稳定在一定的生理范围内,保持人体本身阴阳动态平衡。与此同时,人体通过阴阳消长运动和自然界进行物质交换,摄取周围环境的物质,水、空气、食物等供应机体需要;又把机体所产生的废物排出体外,维持人与自然界的协调平衡。所以,人体就是一个阴阳运动协调平衡的统一整体,人生历程就是一个阴阳运动平衡的过程。

阳阳平衡是人体健康的必要条件。养生保健的根本任务,就是运用阴阳平衡规律,协调机体功能,达到内外协调平衡。人体复杂的生命活动是以五脏为主体,脏腑功能的综合反映。因此,首先要协调脏腑的生理功能,使其成为一个有机整体。在协调机体功能时,要特别注意情志平衡,喜、怒、忧、思、悲、恐、惊等情志过激,都可影响脏腑,造成脏腑功能失衡而滋生百病,而疾病又可反馈人的情志,造成恶性循环。因此,必须随时调整机体生理与外界环境的关系,才能维护其协调平衡的状态。

人体生命活动是有规律的,符合规律的运动就有利于生命的存在,违背了规律,则有害于生命。正常的运动在于机体"内在运动"与"外在运动"的和谐,运动的恰当及其相互间的协调一致。"内在运动",是指脏腑、气血精气的生理运动;"外在运动",是指脑力、体力活动和体育运动的总和。前者是维护生命的"供给性"运动,后者是保持生命活力的"耗性"运动。如果这种"供销"关系不协调,就会产生"生命危机",过度疲劳、疾病、甚至死亡。大量的生活实践已证明,不适当的运动会破坏人体内外环境的平衡,加速人体某些器官的损害和一些生理功能失调,进而引起疾病,最终缩短人的生命过程。可见,任何运动都有各自的限度。这个限度即是《内经》所说的:"以平为期"。

(二)协调平衡与保健功法

掌握生命活动的规律,围绕燮理阴阳进行养生保健,使其达到阴阳平衡,乃是中医养生理论的关键所在。正如《素问·至真要大论》所云:"谨察阴阳所在而调之,以平为期"。"以平为期",就是以保持阴阳的动态平衡为准则。中国的传统健身术和功法都体现了这一思想,传统功法概括为:虚实、刚柔、吸斥、动静、开合、起落、放收、进退,称为八法。它完全符合阴阳变化之理及"对立统一"、"协调平衡"的自然规律。太极拳运动更是把人体看成一个太极阴阳整体,主张虚中有实、实中有虚、刚柔相济、动静相兼,每个姿势和每个动作都体现相反相成、阴阳平衡的特点。可见,协调平衡是生命整体运动之核心。根据这一理论原则,很多学者进行了平衡保健研究,提出了新的养生保健方法,例如:

1. 元素平衡保健法

我国古代的五行学说认为,世界上的一切事物都是由木、火、土、金、水五种基本物质之间的运动变化而生成的,而且在五行之间存在着相生和相克的"生克制化"的联系,从而维持着自然界的生态平衡和人体生理的协调平衡。

现代研究认为,元素的形成、地球的形成和人类进化都是物质演化到某个阶段达到动态平衡的结果。根据物质演化规律认为,人类要健康长寿,就必须遵循物质交换的平衡协调的规律。现代医学研究证明:人的生命活动过程中,由于新陈代谢的不协调,可使体内某些元素积累过多,或某些元素不足,出现元素平衡失调,导致疾病和早衰。当前很多非感染性疾病,大多与元素平衡失调有关。例如,危害人类健康最大的心血管病和癌症的产生与体内物质交换平衡失调密切相关。有些地方病,如甲状腺肿由于缺碘所致,克山病因缺硒所造成。医疗实践证明,科学地进行饮食保健,可有效地防治很多非感染性疾病。强化某些微量元素,亦可预防或改善很多地方病的情况。平衡保健理论研究认为,在人生不同年龄阶段,要根据不同的生理特点,及时研究体内元素的平衡保健,开发、制定出相应的保健饮食,纠正体内元素的失调,维持体内各种元素的协调平衡,将会有益于人类的健康。

2. 交替运动平衡法

系统论和控制论研究认为,生命经常处于对称、协调、动态、稳定、平衡状态。人体的对称失调、失衡、失稳是导致人体生理功能低下和早衰、疾病的重要原因。因此,健康活力获得的关键,在于调节和调动自身生产的积极因素,克服对称失调,达到协调平衡,就能增进健康和长寿。根据相对医学的研究,有的学者提出交替运动锻炼保健法。此法是一种使人体各系统生理功能内部或生理功能之间交替进行锻炼以克服偏用偏废，达到自身协调平衡的健身运动方式。例如，"体脑交替"，它既可使体力增进不衰，又可使脑力健旺；"动静交替"，它可有效地调节人的全身脏器活动恢复正常平衡；"上下交替"，可以增强机体的机敏性、灵活性、反应性，减少脑血管疾病的发生；"左右交替"，可以调节失衡的机体的生理功能；"前后交替"，可以预防和治疗某些腰腿病，避免老年人下肢活动不灵，行走不稳。上述这些仅是举例，在日常生活中还有很多交替运动的内容。每个人可根据"寓交替运动于日常生活"中和自己的实际情况，随时随地运用实施。对于增进身体协调平衡能力和发挥人体生理潜力，将会大有裨益。

七、正气根本论

中医文化养生学特别重视保养人体正气，增强生命活力和适应自然界的变化的能力，以达到健康长寿的目的。

（一）正气是生命之根

人体疾病的发生和早衰的根本原因，就在于机体正气的虚衰。正气旺盛，是人体阴阳协调、气血充盈、脏腑经络功能正常、卫外固密的象征，是机体健壮的根本所在。因此，历代医家和养生家都非常重视护养人体正气。《寿亲养老新书》对保养人体正气做了概括："一者少言语，养内气；二者戒色欲，养精气；三者薄滋味，养血气；四者咽津液，养脏气；五者莫嗔怒，养肝气；六者美饮食，养胃气；七者少思虑，养心气……"。人体诸气得养，脏腑功能协调，使机体按一定规律新陈代谢，则正气旺盛，人之精力充沛，健康长寿；正气虚弱，则精神不振，多病早衰。一旦人体生理活动的动力源泉断绝，生命运动也就停止了。因此，保养正气乃是延年益寿之根本大法。

人体正气又是抵御外邪、防病健身和促进机体康复的最根本的要素，疾病的过程就是"正气"和"邪气"相互作用的结果。正气不足是机体功能失调产生疾病的根本原因。《素问·遗篇刺法论》说："正气存内，邪不可干"；《素问·评热病论》说："邪之所凑，其气必虚"。《灵枢·百病始生篇》又进一步指出："风雨寒热，不得虚邪，不能独伤人。卒然逢疾风暴雨而不病者，盖无虚，故邪不能独伤人。此必因虚邪之风，与其身形，两虚相得乃客其形"，这些论述从正反两个方面阐明了中医的正虚发病观。就是说，正气充沛，虽有外邪侵犯，也能抵抗，而使机体免于生病，患病后亦能较快地康复。由此可知，中医养生学所指的"正气"，实际上是维护人体健康的脏腑生理功能的动力和抵抗病邪的抗病能力，它包括了人体卫外功能、免疫功能、调节功能以及各种代偿功能等。正气充盛，可保持体内阴阳平衡，更好地适应外在变化，故保养正气是养生的根本任务。

（二）保养正气重在脾肾

保养正气，就是保养精、气、神。从人体生理功能特点来看，保养精、气、神的根本在于护养脾肾。《医宗必读·脾为后天之本论》说："故善为医者，必责其本，而本有先天后天之辨。先天之本在肾,肾应北方之水,水为天一之源。后天之本在脾,脾应中宫之土,土为万物之母"。在生理上,脾肾二脏关系极为密切,先天生后天,后天充先天。脾气健运,必借肾阳之温煦;肾精充盈,有赖脾所化生的水谷精微的补养。要想维护人体生理功能的协调统一,保养脾肾至关重要。

1. 保精护肾

肾之精气主宰人体生命活动的全部过程。《图书编·肾脏说》云:"人之有肾,如树木有根",即明确指出肾精对健康长寿的重要性。扶正固本,多从肾入手,为此古人反复强调肾之精气的盛衰直接关系到人体衰老的速度。所以,历代养生家都把保精护肾作为抗衰老的基本措施。现代医学研究认为,肾与下视丘、垂体、肾上腺皮质、甲状腺、性腺,以及植物神经系统、免疫系统等,都有密切关系。肾虚者可导致多方面功能紊乱,并能引起遗传装置的改变,从而广泛地影响机体多方面的功能,出现病理变化和早衰之象。临床大量资料报道都表明,性欲无节制,精血亏损太多,会造成身体虚弱,引起多种疾病,过早衰老或夭亡。这说明重视"肾"的护养,对于防病、延寿、抗衰老是有积极意义的。至于调养肾精的方法,要从多方面入手,节欲保精、运动保健、导引补肾、按摩益肾、食疗补肾、药物调养等。通过调补肾气、肾精,可以协调其他脏腑的阴阳平衡。肾的精气充沛,有利于元气运行,增强身体的适应调节能力,更好地适应于自然。

2. 调养脾胃

脾胃为"后天之本","气血生化之源",故脾胃强弱是决定人之寿夭的重要因素。正如《景岳全书》说:"土气为万物之源,胃气为养生之主。胃强则强,胃弱则弱,有胃则生,无胃则死,是以养生家必当以脾胃为先"。《图书编·脏气脏德》说:"养脾者,养气也,养气者,养生之要也"。可见,脾胃健旺是人体健康长寿的基础。脾胃为水谷之海,益气化生营血。人体机能活动的物质基础营卫、气血、津液、精髓等,都是化生于脾胃,脾胃健旺,化源充足,脏腑功能强盛。脾胃是气机升降运动的枢纽,脾胃协调,可促进和调节机体新陈代谢,保证生命活动的协调平衡。人身元气是健康之本,脾胃则是元气之本。李东垣阐述"人以脾胃中元气为本"的思想,提出了脾胃伤则元气衰,元气衰则人折寿的观点。所以《脾胃论》说:"真气又名元气,乃先身生之精气,非胃气不能滋"。元气不充,则正气衰弱。东垣指出"内伤脾胃,百病丛生",正说明脾胃虚衰正是生百病的主要原因,故调理脾胃、扶正益气也是预防保健的重要法则。

现代科学实验证明,调理脾胃能有效提高机体免疫功能,对整个机体状态加以调整,防衰抗老。从治疗学上来看,调理脾胃的应用范围十分广泛,它除了调治消化系统的疾病外,血液循环系统、神经系统、泌尿生殖系统、妇科、五官科等方面的多种疾患,都可以收到良好的效果。由此可知,脾胃是生命之本、健康之本,历代医家和养生家都一致重视脾胃的护养。调养脾胃的具体方法是极其丰富多彩的,如饮食调节、药物调养、精神调摄、针灸按摩、气功调养、起居劳逸调摄等等,皆可达到健运脾胃、调养后天、延年益寿的目的。调理肾元,在于培补精气,协调阴阳;顾护脾胃,在于增强运化,弥补元气,二者相互促进,相得益彰。这是全身形、防早衰的重要途径。诚如《本草衍义总论》所言:"夫善养生者养内,不善养生者养外。养外者实外,以充快、悦泽、贪欲、恣情为务,殊不知外实则内虚也。善养者养内,使脏腑安和,三焦各守其位,饮食常适其实"。故庄周曰:"人之可畏者,衽席饮食之间,而不知为之戒也。若能常如人是畏谨,疾病何缘而起,寿考焉得不长?贤者造形而悟,愚者临病不知,诚可畏也"。这里"养内",即突出强调精血之养,重在脾肾,此为培补正气的大旨所在。

第四节　中医文化养生基本原则

为了便于掌握中医养生学的理论,有必要予以总结和归纳,提出若干基本原则,用以指导养生实践。事实上,千百年来所产生的诸多形式的养生方法,正是遵循了这些基本原则。

一、协调脏腑

五脏间的协调,即是通过相互依赖、相互制约、生克制化的关系来实现的。有生有制,则可保持一种动态平衡,以保证生理活动的顺利进行。脏腑的生理,以"藏"、"泄"有序为其特点。五脏是以化生和贮藏精、神、气、血、津液为主要生理功能;六腑是以受盛和传化水谷、排泄糟粕为其生理功能。藏泄得宜,机体才有充足的营养来源,以保证生命活动的正常进行。任何一个环节发生了故障,都会影响整体生命活动而发生疾病。

脏腑协同在生理上的重要意义决定了其在养生中的作用。从养生角度而言,协调脏腑是通过一系列养生手段和措施来实现的。协调的含义大致有二:一是强化脏腑的协同作用,增强机体新陈代谢的活力。二是纠偏,当脏腑间偶有失和,及时予以调整,以纠正其偏差。这两方面内容,作为养生的指导原则之一,贯彻在各种养生方法之中,如:四时养生中强调春养肝、夏养心、长夏养脾、秋养肺、冬养肾;精神养生中强调情志舒畅,避免五志过极伤害五脏;饮食养生中强调五味调和,不可过偏等等,都是遵循协调脏腑这一指导原则而具体实施的。又如:运动养生中的"六字诀"、"八段锦"、"五禽戏"等功法,也都是以增强脏腑功能为目的而组编的。所以说,协调脏腑是养生学的指导原则之一,应予以足够重视。

二、畅通经络

经络是气血运行的通道。只有经络通畅,气血才能川流不息地营运于全身。只有经络通畅,才能使脏腑相通、阴阳交贯,内外相通,从而养脏腑、生气血、布津液、传糟粕、御精神,以确保生命活动顺利进行,新陈代谢旺盛。所以说,经络以通为用,经络通畅与生命活动息息相关。一旦经络阻滞,则影响脏腑协调,气血运行也受到阻碍。因此,《素问·调经论》说:"五脏之道,皆出于经隧,以行血气,血气不和,百病乃变化而生"。所以,畅通经络往往作为一条养生的指导原则,贯穿于各种养生方法之中。

畅通经络在养生方法中主要作用形式有二:一是活动筋骨,以求气血通畅。如:太极拳、五禽戏、八段锦、易筋经等,都是用动作达到所谓"动形以达郁"的锻炼目的。活动筋骨,则促使气血周流,经络畅通。气血脏腑调和,则身健而无病。二是开通任督二脉,营运大小周天。在气功导引法中,有开通任督二脉,营运大、小周天之说,任脉起于胞中,循行于胸、腹部正中线,总任一身之阴脉,可调节阴经气血;督脉亦起于胞中,下出会阴,沿脊柱里面上行,循行于背部正中,总督一身之阳脉,可调节阳经气血。任、督二脉的相互沟通,可使阴经、阳经的气血周流,互相交贯,《奇经八脉考》中指出:"任督二脉,此元气之所由生,真气之所由起"。因而,任督二脉相通,可促进真气的运行,协调阴阳经脉,增强新陈代谢的活力。由于任督二脉循行于胸、腹、背,二脉相通,则气血运行如环周流,故在气功导引中称为"周天",因其仅限于任督二脉,并非全身经脉,故称为"小周天"。在小周天开通的基础上,周身诸经脉皆开通,则称为"大周天"。所以谓之开通,是因为在气功、导引诸法中,要通过意守、调息,以促使气血周流,打通经脉。一旦大、小周天能够通畅营运,则阴阳协调、气血平和、脏腑得养,精充、气足、神旺,故身体健壮而不病。开通任督二脉,营运大小周天,其养生健身作用都是以畅通经络为基础的,由此也可以看出,畅通经络这一养生原则的重要意义。

三、清静养神

在机体新陈代谢过程中,各种生理功能都需要神的调节,神极易耗伤而受损。因而养神就显得尤为重要。《素问·病机气宜保命集》中指出:"神太用则劳,其藏在心,静以养之"。所谓"静以养之",主要是指静神不思、养而不用,即便用神,也要防止用神太过。《素问·痹论》中说:"静则神藏,躁则消亡",也是这个意思。静则百虑不思,神不过用,身心的清流有助于神气的潜腔内守。反之,神气的过用、躁动往往容易耗伤,会使身体健康受到影响。所以,《素问·上古天真论》中说:"精神内守,病安从来",强调了清静养神的养生保健意义。

清静养神是以养神为目的,以清静为大法。只有清静,神气方可内守。清静养神原则的运用归纳起来,大要不外有三。一是以清静为本,无忧无虑,静神而不用,即所谓"恬淡虚无"之态,其气即可绵绵而生;二是少思少虑,用神而有度,不过分劳耗心神,使神不过用,即《类修要诀》所谓"少思虑以养其神";三是常乐观,和喜怒,无邪念妄想,用神而不躁动,专一而不杂,可安神定气,即《内经》所谓"以恬愉为务"。这些养生原则在传统养生法中均有所体现,如:调摄精神诸法中的少私寡欲,情志调节;休逸养生中的养性恬情;气功、导引中的意守、调息、入静;四时养生中的顺四时而养五脏;起居养生中的慎起居、调睡眠等等,均有清静养神的内容。

四、节欲葆精

由于精在生命活动中起着十分重要的作用,所以要想使身体健康而无病,保持旺盛的生命力,养精则是十分重要的内容。《类经》明确指出:"善养生者,必宝其精,精盈则气盛,气盛则神全,神全则身健,身健则病少,神气坚强,老而益壮,皆本乎精也"。葆精的意义于此可见。葆精的另一方面含义,还在于保养肾精,也即狭义的"精"。男女生殖之精,是人体先天生命之源泉,不宜过分泄漏,如果纵情泄欲,会使精液枯竭,真气耗散而致未老先衰。《千金要方·养性》中指出:"精竭则身惫。故欲不节则精耗,精耗则气衰,气衰则病至,病至则身危"。告诫人们宜保养肾精,这是关系到机体健康和生命安危的大事。精不可耗伤,养精方可强身益寿,作为养生的指导原则,其意义也正在于此。欲达到养精的目的,必须抓住两个关键环节:其一为节欲。所谓节欲,是指对于男女间性欲要有节制,诚然,男女之欲是正常生理要求,欲不可绝,亦不能禁,但要注意适度,不使太过,做到既不绝对禁欲,也不纵欲过度,即是节欲的真正含义。节欲可防止阴精的过分泄漏,保持精盈充盛,有利于身心健康。在中医养生法中,如房事保健、气功、导引等,均有节欲葆精的具体措施,也即是这一养生原则的具体体现。其二是保精。此指广义的精而言,精禀于先天,养于水谷而藏于五脏,若后天充盛,五脏安和,则精自然得养,故保精即是通过养五脏以不使其过伤,调情志以不使其过极,忌劳伤以不使其过耗,来达到养精保精的目的,也就是《素问·上古天真论》所说:"志闲而少欲,心安而不惧,形劳而不倦"。避免精气伤耗,即可保精。在传统养生法中,调摄情志,四时养生,起居养生等诸法中,均贯彻了这一养生原则。

五、调息养气

养气主要从两方面入手,一是保养元气,一是调畅气机。元气充足,则生命有活力,气机通畅,则机体健康。保养正气,首先是顺四时、慎起居,如果人体能顺应四时变化,则可使阳气得到保护,不致耗伤,即《素问·生气通天论》所说:"苍天之气清静,则志意治,顺之则阳气固,虽有贼邪,弗能害也。此因时之序"。故四时养生、起居保健诸法,均以保养元气为主。保养正气,多以培补后天、固护先天为基点,饮食营养以培补后天脾胃,使水谷精微充盛,以供养气。而节欲固精,避免劳伤,则是固护先天元气的方法措施。先天、后天充足,则正气得养,这是保养正气的又一方面。

此外,调情志可以避免正气耗伤,省言语可使气不过散,都是保养正气的措施。至于调畅气机,则多以调息为主。《类经·摄生类》指出:"善养生者导息,此言养气当从呼吸也"。呼吸吐纳,可调理气息,畅通气机,宗气宣发,营卫周流,可促使气血流通,经脉通畅。故古有吐纳、胎息、气功诸法,重调息以养气。在调息的基础上,还有导引、按蹻、健身术以及针灸诸法,都是通过不同的方法,活动筋骨、激发经气、畅通经络,以促进气血周流,达到增强真气运行的作用,以旺盛新陈代谢活力。可以看出,在诸多养生方法中,都将养气作为一条基本原则之一,而具体予以实施,足见养气的重要。

六、综合调养

人是一个相互作用、相互制约的系统整体,无论哪一个环节发生了障碍,都会影响整体生命活动的正常进行。所以养生必须从整体全局着眼,注意到生命活动的各个环节,全面考虑,综合调养。

综合调养的内容,不外着眼于人与自然的关系、以及脏腑、经络、精神、情志、气血等方面,具体说来,大致有:顺四时、慎起居、调饮食、戒色欲、调情志、动形体,以及针灸、推拿按摩、药物养生等诸方面内容,恰如李梴在《医学入门·保养说》中指出的"避风寒以保其皮肤、六腑""节劳逸以保其筋骨五脏""戒色欲以养精,正思虑以养神""薄滋味以养血,寡言语以养气"。避风寒就是顺四时以养生,使机体内外功能协调;节劳逸就是指慎起居、防劳伤以养生,使脏腑协调;戒色欲、正思虑、薄滋味等,是指精、气、神的保养;动形体、针灸、推拿按摩,调节经络、脏腑、气血,以使经络通畅、气血周流,脏腑协调;药物保健则是以药物为辅助作用,强壮身体、益寿延年。从上述各个不同方面,对机体进行全面调理保养,使机体内外协调,适应自然变化,增强抗病能力,避免出现失调、偏颇,达到人与自然、体内脏腑气血阴阳的平衡统一,便是综合调养。

综合调养作为养生的指导原则之一,主要是告诫人们养生要有整体观念。其要点大致如下,在具体运用时要注意以下几点:

1. 养宜适度 养生能使人增进健康,益寿延年,但在实际调养过程中,也要适度。无论哪种养生方法,适度是一个十分重要的问题。所谓适度,就是要恰到好处。简言之,就是养不可太过,也不可不及。过分注意保养,则会瞻前顾后,不知所措,稍劳则怕耗气伤神;稍有寒暑之变,便闭门不出,以为食养可益寿,便强食肥鲜;恐惧肥甘厚腻,而节食少餐,如此等等,虽然意求养生,但自己却因养之太过而受到约束,这也不敢,那也不行,不仅于健康无益,反而有害。所以,养生应该适度,按照生命活动的规律,做到合其常度,才能真正达到"尽终其天年"的目的。

2. 养勿过偏 综合调养亦应注意不要过偏。过偏大致有两种情况,一种情况是认为"补"即是养。于是,饮食则强调营养,食必进补;起居则强调安逸,以静养为第一;为求得益寿延年,还以补益药物为辅助。当然,食补、药补、静养都是养生的有效措施,但用之太偏而忽略了其他方面,则也会影响健康。食补太过则营养过剩,药补太过则会发生阴阳偏盛,过分静养,只逸不劳则动静失调,都会使机体新陈代谢产生失调。一种情况是认为"生命在于运动",只强调"动则不衰",而使机体超负荷运动,消耗大于供给,忽略了动静结合,劳逸适度,同样会使新陈代谢失调,虽然主观愿望是想养生益寿,但结果往往是事与愿违。所以,综合调养主张动静结合、劳逸结合、补泻结合、形神共养,要从机体全身着眼,进行调养,不可失之过偏,过偏则失去了养生的意义,虽有益寿延年的愿望,也很难达到预期的目的,不仅无益,反而有害。

3. 审因施养　综合调养在强调全面、协调、适度的同时，也强调养宜有针对性。所谓审因施养，就是指要根据实际情况，具体问题，具体分析，不可一概而论。一般说来，可因人、因时、因地不同而分别施养，不能千人一面，统而论之。

七、持之以恒

恒，就是持久、经常之意。养生保健不仅要方法合适，而且要坚持不懈地努力，才能不断改善体质。只有持之以恒地进行调摄，才能达到目的。其大要有以下三点：

1. 养生贯穿一生。在人的一生中，各种因素都会影响最终寿限，因此，养生必须贯穿人生的自始至终。中国古代养生家非常重视整体养生法。金元时期著名医家刘完素提出人一生"养、治、保、延"的摄生思想。明代张景岳特别强调胎孕养生保健和中年调理的重要性。张氏在《类经》中指出："凡寡欲而得之男女，贵而寿，多欲而得之男女，浊而夭"，告诫为人父母者生命出生之前常为一生寿夭强弱的决定性时期，应当高度重视节欲节饮，以保全精血，造福后代。刘完素在《素问·病机气宜保命集》指出："人欲抗御早衰，尽终天年，应从小入手，苟能注重摄养，可收防微杜渐之功"。根据少年的生理特点，刘氏提出"其治之之道，节饮食，适寒暑，宜防微杜渐，用养性之药，以全其真"。张景岳主张小儿多要补肾，通过后天作用补先天不足。保全真元对中年健壮有重要意义。人的成年时期是一生中的兴旺阶段，据此特点，刘完素认为："其治之之道，辨八邪，分劳佚，宜治病之药，当减其毒，以全其真"。这种"减毒"预防伤正思想，对于抗御早衰具有重要作用。张景岳更强调指出："人于中年左右，当大为修理一番，则再振根基，尚余强半"。通过中年的调理修整，为进入老年期做好准备。人到老年，生理功能开始衰退，故刘完素指出："其治之之道顺神养精，调腑和脏，行内恤外护"，旨在内养精、气、神，外避六淫之邪，保其正气，济其衰弱。对于高龄之人，可视其阴阳气血之虚实，有针对性地采取保健措施。刘完素指出："其治之之道，餐精华，处奥庭，燮理阴阳，周流和气，宜延年之药，以全其真"（《素问·病机气宜保命集》）。根据高年之生理特点，适当锻炼，辅以药养和食养，有益于延年益寿。古人的这种整体养生思想比较符合现代对人体生命和养生的认识。

2. 练功贵在精专。中医养生保健的方法很多，要根据自己各方面的情况，合理选择。选定之后，就要专一、精练，切忌见异思迁，朝秦暮楚。因为每一种功法都有自身的规律，专一精练能强化生命运动的节律，提高生命运动的有序化程度。如果同时练几种功法，对每一种功法都学不深远，则起不到健身作用，而且各种功法的规律不完全相同，互有干扰，会影响生命活动的有序化，身体健康水平不可能提高。古人云："药无贵贱，中病者良；法无优劣，契机者妙"，练功要想有益健康，就得遵循各种功法的自身规律，循序渐进，坚持不懈，专心致志去练，不可急于求成，练得过多过猛。只要树立正确态度，做到"三心"，即信心、专心、恒心，掌握正确的方法，勤学苦练，细心体会，一定能取得强身健身的效果。

3. 养生重在生活化。提倡养生生活化,就是要积极主动地把养生方法融合在日常生活的各个方面。因为作、息、坐、卧、衣、食、住、行等等,必须符合人体生理特点、自然和社会的规律,才能给我们的工作、学习和健康带来更多的益处。总之,养生是人类之需、社会之需,日常生活中处处都可以养生,只要把养生保健的思想深深扎根生活之中,掌握健身方法,就可做到防病健身,祛病延年,提高健康水平。

第五节　精神养生

精神养生,就是在"天人相应"整体观念的指导下,通过怡养心神、调摄情志、调济生活等方法,保护和增强人的心理健康,达到形神高度统一、提高健康水平。所谓"健康",不仅仅是没有疾病和虚弱现象,而且还要有良好的精神状态和社会的适应能力。由精神因素引起的心身疾患已是当代社会中人类普遍存在的多发病和流行病。长期以来,对精神心理卫生重视不够。因此,要想从根本上提高人口素质,必须重视精神心理卫生的研究和运用。

一、情志变化

情志又称情感,它是人在接触和认识客观事物时,精神心理活动的综合反映。人的情志处于永恒变化中,情志变化对人的健康与寿命产生极大的影响。

(一)情志变化的保健

七情六欲,人皆有之,在一般情况下,属于正常的精神生理现象。因为感情的表露乃人之常情,是本能的表现,而且各种情志活动都抒发感情,起着协调生理活动的作用。因为愤怒、悲伤、忧思、焦虑、恐惧等不良情绪压抑在心中而不能充分疏泄,便对健康有害,甚至会引起疾病。若能恰当而有目的、合理地使用感情,则有益于健康。但是,如果情志波动过于持久,过于剧烈,超越了常度,则将引起机体多种功能紊乱而导致疾病。此时,七情便成了致病因子。因此情感对人体的损益效果,不单取决于情志本身,而同时取决于人们对感情的态度和使用感情的方式。

精神心理保健是人体健康的一个重要环节,现代医学研究发现,一切对人体不利因素的影响中,最能使人短命夭亡的就是不良的情绪。人的精神状态正常,机体适应环境的能力以及抵抗疾病的能力会增强,从而起到防病作用。患病之后,精神状态良好可加速康复,还可以利用心理活动规律治病。总之,精神、心理保健不仅直接涉及健康、寿命,还影响人们的生活。因此,在人的一生中重视精神养生是非常重要的。

(二)影响情志变化的因素

人的情志变化是由内外刺激引起的,即外源性因素、内源性因素,社会因素、环境因素、病理因素都是导致情志变动的内外因素。

1. 社会因素

社会因素可以影响人的心理,而人的心理变化又能影响健康。人们的社会地位和生活条件的变迁,可引起情志变化而生病。男女之间的婚恋纠葛、家庭生活不协调,或家庭成员的生离死别等精神创伤,均可引起强烈的情志变化。正如《素问·疏五过论》说:"切脉问名,当合男女,离绝菀结,忧恐喜怒,五脏空虚,血气离守"。《类经·论治类》注:"离者失其亲爱,绝者断其所怀,菀谓思虑抑郁,结谓深情难解……"。此外,社会动乱、流亡生活、饥馑灾荒等,都会造成人们精神的异常变化。社会因素十分复杂,其对人精神上的影响也是很复杂的。

2. 环境因素

在自然环境中,有些非特异性刺激因素作用于人体,就可使情绪发生相应变化,引起情绪变化的机理在于它们影响了人体的生理功能活动,通过"心神"的主导作用而反馈在精神方面。例如,四时更迭、月廓圆缺、声音、气味、颜色、食物等,都可影响情绪的变化。异常气候的剧烈变化更易对人的情绪产生明显影响。月相与人体生理密切相关,人的情绪也随月相的盈亏,而有相应变化。安静、幽雅、协调的生活环境,令人喜悦的气味,优美动听的乐曲,可使人清爽舒畅、精神振奋、提高工作效率。在喧嚣吵闹、杂乱无章、气味腥臭的环境中,人会感到心情不舒畅,压抑、沉闷,或厌倦、烦躁,工作和学习的效率会明显下降。不仅如此,不同的色彩会使人产生不同的感觉,从而直接影响人的精神状态。由于环境和人类是一个不可分割的有机整体,因此,环境因素是影响人情绪变化的重要方面。

3. 病理因素

机体脏腑气血病变,也会引起情志的异常变化。《素问·调经论》指出:"血有余则怒,不足则恐",《灵枢·本神》说:"肝气虚则恐,实则怒。……心气虚则悲,实则笑不止",《素问·宣明五气论》指出:"精气并于心则喜,并于肺则悲,并于肝则忧,并于脾则畏,并于肾则恐,是谓五并,虚而相并者也",这是五脏精气乘一脏之虚而相并后引起的情志变化。凡此种种,都说明内脏病变可导致情志的改变,五脏虚实不同,亦可引起不同的情志变化。

(三)情志对健康的影响

前文已经论述过情志对健康的影响,此处具体强调,在正常情况下,七情活动对机体生理功能起着协调作用,但若七情太过,超过人体自身调节的范围,使脏腑气血功能紊乱,而导致疾病。七情内伤,各有所主,情志对健康的影响也有一定的规律。

1. 情志刺激的性质与程度差异

七情之中,有六情属恶性刺激,唯有喜属于良性刺激。它为心志,笑为心声,笑是喜形于外的体现。经常保持喜悦、乐观的情绪,对健康是有好处的,故《儒门事亲》说:"喜者少病,百脉舒和故也"。愤怒致病较重。《东医宝鉴·内景篇》说:"七情伤人,惟怒为甚,盖怒则肝木克脾土,脾伤则四脏俱伤矣"。怒多伤肝,肝失疏泄,气机升降逆乱,进而导致其他脏腑功能失调,故表现证情较重。惊恐致病较为难治,惊恐多自外来,在思想无准备的情况下,突然大惊卒恐,如视怪物、闻奇声、遇险境等,使人惊骇不已。多伤心肾,其治颇为棘手。

情志致病还与其刺激的程度强弱有关。根据情志刺激的程度,可分为暴发性和渐进性刺激两大类。暴发性刺激,多指突如其来的情志刺激,如意料之外的巨大打击、重大收获、巨大的事变或灾难、难以忍受的伤痛等,这些突发性的、强烈的刺激,使人气血逆乱,导致暴病、急病的发生。《淮南子·精神训》说:"人大怒破阴,大喜坠阳,大忧内崩,大怖生狂"。因暴发性刺激致病,多发病急、病情重、甚或夭亡。七情之中,喜、怒、惊、恐以刺激量过大、过猛为致病条件。临床所见因情志剧变导致的心阳暴脱而猝死,肝阳化风而卒中,以及暴聋、暴盲、发狂等情况,大多与喜怒惊恐有关。渐进性刺激,多是指某些问题在很长一段时间内未获得解决或实现,而在这一段时间内保持着持续性的异常精神状态,如精神紧张、思虑忧愁、悲伤不已等,这类精神刺激伤人精气,引起气机失调,致人疾病。《素问·汤液醪醴论》说:"嗜欲无穷,而忧患不止,精神驰坏,荣泣卫除,故神去之而病不愈也"。忧、思、悲的情志刺激以刺激时间长为致病条件,持续不良的心境,积久而成疾。因此,要根据不同情志的致病特点,自觉地采取相应的方法进行调节。

2. 情志变化的个体差异

人的体质有强弱之异,性格有刚柔之别,年龄有长幼之殊,性别有男女之分,因此,对同样的情志刺激则会有不同的情绪反应。

(1)体质差异:体质强弱不同,对情志刺激的耐受力也有一定的差异。如《医宗必读》说:"外有危险,触之而惊,心胆强者不能为害,心胆怯者触而易惊"。《灵枢·通天》认为人们的体质有阴阳之气,禀赋不同,对情志刺激反应也不同,"太阴之人,多阴无阳",精神易抑郁;"少阴之人,多阴少阳",心胸狭窄,多忧愁悲伤,郁郁不欢;"太阳之人,多阳无阴",感情易暴发;"少阳之人,多阳而少阴",爱慕虚荣,自尊心强。《灵枢·行针》指出:"多阳者多喜,多阴者多怒",说明不同体质特点的人对情志刺激产生的好发性各别。

(2)性格差异:性格是人们个性心理特征的重要方面。一般而言,性格开朗乐观之人,心胸宽广,遇事心气平静而自安,故不易为病;性格抑郁之人,心胸狭隘,感情脆弱,情绪常激烈波动,易酿成疾患。这种耐受性的差异,与人的意志的勇怯密切相关。意志坚定者,善于控制、调节自己的感情,使之免于过激;意志怯弱者,经不起七情六欲的刺激,易做感情的俘虏,必然发生病变。《素问·经脉别论》云:"当是之时,勇者气行则已,怯者则著而为病也",说的就是这个道理。

(3)年龄差异:如儿童脏腑娇嫩、气血未充,中枢神经系统发育尚不完备,多为惊、恐情志致病;成年人,气血方刚,奋勇向上,又处在各种错综复杂的环境中,易怒、思为病;老年人,常有孤独情感,易为忧郁、悲伤、思虑所致病。

(4)性别差异:男性属阳,以气为主,性多刚悍,对外界刺激有两种倾向:一是不易引起强烈变化;一是表现为亢奋形式,多为狂喜、大怒,因气郁致病者相对少些。女性属阴,以血为先,其性多柔弱,一般比男性更易因情志为患,故《外台秘要方》有"女属阴,得气多郁"之说。女性对于情志的刺激,以忧悲、哀思致病为多见。正如《千金要方》说:"女人嗜欲多于丈夫,感病倍于男子,加以慈恋、爱憎、嫉妒、忧恚、染者坚牢、情不自抑,所以为病根深,疗之难瘥"。诚然,妇女的禀性未必尽如以上所说,但女性多情志为患却已被临床所证实。

二、调神养生法

历代养生家把调养精神作为养生寿老之本法、防病治病之良药,《淮南子》说:"神清志平,百节皆宁,养性之本也;肥肌肤,充肠腹,供嗜欲,养性之末也"。《素问·上古大真论》言:"精神内守,病安从来",说明"养生贵乎养神",不懂得养神之重要,单靠饮食营养、药物滋补,是难以达到健康长寿目的的。由于人的精神活动是在"心神"的主导作用下,脏腑功能活动与外界环境相适应的综合反应,所以精神调摄必然涉及多方面的问题。调神之法概括起来可有清静养神、立志养德、开朗乐观、保持心理平衡等方面。

(一)清静养神

清静,是指精神情志保持淡泊宁静的状态。因神气清净而无杂念,可达真气内存,心神平安的目的。此处之"清静"是指思想清静,即心神之静。心神不用不动固然属静,但动而不妄动,用之不过,专而不乱,同样属于"静"。我们提倡的思想清静主要是思想专一,排除杂念,不见异思迁、想入非非,而是思想安定,专心致志地从事各项工作、学习。

1.调养心神是养生之本

调神摄生,首在静养。这种思想源于老庄道家学说,后世在内容和方法上不断有所补充和发展。

养生家认为静养之要在于养心,道、儒、佛、医都有此主张。"儒曰正心,佛曰明心,道曰炼心,要皆参修心学一事","万法唯心,万道唯心。心为人之主宰,亦为精气神之主宰。炼精炼气炼神,均须先自炼心始"。心静则神清,心定则神凝,"故养生莫要于养心"。天玄子曰:"养心之大法有六:曰心广、心正、心平、心安、心静、心定。心广所以容万类也,心正所以诚意念也,心平所以得中和也,心安所以寡怨尤也,心静所以绝攀缘也,心定所以除外累、同大化也"(《道家养生学概要》)。凡事皆有根本,养心养神乃养生之根本,心神清明,则血气和平,有益健康。

《内经》从医学角度提出了"恬淡虚无"的养生防病思想。《素问·上古天真论》云:"虚邪贼风,避之有时;恬淡虚无,真气从之,精神内守,病安从来?"《素问·生气通天论》说:"清静则肉腠闭拒,虽有大风苛毒,弗之能害",这里从内外两个方面揭示了调摄的重要原则。对外,顺应自然变化和避免邪气的侵袭;对内,谨守虚无,心神宁静,这样外御内守,真气从之,邪不能害。可见,"恬淡虚无"之要旨是保持静养,思想清静、畅达情志,使精气神内守而不散失,保持人体形神合一的生理状态,有利于防病去疾,促进健康。

近年来,国内外有关学者非常重视思想清静与健康关系的研究。生理学研究证实,人在入静后,生命活动中枢的大脑又回复到人的儿童时代的大脑电波波慢状态,也就是人的衰老生化指标得到了"逆转"。经测定,高水平的气功师的脑电波与一般人有明显的不同。社会调查发现,凡经过重大精神挫折、思想打击之后,又未得到良好的精神调摄,多种疾病的发病率都有明显增加。社会实践证实,经常保持思想清静,调神养生,多练气功,可以有效地增强抗病能力,减少疾病发生,有益身心健康。

2. 清静养神的方法

(1)少私寡欲:少私,是指减少私心杂念;寡欲,是降低对名利和物质的嗜欲。老子《道德经》主张:"见素抱朴,少私寡欲"。《内经》指出"是以志闲而少欲,心安而不惧,形劳而不倦,气从以顺,各从其欲,皆得所愿……所以能年皆度百岁而动作不衰"。因为私心太重,嗜欲不止,欲望太高太多,达不到目的就会产生忧郁、幻想、失望、悲伤、苦闷等不良情绪,从而扰乱清静之神,使心神处于无休止的混乱之中,导致气机紊乱而发病。如果能减少私心、欲望,从实际情况出发,节制对私欲和对名利的奢望,则可减轻不必要的思想负担,使人变得心地坦然,心情舒畅,从而促进身心健康。而要做到少私寡欲,必须注意下述两点:一是明确私欲之害,以理收心。如《医学入门·保养说》言:"主于理,则人欲消亡而心清神悦,不求静而自静也"。二是要正确对待个人利害得失。《太上老君养生诀》说:"且夫善摄生者,要先除六害,然后可以保性命延驻百年。何者是也?一者薄名利,二者禁声色,三者廉货财,四者损滋味,五者除佞妄,六者去妒忌"。六害不除,万物扰心,神岂能清静?去六害养心神,确为经验之谈。

(2)养心敛思:养心,即保养心神;敛思,即专心致志,志向专一,排除杂念,驱逐烦恼。《医钞类编》说:"养心则神凝,神凝则气聚,气聚则神全,若日逐攘扰烦,神不守舍,则易衰老"。所谓凝神,即是心神集中,专注一点,不散乱,不昏沉。可见,这种凝神敛思的养神方法,并非无知、无欲、无理想、无抱负,毫无精神寄托的闲散空虚。因此,它与饱食终日,无所用心者是截然不同的。从养生学角度而言,神贵凝而恶乱,思贵敛而恶散,凝神敛思是保持思想清静的良方。随着科学的发展,实验已证明,清静养神这种自我调节能保持神经系统不受外界精神因素干扰,使人体生理功能处于极佳状态。要想取得保养心神之良效,必须具备心地光明磊落、志有所专的品德。只有精神静谧,从容温和,排除杂念,专心致志,才能做到安静和调、心胸豁达、神清气和、乐观愉快,这样不仅有利于学习和工作,而且能使整体协调,生活规律,有利于健康长寿。

(二)立志养德

正确的精神调养,必须要有正确的人生观。只有对生活充满信心,有目标、有追求的人,才能很好地进行道德风貌的修养和精神调摄,更好地促进身心健康。

1. 立志修养

养生,首先要立志,所谓立志,就是要有为全人类服务的伟大志向,树立起生活的信念,对生活充满希望和乐趣。也就是说要有健康的心理、高尚的理想和道德情操,这是每个人的生活基石和精神支柱。理想和信念是青少年健康成才的精神保障,有了正确的志向,才会真正促使他们积极探索生命的价值,寻找生活的真谛,追求知识,陶冶情操,促进身心全面健康发展。理想和信念又是老年人的延长生命活力的"增寿剂",不畏老是健康长寿的精神支柱,产生不畏老精神的重要思想基础就是晚年的理想和追求。老年人应重视健身养体,心胸开阔,情绪稳定,热爱生活,为社会发挥"余热",从而使内心感到无愧于一生的无限快乐的思想,这种思想又有益于健康。

理想和信念是生活的主宰和战胜疾病的动力。科学证明人的内在潜力很大,充满自信心、顽强的意志和毅力是战胜疾病的极为重要的力量。《灵枢·本脏篇》言:"志意者,所以御精神,收魂魄,适寒温,和喜怒者也",就是说意志具有统帅精神、调和情志、抗邪防病等作用,意志坚强与否与健康密切相关。事实证明,信念、意志坚定的人,能较好地控制和调节自己的情绪,保持良好的精神状态。生活实践也证实,不少病残者靠自己的信心、意志和努力,主宰自己的命运,为社会做出了可贵的贡献。

综上所述,树立理想,坚定信念,充满信心,量力而行,保持健康的心理状态,是养生保健的重要一环。现代生理学和生物信息反馈疗法研究证明,坚强的意志和信念,能够影响内分泌的变化,如白细胞大幅度升高,改善生理功能,增强抵抗力,故有益于健康长寿。

2. 道德修养

古人把道德修养作为养生的一项重要内容。儒家创始人孔子早就提出"德润身"、"仁者寿"的理论。他在《中庸》中进一步指出:"修身以道,修道以仁""大德必得其寿"。他认为讲道德的人,待人宽厚大度,才能心旷神怡,体内安详舒泰,得以高寿。古代的道家、墨家、法家、医家等,也都把养性养德列为摄生首务,并一直影响着后世历代养生家。唐代孙思邈在《千金要方》中说:"性既自喜,内外百病皆悉不生,祸乱灾害亦无由作,此养性之大经也",明代的《寿世保元》说:"积善有功,常存阴德,可以延年",明代王文禄也在《医先》中说:"养德、养生无二术"。由此可见,古代养生家把道德修养视作养生之根,养生和养德是密不可分的。他们的养性、道德观,虽有其历史的局限性和认识上的片面性,但其积极的一面对道德修养、摄生延年还是颇有益处的。

从生理上来讲,道德高尚,光明磊落,性格豁达,心理宁静,有利于神志安定,气血调和,人体生理功能正常而有规律地进行,精神饱满,形体健壮。这说明养德可以养气、养神,使"形与神俱",健康长寿。正如《素问·上古天真论》言:"内无思想之患,以恬愉为务,以自得为功,形体不敝,精神不散,亦可以百数"。现代养生实践证明,注意道德修养,塑造美好的心灵,助人为乐,养成健康高尚的生活情趣,获得巨大的精神满足,是保证身心健康的重要措施。

（三）开朗乐观

性格开朗，精神乐观是健身的要素、长寿的法宝，这是人所共知的常理。

1. 性格开朗

性格是人的一种心理特征，它主要表现在人已经习惯了的行为方式上。性格开朗是胸怀宽广、气量豁达所反映出来的一种心理状态。性格虽然与人的基因和遗传因素直接相关，但随着环境和时间的变化，是可以改变的。人们都有一个使自己的性格适应于自然、社会和自身健康的改造任务。

医学研究已证明，人的性格与健康、疾病的关系极为密切。情绪的稳定，对一个人的健康起着重要作用。性格开朗，活泼乐观，精神健康者，不易患精神病、重病和慢性病，即使患了病也较易治愈，容易康复。不良性格对人体健康的影响是多方面的，它可以从各方面对人体大脑、内脏及其他部位产生危害。

培养良好性格的基本原则是：从大处着眼，从具体事情入手，通过自己美好的行为，塑造开朗的性格。首先要认识到不良性格对身心健康的危害，树立正确的人生观，正确对待自己和别人，看问题、处理问题要目光远大，心胸开阔，宽以待人，大度处事，不斤斤计较，不钻牛角尖。科学、合理地安排自己的工作、学习和业余生活，丰富生活内容，陶冶性情。

2. 情绪乐观

情绪乐观既是人体生理功能的需要，也是人们日常生活的需要。孔子在《论语》中说："发愤忘食，乐以忘忧，不知老之将至云尔"。可见，乐观的情绪是调养精神，舒畅情志，防衰抗老的最好的精神营养。精神乐观可使营卫流通，气血和畅，生机旺盛，从而身心健康。正如《素问·举痛论》云："喜则气和志达，营卫调利"。要想永保乐观的情绪，首先要培养开朗的性格，因为乐观的情绪与开朗的性格是密切相关的。心胸宽广，精神才能愉快。其次，对于名利和享受，要培养"知足常乐"的思想，要体会"比上不足，比下有余"的道理，这样可以感到生活和心理上的满足。再次，培养幽默风趣感，幽默的直接效果是产生笑意。现代科学研究已证明，笑是一种独特的运动方式，它可以调节人体的心理活动，促进生理功能，改善生活环境，使人养成无忧无虑、开朗乐观的性格，让生命充满青春的活力。

（四）保持心理平衡

当代社会的特点之一是竞争。长期处在高节奏的竞争环境中，容易产生焦虑、心力疲劳、神经质等心理现象。处理不好就会影响心理健康。为了适应社会的发展，保证健康的体魄，就必须培养在竞争中保持心理平衡的能力。

所谓竞争意识，就是要有进取心和高度的责任感。有高度责任感的人，表现于对知识的索取，对技艺的追求和对志趣的倾心，因此，视野开阔，生活充实。

竞争社会所需要的心理素质，首先要有顽强的毅力，毅力是一种持久坚强的意志，它是精神健康的有力保证。同时,要有良好的心理承受力。剧烈的竞争常会打破原有的心理平衡,所以必须学会自我调节,做到胜不骄,败不馁,不为琐事忧虑烦恼。无论在任何情况下,都可心地坦然地迎接新的挑战。

在竞争社会中,有些人在竞争失败后可产生自卑感,应想到社会需要是多方面的,人的兴趣和能力也是多种多样的,人各有所长,各有所短,从来不曾有过全能的"天才",因此,不必为一时一事的失利而苦恼,丧失信心。应在实践中不断总结经验教训,克服自卑感,不断挖掘自己的潜能,扬长避短,科学安排工作和学习,就会增加成功率。竞争的社会更易产生嫉妒心理,嫉妒是一种心理现象,它是指对别人比自己优越,如才华、品德、名声、成就、相貌等高于自己时,想排除别人优势而表现一种不甘心和怨恨的强烈情绪状态,这种消极的心理状态会降低人体生理功能而导致身心疾病。消除嫉妒心理的基本方法就是培养正确的拼搏精神,即树立欢迎别人超过自己,更有勇气超过别人的正确观念。摆脱一切不良情绪,发挥自己的长处,在可能的范围内达到最佳水平。社会的发展将会促进合理的竞争,培养竞争意识,适应社会的需要,就能在当代环境中保持健康的平衡心理,保证旺盛的精力,健康的体魄,这对自己、对社会都是有益的,也是每个人应该具备的心理素质。

三、调摄情绪法

历代养生家都非常重视七情调摄。具体方法多种多样,但归纳起来可分为节制法、疏泄法、转移法和情志制约法。

(一) 节制法

所谓节制法就是调和、节制情感,防止七情过极,达到心理平衡。《吕氏春秋》说:"欲有情,情有节,圣人修节以止欲,故不过行其情也"。重视精神修养,首先要节制自己的感情才能维护心理的协调平衡。

1. 遇事戒怒

"怒"是历代养生家最忌讳的一种情绪,它是情志致病的魁首,对人体健康危害极大。怒不仅伤肝脏,怒气还伤心、伤胃、伤脑等,导致各种疾病。《千金要方》指出:"卫生切要知三戒,大怒、大欲、并大醉,三者若还有一焉,须防损失真元气"。《老老恒言·戒怒》亦说:"人借气以充身,故平日在乎善养。所忌最是怒。怒气一发,则气逆而不顺,窒而不舒,伤我气,即足以伤我身"。这些论述把戒怒放在首位,指出了气怒伤身的严重的危害性,故戒怒是养生一大课题。制怒之法,首先是以理制怒。即以理性克服感情上的冲动,在日常工作和生活中,虽遇可怒之事,但想一想其不良后果,可理智地控制自己过激情绪,使情绪反映"发之于情""止之于理"。其次,可用提醒法制怒。在自己的床头或案头写上"制怒""息怒""遇事戒怒"等警言,以此作为自己的生活信条,随时提醒自己,可收到良好效果。再次,怒后反省。每次发怒之后,吸取教训,并计算一下未发怒的日子,减少发怒次数,逐渐养成遇事不怒的习惯。

2. 宠辱不惊

人世沧桑,诸事纷繁;喜怒哀乐,此起彼伏。老庄提出"宠辱不惊"之处世态度,视荣辱若一,后世遂称得失不动心为宠辱不惊。对于任何重大变故,都要保持稳定的心理状态,不要超过正常的生理限度。现代医学研究证明,情志刺激与免疫功能之间的联系息息相关。任何过激的刺激都可削弱白细胞的战斗力,减弱人体免疫能力,使人体内防御系统的功能低下而致病。为了健康长寿,任何情绪的过分激动都是不可取的。总之,要善于自我调节情感,以便养神治身。对外界的事物刺激,既要有所感受,又要思想安定,七情平和,明辨是非,保持安和的处世态度和稳定的心理状态。

(二)疏泄法

把积聚、压抑在心中的不良情绪,通过适当的方式宣达、发泄出去,以尽快恢复心理平衡,称之为疏泄法。具体做法可采取下面几种方式:

1. 直接发泄

用直接的方法把心中的不良情绪发泄出去,例如当遇到不幸,悲痛万分时,不妨大哭一场;遭逢挫折、心情压抑时,可以通过急促、强烈、粗犷、无拘无束的喊叫,将内心的郁积发泄出来,从而使精神状态和心理状态恢复平衡。发泄不良情绪,必须学会正当的途径和渠道来发泄和排遣之,绝不可采用不理智的冲动性的行为方式,否则,非但无益,反而会带来新的烦恼,引起更严重的不良情绪。

2. 疏导宣散

出现不良情绪时,借助于别人的疏导,可以把闷在心里的郁闷宣散出来。所以,扩大社会交往,广交朋友,互相尊重,互相帮助,是解忧消愁、克服不良情绪的有效方法。研究证明,建立良好的人际关系,缩小"人际关系心理距离",是医治心理不健康的良药。

(三)转移法

转移法又可称移情法,即通过一定的方法和措施改变人的思想焦点,或改变其周围环境,使其与不良刺激因素脱离接触,从而从情感纠葛中解放出来,或转移到另外事物上去。《素问·移情变气论》言:"古之治病,惟其移精变气,可祝由而已"。古代的祝由疗法,实际上是心理疗法,其本质是转移患者的精神,以达到调整气机,精神内守的作用。转移法可采取以下几种方法:

1. 升华超脱

所谓升华,就是用顽强的意志战胜不良情绪的干扰,用理智战胜生活中的不幸,并把理智和情感化作行为的动力,投身于事业中去,以工作和事业的成绩来冲淡感情上的痛苦,寄托自己的情思。这也是排除不良情绪,保持稳定心理状态的一条重要保健方法。超脱,即超然,思想上把事情看得淡一些,行动上脱离导致不良情绪的环境。在心情不快、痛苦不解时,可以到环境优美的公园或视野开阔的海滨漫步散心,可驱除烦恼,产生豁达明朗的心境。如果条件许可,还可以做短期旅游,把自己置身于绮丽多彩的自然美景之中,可使精神愉快,气机舒畅,忘却忧烦,寄托情怀,美化心灵。

2. 移情易性

移情,即排遣情思,改变内心情绪的指向性;易性,即改易心志,排除内心杂念和抑郁,改变其不良情绪和习惯。《临证指南医案》华岫云说:"情志之郁,由于隐情曲意不伸,……郁症全在病者能移情易性"。"移情易性"是中医心理保健法的重在内容之一。"移情易性"的具体方法很多,可根据不同人的心理、环境和条件等,采取不同措施,进行灵活运用。《北史·崔光传》说:"取乐琴书,颐养神性",《理瀹骈文》说:"七情之病者,看书解闷,听曲消愁,有胜于服药者矣"。《千金要方》亦说:"弹琴瑟,调心神,和性情,节嗜欲"。古人早就认识到琴棋书画具有影响人的情感、转移情志、陶冶性情的作用。实践证明,情绪不佳时,听听适宜的音乐,观赏一场幽默的相声或喜剧,苦闷顿消,精神振奋。可见,移情易性并不是压抑情感。如对愤怒者,要疏散其怒气;对悲痛者,要使其脱离产生悲痛的环境与气氛;对屈辱者,要增强其自尊心;对痴情思者,要冲淡其思念的缠绵;对有迷信观念者,要用科学知识消除其愚昧的偏见等等。

3. 运动移情

运动不仅可以增强生命的活力,而且能改善不良情绪,使人精神愉快,因为运动可以有效地把不良情绪的能量发散出去,调整机体平衡。当自己的情绪苦闷、烦恼,或情绪激动与别人争吵时,最好的方法是转移一下注意力,去参加体育锻炼,如打球、散步、爬山等,也可采用传统的运动健身法和太极拳、太极剑、导引保健功等。传统的体育运动锻炼主张动中有静,静中有动,动静结合,因而能使形神舒畅,松静自然,心神安合,达到阴阳协调平衡。且有一种浩然之气充满天地之间之感,一切不良情绪随之而消。此外,还可以参加适当的体力劳动,用肌肉的紧张去消除精神的紧张。在劳动中付出辛勤的汗水,促进血液循环,活跃生命功能,使人心情愉快,精神饱满。

(四)情志制约法

情志制约法,又称以情胜情法。它是根据情志及五脏间存在的阴阳五行生克原理,用互相制约、互相克制的情志,来转移和干扰原来对机体有害的情志,藉以达到协调情志的目的。

1. 五脏情志制约法

《素问·阴阳应象大论》曾指出:"怒伤肝,悲胜怒""喜伤心,恐胜喜""思伤脾,怒胜思""忧伤肺,喜胜忧""恐伤肾,思胜恐"。这是认识了精神因素与形体内脏、情志之间,及生理病理上相互影响的辩证关系,根据"以偏救偏"的原理,创立的"以情胜情"的独特方法。正如吴崑《医方考》所言:"情志过极,非药可愈,顺以情胜,《内经》一言,百代宗之,是无形之药也"。朱丹溪宗《内经》之旨指出:"怒伤,以忧胜之,以恐解之;喜伤,以恐胜之,以怒解之;忧伤,以喜胜之,以怒解之;恐伤,以思胜之,以忧解之;惊伤,以忧胜之,以恐解之,此法惟贤者能之"。同期医家张子和更加具体地指出:"以悲制怒,以怆恻苦楚之言感之;以善治悲,以谑浪戏狎之言娱之;以恐治喜,以恐惧死亡之言怖之;以怒制思,以污辱欺罔之言触之;以思治恐,以虑彼忘此之言夺之"。后世不少医家对情志的调摄有时比药石祛疾还加重视,而且创造了许多行之有效的情志疗法。例如,或逗之以笑,或激之以怒,或惹之以哭,或引之以恐等,因势利导,宣泄积郁之情,畅遂情志。总之,情志既可致病又可治病的理论,在心理保健上是有特殊意义的。在运用"以情胜情"方法时,要注意情志刺激的总强度,超过或压倒致病的情志因素,或是采用突然的强大刺激,或是采用持续不断的强化刺激,总之后者要适当超过前者,否则就难以达到目的。

2. 阴阳情志制约法

运用情志之间阴阳属性的对立制约关系,调节情志,协调阴阳,是为阴阳情志制约法。人类的情志活动是相当复杂的,往往多种情感互相交错,很难明确区分其五脏所主及五行属性,然而情志活动可用阴阳属性来分,此亦即现代心理学所称的"情感的两极性"。《素问·举通论》指出:"怒则气上,喜则气缓,悲则气消,恐则气下,……惊则气乱,……思则气结"。七情引出的气机异常,具有两极倾向的特点。根据阴阳分类,人的多种多样的情感,皆可配合成对,例如,喜与悲、喜与怒、怒与恐、惊与思、怒与思、喜乐与忧愁、喜与恶、爱与恨等等,性质彼此相反的情志,对人体阴阳气血的影响也正好相反。因而相反的情志之间,可以互相调节控制,使阴阳平衡。喜可胜悲,悲也可胜喜;喜可胜恐,恐也可胜喜;怒可胜恐,恐也可胜怒等。总之,应采用使之产生有针对性的情志变化的刺激方法,通过相反的情志变动,以调整整体气机,从而起到协调情志的作用。以情胜情实际上是一种整体气调整方法,人们只要掌握情志对于气机运行影响的特点,采用相应方法即可,切不可简单机械、千篇一律地按图照搬。倘若单纯拘泥于五行相生相克而滥用情志制约法,有可能增加新的不良刺激。因此,只有掌握其精神实质,方法运用得当,才能真正起到心理保健作用。

第六节　运动养生

运用传统的体育运动方式进行锻炼,以活动筋骨,调节气息,静心宁神来畅达经络,疏通气血,和调脏腑,达到增强体质,益寿延年的目的,这种养生方法称为运动养生,又称为传统健身术。

"动则不定"是我们中华民族养生、健身的传统观点。早在数千年以前,体育运动就已经被作为健身、防病的重要手段之一而广为运用。

一、运动养生机理、特点和原则

(一)运动养生机理

中医将精、气、神称为"三宝",与人体生命息息相关。运动养生则紧紧抓住了这三个环节,调意识以养神;以意领气,调呼吸以练气,以气行推动血运,周流全身;以气导形,通过形体、筋骨关节的运动,使周身经脉畅通,营养整个机体。如是,则形神兼备,百脉流畅,内外相和,脏腑谐调,机体达到"阴平阳秘"的状态,从而增进机体健康,以保持旺盛的生命力。现代科学研究证明,经常而适度的体育锻炼,对机体有如下好处:

(1) 可促进血液循环,改善大脑的营养状况,促进脑细胞的代谢,使大脑的功能得以充分发挥,从而有益于神经系统的健康,有助于保持旺盛的情力和稳定的情绪。

(2) 使心肌发达,收缩有力,促进血液循环,增强心脏的活力及肺脏呼吸功能,改善末梢循环。

(3) 增加膈肌和腹肌的力量,促进胃肠蠕动,防止食物在消化道中滞留,有利于消化吸收。

(4) 可促进和改善体内脏器自身的血液循环,有利于脏器的生理功能。

(5) 可提高机体的免疫机能及内分泌功能,从而使人体的生命力更加旺盛。

(6) 增强肌肉关节的活力,使人动作灵活轻巧,反应敏捷、迅速。

正因如此,勤运动、常锻炼,已成为广大人民健身防病的重要措施。

(二) 运动养生的特点

传统运动养生的特点,归纳有三:

1. 以祖国医学理论指导健身运动

无论哪一种传统的身法,都是以中医的阴阳、脏腑、气血、经络等理论为基础,以养精、练气、调神为运动的基本要点,以动形为基本锻炼形式,用阴阳理论指导运动的虚、实、动、静;用开阖升降指导运动的屈伸、俯仰;用整体观念说明运动健身中形、神、气、血、表、里的协调统一。所以,健身运动的每一招式,都是与中医理论密切相关。

2. 注重意守、调息和动形的谐调统一

强调意念、呼吸和躯体运动的配合,即所谓意守、调息、动形的统一。意守指意念专注,调息指呼吸调节,动形指形体运动,统一是指三者之间的谐调配合,要达到形、神一致,意、气相随,形、气相感,使形体内外和谐,动、静得宜,方能起到养生、健身的作用。

3. 融导引、气功、武术、医理为一体

传统的运动养生法是我国劳动人民智慧的结晶。千百年来,人们在养生实践中总结出许多宝贵的经验,使运动养生不断地得到充实和发展,形成了融导引、气功、武术、医理为一体的具有中华民族特色的养生方法。源于导引气功的功法如五禽戏、八段锦等;源于武术的功法如太极拳、太极剑等。然而,无论哪种功法,运用到养生方面,则都讲求调息、意守、动形,都是以畅通气血经络、活动筋骨、和调脏腑为目的。融诸家之长为一体,则是运动养生的一大特点。

(三) 运动养生的原则

我国传统的运动养生法之所以能健身、治病、益寿延年,是因为它有一套较为系统的理论、原则和方法,注重和强调机体内外的协调统一,和谐适度。从其锻炼角度来看,

归纳起来,大要原则有三:

1. 掌握运动养生的要领

传统运动养生的练功要领就是意守、调息、动形的统一。这三方面中,最关键的是意守,只有精神专注,方可宁神静息,呼吸均匀,导气血运行。三者的关系是:以意领气,以气动形。这样,在锻炼过程中,内炼精神、脏腑、气血,外炼经脉、筋骨、四肢,使内外和谐、气血周流,整个机体可得到全面锻炼。

2. 强调适度,不宜过量

运动养生是通过锻炼以达到健身的目的,因此,要注意掌握运动量的大小。运动量太小则达不到锻炼目的,起不到健身作用;太大则超过了机体耐受的限度,反而会使身体因过劳而受损。孙思邈在《千金要方》中指出:"养性之道,常欲小劳,但莫大疲及强所不能堪耳"。西方一家保险公司调查了五千名已故运动员的生前健康状况后发现,其中有些人40~50岁左右就患了心脏病,许多人的寿命竟比普通人短。这是因为剧烈运动会破坏人体内外运动平衡,加速某些器官的磨损和生理功能的失调,结果缩短生命进程,出现早衰和早夭。所以,运动健身强调适量的锻炼,要循序渐进,不可急于求成。操之过急,往往欲速而不达。

3. 提倡持之以恒,坚持不懈

锻炼身体并非一朝一夕的事,要经常而不间断。"流水不腐,户枢不蠹",这句话一方面说明了"动则不衰"的道理,另一方面,也强调了经常、不间断的重要性,水常流方能不腐,户枢常转才能不被虫蠹。只有持之以恒、坚持不懈,才能收到健身效果,"三天打渔,两天晒网"是不会达到锻炼目的。运动养生不仅是身体的锻炼,也是意志和毅力的锻炼。

二、运动养生的形式

传统的运动养生法,形式一样,种类甚繁,有一招一式的锻炼方法,也有众人组合的、带有竞技性质的锻炼方法,有形成民间民俗的健身方法,也有自成套路的健身方法。不论是哪一种运动形式,都具有养生健身的作用,而为人们所喜爱,故能流传至今,经久不衰。归纳起来,运动养生的形式大致有二:

(一)形式多样的民间健身法

这类健身法大多散见于民间,方法简便,器械简单,而活动饶有趣味性。如:运动量较小,轻松和缓的散步、郊游、荡秋千、放风筝、踢毽、保健球等;运动量适中的跳绳、登高、跑马、射箭、举石锁等等。这些方法多于娱乐中而有运动养生的内容,亦无需人更多地指导、训练,简便易行,形式多样,是民间喜闻乐见的健身措施。我国是多民族的国家,各个民族都有自己的风俗传统。其中以运动健身为目的的群众性活动,则是具有民族特色的健身方法,如拔河、龙舟竞渡、摔跤、赛马、跷板、走高跷、舞龙灯、跑旱船以及各种各样的舞蹈等,即属此类。这种运动的特点,人数众多,具有竞技性质,由于各民族的风俗习惯不同,各有特定的季节、时间来开展这种群众性、普及性的活动。

（二）自成套路的系统健身法

这类运动健身方法往往是建立在民间健身法基础之上的,在一定理论指导之下,有目的、有具体要求、需要经过学习和训练才能掌握的健身法。因其有一系列的连续动作,故可以使人体各部分得到较为全面、系统的锻炼,是传统运动养生法中较高层次的健身运动。运动养生的流派,主要指自成套路的健身法而言。

这些健身功法,大多源于道家和佛家,由于世代相传,又不断得到充实和发展,因而形成了各种不同流派。兹简述其大要如下:

1. 道家健身术

道家健身术其理论源于老、庄,主张以养气为主,以提高生命能力,提出了"导引""养形",强调了练气以养生的观点。具有代表性的道家健身功法,如华佗的"五禽戏"、马王堆出土的"导引图"胎息经、八段锦、太极拳等,均属此类。

2. 佛家健身术

佛家健身术源于禅定修心,为保证"坐禅"的顺利进行,便需要采取一些手段,以活动筋骨、疏通血脉,于是,逐渐形成了佛家的健身功法。其具有代表性有达摩易筋经、天竺国按摩法、心意拳、罗汉十八手、少林拳、禅密功等。中国武术的发源地主要有两个,一个是河南的中岳嵩山,是佛教禅宗和少林派武术的发掘地;一个是湖北的武当山,是道教和武当派武术的发源地。因此,以宗教言之,有道、佛之分;以武术言之,有少林、武当之别。武术虽然是技击、防身之术、但其上乘功法则是以健身为宗旨。学习武术,首先是强身增力,故无论何种功法、哪个流派,都着眼于健身。尤其是当代武术的发展,均以健身强身为目的,如徒手的诸种拳、掌、脚,使用器械的剑、棍、刀、枪、鞭、钩等等,各有特色,各有所专。

运动养生的不同流派,说明了我国传统的健身术丰富多样,但彼此间又有互相渗透,互相借鉴,因而,使得诸种功法不断丰富和发展,成为传统养生法中的重要组成部分之一。学习、继承、发掘这些健身方法,对于保障人民健康是有十分重要的意义的。

三、气功保健

运用传统的气功方法进行自身行气的锻炼,以达到增强体质、抗病防老的目的,这种养生益寿的方法,称之为气功保健。气功保健是指通过调心(控制意识,松弛身心)、调息(均匀和缓、深长地呼吸)、调身(调整身体姿势、轻松自然地运动肢体),使身心融为一体,营卫气血周流,百脉通畅,脏腑和调,以达到强身保健目的的传统养生方法。气功是祖国医学的宝贵遗产之一,是我国古代劳动人民在长期和疲劳、疾病、衰老进行斗争的实践中逐渐摸索、总结、创造出来的一种自我身心锻炼的摄生保健方法。它不仅历史悠久,而且有着广泛的群众基础,千百年来,它对中华民族的健康、繁衍起了重要的作用。气功一词最早见于晋代许逊著的《宗教净明录气功阐微》。在晋代以前的典籍中,道家称之为"导引""吐纳""炼丹",儒家称之为"修身""正心",佛家称之为"参禅""止观",医家称之为"导引""摄生"。在历代医籍中,以"导引"为名者较为普遍,而"气功"之称,则是在近代才广为应用。

(一)养生机理

气功是着眼于"精、气、神"进行锻炼的一种健身术,它通过调身、调息、调心等方法来调整精、气、神的和谐统一。调心则意念专注,排除杂念,宁静以养神;调息则呼吸均匀和缓,气道畅通,柔和以养气;调身则经络气血周流,脏腑和调,从而做到"练精化气""练气化神""练神还虚"。通过系统的锻炼,可以使"精、气、神"三者融为一体,以强化新陈代谢的活力,使精足、气充、神全,体魄健壮,生命自然会延长,推迟衰老。从现代医学角度来看,在气功锻炼的过程中,调身以使全身的肌肉骨骼放松,有助于中枢神经系统,特别是交感神经系统紧张性的下降,因而可以诱使情绪得到改善。调息则通过呼吸的调整可以按摩内脏,促进血液循环,增进器官功能,同时,可以兴奋呼吸中枢,进一步影响和调节植物神经系统。而调心,意守以至于入静时对大脑皮层有调节作用,可以使大脑皮层细胞得到充分的休息,也能对外感性有害刺激产生保护作用。因此,练功中出现的呼吸抑制、交感神经抑制和骨骼肌放松等,是生理上的"内稳定",是人体内在运行最正常的时刻,可以使大脑的活动有序化,从而大大提高脑细胞的活动效率,使大脑的潜力得以发挥,更好地开发人的智慧。所以说,气功可以增强体质、防病治病、益寿延年。

(二)练功要点

气功的门派较多,然在功法上大致可分为动、静两类。所谓静功,即在练功时要求形体不动,如坐功、卧功、站功等;所谓动功,即在练功时,形体要做各种动作进行锻炼,即通常所说"内炼一口气,外炼筋骨皮"。无论是动功还是静功,在练功的基本要求上,大体是一致的,归纳起来,有如下几方面内容:

1. 调息、调身、调心

调息即调整呼吸,练功时要求呼吸深长、缓慢、均匀,此又称气息或练气。在自然呼吸的前提下,鼻吸、鼻呼,或鼻吸、口呼,逐渐把呼吸练得柔和、细缓、均匀、深长。调身即调整形体,使自己的身体符合练功姿势、形态的要求,强调身体放松、自然,以使内气循经运行畅通无阻。调心即意识训练,又称为意守或练意,指在形神松静的基础上,意守丹田的方法,进一步把心安定下来,排除杂念,以达到"入静"状态。"入"是进入,"静"是安静,"入静"就是达到对外界刺激不予理睬的清静状态。此时头脑清醒,似睡非睡,即所谓"气功态"。

2. 强调身心统一、松静自然

为了达到入静,要求意念和气息必须密切配合,呼吸放松,舌抵上腭,用意念诱导气的运行。身体也要放松,姿势自然而正确,方可达到身心统一,达到"入静"。所谓松静自然,是指在气功锻炼中必须强调身体的松弛和情绪的安静,要尽力避免紧张和解除紧张。在一种轻松自然的情况下练功则可达到神气合一,形神合一,协调整体的目的。练习气功在短期内学习一些基础知识,掌握一些基本要领、方法是可能的,但要练得很好,则不是一下子就可以做到的,需要有一个过程。在练习过程中一般容易有两种偏向:一是急于求成,练得过多、过猛;一是松懈傲慢,放任自流。因此,练功者必须培养坚韧不拔的毅力,多下苦功,克服松懈情绪。同时,也要强调按客观规律办事,循序渐进,克服急于求成的想法。人体内部的变化是逐渐产生的,不可操之过急。只要持之以恒,是会达到目的的。

四、五禽戏

禽,在古代泛指禽兽之类动物,五禽,是指虎、鹿、熊、猿、鸟五种禽兽。戏,即游戏、戏耍之意。所谓五禽戏,就是指模仿虎、鹿、熊、猿、鸟五种禽兽的动作,组编而成的一套锻炼身体的功法。五禽戏之名相传出自华佗。《后汉书·方术传》载,华佗云:"我有一术,名五禽之戏,一曰虎、二曰鹿、三曰熊、四曰猿、五曰鸟。亦以除疾,兼利蹄足,以当导引。"随着时间的推移,辗转传授,逐渐发展形成了各种流派的五禽戏,流传至今。

(一)养生机理

五禽戏属古代导引术之一,它要求意守、调息和动形谐调配合。意守可以使精神宁静,神静则可以培育真气;调息可以行气,通调经脉;动形可以强筋骨,利关节。由于是模仿五种禽兽的动作,所以意守的部位有所不同,动作不同,所起的作用也有所区别。虎戏即模仿虎的形象,取其神气、善用爪力和摇首摆尾、鼓荡周身的动作,要求意守命门,命门乃元阳之所居,精血之海,元气之根、水火之宅,意守此处,有益肾强腰、壮骨生髓的作用,可以通督脉、去风邪;鹿戏即模仿鹿的形象,取其长寿而性灵,善运尾闾,尾闾是任、督二脉通会之处,鹿戏意守尾闾,可以引气周营于身,通经络、行血脉、舒展筋骨;熊戏即模仿熊的形象,熊体笨力大,外静而内动,要求意守中宫(脐内),以调和气血。练熊戏时,着重于内动而外静,这样,可以使头脑虚静,意气相合,真气贯通,且有健脾益胃之功效;猿戏即模仿猿的形象,猿机警灵活,好动无定,练此戏就是要外练肢体的灵活性,内练抑制思想活动,达到思想清静,体轻身健的目的。要求意守脐中,以求形动而神静;鸟戏又称鹤戏,即模仿鹤的形象,动作轻翔舒展,练此戏要意守气海,气海乃任脉之要穴,为生气之海;鹤戏可以调达气血,疏通经络,活动筋骨关节。五禽戏的五种功法各有侧重,但又是一个整体,一套有系统的功法,如果经常练习而不间断,则具有养精神、调气血、益脏腑、通经络、活筋骨、利关节的作用。神静而气足,气足而生精,精足而化气动形,达到三元(精、气、神)合一,则可以收到祛病、健身的效果。恰如华佗所说:"亦以除疾,兼利蹄足"。

(二)练功要领

1. 全身放松

练功时,首先要全身放松,情绪要轻松乐观。乐观轻松的情绪可使气血通畅,精神振奋;全身放松可使动作不致过分僵硬、紧张。

2.呼吸均匀

呼吸要平静自然,用腹式呼吸,均匀和缓。吸气时,口要合闭,舌尖轻抵上腭。吸气用鼻,呼气用嘴。

3.专注意守

要排除杂念,精神专注,根据各戏意守要求,将意志集中于意守部位,以保证意、气相随。

4.动作自然

五禽戏动作各有不同,如熊之沉缓、猿之轻灵、虎之刚健、鹿之温驯、鹤之活泼等等。练功时,应据其动作特点而进行,动作宜自然舒展,不要拘谨。

五、太极拳

太极拳是我国传统的健身拳术之一。由于其动作舒展轻柔,动中有静,圆活连贯,形气和随,外可活动筋骨,内可流通气血,谐调脏腑,故不但用于技击、防身,而且更广泛地用于健身防病,深为广大群众所喜爱,是一种行之有效的传统养生法。太极拳以"太极"为名,系取《易·系辞》中"易有太极,是生两仪"之说,"太极"指万物的原始"浑元之气"。其动而生阳,静而生阴,阴阳二气互为其根,此消彼长,相互转化,不断运动则变化万千。因而太极图呈浑圆一体,阴阳合抱之象。太极拳正是以此为基础,形体动作以圆为本,一招一式均由各种圆弧动作组成,故观其形,连绵起伏,动静相随,圆活自然,变化无穷;在体内,则以意领气,运于周身,如环无端,周而复始。意领气,气动形,内外合一,形、神兼备,浑然一体。足以看出,以"太极"哲理指导拳路,拳路的一招一式又构成了太极图形。拳形为"太极",拳意亦在"太极",以太极之动而生阳,静而生阴,激发人体自身的阴阳气血达到"阴平阳秘"的状态,使生命保持旺盛的活力,这就是太极拳命名的含义所在。太极拳的起源及创始者至今尚待考证,就文献及传说而言,众说纷纭。有云南北朝时即有太极拳;有云创始者为唐代许宣平,有云宋代张三峰,有云明代张三丰,也有以为始于清代陈王庭和王宗岳者,究竟如何,尚无确论。然而,能比较清楚地论及师承脉络,分支流派者,当在明末清初。此后,即有陈氏太极之说,后由陈长兴传弟子杨露蝉经改编而形成杨氏太极拳。后来,又从杨氏太极派生出吴式(吴鉴泉)太极拳、武式(武禹襄)太极拳和孙式(孙禄堂)太极拳。目前,国家体委普及的太极拳,即是以杨振太极拳改编的。可以看出,太极拳的发展是经历了长期的充实、演变。百余年前,太极拳较为重视技击,时至今日,则发展为技击、健身、医疗并重的拳术,因而,深受广大群众的喜爱和欢迎。

(一)养生机理

太极拳是一种意识、呼吸、动作密切结合的运动,"以意领气以气运身",用意念指挥身体的活动,用呼吸协调动作,融武术、气功、导引于一体,是"内外合一"的内功拳。重意念,使神气内敛,练太极拳要精神专注,排除杂念,将神收敛于内,而不被他事分神。神内敛则"内无思想之患"而精神得养、身心欢快;精神宁静、乐观,则百脉通畅,机体自然健旺。《素问·上古天真论》云:"恬淡虚无,真气从之。精神内守,病安从来",调气机,以养周身。太极拳以呼吸协同动作,气沉丹田,以激发内气营运于身。肺主气司呼吸;肾主纳气,为元气之根。张景岳云:"上气海在膻中,下气海在丹田,而肺肾两脏所以为阴阳生息之根本"(见《类经·营卫三焦》)。肺、肾协同,则呼吸细、匀、长、缓。这种腹式呼吸不仅可增强和改善肺的通气功能,而且可益肾而固护元气。丹田气充,则鼓荡内气周流全身,脏腑、皮肉皆得其养。动形体,以行气血。太极拳以意领气,以气运身,内气发于丹田,通过旋腰转脊的动作带动全身,即所谓"以腰为轴""一动无有不动"。气经任、督、带、冲诸经脉上行于肩、臂、肘、腕,下行于胯、膝、踝,以至于手足四末,周流全身之后,气复归于丹田,故周身肌肉、筋骨,关节、四肢百骸均得到锻炼,具有活动筋骨,疏通脉络,行气活血的功效。由于太极拳将意、气、形结合成一体,使人身的精神、气血、脏腑、筋骨均得到濡养和锻炼,达到"阴平阳秘"的平衡状态,所以能起到有病治病,无病健身的作用,保证人体健康长寿。恰如《素问·上古天真论》所说:"提挈天地、把握阴阳,呼吸精气,独立神守。肌肉若一,故能寿敝天地"。太极拳之所以能够养生,道理也正在于此。

(二)练功要领

1. 神静、意导

练习太极拳,要始终保持神静,排除思想杂念,使头脑静下来,全神贯注,用意识指导动作。神静,才能以意导气,气血才能周流。

2. 含胸拔背、气沉丹田

含胸,即胸略内涵而不挺直;拔背,即指脊背的伸展。能含胸则自能拔背,使气沉于丹田。

3. 沉肩坠肘、体松

身体宜放松,不得紧张,故上要沉肩坠肘,下要松胯松腰。肩松下垂即是沉肩;肘松而下坠即是坠肘;腰胯要松,不宜僵直板滞。体松则经脉畅达,气血周流。

4. 全身谐调、浑然一体

太极拳要求根在于脚,发于腿,主宰于腰,形于手指,只有手、足、腰协调一致,浑然一体,方可上下相随,流畅自然。外动于形,内动于气,神为主帅,身为驱使,内外相合,则能达到意到、形到、气到的效果。

5. 以腰为轴

太极拳中,腰是各种动作的中轴,宜始终保持中正直立,虚实变化皆由腰转动,故腰宜松、宜正直,腰松则两腿有力,正直则重心稳固。

6. 连绵自如

太极拳动作要轻柔自然,连绵不断,不得用僵硬之拙劲,宜用意不用力。动作连绵,则气流通畅;轻柔自然,则意气相合,百脉周流。

7. 呼吸均匀

太极拳要求意、气、形的统一和谐调,呼吸深长均匀十分重要,呼吸深长则动作轻柔。一般说来,吸气时,动作为合;呼气时,动作为开。呼吸均匀,气沉丹田,则必无血脉偾胀之弊。

太极拳的流派很多,各有特点,架式也有新、老之分。当前,比较简便易学的,就是"简化太极拳",俗称"太极二十四式"。其架式名称为:①起势;②左右野马分鬃;③白鹤亮翅;④左右搂膝拗步;⑤手挥琵琶;⑥左右倒卷肱;⑦左揽雀尾;⑧右揽雀尾;⑨单鞭;⑩云手;⑪单鞭;⑫高探马;⑬右蹬脚;⑭双峰贯耳;⑮转身左蹬脚;⑯左下势独立;⑰右下势独立;⑱左右穿梭;⑲海底针;⑳闪通臂;㉑转身搬拦捶;㉒如封似闭;㉓十字手;㉔收势。

六、八段锦

八段锦是由八种不同动作组成的健身术,故名"八段"。因为这种健身功作可以强身益寿,祛病除疾,其效果甚佳,有如展示给人们一幅绚丽多彩的锦缎,故称为"锦"。八段锦是我国民间广泛流传的一种健身术,据有关文献记载已有八百多年历史。早在南宋时期,即已有《八段锦》专著。明代以后,在有关养生专著中,多有记载,如冷谦的《修龄要》、高濂的《遵生八笺》等书中,都有八段锦的内容。清代的潘霞在其所著的《卫生要求》中,将八段锦略加改编为"十二段锦"。此外,尚有"文八段"(坐式)和"武八段"(立式)等不同形式。为了便于推广流传,还有人将其编成歌诀。由于八段锦不受环境场地限制,随时随地可做,术式简单易记易学,运动量适中,老少皆宜,而强身益寿作用显著,故一直流传至今,仍是广大群众所喜爱的健身方法。

(一)养生机理

八段锦属于古代导引法的一种,是形体活动与呼吸运动相结合的健身法。活动肢体可以舒展筋骨,疏通经络;与呼吸相合,则可行气活血、周流营卫、斡旋气机,经常练习八段锦可起到保健、防病治病的作用。《老老恒言》云:"导引之法甚多,如八段锦……之类,不过宣畅气血,展舒筋骸,有益无损"。

八段锦对人体的养生康复作用,从其歌诀中即可看出。例如"两手托天理三焦",即说明双手托天的动作,对调理三焦功能是有益的。两手托天,全身伸展,又伴随深呼吸,一则有助于三焦气机运化,二则对内脏亦有按摩、调节作用,起到通经脉、调气血、养脏腑的效果。同时,对腰背、骨骼也有良好作用。其他诸如"调理脾胃单举手""摇头摆尾去心火"等等,均是通过宣畅气血、展舒筋骸而达到养生的目的。八段锦的每一段都有锻炼的重点,而综合起来,则是对五官、头颈、躯干、四肢、腰、腹等全身各部位进行了锻炼,对相应的内脏以及气血、经络起到了保健、调理作用,是机体全面调养的健身功法。

（二）练功要领

1. 呼吸均匀

要自然、平稳、腹式呼吸。

2. 意守丹田

精神放松，注意力集中于脐。

3. 柔刚结合

全身放松，用力轻缓，切不可用僵力。

八段锦是包括八节连贯的健身法。具体内容如下：双手托天理三焦；左右开弓似射雕；调理脾胃需单举；五劳七伤往后瞧；摇头摆尾去心火；背后七颠百病消；攒拳怒目增气力；两手攀足固肾腰；

此外，尚有一种坐式的"八段锦"，为明代冷谦所编。具体内容是：叩齿三十六，两手抱昆仑。左右鸣天鼓，二十四度闻。微摆撼天柱，赤龙搅水津。闭气搓手热，背摩后精门。左右辘轳转，两脚放舒伸。叉手双虚托，低头攀足频。河车搬运讫，发火遍烧身。

七、易筋经

"易"指移动、活动；"筋"，泛指肌肉、筋骨；"经"，指常道、规范。顾名思义，"易筋经"就是活动肌肉、筋骨，使全身经络、气血通畅，从而增进健康、祛病延年的一种传统健身法。相传易筋经是中国佛教禅宗的创始者菩提达摩传授的，梁武帝萧衍时（公元5世纪），达摩北渡到了河南嵩山少林寺，向弟子们传授了易筋经。当时，只是为了缓解一下坐禅修炼的困倦和疲劳，故动作多以伸腰踢腿等通血脉、利筋骨的动作为主，其动作又多以仿效古代的各种劳动姿势为主。后来逐渐流传开来，自唐以后，历代养生书中，多有记载，成为民间广为流传的健身术之一，建国后，还有《易筋经》单行本出版。足见其为行之有效的方法，为人民所欢迎。在古本十二式易筋经中，所设动作都是仿效古代的各种劳动姿势而演化成的。例如：春谷、载运、进仓、收囤和珍惜谷物等动作，均以劳动的各种动作为基础形态。活动以形体屈伸、俯仰、扭转为特点，以达到"伸筋拔骨"的锻炼效果。因此，对于青少年来说，这种方法可以纠正身体的不良姿态，促进肌肉、骨骼的生长发育；对于年老体弱者来讲，经常练此功法，可以防止老年性肌肉萎缩，促进血液循环，调整和加强全身的营养和吸收，对慢性疾病的恢复，以及延缓衰老都很有益处。

（一）养生机理

易筋经同样是一种意念、呼吸、动作紧密结合的功法，尤其重视意念的锻炼，活动中要求排除杂念，通过意识的专注，力求达到"动随意行，意随气行"，以用意念调节肌肉、筋骨的紧张力（即指形体不动，而肌肉紧张的"暗使劲"）。其独特的"伸筋拔骨"运动形式，可使肌肉、筋骨在动势柔、缓、轻、慢的活动中，得到有意识的神、拉、收、伸，长期练功，会使肌肉、韧带富有弹性，收缩和舒张能力增强，从而使其营养得到改善。同时，使全身经络、气血通畅,五脏六腑调和,精神充沛,生命力旺盛。当然,必须长期锻炼才能收到内则五脏敷华,外则肌肤润泽,容颜光彩,耳目聪明,老当益壮的功效。

(二)练功要领

1. 精神清静,意守丹田。

2. 舌抵上腭,呼吸匀缓,用腹式呼吸。

3. 动静结合,柔刚相济,身体自然放松,动随意行,意随气行,不要紧张僵硬。

4. 用力时应使肌肉逐渐收缩,达到紧张状态,然后,缓缓放松。

易筋经十二式:①捣杆春粮;②扁担挑粮;③扬风净粮;④换肩扛粮;⑤推袋垛粮;⑥牵牛拉粮;⑦背牵运粮;⑧盘萝卸粮;⑨围穴囤粮;⑩扑地护粮;⑪屈体捡粮;⑫弓身收粮。

第七节　针、灸、按摩保健养生

针、灸、按摩是祖国医学中的重要组成部分。它不仅是中医治疗学的重要手段,也是中医养生学中的重要保健措施和方法。利用针、灸、按摩进行保健强身,是中医养生法的特色之一。

一、保健针、灸、按摩的意义

《灵枢·经别篇》说:"十二经脉者,人之所以生,病之所以成,人之所以治,病之所以起"。说明人的生长与健康,病的酿成与痊愈,与人体经络有密切关系。针、灸、按摩就是根据有关经络腧穴的理论,运用不同的方法调整经络气血,借以通达营卫,谐调脏腑,达到增强体质,防病治病的目的。而通于保健强身、益寿延年者,则属于养生范畴,称之为保健针、灸、按摩。针、灸、按摩方法各有不同,但其基本点是相同的,都以中医经络学说为基础,以调整经络、刺激腧穴为基本手段,以激发营卫气血的运行,从而起到和阴阳、养脏腑的作用。三种方法不同之处,在于使用的工具、实施的手法及形式不同。就其作用而言,也有所侧重,针法是用不同的针具刺激人体的经络腧穴,通过实施提、插、捻、转、迎、随、补、泻等不同手法,以达到激发经气、调整人体机能的目的。其所用工具为针,使用方法为刺,以手法变化来达到不同的效果;灸法则采用艾绒或其他药物,借助于药物烧灼、熏熨等温热刺激,以温通气血。其所用物品为艾绒等药物,使用方法为灸,以局部温度的刺激来达到调整机体的作用。按摩则是用手指、掌或辅助按摩器械对人体的经络、腧穴、肢体、关节等处,施以按、点、揉、搓、推、拿、抓、打、压等手法,以舒筋活血,和调表里。三种方法其实均施以手法为主,只是以不同手法达到不同目的。三种方法各有特长。针刺有补有泻;灸法长于温补、温通;按摩则侧重于筋骨关节,属于中医外治法中三种不同类型的方法。在中医养生的实际应用中,灸法及按摩运用较为普遍,针刺古代多有运用,而今似不如灸及按摩应用的广泛。三者常可配合使用。欲获近期效果时,可用针法。然而对禁针的穴位,或不宜针法者,则可用灸。灸法往往较缓而持久,欲增强其效果,亦可配以针法。针而宜温者,可针、灸并施。不宜针、灸者,可用按摩法。

二、针刺保健

(一)针刺保健的概念

针刺保健,就是用毫针刺激一定的穴位,运用迎、随、补、泻的手法以激发经气,使人体新陈代谢机能旺盛起来,达到强壮身体,益寿延年的目的,这种养生方法,称之为针刺保健。

针刺保健与针刺疗疾的方法相同,但各有侧重。保健而施针刺,着眼于强壮身体,增进机体代谢能力,旨在养生延寿;治病而用针法,则着眼于纠正机体阴阳、气血的偏盛偏衰,扶正祛邪,意在祛病除疾。因而,用于保健者,在选穴、施针方面亦有其特点。选穴则多以具有强壮功效的穴位为主;施针的手法,刺激强度宜适中,选穴亦不宜过多。

(二)针刺保健的作用

针刺之所以能够养生,是由于刺激某些具有强壮效用的穴位,可以激发体内的气血运行,使正气充盛,阴阳谐调。概括起来,针刺保健的作用,大要有三。

1. 通经络

针刺的作用主要在于疏通经络,使气血流畅。《灵枢·九针十二原》中指出:"欲以微针,通其经脉,调其血气",针刺前的"催气""候气",刺后的"得气",都是在调整经络气血。如果机体某一局部的气血运行不利,针刺即可激发经气,促其畅达。所以,针刺的作用首先在于"通"。经络通畅无阻,机体各部分才能密切联系,共同完成新陈代谢活动,人才能健康无病。

2. 调虚实

人体的生理机能活动随时都在进行着。"阴平阳秘"是一种动态平衡,在正常情况下,也容易出现一些虚实盛衰的偏向。如体质的好坏、体力的强弱、机体耐力、适应能力,以及智力、反应灵敏度等等,对于不同的个体、不同的时期,都会出现一定的偏差。针刺保健则可根据具体情况,纠正这种偏差,虚则补之,实则泻之,补泻得宜,可使弱者变强,盛者平和,以确保健康。

3. 和阴阳

阴阳和谐乃是人体健康的关键。针刺则可以通经络、调虚实,使机体内外交通,营卫周流,阴阳和谐。如此新陈代谢自然会健旺,以达到养生保健的目的。"阴平阳秘,精神乃治",就是这个道理。现代研究证明,针刺某些强壮穴位,可以提高机体新陈代谢能力和抗病能力。如针刺正常人的"足三里"穴,白血细胞总数明显增加,吞噬功能加强。同时,还可以引起硫氢基酶系含量增高。硫氢基为机体进行正常营养代谢所必需,对机体抗病防卫的生理功能有重要作用。这就进一步说明,针刺法确实具有保健防病、益寿的作用。

（三）刺法原则

1. 配穴

针刺保健,可选用单穴,也可选用几个穴位为一组进行。欲增强某一方面机能者,可用单穴,以突出其效应;欲调理整体机能者,可选一组穴位,以增强其效果。在实践中,可酌情而定。

2. 施针

养生益寿,施针宜和缓,刺激强度适中,不宜过大。一般说来,留针不宜过久,得气后即可出针。针刺深度也应因人而异。年老体弱或者小儿,进针不宜过深;形盛体胖之人,则可酌情适当深刺。

3. 禁忌

遇过饥、过饱、酒醉、大怒、大惊、劳累过度等情况时,不宜针刺;孕妇及身体虚弱者,不宜针刺。

（四）针刺穴位

现将一些常用的养生保健穴位介绍如下:

1. 足三里　位于膝下三寸,胫骨外大筋内。为全身性强壮要穴,可健脾胃、助消化,益气增力,提高人体免疫机能和抗病机能。刺法,用毫针直刺 1～1.5 寸,可单侧取穴,亦可双侧同时取穴。一般人针刺得气后,即可出针。但对年老体弱者,则可适当留针 5～10 分钟。隔日一次,或每日一次。

2. 曲池　位于肘外辅骨。曲肘,肘横纹尽头便是此穴。此穴具有调整血压、防止老人视力衰退的功效。用毫针直刺 0.5～1 寸,针刺得气后,即出针。体弱者可留针 5～10 分钟,每日一次,或隔日一次。

3. 三阴交　位于足内踝高点上 3 寸,胫骨内侧面后缘。此穴对增强腹腔诸脏器,特别是生殖系统的健康,有重要作用。刺法,用毫针直刺 1～1.5 寸,针刺得气后,即出针,体弱者,可留针 5～10 分钟。每日一次,或隔日一次。

4. 关元　位于脐下 3 寸。本穴为保健要穴,有强壮作用。刺法,斜刺 0.5 寸,得气后出针。每周针 1～2 次,可起到强壮身体的作用。

5. 气海　位于脐下 1.5 寸。此穴为保健要穴,常针此穴,有强壮作用。刺法,斜刺 0.5 寸,得气后,即出针。可与足三里穴配合施针,每周 1～2 次,具有强壮作用。

三、保健灸法

（一）保健灸法的概念

在身体某些特定穴位上施灸,以达到和气血、调经络、养脏腑、益寿延年的目的,这种养生方法称之为保健灸法。保健灸不仅用于强身保健,亦可用于久病体虚之人的健康,是我国独特的养生方法之一。保健灸法,流传已久。《扁鹊心书》中即指出:"人于无病时,常灸关元、气海、命门、中脘,虽未得长生,亦可得百余岁矣"。说明古代养生家在运用灸法进行养生方面,已有丰富的实践经验。时至今日,保健灸仍是广大群众所喜爱的行之有效的养生方法。灸法一般多用艾灸。艾为温辛、阳热之药。其味苦、微温、无毒,主灸百病,是多年生菊科草本植物,灸用以陈旧者为佳。点燃后,热持久而深入,温热感直透肌肉深层,一经停止施灸,便无遗留感觉,这是其他物质所不及的。因而,艾是灸法理想的原料。

（二）保健灸的作用

保健灸的主要作用是温通经脉、行气活血、培补先天、后天,和调阴阳,从而达到强身、防病、抗衰老的目的。

1. 温通经脉,行气活血

《素问·刺节真邪论》说:"脉中之血,凝而留止,弗之火调,弗能取之"。气血运行具有遇温则散,遇寒则凝的特点。灸法其性温热,可以温通经络,促进气血运行。

2. 培补元气,预防疾病

《扁鹊心书》指出:"夫人之真元,乃一身之主宰,真气壮则人强,真气虚则人病,真气脱则人死,保命之法,艾灸第一"。艾为辛温阳热之药,以火助之,两阳相得,可补阳壮阳,真元充足,则人体健壮,"正气存内,邪不可干",故艾灸有培补元气,预防疾病之作用。

3. 健脾益胃,培补后天

灸法对脾胃有着明显的强壮作用,《针灸资生经》指出:"凡饮食不思,心腹膨胀,面色萎黄,世谓之脾胃病者,宜灸中脘"。在中脘穴施灸,可以温运脾阳,补中益气,常灸足三里,不但能使消化系统功能旺盛,增加人体对营养物质的吸收,以濡养全身,亦可收到防病治病,抗衰防老的效果。

4. 升举阳气,密固肤表

《素问·经脉篇》云:"陷下则灸之"。气虚下陷,则皮毛不任风寒,清阳不得上举,因而卫阳不固,腠理疏松。常施灸法,可以升举阳气,密固肌表,抵御外邪,调和营卫,起到健身、防病治病的作用。

（三）保健灸的方法

艾灸从形式上分,可分为艾炷灸、艾条灸、温针灸三种;从方法上分,又可分为直接灸、间接灸和悬灸三种。保健灸则多以艾条灸为常见,而直接灸、间接灸和悬灸均可采用。根据体质情况及所需的养生要求选好穴位,将点燃的艾条或艾炷对准穴位,使局部感到有温和的热力,以感觉温热舒适,并能耐受为度。艾灸时间可在3～5分钟,最长到10～15分钟为宜。一般说来,健身灸时间可略短;病后康复,施灸时间可略长。春、夏二季,施灸时间宜短,秋、冬宜长;四肢、胸部施灸时间宜短,腹、背部位宜长。老人、妇女、儿童施灸时间宜短,青壮年则时间可略长。施灸的时间,传统方法多以艾炷的大小和施灸壮数的多少来计算。艾炷是用艾绒捏成的圆锥形的用量单位,分大、中、小三种。如蚕豆大者为大炷,如黄豆大者为中炷,如麦粒大者为小炷。每燃烧一个艾炷为一壮。实际应用时,可据体质强弱而选择。体质强者,宜用大炷;体弱者,宜用小炷。

（四）保健灸常用穴位

一般说来,针刺保健的常用穴位,大都可以用于保健灸法。同时,也包括一些不宜针刺的穴位。兹举例如下:

1.足三里　常灸足三里,可健脾益胃,促进消化吸收,强壮身体,中老年人常灸足三里还可预防中风。具防老及强身作用。灸法:用艾条、艾炷灸均可,时间可掌握在5～10分钟。古代养生家主张常在此穴施疤痕灸,使灸疮延久不愈,可以强身益寿。"若要身体安,三里常不干",即指这种灸法。现代研究证明,灸足三里穴确可改善人的免疫功能,并对肠胃、心血管系统等有一定影响。

2.神阙　位于当脐正中处。神阙为任脉之要穴,具有补阳益气,温肾健脾的作用。《扁鹊心书》指出:"依法熏蒸,则荣卫调和,安魂定魄,寒暑不侵,身体开健,其中有神妙也,……凡用此灸,百病顿除,益气延年"。灸法:灸七至十五壮,灸时用间接灸法,如将盐填脐心上,置艾炷灸之,有益寿延年之功。

3.膏肓　位于第四胸椎棘突下旁开3寸处常灸膏肓穴,有强壮作用。灸法:艾条灸,15～30分钟。艾炷灸7～15壮。

4.中脘　位于脐上四寸处。为强壮要穴,具有健脾益胃,培补后天的作用。一般可灸7～15壮。

5.涌泉　脚趾卷屈,在前脚掌中心凹陷处取穴。此穴有补肾壮阳,养心安神的作用。常灸此穴,可健身强心,有益寿延年之功效。一般可灸3～7壮。其他如针刺保健中所列曲池、三阴交、关元、气海等穴,均可施灸,具有强身保健功效。

四、保健推拿按摩

按摩古称"按蹻",是我国传统的摄生保健方法之一。运用手和手指的技巧,按摩人体一定部位或穴位,从而达到预防、保健目的的养生方法,叫做保健按摩。由于保健按摩法简便易行,平稳可靠,所以受到养生家的重视,并将其作为益寿延年的方法,积累、整理、流传下来,成为深受广大群众喜爱的养生健身措施。

（一）保健按摩的作用

保健按摩主要是通过对身体局部刺激,促进整体新陈代谢,从而调整人体各部分功能的协调统一,保持机体阴阳相对平衡,以增强机体的自然抗病能力。达到舒筋活血、健身、防病之效果。

1. 疏通经络,行气活血

《素问·血气形志篇》说:"……经络不通,病生于不仁,治之以按摩",《素问·调经论》也指出:"神不足者,视其虚络,按而致之"。说明按摩有疏通经络之作用。由于按摩大多是循经取穴,按摩刺激相应穴位。因而,可使气血循经络运行,防止气血滞留,达到疏通经络,畅达气血之目的。

从现代医学角度来看,按摩主要是通过刺激末梢神经,促进血液、淋巴循环及组织间的代谢过程,以协调各组织、器官间的功能,使机体的新陈代谢水平有所提高。

2. 调和营卫,平衡阴阳

营卫气血周流,则可贯通表里内外,脏腑肌腠,使全身成为一个协调统一的整体。营卫相通,气血调和,机体皆得其养,则内外调和,阴平阳秘。明代养生家罗洪在《万寿仙书》中说:"按摩法能疏通毛窍,能运旋荣卫"。按摩就是依据中医理论原则,结合具体情况而分别运用不同手法,以柔软、轻和之力,循经络、按穴位,施术于人体,通过经络的传导来调节全身,借以调和营卫气血,增强机体健康。由于保健按摩可行气活血,通调营卫阴阳。所以,按摩后血液循环加快,皮肤浅层的毛细血管扩张,肌肉放松,关节灵活,除感到被按摩部分具有温暖舒适的感觉外,也给全身带来一种轻松、愉快、舒适与灵活感,使人精神振奋,消除疲劳,久久行之,对保证身体健康具有重要作用。

(二)保健按摩方法

保健按摩法多以自我按摩为主,简便易行,行之有效。较有代表性的保健按摩如眼保健功、干沐浴法等,为大家所熟知,现介绍一些传统的保健按摩法,以述其大要。

1. 熨目

《诸病源候论》云:鸡鸣以两手相摩令热,以熨目。三行,以指抑目。左右有神光,令目明,不病痛"。具体做法:两手相摩擦,搓热后,将手掌放于两眼之上,这就是熨眼。如此反复熨眼三次。然后,用食指、中指、无名指轻轻按压眼球,稍停片刻。做熨目,宜在黎明时分。功用:养睛明目,常做此法,可使眼睛明亮有神,而不生病痛。

2. 摩耳

具体做法:两手掌按压耳孔,再骤然放开,连续做十几次。然后,用双手拇指、食指循耳廓自上而下按摩 20 次。再用同样方法按摩耳垂 30 次,以耳部感觉发热为度。功用:常做此法,可增强听力,清脑醒神。

3. 按双眉

具体做法:用双手拇指关节背侧按摩双眉,自眉头至眉廓,经攒竹、鱼腰、鱼尾、丝竹空等穴。做时可稍稍用力,自己感觉略有酸痛为度,可连续按摩 5～10 次。功用:明目、醒神。

4. 摩腹

具体做法:用手掌面按在腹上,先以顺时针方向,再以逆时针方向,各摩腹 20 次。立、卧均可。饭后、临睡前均可进行。功用:饭后摩腹,有助于消化吸收;临睡前摩腹,可健脾胃、助消化,并有安眠作用。

5. 捶背

捶背分自己锤打及他人捶打两种。自己捶打:两腿开立,全身放松,双手半握拳,自然下垂。捶打时,先转腰,两拳随腰部的转动,前后交替叩击背部及小腹。左右转腰一次,可连续做30~50次。叩击部位,先下后上,再自上而下。他人锤打:坐、卧均可。坐时,身体稍前倾;卧时,取俯卧位,两臂相抱,枕于头下。捶打者用双拳沿脊背上下轻轻锤打,用力大小以捶击身体,震而不痛为度。从上而下为一次,可连续打5~10次。功用:背部为督脉和足太阳膀胱经循行之处,按摩、捶打背部,可促进气血运行,和调五脏六腑,舒筋通络,益肾强腰。

6. 摩涌泉

具体做法:用左手拇指按摩右足涌泉穴,用右手按摩左足。按摩时,可反复摩搓30~50次,以足心感觉发热为度。此法适宜在临睡前或醒后进行。功用:常摩涌泉穴,具有调肝、健脾、安眠、强身的作用。

第八节　药物养生

具有抗老防衰作用的药物,称为延年益寿药物。运用这类药物来达到延缓衰老、健身强身目的的方法,即是药物养生。千百年来,历代医家不仅发现了许多益寿延年的保健药物,而且也创造出不少行之有效的抗衰防老的方剂,积累了丰富的经验,为人类的健康长寿做出了巨大贡献。

一、药物养生的机理

(一)固护先天、后天

人体健康长寿很重要的条件是先天禀赋强盛,后天营养充足。脾胃为后天之本,气血生化之源,机体生命活动需要的营养,都靠脾胃供给。肾为先天之本,生命之根,元阴元阳之所在,肾气充盛,机体新陈代谢能力强,衰老的速度也缓慢。正因如此,益寿方药的健身防老作用,多立足于固护先天、后天,即以护脾、肾为重点,并辅以其他方法,如行气、活血、清热、利湿等以达到强身、保健的目的。

(二)着眼补虚、泻实

《中藏经》中指出:"其本实者,得宣通之性必延其寿;其本虚者,得补益之情必长其年"。用方药延年益寿,主要在于运用药物补偏救弊,调整机体阴阳气血出现的偏差,协调脏腑功能,疏通经络血脉。而机体的偏颇,不外虚实两大类,应本着"虚则补之,实则泻之"的原则,予以辩证施药。虚者,多以气血阴阳的不足为其主要表现。在方药养生中,即以药物进补,予以调理,气虚者补气,血虚者养血,阴虚者滋阴,阳虚着壮阳,补其不足而使其充盛,则虚者不虚,身体可强健而延年;实者,多以气血痰食的郁结、壅滞为主要表现。在方药养生方面,即以药物宣通予以调理,气郁者理气,血瘀者化瘀,湿痰者化湿,热盛者清热,寒盛者驱寒,此为泻实之法,以宣畅气血、疏通经络、化湿导滞、清热、驱寒为手段,以达到行气血、通经络、协调脏腑的目的,从而使人体健康长寿。此外,必须指出,纯虚者是较为少见的,这是因为正气虚者往往兼有实邪,用药自当补中有泻,泻中有补,故程国彭指出:"用药补正,必兼泻邪,邪去则补自得力"。

总之,无论补虚、泻实,皆以补偏救弊来调整机体,起到益寿延年的作用。

（三）意在燮理阴阳

中医认为,人之所以长寿全赖阴阳气血平衡,这也就是《素问·生气通气论》中所说"阴平阳秘,精神乃治"。运用方药养生以求益寿延年,其基本点即在于燮理阴阳,调整阴阳的偏盛偏衰,使其复归于"阴平阳秘"的动态平衡状态。这正如清代医家徐灵胎所说"审其阴阳之偏胜,而损益使平"。可以说,"损益使平"便是方药养生的关键,即燮理阴阳的具体体现。

二、药物养生的应用原则

药物养生的具体应用着眼在补、泻两个方面。用之得当,在一定程度上可起到益寿延年的作用。但药物不是万能,如果只依靠药物,而不靠自身锻炼和摄养,毕竟是被动的、消极的。药物只是一种辅助的养生措施,在实际应用中,应掌握如下原则:

（一）不盲目进补

用补益法进行调养,一般多用于老年人和体弱多病之人,这些人的体质多属"虚",故宜用补益之法。无病体健之人一般不需服用。尤其需要注意的是,服用补药应有针对性,倘若一见补药,即以为全然有益无害,贸然进补,很容易加剧机体的气血阴阳平衡失调,不仅无益,反而有害,故不可盲目进补。应在辨明虚实,确认属虚的情况下,有针对性的进补。清代医家程国彭指出:"补之为义,大矣哉！然有当补不补误人者;有不当补而补误人者;亦有当补而不分气血、不辨寒热、不识开合、不知缓急、不分五脏、不明根本、不深求调摄之方以误人者,是不可不讲也",这是需要明确的第一条原则。

（二）补勿过偏

进补的目的在于谐调阴阳,宜恰到好处,不可过偏。过偏则反而成害,导致阴阳新的失衡,使机体遭受又一次损伤。例如,虽属气虚,但一味大剂补气而不顾及其他,补之太过,反而导致气机壅滞,出现胸腹胀满,升降失调;虽为阴虚,但一味大剂养阴而不注意适度,补阴太过,反而遏伤阳气,致使人体阴寒凝重,出现阴盛阳衰之候。所以,补宜适度,适可而止,补勿过偏,这是进补时应注意的又一原则。

（三）辩证进补

虚人当补，但虚人的具体情况各有不同，故进补时一定要分清脏腑、气血、阴阳、寒热、虚实，辩证施补，方可取得益寿延年之效，而不致出现偏颇。此外，服用补药，宜根据四季阴阳盛衰消长的变化，采取不同的方法。否则，不但无益，反而有害健康。

（四）盛者宜泻

药物养生固然是年老体弱者益寿延年的辅助方法，以补虚为主亦无可厚非。然而，体盛而本实者也并不少见。只谈其虚而不论其实，亦未免失之过偏。恰如徐灵胎所说："能长年者，必有独盛之处，阳独盛者，当补其阴""而阳之太盛者，不独当补阴，并宜清火以保其阴""若偶有风、寒、痰、湿等因，尤当急逐其邪"。当今之人，生活水准提高了，往往重补而轻泻。然而，平素膏粱厚味不厌其多者，往往脂醇充溢，形体肥胖，气血痰食壅滞已成其隐患。因之，泻实之法也是抗衰延年的一个重要原则。《中藏经》所说"其本实者，得宣通之性必延其寿"，即是这个意思。

（五）泻不伤正

体盛邪实者，得宣泻通利方可使阴阳气血得以平衡，但在养生调摄中，亦要注意攻泻之法的恰当运用，不可因其体盛而过分攻泻，攻泻太过则易导致人体正气虚乏，这样不但起不到益寿延年的作用，反而适得其反。故药物养生中的泻实之法，以不伤其正为原则，力求达到汗毋大泄、清毋过寒、下毋峻猛。在实际应用中，应注意以下几点：①确实有过盛壅滞之实者，方可考虑用攻泻之法；②选药必须贴切，安全有效；③药量必须适当，恰如其分；④不可急于求成，强求速效。

（六）用药缓图

衰老是个复杂而缓慢的过程，任何益寿延年的方法都不是一朝一夕即能见效。药物养生也不例外，不可能指望在短时期内依靠药物达到养生益寿的目的。因此，用药宜缓图其功，要有一个渐变过程，不宜急于求成。若不明此理，则欲速不达，非但无益，亦且有害。这是药物养生中应用的原则，也是千百年来历代养生家的经验之谈，应该予以足够的重视。

三、实用滋补中药简介

具有滋补作用的中药有很多，历代本草及医家著述均有所记载，这类药品，一般均有补益作用，同时也能疗疾，即有病祛病，无病强身。可以配方，亦可以单味服用。兹按其功用分补气、养血、滋阴、补阳四类，择要予以介绍。

（一）补气类

1. 人参

味甘微苦，性温。《本经》谓其："主补五脏，安精神""明目开心益智，久服轻身延年"。本品可大补元气,生津止渴,对年老气虚,久病虚脱者,尤为适宜。人参一味煎汤,名独参汤,具有益气固脱之功效,年老体弱之人,长服此汤,可强身体,抗衰老。人参切成饮片,每日噙化,可补益身体,防御疾病,增强机体抵抗能力。现代研究证明,人参可调节网状内皮系统功能,其所含人参皂甙确实具有抗衰老作用。

2. 黄芪

味甘,性微温。本品可补气升阳,益卫固表,利水消肿,补益五脏。久服可壮骨强身,治诸气虚。清宫廷保健,多用黄芪补中气,益荣血。单味黄芪480克,用水煎透,炼蜜成膏,以白开水冲服。现代研究表明,黄芪可增强机体抵抗力,具有调整血压及免疫功能,有性激素样作用,可改善冠状循环和心脏功能。同时,黄芪具有延长某些原代细胞和某些二倍体细胞株寿命的能力。这都是对黄芪具有抗衰老作用的很好说明。

3. 茯苓

味甘淡、性平。《本经》谓其"久服安魂养神,不饥延年"。本品具有健脾和胃,宁心安神,渗湿利水之功用。《普济方》载有茯苓久服令人长生之法。历代医家均将其视为常用的延年益寿之品,因其药性缓和,可益心脾、利水湿,补而不峻,利而不猛,既可扶正,又可去邪。故为平补之佳品。将白茯苓磨成细粉,取15克,与粳米煮粥,名为茯苓粥,李时珍谓:"茯苓粉粥清上实下"。常吃茯苓粥,对老年性浮肿、肥胖症,以及预防癌肿,均有好处。清代宫廷中曾把茯苓制成茯苓饼,作为经常服用的滋补佳品,成为祛病延年的名点。现代研究证明,茯苓的有较成分90%以上为茯苓多糖,其不仅能增强人体免疫功能,常食还可以提高机体的抗病能力,而且具有较强的抗癌作用,确实是延年益寿的佳品。

4. 山药

味甘,性平,《本经》谓其"补中益气力,长肌肉,久服耳目聪明"。本品具有健脾补肺,固肾益精之作用,因此,体弱多病的中老年人,经常服用山药,好处颇多。《萨谦斋经验方》载有山药粥,即用干山药片45～60克(或鲜山药100～120克,洗净切片),粳米60～90克同煮粥。此粥四季可食,早晚均可用,温热服食。常食此粥,可健脾益气、止泻痢,对老年性糖尿病、慢性肾炎等病,均有益处。现代研究证明,山药营养丰富,内含淀粉酶、胆碱、黏液质、糖蛋白和自由氨基酸、脂肪、碳水化合物、维生素C等。山药中所含的淀粉酶,可分解成蛋白质和碳水化合物,故有滋补效果。

5. 薏苡仁

味甘淡,性凉。《本经》将其列为上品,谓其"主筋急拘挛,不可屈伸,风湿痹,久服轻身益气"。本品具有健脾、补肺、利尿之效用。薏苡仁是一味可作杂粮食用的中药,用薏苡仁煮饭和煮粥。历代均有记载,沿用至今。将薏苡仁洗净,与粳米同煮成粥,也可单味薏苡仁煮粥,具有健脾胃,利水湿,抗癌肿之作用。中老年人经常服用,很有益处。近代研究证明,薏苡仁含有丰富的碳水化合物、蛋白质、脂肪、维生素 B_1、薏苡素、薏苡醇以及各种氨基酸。药理试验发现其对癌细胞有阻止生长和伤害作用。由于其药性缓和,味甘淡而无毒,故成为大众喜爱的保健佳品。

（二）养血类

1. 熟地

味甘、性微温。《本草纲目》谓其"填骨髓,长肌肉,生精血,补五脏内伤不足,通血脉,利耳目,黑须发"。本品有补血滋阴之功。《千金要方》载有熟地膏,即将熟地30og,煎熬三次,分次过滤去滓,合并滤液,兑白蜜适量,熬炼成膏,装瓶藏之。每服两汤匙(约9～15克)日服1～2次,白开水送服。对血虚、肾精不足者,可起到养血滋阴,益肾添精的作用。现代研究表明,本品有很好的强心、利尿、降血糖作用。

2. 何首乌

味苦甘涩,性温。《开宝本草》谓其"益气血,黑髭鬓,悦颜色。久服长筋骨,益精髓延年不老"。本品具有补益精血,涩精止遗,补益肝肾的作用。明代医家李中梓云:"何首乌老年尤为要药,久服令人延年。"何首乌一般多为丸、散、煎剂所用。可水煎、酒浸,亦可熬膏,与其他药与配伍合用居多。现代研究结果认为,何首乌含有蒽醌类、卵磷脂、淀粉、粗脂肪等,而卵磷脂对人体的生长发育,特别是中枢神经系统的营养起很大的作用,且其对心脏也可起到强心的作用。另外,据报道,何首乌能降低血脂,缓解动脉粥样硬化的形成。由此可见,何首乌的益寿延年作用是通过强壮神经,增强心脏机能,降低血脂,缓解动脉硬化等作用,增强人体体质的。

3. 龙眼肉

味甘,性温。《本经》谓其"久服强魂聪明,轻身不老"。本品具有补心脾,益气血之功。清代养生家曹庭栋在其所著的《老老恒言》中有龙眼肉粥,即龙眼肉15克、红枣10克、粳米60克,一并煮粥,具有养心、安神、健脾、补血之效用。每日早晚可服一两碗。该书云:"龙眼肉粥开胃悦脾,养心益智,通神明,安五脏,其效甚大",然而"内有火者禁用"。现代科学研究证明,龙眼肉的成分内含有维生素A和B,葡萄糖、蔗糖及酒石酸等,据临床报道对神经性心悸有一定疗效。

4. 阿胶

味甘,性平,《本经》谓其"久服轻身益气"。本品具有补血滋阴,止血安胎,利小便,润大肠之功效,为补血佳品。本品单服,可用开水,或热黄酒烊化;或隔水炖化,每次3～6克,适用于血虚诸证。现代研究表明,本品含有胶原、多种氨基酸、钙、硫等成分。具有加速生成红细胞和红蛋白作用,促进血液凝固作用,故善于补血、止血。

5. 紫河车

味甘咸,性微温。《本草经疏》谓"人胞乃补阴阳两虚之药,有返本还元之功"。本品具有养血、补气、益精等功效。紫河车可单味服用,也可配方服用。单味服用,可炖食,亦可研末服。用新鲜胎盘一个,挑去血络,漂洗干净后,炖熟食用;或洗净后,烘干,研为细末,每次3～10克。温水冲服。近代实验研究及临床实践证明,紫河车有激素样作用,可促进乳腺和子宫的发育;由于胎盘γ球蛋白含抗体及干扰素,故能增强人体的抵抗能力,具有免疫和抗过敏作用,可预防和治疗某些疾病。

（三）滋阴类

1. 枸杞子

味甘,性平。《本经》谓其"久服坚筋骨,轻身不老"。《本草经疏》曰:"枸杞子,润血滋补,兼能退热,而专于补肾,润肺,生津、益气,为肝肾真阴不足,劳乏内热补益之要药。老人阴虚者十之七八,故取食家为益精明目之上品"。本品具有滋肾润肺,平肝明目之功效。《太平圣惠方》载有枸杞粥,用枸杞子 30 克,粳米 60 克,煮粥食用,对中老年因肝肾阴虚所致之头晕目眩,腰膝疲软,久视昏暗,及老年性糖尿病等,有一定效用。《本草纲目》云:"枸杞子粥,补精血,益肾气",对血虚肾亏之老年人最为相宜。现代研究表明,枸杞子含有甜菜碱、胡萝卜素、硫胺、核黄素、烟酸、抗坏血酸、钙、磷、铁等成分,具有抑制脂肪在肝细胞内沉积,防止脂肪肝,促进肝细胞新生的作用。

2. 玉竹

味甘、性平。《本草拾遗》谓其"主聪明,调气血,令人强壮"。本品可养阴润肺、除烦止渴,对老年阴虚之人尤为适宜。《太平圣惠方》载有服萎蕤法:"二月九日,采萎蕤根切碎一石,以水二石煮之,从旦至夕,以手(挼)烂,布囊榨取汁熬稠,其渣晒,为末,同熬至可丸,丸如鸡头子大。每服一丸,自汤下,日三服,导气脉,强筋骨,治中风湿毒,去面皱益颜色,久服延年。现代研究证明,本品有降血糖作用及强心作用,对于输尿病患者、心悸患者有一定作用,本品补而不腻,凡津液不足之证,皆可应用;但胃部胀满,湿痰盛者,应慎用或忌用。

3. 黄精

味甘,性平。《本经逢原》云:"宽中益气,使五脏调和,肌肉充盛,骨髓坚强,皆是补阴之功"。本品有益脾胃、润心肺、填精髓之作用。《太平圣惠方》载有取黄精法。将黄精根茎不限多少,洗净,细切,用流水去掉苦汁。经九蒸九晒后,食之。此对气阴两虚,身倦乏力,口干津少有益。现代研究证明,黄精具有降压作用,对防止动脉粥样硬化及肝脏脂肪浸润也有一定效果。所以,常吃黄柏,对肺气虚患者有益,还能防止一些心血管系统疾病的发生。

4. 桑葚

味苦,性寒。《本草拾遗》云:"利五脏、关节,通血气。久服不饥……变白不老"。《滇南本草》谓其"益肾脏而固精,久服黑发明目"。本品可补益肝肾,有滋阴养血之功。将桑葚水煎,过滤去滓,装于陶瓷器皿中,文火熬成膏,兑适量白蜜,贮存于瓶中。日服 2 次。每次 9～15 克(约一或两汤匙),温开水调服。具有滋补肝肾,聪耳明目之功能。现代药理研究证明:桑葚的成分含有葡萄糖、果糖、鞣酸、苹果酸(丁二酸)、钙质、无机盐,维生素 A、D 等。临床上用于贫血、神经衰弱、糖尿病及阴虚型高血压。

5. 女贞子

味甘微苦,性平。《本经》谓其:"主补中,安五脏,养精神,除百疾,久服肥健,轻身不老",《本草纲目》云:"强阴健腰膝,变白发,明目"。本品可滋补肝肾,强阴明目。其补而不腻,但性质偏凉,脾胃虚寒泄泻及阳虚者慎用。现代研究证明:女贞子的果皮中含三萜类物质,如齐墩果醇酸、右旋甘露醇、葡萄糖。种子含脂肪油,其中有软脂酸、油酸及亚麻酸等成分。本品有强心、利尿作用,还可治淋巴结核及肺结核潮热等。

(四)补阳类

1. 菟丝子

味甘、辛,微温。《本经》谓其"补不足,益气力",《名区别录》云:"久服明目,轻身延年"。本品具有补肝肾、益精髓、坚筋骨、益气力之功效。《太平圣惠方》载有服菟丝法,云:"服之令人光泽。唯服多甚好,三年后变老为少。……久服延年"。具体方法是:"用酒一斗浸,曝干再浸,又曝,令酒尽乃止,捣筛",每次酒服 6 克,日服二次。此药禀气和中,既可补阳,又可补阴,具有温而不燥、补而不滞的特点。现代研究证明,菟丝子含树脂样的糖体、大量淀粉酶、维生素 A 类物质等。

2. 鹿茸

味甘咸,性温。《本经》谓其"益气强志,生齿不老",《本草纲目》云:"生精补髓,养血益阳,强筋健骨"。本品具有补肾阳,益精血,强筋骨之功效。单味鹿茸可冲服,亦可炖服。冲服时,鹿茸研细末,每服 0.5～1 克。炖服时,鹿茸 1.5～4.5 克,放杯内加水,隔水炖服。阴虚火旺患者及肺热、肝阳上亢者忌用。现代科学研究证明:鹿茸含鹿茸精,系雄性激素,又含磷酸钙、碳酸钙的胶质,软骨及氯化物等,能减轻疲劳、提高工作能力,改善饮食和睡眠,可促进红细胞、血红蛋白、网状红细胞的新生,促进创伤骨折和溃疡的愈合,是一种良好的全身强壮药物。

3. 肉苁蓉

味甘咸,性温。《本经》谓其"养五脏,益精气",《药性论》云:"益髓,悦颜色,延年"。本品有补肾助阳,润肠通便之功效。本品单味服用,可以水煎,每次 6～15 克内服,亦可煮粥食用。《本经逢原》云:"肉苁蓉,老人燥结,宜煮粥食之",即肉苁蓉加大米、羊肉煮粥,有补肝肾、强身体之功用。现代研究证明:肉苁蓉含有列当素、微量生物碱、甙类、有机酸类物质。具有激素样作用,性激素样作用,还有降压、强心、强壮、增强机体抵抗力等作用。

4. 杜仲

味甘,性温。《本经》谓其"补中,益精气,坚筋骨,强志……久服轻身耐老"。本品有补肝肾、强筋骨、安胎之功效。现代科学研究证明:杜仲含有杜仲酸,为异戊己烯的聚合体,还含有树脂。动物实验证明,杜仲有镇静和降血压作用。

(五)滋补药物组方原则

滋补方剂大多是针对年老体弱者而设,因而补益之法往往成为其组方的主要方法。综观历代医籍所载益寿延年之方,多以补脾补肾为主。系根据老年人脾、肾易虚之特点而设。然而,方剂的组成是以辩证为依据,药物间的配伍有君、臣、佐、使之分,要求有机配合,互相协调,共同达到预期的目的。因而,在方剂组成上是有一定法度的,往往是有补有泻、有塞有通、动静结合、相辅相成的。兹将其原则归结为这四方面,简述如下。

1. 动静结合

大凡益寿延年方剂,多有补益之功效,对于年老、体弱之人多有补益。但补益之品,多壅滞凝重,守而不走,如补脾用甘,但甘味过浓,则易壅气,即所谓"甘能令人中满";养血宜用阴柔之味,然阴柔者易粘腻凝重,如熟地、大枣之类。此即所谓药之静者,而补益之意要在补其所需,药至虚处方可得补,故药入机体,需藉气血之循行方可布散,要有引经之药方可补有所专。血宜流则通,气宜理则散,故行气、活血之味,乃药之动者。动静结合,亦补亦理,亦养亦行,相得益彰,方可发挥补益之功效,达到补而不滞,补而无弊,补得其所。所以动静结合乃是延年益寿补益方剂的重要组方原则之一。观于四君子汤中之用茯苓,四物汤之用川芎,归脾汤之用木香,皆属动静结合之配伍。

2. 补泻结合

补泻结合既是益寿延年的药物应用原则,也是方剂组方的配伍原则之一。药物养生是以抗衰防老,益寿延年为目的,无论在用药上是补、是泻,都是调节人体的阴阳气血平衡,使之归于阴平阳秘的状态,故在实际应用中应视机体情况而定。对于老年人而言,有其脏腑气血衰弱之虚的一面,也有火、气、痰、食及感受外邪实的一面。宜根据具体情况,虚者补虚,实者泻实,补与泻应结合而用。视其虚、实的轻重而有所侧重,采用补泻结合的方法。补中有泻,以防止补之太过,补之有偏;泻中有补,以防止泻之太猛,泻之有伤。这样才能保证补而不偏,泻而不伤,以达到养生益寿的目的。观于六味地黄丸中,以熟地、山药、山萸肉之补,合茯苓、丹皮、泽泻之泻,以共奏补益肝肾之功,则组方以补泻结合为原则的道理即十分具体而明确了。

3. 寒热适中

药性有寒、热、温、凉之别,组方有君、臣、佐、使之分。益寿延年方药多用于老年人,故在遣方用药方面,也应注意药性问题。明代医家万全在他所著的《养生四要》中指出:"凡养生却邪之剂,必热无偏热,寒无偏寒;温无聚温,温多成热;凉无聚凉,凉多成寒。阴则奇之,阳则偶之,得其中和,此制方之大旨也"。这一组方原则对益寿延年方药具有实际指导意义。使用药物,不宜过偏,过寒则伤阳,过热则伤阴;凉药过多则成寒,温药过多则成热。为防止过偏,在组方时多寒、热相伍而用。如在一派寒凉药中配以少许热药,或在一派温热药中加少许寒凉之品,使整个方剂寒而无过,热而无燥,寒热适中,即得其中和,有养生益寿之功,而无寒热过偏之害。韩懋的交泰丸(黄连、肉桂),便是寒热并用的代表方剂之一。这一组方原则在益寿延年方药中均有所体现。

4. 相辅相成

传统的益寿延年方药的组方,往往是立足于辩证,着眼于机体全局而遣药组方的。对于年老体弱之人,机体代谢的各个方面往往不是十分协调的,常常是诸多因素交织在一起,如阴阳平衡失调,气血精津的相互影响,脏腑、经络的不和谐,表里内外的协同统一失控,出入升降的虚实偏差等等。虽然,方药的组成上都有其调治的重点,即其主治方向,但也必须考虑到与之有关的其他方面。药物的有机配合,可以突出其主治功效,兼顾其旁证、兼证,做到主次分明,结构严谨。药物的配伍应用的目的,就是通过药物间的相互搭配、相辅相成来体现的。滋补中药方剂即是以补益为重点,辅以其他而组成的。所以于方药中常常可看到有补有泻、有升有降、有塞有通、有开有阖、有寒有热,开、阖、补、泻合用,则补而不滞,滋而不腻,守而不呆,流通畅达;升、降、通、塞并用,则清、浊运行有序,出入得宜,各循其常。寒热并用,可纠太过不及之偏弊,以达到阴平阳秘之状态。这即是方剂中药物相辅相成所起的作用。

（六）滋补处方简介

1. 健脾益气方

本类方药均以培补后天脾胃为主,辅以其他法则,兼而用之。脾居中央,以溉四旁,脾胃健旺,斡旋之力充实,则周身皆得其养,气血充盛,便可延缓衰老。

① 人参固本丸(《养生必用方》)

[成分]人参、天门冬、麦门冬、生地黄、熟地黄、白蜜。

[功效]益气养阴。

[主治]气阴两虚,气短乏力,口渴心烦,头昏腰酸。

② 大茯苓丸(《圣济总录》)

[成分]白茯苓、茯神、大枣、肉桂、人参、白术、细辛、远志、石菖蒲、干姜、甘草、白蜜。

[功效]补中益气,健脾散寒。原书云:"服之去万病,令人长生不老"。

[主治]五脏积聚气逆,心腹切痛,结气腹胀,吐逆食不下,姜汤下;羸瘦,饮食无味,酒下。

③ 神仙饵茯苓延年不老方(《普济方》)

[成分]白茯苓、白菊花、松脂。

[功效]健脾利湿,清热明目。原书云:服此药"百日颜色异,肌肤光泽,延年不老"。

[主治]脾虚便溏,头昏眼花。

④ 仙术汤(《和剂局方》)

[成分]苍术、枣肉、杏仁、干姜、甘草黄、白盐。

[功效]温中健脾。原书云:"常服延年,明目。驻颜,轻身不老"。

[主治]脾胃虚寒,痰湿内停。

⑤ 资生丸(《兰台轨范》)

[成分]人参、于术、茯苓、山药、莲子肉、陈皮、麦芽、神曲、薏仁、白扁豆、山楂、砂仁、芡实、桔梗、甘草、藿香、白豆蔻、川黄连、白蜜。

[功效]健脾益胃,固肠止泻。

[主治]老年脾虚呕吐,脾胃不调,大便溏泄,纳食不振。

⑥ 八珍糕(《外科正宗》)

[成分]茯苓、莲子、芡实、扁豆、薏米、藕粉、党参、白术、白糖。

[功效]健脾养胃,益气和中。

[主治]年迈体衰,脏腑虚损,脾胃薄弱,食少腹胀,面黄肌瘦,腹痛便溏等。

2. 益肾方

历代方书所载之延年益寿方剂,以补肾者居多,其法有补阴、补阳、阴阳双补等。盖肾为先天之本,元阴元阳所居,肾气旺盛,则延缓衰老而增寿。

① 彭祖延年柏子仁丸(《千金翼方》)

[成分]柏子仁、蛇床子、菟丝子、覆盆子、石斛、巴戟天、杜仲、天门冬、远志、天雄、续断、桂心、菖蒲、泽泻、薯蓣、人参、干地黄、山茱萸、五味子、钟乳、肉苁蓉、白蜜。

[功效]益肾填精。

[主治]体虚、肾衰、记忆力减退等。

② 乌麻散(《千金翼方》)

[成分]纯黑乌麻,量不拘多少。

[功效]补肾润燥。原书云:"久服百病不生;常服延年不老,耐寒暑"。

[主治]老年肾虚津亏,肌肤干燥,大便秘结。

③ 琥珀散(《千金要方》)

[成分]琥珀、松子、柏子、荏子(白苏子)、芜菁子、胡麻子、车前子、蛇床子、菟丝子、枸杞子、苍耳子、麦冬、橘皮、松脂、牡蛎、肉苁蓉、桂心、石苇、石斛、滑石、茯苓、川芎、人参、杜蘅、续断、远志、当归、牛膝、牡丹、通草。

[功效]补肾益气养血。原书云:"长服令人志性强,轻体,益气,消谷,能食,耐寒暑,百病除愈"。

[主治]老年人五脏虚损,身倦乏力,气短痞闷,饮食无味,腰脊痠痛,四肢沉重,阳痿精泄,二便不利。

④ 胡桃丸(《御药院方》)

[成分]胡桃仁(捣膏)、破故纸、杜仲、萆薢。

[功效]补肾气,壮筋骨。

[主治]老年人肾气虚衰,腰膝酸软无力。

⑤ 补天大造丸(《体仁汇编》)

[成分]侧柏叶、熟地、生地、牛膝、杜仲、天冬、麦冬、陈皮、干姜、白术、五味子、黄柏、当归身、小茴香、枸杞子、紫河车。

[加减法]如骨蒸,加地骨皮、知母、牡丹皮;如血虚,加当归倍地黄;如气虚,加人参、炙黄芪;如肾虚,加覆盆子、炒小茴香、巴戟天、茱萸;如腰脚疼痛,加苍术、萆薢、锁阳酒、续断;如妇人,去黄柏加川芎、香附、黄芩。

[功效]大补肾元。《古今图书集成医部全录》云:"此方专滋养元气,延年益寿。

……若虚劳之人,房室过度,五心烦热,取之神效"。

[主治]老人肾阴肾阳俱虚,腰膝无力,口渴烦热。

⑥ 何首乌丸(《太平圣惠方》)

[成分]何首乌、熟地黄、地骨皮、牛膝、桂心、菟丝子、肉苁蓉、制附子、桑葚子、柏子仁、薯蓣、鹿茸、芸苔子、五味子、白蜜。

[功效]滋补肝肾。原书云:"补益下元,黑鬓发,驻颜容"。

[主治]老年人肾之阴阳俱虚,腰膝无力,心烦难寐。

⑦ 巴戟丸(《太平圣惠方》)

[成分]巴戟、天门冬、五味子、肉苁蓉、柏子仁、牛膝、菟丝子、远志、石斛、薯蓣、防风、白茯苓、人参、熟地黄、覆盆子、石龙芮、草薢、五加皮、天雄、续断、石南、杜仲、沉香、蛇床子、白蜜。

[功效]补肾、健脾、散寒。原书云:"治肾劳,腰脚疼疼,肢节苦痛,目暗及肝经虚寒迎风落泪,心中恍惚,夜卧多梦,……心腹胀满,四肢痹疼,多吐酸水,小腹冷痛,尿有余沥,大便不利,悉皆主之"。

[主治]老年脾肾两虚,腰腿疼痛,腹胀冷痛。

⑧ 延寿丹(《丹溪心法》)

[成分]天门冬、远志、山药、巴戟天、柏子仁、泽泻、熟地、川椒炒、生地、枸杞、茯苓、覆盆子、赤石脂、车前子、杜仲炒、菟丝子、牛膝、肉苁蓉、当归、地骨皮、人参、五味子、白蜜。

[功效]滋肾阴、补肾阳。《医学正传》所载之延寿丹出自《千金方》,无车前子、赤石脂,有鹿茸、菖蒲、大茴香。并云:"治诸虚百损,怯弱欲成痨瘵,及大病后虚损不复,凡人于中年后常服,可以却疾延年"。

[主治]老年人腰酸腿软,头晕乏力,阳痿尿频。

⑨ 八仙长寿丸(《寿世保元》)

[成分]生地黄、山茱萸、白茯神、牡丹皮、五味子、麦门冬、干山药、益智仁、白蜜。

[功效]滋补肾阴。原书云:"年高之人,阴虚筋骨萎弱无力。……并治形体瘦弱无力,多因肾气久虚,憔悴盗汗。发热作渴"。

[主制]老年人肾亏肺燥,喘嗽口干,腰膝无力。

⑩ 十全大补汤(《寿世保元》)

[成分]人参、白术、白茯苓、当归、川芎、白芍、熟地黄、黄芪、肉桂、麦门冬、五味子、炙甘草、生姜、大枣。

[功效]健脾益肾。

[主治]老年气血衰少,倦怠乏力,能养气益肾,制火导水,使机关利而脾土健。

⑪ 阳春白雪糕(《寿世保元》)

[成分]白茯苓、淮山药、芡实仁、莲肉、陈仓米、糯米、白砂糖。

[功效]健脾益气。

[主治]年老之人元气不足,脾胃虚衰。

⑫ 神仙巨胜子丸(《奇效良方》)

[成分]巨胜子、生地、熟地、何首乌、枸杞子、菟丝子、五味子、枣仁、破故纸(炒)、柏子仁、覆盆子、芡实、广木香、莲花蕊、巴戟天去心、肉苁蓉、牛膝、天门冬、韭子、官桂、人参、茯苓、楮实子、天雄、莲肉、川续断、山药、白蜜或大枣。

[功效]滋肾填精,温补肾阳。原书云:"安魂定魄,延长寿命,添髓驻精,补虚益气,壮筋骨,润肌肤""耳聋复聪,眼昏再明。服一月元脏强盛;六十日发白变黑;一百日容颜改变,目明可黑处穿针,冬月单衣不寒"。

[主治]肾阴阳虚衰,腰痛腿软,畏寒肢冷,尿频便溏。

⑬ 还少丸(《奇妙良方》)

[成分]山药、牛膝、远志去心、山萸肉、楮实、五味子、巴戟天、石菖蒲、肉苁蓉、杜仲、舶茴香、枸杞子、熟地、白蜜、大枣。

[功效]补益肾气。

[主治]可大补真气虚损,肌体瘦,目暗耳鸣,气血凝滞,脾胃怯弱,饮食无味等。

⑭ 双芝丸(《奇效良方》)

[成分]熟地、石斛、肉苁蓉、菟丝子、牛膝、黄芪、沉香、杜仲、五味子、薏苡仁麝香、鹿角霜、白茯苓、天麻、干山药、覆盆子、人参、木瓜、秦艽、白蜜。

[功效]添精补髓,调和脏腑。原书云:"治诸虚,补精气,填骨髓,壮筋骨,助五脏,调六腑,久服驻颜不老"。

[主治]年高体弱,腰膝酸软,阳虚畏寒。

⑮ 延生护宝丹(《奇效良方》)

[成分]菟丝子、肉苁蓉、晚蚕蛾、家韭子、枣、胡芦巴、莲实、桑螵蛸、蛇床子白龙骨、于莲花蕊、乳香、鹿茸、丁香、木香、麝香、荞麦面。

[功效]温补肾阳。原书云:"补元气,壮筋骨,固精健阳,通和血脉,润泽肌肤,延年益寿"。

[主治]肾虚阳痿,滑精早泄,夜尿频多,腰背酸痛。

⑯ 二精丸(《圣济总录》)

[成分]黄精、枸杞子、白蜜。

[功效]滋阴补肾。原书云:"常服助气益精,补填丹田,活血驻颜,长生不老"。

[主治]老年人虚阴不足,头晕耳鸣,口舌干燥。

⑰ 益寿地仙丸(《圣济总录》)

[成分]甘菊、枸杞、巴戟天、肉苁蓉、白蜜(春秋枸杞、菊花加一倍,冬夏苁蓉、巴戟加一倍)。

[功效]补肾清肝。原书云:"久服清头目,补益丹田,驻颜润发"。

[主治]老年人肾虚,目花耳鸣,大便秘结。

⑱ 仙茅丸(《圣济总录》)

[成分]仙茅、羌活、白术、狗脊、防风、白茯苓、姜黄、菖蒲、白牵牛、威灵仙何首乌、苍术、白蜜。

[功效]散风通络,补肾健脾。原书云:"治风顺气,调利三焦,明耳目,益真元,壮筋骨,驻颜色,保生延年"。

[主治]年老体弱,脾肾虚弱,腰膝酸痛。

⑲ 枸杞子丸(《圣济总录》)

[成分]枸杞子、菊花、肉苁蓉、远志、山萸肉、柏子仁、人参、白茯苓、肉桂、黄芪、牛膝、生地黄。

[功效]补肾养心。原书云:"平补心肾,延年驻颜。"

[主治]老年人肾虚腿软,夜寐不佳。

⑳ 苁蓉丸(《圣济总录》)

[成分]肉苁蓉、山萸肉、五味子、菟丝子、赤石脂、白茯苓、泽泻、熟干地黄、山茱萸、巴戟天、覆盆子、石斛。

[功效]补肾和胃。原书云:"治肾脏虚损,补真藏气,去丹田风冷,调顺阴阳,和胃气,进饮食,却老"。

[主治]老年脾肾虚弱,食欲不振,二便不调。

㉑ 补骨脂丸(《圣济总录》)

[成分]补骨脂、白蜜、胡桃肉。

[功效]温润补肾。原书云:"暖下元,补筋骨,久服令人强健,悦泽颜色",《奇效良方》云:"久服延年益气"。

[主治]老年肾虚,腰膝酸痛。原书云:"治因感湿阳气衰绝"。

㉒ 养血返精丸(《集验方》)

[成分]补骨脂、白茯苓、没药。

[功效]补肾活血。《古今图书集成医部全录》记载:"昔有人服此,至老不衰;盖破故纸补肾。茯苓补心,没药养血,三者既壮,自然身安"。

[主治]肾气不足,气血瘀滞。

㉓ 延龄固本丹(《万病回春》)

[成分]菟丝子、肉苁蓉、天门冬、麦门冬、生地黄、熟地黄、山药、牛膝、杜仲巴戟、枸杞、山萸肉、人参、白茯苓、五味子、木香、柏子仁、覆盆子、车前子、地骨皮石菖蒲、川椒、远志肉、泽泻。

[功效]益肾壮阳。

[主治]诸虚百损,中年阳事不举,未至五十须发先白。

㉔ 不老丸(《寿亲养老新书》)

[成分]人参、川牛膝、当归、菟丝子、巴戟天、杜仲、生地、热地、柏子仁、石菖蒲、枸杞子、地骨皮、白蜜。

[功效]补肾充元,益气安神。《奇效良方》名神仙不老丸。并云:"此方非特乌髭发,大能安养荣卫,补益五脏,和调六腑,滋充百脉,润泽三焦,活血助气,添精实体"。

[主治]老年头昏头痛,烦躁不安,精神疲惫,倦怠乏力。

㉕ 全鹿丸(《景岳全书》)

[成分]鹿用胶、青毛鹿茸、鹿肾、鲜鹿肉、鹿尾、熟地、黄芪、人参、当归、生地、肉苁蓉、补骨脂、巴戟天、锁阳、杜仲、菟丝子、山药、五味子、秋石、茯苓、续断、葫芦巴、甘草、覆盆子、于术、川芎、橘皮、楮实子、川椒、小茴香、沉香、大青盐。

[功效]固精益气,滋补强壮。原书云:"此药能补诸虚百损,五劳七伤,功效不尽述。人制一料服之,可以延寿一纪"。

[主治]老年体衰。头晕目眩,耳鸣耳聋,腰膝无力,形寒肢冷,小溲余沥。

㉖ 斑龙丸(《医学正传》)

[成分]白茯苓、补骨脂、鹿角胶、鹿角霜、菟丝子、熟地黄。

[功效]补肾气,滋肾阴。原书云:"老人虚人常服,延年益寿"。

[主治]老年人肾阴肾阳俱虚,腰痿、阳痿、难寐。

㉗ 龟龄集(《集验良方》)

[成分]鹿茸、穿山甲、石燕子、小雀脑、海马、紫梢花、旱莲草、当归、槐角子枸杞子、杜仲、肉苁蓉、锁阳、牛膝、补骨脂、茯苓、熟地、生地、菊花等三十三种。

[功效]温肾助阳,补益气血。

[主治]阳痿遗精,头昏眼花,步履维艰,腰腿酸软,神倦乏力等。

㉘ 大造丸(《红炉点雪》)

[成分]紫河车、黄柏、杜仲、牛膝、生地黄、砂仁、白茯苓、天门冬、麦门冬、人参。

[功效]滋阴补肾。

[主治]治虚损痨瘵,神志失守,内热水亏。男子遗精,女子带下。又能乌须黑发,聪耳明目。

主要参考书目:

[1] 王玉川.中医养生学.1991.4.医学类图书在线读书网 uus8.com.

[2] 许士凯编著.抗衰老药物的药理与应用.上海:上海中医学院出版社,1987.

[3] 江克明等主编.抗衰老方剂词典.上海:上海中医学院出版社,1987.

后　记

　　胡天佑教授，一位把中医传播当作事业孜孜追求的学者。

　　胡天佑出生于中医世家，祖上曾是宫廷御医。自幼跟在老中医身边，接受言传身教式的中医学习，接触各种中药材，6岁开始背《汤头歌诀》《濒湖脉学》《本草便读》等医书。小时候，祖辈老中医以六层绵纸垫手腕，训练他诊脉。祖辈中医们以精湛的医技和工匠般的敬业精神救治病患，给他留下了深刻印象，影响了他一生。

　　他从小受中医文化熏陶，打下了很好的中医根基。在中国药科大学读书、工作、生活四十余年，使他精业济群。年轻时在医院实习，曾受名师指导，带着他为病人看病，手把手教他知识。使他就读于化学制药专业前，对现代医学的理论与实务，尤其是心脏内科较为熟悉。形成较为系统的中药、现代药，中医、西医的知识结构。他忠于教授职守，为了学术追求，几十年如一日，坚守在大学的三尺讲台。这些经历，为他从事基于中医文化的健康传播学奠定了扎实的基础。

　　当前中医的发展，迎来了机遇和挑战。胡天佑教授感到，关键是中医普及和传播机制不完善。人们对中医的真正而全面的了解太少。中医基本理论与实务的传播相当欠缺。受众不了解中医，又怎么去进行中医健康传播呢？

　　1981年，世界知名传播学创始人访问中国。一次偶然的机会，让这两个相见恨晚的人成了忘年交。让人意想不到的是，这份跨越国界的友谊，为胡教授的医药教学生涯又添加了一笔靓丽的色彩。在书信交往中，传播学创始人表现出对中医学非常好奇，"希望中医理论与治疗方法能传到美国，让美国人也能真正了解中国传奇。"这句话，燃起了胡教授创建基于中医文化的健康传播学的想法。

　　现在，胡教授全力以赴于中医药学基本理论和传播学基本原理交叉研究。如何将中医医学理论和传播学有机结合，从而更好地将中医药基本知识传播到普通受众，是他的最主要研究。"中医健康传播事业，在我国还是一片空白，最艰巨的任务是如何使深奥难懂的中医理论转换为传播学的信息化的科普语言，有效送达到健康传播的受众。"在访谈中，胡教授意味深长地说：五千年来的中华医药文化，一定要延续下去，传播开来，这是我们的立命之本。

　　在中国传媒大学南广学院教学中，由于传媒类院校的性质，我建议胡天佑先生突出面向公众的基于中医文化的健康传播研究；神会深久的他，立即提出"经络是人体内传的主要网络"的创新论点，并成为可能撬动中医健康传播学研究的新的支点。在本书前言中，本人不揣冒昧，以该观点为核心，表达了本人学习的心得。《"健康中国 2030"规划纲要》发表之后，我们多次研读了《纲要》全文，深深为《纲要》提出的"大力弘扬中医药文化"所吸引，深刻理解中医药文化在建设健康中国战略进程中的作用，深感建设中医健康传播学的时代机遇与现实紧迫性。

如今，这本《中医健康传播学》即将呈奉在读者面前。胡天佑教授盛情邀我列名于后。不揣冒昧，谨以后记载录胡天佑教授的创建学科之伟功。

衷心感谢东南大学出版社史建农编辑的慧眼，以最优质的工作完成本书的编辑。

金梦玉
2017 年 4 月 29 日于金陵方山